PEDIATRÍA
de bolsillo

4.ª edición

PEDIATRÍA
de bolsillo

4.ª edición

Editado por

PARITOSH PRASAD, MD, DTM&H, MBA
Attending Physician, University of Rochester Medical Center

Editores asociados

FRANCIS COYNE, MD
Attending Physician, University of Rochester Medical Center

GUYLDA JOHNSON, MD
Chief Resident, University of Rochester Medical Center

Wolters Kluwer

Philadelphia • Baltimore • New York • London
Buenos Aires • Hong Kong • Sydney • Tokyo

Wolters Kluwer

Av. Carrilet, 3, 9.ª planta, Edificio D - Ciutat de la Justícia
08902 L'Hospitalet de Llobregat, Barcelona (España)
Tel.: 93 344 47 18 Fax: 93 344 47 16 e-mail: consultas@wolterskluwer.com

Revisión científica
Ángel Solana Rojas
Médico Pediatra Neonatólogo con especialidad en ECMO. Docente de Pregrado de la Facultad de Medicina de la Universidad Nacional Autónoma de México y la Universidad Autónoma del Estado de México, México

Traducción
Gustavo Arturo Mezzano
Médico Cirujano por la Universidad de Buenos Aires, Argentina

Dirección editorial: Carlos Mendoza
Editora de desarrollo: María Teresa Zapata
Gerente de mercadotecnia: Pamela González
Cuidado de la edición: Doctores de Palabras
Adaptación de portada: Alberto Sandoval
Impresión: QUAD / Impreso en México

ISBN de la edición en español: 978-84-10022-84-3
Depósito legal: M-24955-2024
Edición en español de la obra original en lengua inglesa *Pocket Pediatrics*, 4.ª edición, editada por Paritosh Prasad y publicada por Wolters Kluwer

Two Commerce Square
2001 Market Street
Philadelphia, PA 19103
ISBN de la edición original: 978-1-975214-53-1

QUADM0425

COLABORADORES

Asim Abbasi, MD
Attending, University of Rochester Medical Center

Alice Baker, MD
Fellow, Yale School of Medicine

Jenny Beuschel, MD
Resident, University of Rochester Medical Center

Grace Black, MD
Attending, University of Rochester Medical Center

Charlotte Blumrosen, MD
Attending, University of Rochester Medical Center

Benjamin Briggs, MD
Attending, University of Rochester Medical Center

Melissa Carmen, MD
Attending, University of Rochester Medical Center

Ryan Carrier, MD
Resident, University of Rochester Medical Center

Maria Cordisco, MD
Attending, University of Rochester Medical Center

Francis Coyne, MD
Attending Physician, University of Rochester Medical Center

Rajiv Devanagondi, MD
Attending, University of Rochester Medical Center

Hannah Doyle, MD
Resident, University of Rochester Medical Center

Nicholas Farris, MD
Attending, University of Rochester Medical Center

Jinia El Feghaly, MD
Attending, University of Rochester Medical Center

Hayley Flanagan, MD
Resident, University of Rochester Medical Center

Chin-To Fong, MD
Attending, University of Rochester Medical Center

Megan Gabel, MD
Attending, University of Rochester Medical Center

Mykael Garcia, MD
Attending, University of Rochester Medical Center

Kunali Gurditta, MD
Resident, University of Rochester Medical Center

Cindy Hernandez, MD
Resident, University of Rochester Medical Center

Sonia Mukund Joshi, MD
Resident, University of Rochester Medical Center

Amanda Kaley, MD
Resident, University of Rochester Medical Center

Rafi Kazi, MD
Attending, University of Rochester Medical Center

Katherine A. Krol, MD
Attending, University of Rochester Medical Center

Justin Lansinger, MD
Resident, University of Rochester Medical Center

Anne Lips, MD
Resident, University of Rochester Medical Center

Bethany A. Marston, MD
Attending, University of Rochester Medical Center

Irene Martinez, MD
Resident, University of Rochester Medical Center

Victoria Mattick, MD
Resident, University of Rochester Medical Center

Shelby Nelipovich, MD
Resident, University of Rochester Medical Center

Grace Ng, MD
Resident, University of Rochester Medical Center

Stephanie E. Nonawzki, MD
Resident, University of Rochester Medical Center

Rebekah Prasad, NP
Nurse Practitioner, University of Rochester Medical Center

Michelle L. Prong, MD
Resident, University of Rochester Medical Center

Erin Rademacher, MD
Attending, University of Rochester Medical Center

Rebekah Roll, MD
Resident, University of Rochester Medical Center

Justin Rosati, MD
Attending, University of Rochester Medical Center

Laura Saldivar, MD
Resident, University of Rochester Medical Center

Amy Seagroves, MD
Attending, University of Rochester Medical Center

Kimberly Seymour, MD
Resident, University of Rochester Medical Center

Tyler Stephen, MD
Fellow, University of Rochester Medical Center

Jessica Stern, MD
Attending, University of Rochester Medical Center

Chloe Michelle Swanger, MD
Resident, University of Rochester Medical Center

Jennifer Tich, MD
Resident, University of Rochester Medical Center

Rahul Uppal, MD
Resident, University of Rochester Medical Center

PREFACIO

En los 15 años transcurridos desde su publicación inicial, *Pediatría de bolsillo* ha sido puesta a prueba por varias nuevas generaciones de internos y residentes. Sus aportaciones y conocimientos han dado lugar a esta 4.ª edición de *Pediatría de bolsillo*. Como siempre, seguimos comprometidos con la creación de una referencia rápida y portátil para el pediatra en formación, con especial énfasis en la información de alto rendimiento y la práctica basada en la evidencia.

Para ello, esta nueva edición se ha actualizado en su totalidad. Como antes, este manual no pretende ser un tratamiento exhaustivo de toda la pediatría, ni siquiera un tratamiento exhaustivo de los temas específicos tratados en sus páginas. Los temas se eligieron porque se cree que representan los conocimientos básicos que uno desearía tener a su disposición. La información recopilada sobre cada tema se seleccionó y organizó para presentar un panorama general de alto rendimiento de cada tema por parte de residentes en formación actualmente revisados por adjuntos de pediatría en ejercicio activo. Cada sección se ha revisado de nuevo con el fin de presentar las prácticas basadas en la evidencia más actualizadas y las directrices de sociedades y asociaciones, con citas para indicar a los lectores interesados la fuente de los tratamientos más completos de cada tema. Cuando han faltado evidencias, hemos incluido las mejores prácticas aceptadas, así como opiniones de expertos.

Reconocemos también que este manual será siempre un trabajo en curso, ya que nuestra comprensión de la pediatría sigue creciendo y, día a día, se añaden a nuestro arsenal colectivo nuevos conocimientos sobre procesos patológicos, nuevas pruebas y procedimientos de laboratorio y nuevas directrices prácticas basadas en la evidencia. Hemos procurado que el siguiente texto esté lo más actualizado posible, pero nunca debe sustituir a la experiencia clínica y al juicio clínico.

PARITOSH PRASAD, MD, MBA, DTM&H

ABREVIATURAS

2.°	secundario a
AAP	American Academy of Pediatrics
AAS	ácido acetilsalicílico
ABPA	aspergilosis broncopulmonar alérgica
Abx	antibióticos
ACV	accidente cerebrovascular
AD	autosómico dominante
AD	aurícula derecha
AdM	amplitud de movimiento
AFam	antecedentes familiares
AI	aurícula izquierda
ALP	fosfatasa alcalina
ANA	anticuerpos antinucleares
ANCA	anticuerpos anticitoplasma de neutrófilos
AO	análisis de orina
AOS	apnea obstructiva del sueño
AP	antecedentes personales
APT	alimentación parenteral total
AR	autosómcio recesivo
AR	artritis reumatoide
ARA	antagonistas de receptores de angiotensina
ATC	antidepresivos tricíclicos
ATM	articulación temporomandibular
ATR	acidosis tubular renal
AV	auriculoventricular
BA	brecha aniónica
BCC	bloqueadores de los canales de calcio
BEII	borde esternal inferior izquierdo
BEIR	breve episodio inexplicado resuelto
BESD	borde esternal superior derecho
BESI	borde esternal superior izquierdo
BFAI	bloqueo fascicular anterior izquierdo
BRPI	bloqueo fascicular posterior izquierdo
BPN	bajo peso al nacer
BRD	bloqueo de rama derecha
BRI	bloqueo de rama izquierda
BZD	benzodiazepina
c/	con o cada
CAD	cetoacidosis diabética
CAP	conducto arterioso persistente
CAR-T	linfocitos T con receptores quiméricos para antígenos
CAV	comunicación auriculoventricular
CC	cardiopatía congénita
CdV	calidad de vida
CGA	campo de gran aumento
CHC	carcinoma hepatocelular
CI	coeficiente intelectual
CIA	comunicación interauricular
CID	coagulación intravascular diseminada
CIV	cominicación interventricular
CNAF	cánula nasal de alto flujo
cociente I:E	cociente inspiración:espiración
CPRE	colangiopancreatografía retrógrada endoscópica
CRP	proteína C reactiva
CVC	catéter venoso central
CVCD	cardioversión con corriente directa
DBP	displasia broncopulmonar
DCI	desfibrilador cardioversor implantable
DEA	desfibrilador externo automatizado
DECF	deslizamiento de la epífisis de la cabeza femoral
DED	desviación del eje a la derecha
DEI	desviación del eje a la izquierda
DIU	dispositivo intrauterino

DRESS	exantema con eosinofilia y síntomas sistémicos
DSS	determinantes sociales de la salud
DVDA	displasia ventricular derecha arritmógena
DVY	distensión venosa yugular
Dx	diagnóstico
DxD	diagnóstico diferencial
EAnq	espondiloartritis anquilosante
ECdG	escala del coma de Glasgow
ECG	electrocardiograma
ECN	enterocolitis necrosante
Eco	ecografía
EcoCG	ecocardiograma
EdC	estado de consciencia
EEG	electroencefalograma
EEo	esofagitis eosinofílica
EG	edad gestacional
EGA	estreptococos del grupo A
EGB	estreptococos del grupo B
EICH	enfermedad injerto contra huésped
EII	enfermedad intestinal inflamatoria
enf	enfermedad
Eos	eosinófilos
EPI	enfermedad pélvica inflamatoria
Epidem	epidemiología
ERC	enfermedad renal crónica
ETT	ecocardiograma transtorácico
FAE	fármacos antiepilépticos
FC	frecuencia cardíaca
FEVI	fracción de eyección del ventrículo izquierdo
FISH	hibridación fluorescente *in situ*
FMMR	fiebre maculosa de las Montañas Rocosas
FQ	fibrosis quística
FR	frecuencia respiratoria
FRi	factores de riesgo
FSH	hormona foliculoestimulante (folitropina)
FV	fibrilación ventricular
GC	gasto cardíaco
G-CSF	factor estimulante de colonias de granulocitos
GEFS	glomeruloesclerosis focal y segmentaria
gen	generación
GH	hormona del crecimiento (somatotropina)
GnRH	hormona liberadora de gonadotropina (gonadoliberina)
GSA	gasometría arterial
h	hora
Hb/Hct	hemoglobina/hematócrito
HC	hemograma completo
hCG	gonadotropina coriónica humana
HDL	lipoproteínas de alta densidad
HEM	hepatoesplenomegalia
HIC	hemorragia intracraneal
Hiper-K	hipercalemia
HIV	hermorragia intraventricular
HSC	hiperplasia suprarrenal congénita
HTA	hipertensión arterial
HTP	hipertensión pulmonar
HVD	hipertrofia del ventrículo derecho
HVI	hipertrofia del ventrículo izquierdo
IA	insuficiencia aórtica
IAM	infarto agudo de miocardio
ICC	insuficiencia cardíaca congestiva
IECA	inhibidores de la enzima convertidora de angiotensina
IFN-γ	interferón gamma
IGIV	inmunoglobulina intravenosa
IMAO	inhibidor de la monoaminooxidasa
IMC	índice de masa corporal
IP	insuficiencia (valvular) pulmonar

IRA	infecciones respiratorias altas
IT	insuficiencia tricuspídea
ITS	infecciones de transmisión sexual
IU	infección urinaria
i.v.	intravenoso
LAD	linfadenopatía
LBA	lavado bronquial alveolar
LCC	lesión de la columna cervical
LCR	líquido cefalorraquídeo
LES	lupus eritematoso sistémico
LET	lidocaína, epinefrina y tetracaína
Leuco	leucocitos
LH	hormona luteinizante (lutropina)
LIC	lesión intracraneal
LPV	leucomalacia periventricular
LSN	límite superior de la normalidad
MAV	malformación arteriovenosa
MBPN	muy bajo peso al nacer
MdA	mecanismo de acción
MEAL	mezcla eutéctica de anestésicos locales
MI	miembros inferiores
MO	médula ósea
mod	moderado
MS	miembros superiores
NAC	*N*-acetilcisteína
NADPH	fosfato de dinucleótido de nicotinamida y adenina
NTA	necrosis tubular aguda
NTX	neumotórax
OMA	otitis media aguda
OMEC	oxigenación por membrana extracorpórea (ECMO)
ORL	otorrinolaringología
PA	presión arterial
PAD	presión arterial diastólica
PAS	presión arterial sistólica
PdC	pérdida de consciencia
PEG	pequeño para edad gestacional
PFC	plasma fresco congelado
PFH	pruebas de función hepática
PFP	pruebas de función pulmonar
PFT	pruebas de función tiroidea
PHS	purpura de Henoch-Schönlein
PIC	presión intracraneal
PL	punción lumbar
plaq	plaquetas
PN	peso al nacer
pte	paciente
PTH	hormona paratiroidea (paratirina)
PVY	presión venosa yugular
QS	química sanguínea
RAM	reacción adversa a medicamentos
RCIU	restricción del crecimiento intrauterino
RCP	reanimación cardiopulmonar
RdC	retraso del crecimiento
RGE	reflujo gastroesofágico
RL	Ringer lactato
RVS	resistencia vascular sistémica
RxT	radiografía de tórax
s.c.	subcutáneo
SDRA	síndrome de dificultad respiratoria aguda
SEIPA	síndrome de enterocolitis inducida por proteínas alimentarias
sem	semana
SGB	síndrome de Guillain-Barré
SIADH	síndrome de secreción inapropiada de hormona antidiurética
SLP	seguimiento a largo plazo
SMD	síndrome mielodisplásico
SMSI	síndrome de muerte súbita infantil

SNG	sonda nasogástrica
SOP	síndrome del ovario poliquístico
SRAA	sistema renina-angiotensina-aldosterona
SSN	solución salina normal
Staph	estafilococos
Strep	estreptococos
SU	servicio de urgencias
SUH	síndrome urémico hemolítico
Sx	síndrome
sxs	síntomas
TCE	traumatismo craneoencefálico
TCMH	trasplante de células madre hematopoyéticas
TDAH	trastorno de déficit de atención con hiperactividad
TEP	tromboembolia pulmonar
TERIA	trastorno por evitación/restricción de la ingesta de alimentos
TET	tubo endotraqueal
TEV	tromboembolia venosa
TFG	tasa de filtración glomerular
TG	triglicéridos
TMO	trasplante de médula ósea
TMP-SMX	trimetoprima-sulfametoxazol
TO	terapia ocupacional
TPG	tasa de perfusión de glucosa
TRAV	taquicardia por reentrada AV
TRNAV	taquicardia por reentrada del nodo AV
TSH	hormona estimulante de la tiroides (tirotropina)
TSV	taquicardia supraventricular
TV	taquicardia ventricular
TVPC	taquicardia ventricular polimórfica catecolaminérgica
Tx	tratamiento/terapia
TXA	ácido tranexámico
UCIP	unidad de cuidados intensivos pediátricos
v.o.	vía oral
VBM	ventilación con bolsa-mascarilla
VCS	vena cava superior
VCM	volumen corpuscular medio
VD	ventrículo derecho
VEB	virus de Epstein-Barr
VI	ventrículo izquierdo
VIH	virus de la inmunodeficiencia humana
VLTH	virus linfotrópico de linfocitos T humanos
VPH	virus del papiloma humano
VPT	volumen pulmonar total
VSG	velocidad de sedimentación globular
VSR	virus sincitial respiratorio
VT	válvula tricúspide
VVZ	virus de la varicela zóster
WPW	Wolff-Parkinson-White

CONTENIDO

ALERGIAS E INMUNOLOGÍA

Sonia Mukund Joshi, Jessica Stern

CARDIOLOGÍA

Justin Lansinger, Jenny Beuschel, Rajiv Devanagondi

HEMATOLOGÍA

ONCOLOGÍA

NEUROLOGÍA

SISTEMA RESPIRATORIO

NEFROLOGÍA

REUMATOLOGÍA

UCIN

Alice Baker, Stephanie E. Nonawzki, Melissa Carmen

UCIP

Amanda Kaley, Mykael Garcia

DERMATOLOGÍA

Jinia El Feghaly, Maria Cordisco

HITOS DEL DESARROLLO

(*Pediatrics*. 2022;149(3):e2021052138)

Edad	Motricidad gruesa	Motricidad visual/resolución de problemas	Lenguaje	Social/adaptativo
1 mes	Levanta la cabeza desde la posición prona	Fijación visual, sigue la línea media, tiene prensión firme	Reacciona al sonido	
2 meses	Mantiene la cabeza en la línea media, mantiene la cabeza levantada cuando está boca abajo, abre brevemente las manos	Observa a los demás mientras se mueven, mira un juguete durante varios segundos	Emite sonidos distintos del llanto, reacciona a ruidos fuertes	Reconoce a los padres, mira a la cara, sonríe socialmente (después de que le acaricien o le hablen)
4 meses	Mantiene la cabeza erguida sin apoyo, sujeta un juguete si se le pone en la mano, se lleva las manos a la boca, empuja hasta los codos cuando está boca abajo	Si tiene hambre, abre la boca cuando ve el biberón/pecho, mira las manos	Gira la cabeza hacia la voz, se arrulla («ooo» y «ahhh»)	Disfruta mirando a su alrededor, sonríe por sí solo, busca llamar su atención
6 meses	Rueda de la barriga a la espalda, se apoya en las manos al sentarse	Alcance unilateral, usa la prensión para jalar, se lleva cosas a la boca	Hace chirridos, emite «trompetillas», se turna para hacer los sonidos	Reconoce que alguien es un extraño, se ríe
9 meses	Se sienta sin apoyo, utiliza los dedos para jalar la comida hacia sí mismo, mueve cosas de una mano a otra	Busca objetos cuando se pierden de vista, golpea 2 objetos entre sí	Emite diferentes sonidos como «mamamama» y «babababa», levanta los brazos para que le alcen	Muestra varias expresiones faciales (contento, triste, etc.), mira cuando le llaman por su nombre, juega a cucú, empieza a explorar el entorno
12 meses	Se levanta para ponerse de pie, pasea, bebe de un vaso sin tapa mientras lo sostiene, utiliza la pinza de prensión	Pone algo en un recipiente (p. ej., un bloque en un vaso), busca cosas que ve que uno esconde	Llama a sus padres «mamá» o «papá», dice adiós con la mano, entiende el «no»	Juega a juegos gestuales (p. ej., palmaditas)
15 meses	Da algunos pasos por sí mismo, utiliza los dedos para alimentarse	Intenta utilizar las cosas de la forma correcta (teléfono, taza o libro), apila al menos 2 objetos pequeños como bloques	Intenta decir 1-2 palabras además de «mamá» o «papá», como «ba» o «da», mira un objeto familiar cuando se lo nombra, sigue las instrucciones que se le dan con gestos y palabras, señala con el dedo	Copia a otros niños, muestra afecto, aplaude, abraza un muñeco de peluche u otro juguete
18 meses	Camina de forma independiente, garabatea espontáneamente, bebe de un vaso sin tapa y a veces lo derrama, intenta usar la cuchara, se sube y se baja del sofá	Imita a los demás haciendo las tareas, juega con los juguetes de forma sencilla	Intenta decir > 3 palabras además de mamá o papá, sigue instrucciones de 1 paso	Copia a los padres en las tareas, señala para mostrar algo, mira algunas páginas de un libro, ayuda a vestirlo

(*continúa*)

2 años	Da patadas a una pelota, corre, sube algunas escaleras con o sin ayuda, come con cuchara	Sostiene algo con una mano mientras utiliza la otra, intenta emplear interruptores/cerraduras/botones, juega con > 1 juguete a la vez	Utiliza frases de 2 palabras, señala al menos 2 partes del cuerpo, hace más gestos además de saludar y señalar con la mano	Se da cuenta cuando otros están lastimados o molestos, mira otras caras para ver la reacción
30 meses	Salta desde el suelo con ambos pies, gira las cerraduras de las puertas, se quita algo de ropa, pasa las páginas de un libro de una en una	Juega a simular, sigue instrucciones de 2 pasos, conoce al menos un color, se sube a un pequeño taburete para tomar algo	~50 palabras, dice > 2 palabras con 1 palabra de acción, nombra cosas en un libro, usa pronombres	Juega próximo a otros niños, a veces juega con ellos, sigue rutinas simples
3 años	Ensarta objetos como cuentas grandes, se pone algo de ropa solo, utiliza un tenedor	Copia un círculo, evita tocar objetos calientes cuando se le avisa	Conversa con los demás con al menos 2 intercambios, pregunta quién/qué/cuándo/dónde/por qué, dice su nombre de pila, habla lo suficientemente bien como para que los demás le entiendan la mayor parte del tiempo	Juega en grupo, comparte juguetes, se turna, juega bien con los demás, se calma en los 10 min siguientes a la partida de los padres
4 años	Toma una pelota grande la mayor parte del tiempo, desabrocha algunos botones, toma el lápiz de color entre los dedos y el pulgar (no con un puño)	Nombra algunos colores, dibuja una persona con > 3 partes del cuerpo, cuenta lo que sigue en un cuento	Dice de memoria una canción, un cuento o una canción infantil, responde a preguntas sencillas, dice frases con > 4 palabras	Finge ser algo durante un juego, juega cooperativamente con un grupo de niños, consuela a los demás, evita el peligro
5 años	Se abotona algunos botones, salta sobre un pie	Cuenta hasta 10, utiliza palabras sobre el tiempo, presta atención durante 5-10 min durante las actividades, escribe algunas letras de su nombre, nombra algunas letras cuando se le señalan	Responde a preguntas sencillas sobre un libro/cuento después de leerlo, mantiene una conversación con > 3 intercambios, utiliza o reconoce rimas sencillas	Juega a juegos competitivos, respeta las reglas, realiza tareas simples en casa, canta, baila o actúa

MANTENIMIENTO DE LA SALUD

(*Bright Futures Guidelines for Health Supervision of Infants, Children, and Adolescents.* 4th ed. 2017)

Edad	Orientación sobre qué esperar	Proyección
Recién nacido	• Aumento de peso, alimentación • Seguridad en la cuna (cuna propia en la habitación de los padres, divisiones estrechas con lados hacia arriba, de espaldas a la cama, sin ropa de cama suelta) • Silla para el auto orientada hacia atrás en el asiento trasero • Seguridad en el hogar (detectores de humo, temperatura del agua < 49 °C, no fumar) • Números de teléfono de emergencia, RCP	• Exploración genética del recién nacido • Audición (si no se hace en el hospital) • Depresión posparto • *Visión, PA (si existen factores de riesgo/preocupaciones)*

1 mes	• Comenzar el «tiempo boca abajo» supervisado • Desarrollar rutinas, reconocer señales • Calmar al bebé meciéndole, hablándole, envolviéndole en pañales, nunca agitarlo • Seguridad de los juguetes (precaución con rulos, cuerdas y cordones)	• Depresión materna posparto • *Tuberculosis (TB) (si hay factores de riesgo)*
2 meses	• Estrategias ante ↑ de la inquietud • Plan para volver a escuela/trabajo • Mantener los objetos pequeños y las bolsas de plástico fuera de su alcance • Supervisar siempre que se encuentre en un lugar alto o en la bañera	• Verificar la prueba de audición y repetirla si es necesario
4 meses	• Acostarlo cuando esté despierto pero somnoliento, puede dormir en la cuna de su propia habitación (bajar el colchón antes de empezar a sentarlo) • Introducir cereales si el niño está preparado • Evitar el biberón en la cama	• *Anemia (si es prematuro/BPN y no toma leche artificial enriquecida con hierro)*
6 meses	• ↑ el apoyo en el desarrollo lingüístico y cognitivo, leer en voz alta • Introducir cereales, alimentos *blandos* de un solo ingrediente si está listo, limitar los jugos (zumos) • Limpiar los dientes con una toallita/cepillo suave y agua • Seguridad en el hogar (bloquear escaleras, productos de limpieza, calefactores, cubiertas de tomacorrientes, protectores de ventanas, armas bajo llave, evitar andadores infantiles)	• Evaluación de riesgos para la salud bucodental • *Plomo (si hay factores de riesgo)* • *TB (si hay factores de riesgo)*
9 meses	• Disciplina (+ refuerzo, distracción, limitar el uso del «no») • Anticiparse a los cambios en el patrón de sueño • Ser consciente de las nuevas habilidades sociales y de la ansiedad por la separación • Limitar o evitar la televisión, los videos y los dispositivos electrónicos • Proporcionar 3 comidas, 2-3 tentempiés/día; ↑ textura y variedad de alimentos en la mesa, introducir la taza • Seguridad en el agua (mantenerse siempre a una distancia prudente)	• Evaluación estructurada del desarrollo • Evaluación de riesgos para la salud bucodental
12 meses	• Disciplina (retirarlo ante un mal comportamiento, elogios, distracción) • Establecer una rutina antes de acostarlo con lectura, 1 siesta al día • Supervisar el cepillado dental 2 × día c/flúor • Fomentar la autoalimentación (evitar alimentos pequeños y duros; atragantamiento) • Bloquear acceso a los medicamentos, conocer el número de toxicología	• Anemia, plomo
15 meses	• Mantener una rutina constante; presentar al niño opciones, hablar en un lenguaje sencillo y claro • Evitar el biberón en la cama • Seguridad contra incendios (cerillas, encendedores)	
18 meses	• Apoyar la independencia, pero poner límites • Jugar a diario, leer, cantar • Anticiparse a la ansiedad en situaciones nuevas • Entrenamiento de los esfínteres (cuando está seco durante 2 h seguidas, sabe qué es estar mojado/seco y la defecación, se sube/baja los pantalones)	• Evaluación estructurada del desarrollo • Evaluación específica para el autismo

(continúa)

2 años	• Cambiar a la silla del auto orientada hacia delante con arnés[a] • Ayudar al niño a expresar sus sentimientos • Fomentar el juego con los demás • Enseñar higiene personal, entrenamiento de los esfínteres • Fomentar el juego activo pero seguro: casco de bicicleta, supervisar el juego al aire libre, cruzar la calle con un adulto • Cambiar a leche descremada[b]	• Evaluación de autismo • Evaluación para plomo • *Dislipidemia (si hay factores de riesgo)*
2.5 años	• Repetir el discurso con gramática correcta • Establecer una rutina familiar que incluya ejercicio	• Evaluación estructurada del desarrollo
3 años	• Fomentar la narración de cuentos y el juego imaginativo • Limitar la exposición a los medios de comunicación a $<$ 2 h/día, no ver la televisión en el dormitorio • Alejar los muebles de las ventanas	• Medición de la agudeza visual
4 años	• Considerar programas de aprendizaje estructurados (preescolar, visitas a museos), fomentar la lectura • Enseñar seguridad frente a los adultos (prevención de abusos) • Responder a preguntas sobre las partes del cuerpo utilizando los términos correctos	• Medición de la agudeza visual • Audiometría
5-6 años	• Conversar sobre las experiencias escolares • Desayuno; frutas y vegetales • 2 tazas de leche entera/descremada al día • 60 min de actividad física moderada a vigorosa al día • Empezar a usar hilo dental a diario • Seguridad en el agua, clases de natación • Utilizar equipos de seguridad en los deportes	• Medición de la agudeza visual • Audiometría (6 años)
7-8 años	• Una vez que alcanza los 144 cm, puede dejar de usar el asiento elevador en el coche, debe usar el cinturón de cadera y hombro • Pedir una evaluación al profesor si tiene alguna duda • Fomentar la independencia • Conversar sobre las normas y las consecuencias • Observar y discutir los cambios puberales tempranos • Supervisar uso de dispositivos electrónicos	• Exploración visual (8 años) • Audiometría (8 años)
9-10 años	• Fomentar la autorresponsabilidad, asignar tareas • Conocer a los amigos del niño y garantizar una supervisión adecuada, hablar del acoso escolar • Pubertad, imagen corporal • Aconsejar sobre la actividad sexual • Consejos para evitar el tabaco, el alcohol y las drogas • Limitar el tiempo de pantalla no lectivo a 2 h/día	• Prueba de Snellen (10 años) • Audiometría (10 años) • Cribado universal de lípidos
11-14 años	• Empezar a hablar con el niño a solas en las consultas clínicas • 3 raciones o más de leche/lácteos bajos en grasa al día • Afrontamiento del estrés, cambios del estado de ánimo, resolución no violenta de conflictos • Ocultar el alcohol y los medicamentos de prescripción médica • 13 años de edad: puede sentarse en el asiento delantero del coche • Precaución con los conductores que consuman alcohol o drogas	• Snellen (una vez durante el período) • *Detección de ITS (si es sexualmente activo)* • *Consumo de sustancias* • *Cribado de lípidos (si son anómalos entre los 9 y 11 años o nuevos factores de riesgo)*

15-17 años	• Seguridad al volante: limitación de la conducción nocturna, conducción de adolescentes, uso del cinturón de seguridad • Fomentar la responsabilidad y la participación comunitaria • Prevención de la violencia, actividad sexual, consumo de sustancias	• Snellen (una vez durante el período) • Perfil lipídico en ayunas
18-21 años	• Planificar el futuro • Continuar los debates sobre la prevención de la violencia, la actividad sexual y el consumo de sustancias	• Snellen (una vez durante el período) • Lípidos en ayunas

[a] *Car Safety Seats: A Guide for Families*. AAP;2012.
[b] *Pediatrics*. 2011;128:S213.

CRECIMIENTO Y NUTRICIÓN

Principios de crecimiento y nutrición (*Bright Futures Guidelines for Health Supervision of Infants, Children, and Adolescents*. 4th ed. 2017)

- Los recién nacidos de término pierden hasta un 10% de peso corporal en la primera semana, pero lo recuperan a las 2 semanas.
- Los lactantes alimentados exclusivamente con leche materna aumentan de peso más rápidamente que aquellos con leche artificial durante los primeros meses; este aumento se ralentiza a los 3 meses.
- Se recomienda alimentar entre 8 y 12 veces al día al principio, sin dejar pasar > 3 h entre cada toma.
- Evitar el agua libre hasta los 6 meses debido a la inmadurez de los riñones y a su incapacidad para concentrar la orina.
- Evitar la leche de vaca hasta el año de edad debido al riesgo de carencia de hierro. Después del año de edad, se puede proporcionar hasta un máximo de 700 mL de leche entera de vaca al día.
- Vitamina D: no se encuentra en la leche materna. Suplementar (400 UI diarias si se amamanta, 200 UI diarias si se alimenta con leche artificial) hasta tomar > 1 L de leche artificial o leche.
- Introducir alimentos complementarios ricos en hierro (p. ej., alubias, brócoli, espinacas, carnes) entre los 4 y los 6 meses; de lo contrario, suplementar con 1 mg/kg al día de hierro a los 4 meses en lactantes alimentados exclusivamente con leche materna.

Crecimiento promedio y necesidades calóricas

Edad	Ganancia de peso promedio (g/día)	Cantidad calórica diaria* (kcal/kg por día)
Nacimiento-3 meses	25-30	115
3-6 meses	20	110
6-9 meses	15	100
9-12 meses	12	100
1-3 años	8	100
4-6 años	6	90-100

*La leche materna y la leche artificial estándar tienen ~20 kcal/30 mL.
(Tabla adaptada de *Nelson Textbook of Pediatrics*. 20th ed. 2015)

Lactancia materna (Pediatrics. 2012;129(3):e827–e841)

- La AAP recomienda la lactancia materna exclusiva hasta los 6 meses, seguida de la lactancia materna combinada con la introducción de alimentos complementarios hasta al menos los 12 meses de edad. Sin embargo, muchas madres optan por dar el pecho durante más tiempo.
- El calostro inicial tiene un alto contenido en anticuerpos y refuerza la inmunidad.
- Beneficios para el lactante: ↓ tasas de OMA, infecciones GI, ECN, SMSI, asma, eccemas y ↑ CI.
- Beneficios para la madre: ↓ riesgo de cáncer de mama/ovario, pérdida de peso, ahorro de costos.
- Contraindicaciones: galactosemia u otros trastornos metabólicos, abuso de sustancias (la metadona es aceptable si está en mantenimiento), lesiones por VVZ en mama, VIH, VLTH 1 o 2, tuberculosis no tratada. Las hepatitis B y C NO son contraindicaciones.
- La mastitis y las infecciones por cándida NO son contraindicaciones; sin embargo, es necesario el tratamiento de la madre.

Leches artificiales de uso frecuente

Clase	Marcas	Fuente de hidratos de carbono	Fuente de proteínas	Indicaciones
Leche artificial temporal	Carnation Good Start®; Enfamil® con hierro; Similac® con hierro	Lactosa	Leche de vaca	Adecuada para la mayoría de los lactantes
Leche artificial para prematuros	Enfamil 24 Premature®; Preemie SMA 24®; Similac 24® Cuidados Especiales	Lactosa	Leche de vaca	< 34 semanas de gestación; peso < 1800 g
Leche artificial enriquecida	EnfaCare®; Similac NeoSure®	Lactosa	Leche de vaca	34-36 semanas de gestación; peso ≥ 1800 g
Leche artificial de soya (soja)	Enfamil ProSobee®; Good Start Soy®; Similac Isomil®	A base de maíz	Soya	Deficiencia congénita de lactasa, galactosemia
Leche artificial sin lactosa	Enfamil Lactofree®; Similac Sensitive®	A base de maíz	Leche de vaca	Deficiencia congénita de lactasa, deficiencia primaria de lactasa, galactosemia, gastroenteritis en lactantes de riesgo
Leche artificial hipoalergénica	Similac Alimentum®; Enfamil Nutramigen®; Enfamil Pregestimil®	Maíz o sacarosa	Ampliamente hidrolizada	Alergia a las proteínas de la leche
Leche artificial no alergénica	EleCare®; Neocate®; Nutramigen AA®	Maíz o sacarosa	Aminoácidos	Alergia a las proteínas de la leche
Leche artificial antirreflujo	Enfamil AR®; Similac Sensitive RS®	Lactosa, espesada con almidón de arroz	Leche de vaca	Reflujo gastroesofágico

AA: ácido araquidónico. Referencias: Nutramigen AA.
(Adaptada de *Am Fam Physician*. 2009;79(7):565–570)

RETRASO DEL CRECIMIENTO

(*Pediatr Rev*. 2021;42(11):590–603)

Panorama general

- El *retraso del crecimiento* ha sustituido al término «*retraso del desarrollo*» para describir los efectos de la desnutrición, comúnmente considerada como el cruce de 2 líneas de percentiles principales o tener un peso < 5.° percentil para la edad.
- Más frecuentemente debido a una insuficiencia calórica.
- En caso de desnutrición, primero afecta el peso, luego la estatura y después el perímetro cefálico.
- Diagnósticos diferenciales:
    - Ingesta calórica inadecuada: la desnutrición puede ser secundaria a inseguridad alimentaria, preparación incorrecta de la leche artificial, dificultades de alimentación/disfunción motora, escaso suministro de leche materna.
    - Absorción inadecuada: alergia a las proteínas de la leche, atresia biliar/enfermedad hepática, EII, insuficiencia pancreática, enterocolitis necrosante (ECN)/intestino corto, enfermedad celíaca.
    - Gasto energético excesivo: hipertiroidismo, déficit de la hormona del crecimiento, cardiopatía congénita, enfermedad pulmonar crónica, infección crónica, anomalía genética, enfermedad metabólica, neoplasia maligna, AOS.

Estudios diagnósticos

- Anamnesis perinatal, familiar y social detalladas, incluidos los determinantes sociales de la salud y preguntas sobre prácticas alimentarias culturales. Diarios alimentarios para estimar la ingesta calórica.

- Exploración física en busca de rasgos dismórficos, indicios de abandono, cambios en el pelo o la piel, caries, organomegalia, soplo cardíaco.
- Observar cómo se alimenta el niño.
- Pesos antes y después de la alimentación para cuantificar la ingesta.
- Confirmar los resultados del cribado neonatal para hipotiroidismo y fibrosis quística.
- En general, no se recomiendan pruebas de laboratorio a menos que se sospeche una causa específica o una mejoría mínima tras el asesoramiento nutricional (p. ej., cultivos si se sospecha etiología infecciosa/sepsis, plomo y hemograma con VCM si se sospecha intoxicación por plomo, pruebas de cloruro en sudor si se sospecha fibrosis quística, cribado celíaco si se sospecha celiaquía, análisis de orina si hay problemas renales, VIH, etc.). A menudo se realiza un hemograma basal, estudios de hierro y electrólitos.
- Logopedia y TO (pueden ayudar con diferentes tetinas, posiciones y evaluación de la coordinación de la succión y deglución del bebé).
- Consulta con nutrición, lactancia o gastroenterología si está indicado.

Tratamiento
- Paciente ambulatorio: observación minuciosa, alimentación con 120 kcal/kg al día × (peso promedio para la edad/peso actual), fomentar horarios estructurados para la comida, consulta con lactancia, leche artificial concentrada para aportar calorías si es necesario.
- Paciente hospitalizado: indicado si hay signos fisiológicos de desnutrición (hipotermia, bradicardia), preocupación por la seguridad, anomalías electrolíticas o peso < 60% del ideal.
  - Pasos iniciales: observar la alimentación y la succión, el recuento de calorías, el peso antes y después de la alimentación de los lactantes (con la misma ropa, sin cambio de pañales, antes y después de la alimentación para cuantificar la cantidad de leche materna administrada).
  - Atención multidisciplinaria que incluya lactancia, TO y consulta logopédica si el reflejo de succión/deglución no está coordinado o existe riesgo de broncoaspiración, derivación a asistencia social si es necesario en función del cribado de los DSS.
  - La consulta con gastroenterología puede ser necesaria si el lactante se alimenta con una cantidad adecuada documentada durante la hospitalización pero no aumenta de peso. En algunos casos, puede ser necesaria la colocación de una sonda nasogástrica o gástrica para restablecer el peso del lactante si las intervenciones anteriores no han tenido éxito.
  - Vigilar la aparición del síndrome de realimentación cuando se reponga la alimentación.
  - La evidencia a favor del tratamiento farmacológico es limitada; la ciproheptadina es una herramienta para promover el aumento de peso en los niños.

VACUNAS

- Calendarios actualizados disponibles en: https://www.cdc.gov/vaccines/schedules/hcp/imz/child-adolescent.html
- Guía para padres: https://www.cdc.gov/vaccines/parents/index.html
- La información sobre vacunación está disponible en: http://www.cdc.gov/vaccines/pubs/vis/default.htm

Seguridad de las vacunas
- Sistema de publicación de reacciones adversas a las vacunas (VAERS): http://www.vaers.hhs.gov
- Los eventos clínicamente graves tras la administración de una vacuna deben documentarse en la historia clínica y debe cumplimentarse el formulario del VAERS.

Contraindicaciones (https://www.cdc.gov/vaccines/hcp/acip-recs/general-recs/contraindications.html)
- Para cualquier vacuna: anafilaxia tras una dosis previa de vacuna o componente.
- Las vacunas de virus vivos atenuados deben administrarse juntas o con un intervalo de al menos 28 días.
- **SPR**: embarazo, inmunodeficiencia grave conocida; contiene trazas de neomicina.
- **Polio inactivada**: contiene trazas de estreptomicina, neomicina y polimixina B.
- **Varicela**: embarazo, inmunodeficiencia grave conocida; contiene trazas de neomicina, precaución si se ha recibido un producto que contiene anticuerpos antes de los 11 meses.
- **Rotavirus**: inmunodeficiencia combinada grave.
- **DTap, Tdap**: encefalopatía antes de 7 días de la administración de la dosis anterior.
  - Aplazar la vacuna en los pacientes con trastornos neurológicos progresivos (espasmos infantiles, epilepsia no controlada, encefalopatía) hasta que se aclare el estado neurológico.
  - Los refuerzos frecuentes pueden causar una reacción de tipo artrósico: hinchazón dolorosa desde el hombro hasta el codo.
- **Vacuna contra la hepatitis B**: precaución en los pacientes con alergia grave a las levaduras; rara vez se produce una reacción alérgica.
- **Influenza (vivo atenuado)**: embarazo, inmunodeficiencia grave conocida, ciertos trastornos médicos, alergia anafiláctica al huevo.
- **Influenza (inactivado)**: alergia anafiláctica al huevo.
- **Zóster**: supresión de la inmunidad celular, embarazo.

SÍNDROME DE MUERTE SÚBITA INFANTIL (SMSI)

Definición (*Pediatrics*. 2022;150(1):e2022057990)

- Muerte inexplicada de un lactante < 1 año tras una evaluación exhaustiva (investigación de la escena, autopsia, revisión clínica).

Fisiopatología y mecanismos propuestos

- El modelo multifactorial de triple riesgo es el más aceptado: *1*) vulnerabilidad intrínseca, *2*) evento desencadenante exógeno, *3*) durante período crítico del desarrollo.
- Algunos lactantes con SMSI presentan un polimorfismo del gen transportador de 5-HT en la médula ventral → ↓ despertar a la hipercapnia/hipoxemia.
- La exposición a la nicotina altera la expresión del receptor nicotínico de acetilcolina en el tronco del encéfalo → altera el despertar.
- Factores de estrés exógenos, como la posición.

Factores de riesgo

- Prematurez, BPN y exposición al humo de tabaco.
- La lactancia materna y el uso del chupón (chupete) son factores de protección.

Prevención y riesgos

- La campaña «Safe Sleep» (antes denominada «Back to Sleep») de la AAP recomienda acostar siempre a los bebés boca arriba hasta que cumplan 1 año.
- EVITAR almohadas, peluches o ropa de cama suave, solo colchón de cuna firme y plano con sábanas ajustables, dormir en la habitación de los padres cerca de la cama matrimonial sobre una superficie separada. Si un bebé se da la vuelta sobre su abdomen, no es necesario volver a ponerlo boca arriba.
- Evitar el humo, la exposición a la nicotina, el alcohol y las drogas ilegales durante el embarazo y después del parto.
- Evitar el sobrecalentamiento y ventilar la habitación cuando sea necesario, ya que se ha demostrado que es un factor de riesgo en el SMSI.

DEFORMIDADES CRANEALES

(*Pediatrics*. 2011;128:136; *Clin Pediatr* (*Phila*). 2007;46:292)

Principios de la formación y las deformidades del cráneo

- En condiciones normales, la fontanela anterior se cierra a los 9 a 18 meses; la fontanela posterior se cierra a los 2 meses.
- Las deformidades craneales suelen empeorar entre los 0 y los 4 meses, se estabilizan entre los 4 y los 6 meses y mejoran después de 6 meses.
- La causa es una combinación de rotación limitada o selectiva de la cabeza, posición supina (↑ con las campañas «Back to Sleep»), crecimiento rápido del cráneo y la gravedad.

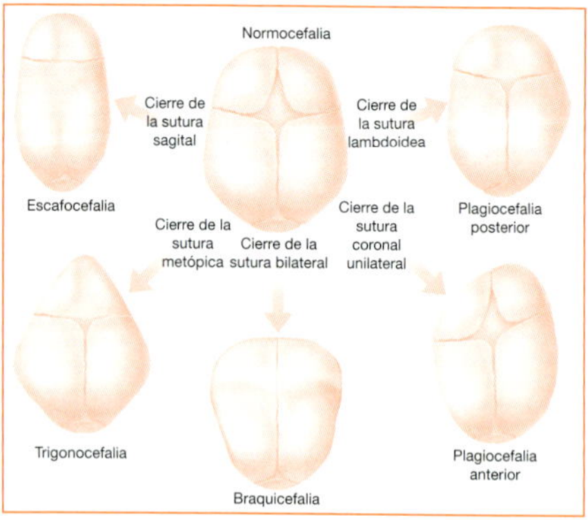

(Reproducida con autorización de Chung KC. *Grabb and Smith's Plastic Surgery*. 8th ed. Wolters Kluwer; 2020).

- Craneosinostosis.
- Definición: cierre prematuro de las suturas que produce deformidad craneal.
- Antecedentes de forma anómala de la cabeza desde el nacimiento.
- Puede dar lugar a ↑ PIC, que causa defectos neurológicos.
- Justifica la derivación inmediata a neurocirugía.

Prevención y tratamiento
- Evitar con tiempo supervisado boca abajo mientras el bebé está despierto, alternando la posición de la cabeza mientras duerme y alentando al bebé a cambiar la posición de la cabeza mediante estímulos visuales en movimiento.
- Tratamiento: fisioterapia para estirar el cuello después de 2-3 meses, terapia con casco si la deformidad es grave o no hay mejoría a los 4 a 6 meses.

DETECCIÓN Y TOXICIDAD DEL PLOMO

(*Pediatrics.* 2016;138(1):e20161493; *CDC, Lead.* Updated 2021)

Cribado
- Recomendado en las visitas de niños sanos de **1** y **2 años** en niños de alto riesgo (≥ 25% de las casas construidas antes de 1950 o una prevalencia ≥ 12% de plomo en sangre ≥ 10 µg/dL).
- ~5% de los niños entre 12 y 24 meses tendrán concentraciones elevadas de plomo.
- Pueden considerarse concentraciones adicionales de plomo a diferentes edades si existen factores de riesgo (p. ej., hermano con concentración elevada de plomo, conductas de pica).

Riesgos
- Hogares construidos antes de 1978 o renovados recientemente en los últimos 6 meses, hermano con concentración elevada de plomo; algunos métodos de medicina alternativa pueden ↑ riesgo de toxicidad por plomo (p. ej., si se trata de cerámica), retraso del desarrollo, pica.

Patogenia
- Neurotoxina que interfiere en la migración celular durante el desarrollo del cerebro.
- Los niños menores de 36 meses corren más riesgo debido a la inmadurez de la barrera hematoencefálica.
- Punteado basófilo evidente en la histología (debido a la presencia de ribosomas agregados).
- ↑ protoporfirina → anemia microcítica.

Síntomas
- Principalmente asintomáticos.
- Vómitos, anorexia, dolor abdominal/cólico.
- Letargia intermitente, irritabilidad, déficits neurocognitivos, neuropatía, pérdida de audición.
- En casos graves: encefalopatía, cefalea, coma, convulsiones.

Prevención
- Lavar las manos y los juguetes de los niños.
- Evitar que los niños jueguen en el suelo.
- Quitarse los zapatos en la puerta para evitar que entre suciedad y limpiar el suelo con regularidad.
- Limitar la exposición a joyas con pintura a base de plomo y a alimentos importados que puedan estar contaminados con plomo.

Tratamiento/abordaje (*CDC, Recommended Actions Based on Blood Lead Levels.* 2022)
- Se recomienda tomar una muestra venosa para confirmación si la concentración es elevada en la muestra capilar.
- Ante cualquier concentración elevada (≥ 3.5): anamnesis sobre el entorno, proporcionar educación sobre reducción de riesgos y nutrición.
- ↑ calcio y hierro en la dieta (evitan la absorción del plomo).
- Evaluar los hitos del desarrollo.
- Las concentraciones de plomo > 10 deben notificarse al ministerio de salud local.
- Se debe poner en contacto con el centro de toxicología para recibir orientación.

Recomendaciones para las concentraciones venosas de plomo confirmadas		
Concentraciones (µg/dL)	**Recomendaciones**	**Duración del seguimiento**
< 3.5	• Evaluación rutinaria de los hitos nutricionales y del desarrollo • Orientación preventiva sobre fuentes comunes de exposición al plomo	

(*continúa*)

3.5-9	• Evaluación rutinaria de los hitos nutricionales y del desarrollo • Evaluación detallada del medio ambiente para identificar posibles fuentes de exposición al plomo • Asesoramiento nutricional relacionado con la ingesta de calcio y hierro	3 meses
10-19	• Evaluación rutinaria de los hitos nutricionales y del desarrollo • Evaluación detallada del medio ambiente e investigación medioambiental, incluida la visita al domicilio para identificar posibles fuentes de exposición al plomo • Asesoramiento nutricional relacionado con la ingesta de calcio y hierro; considerar análisis de laboratorio para evaluar el estado del hierro	1-3 meses
20-44	• Anamnesis y exploración física completas • Evaluación del neurodesarrollo • Investigación medioambiental del hogar y reducción del riesgo relativo al plomo • Análisis de laboratorio: estado del hierro y hemoglobina o hematócrito • Radiografía abdominal (con descontaminación intestinal si está indicada)	En 2 semanas
45-69	• Anamnesis y exploración física completas • Exploración neurológica completa, incluida la evaluación del neurodesarrollo • Investigación medioambiental del hogar y reducción del riesgo relativo al plomo • Análisis de laboratorio: estado del hierro y hemoglobina o hematócrito • Radiografía abdominal (con descontaminación intestinal si está indicada) • Terapia de quelación oral; considerar la hospitalización si no se puede garantizar un entorno seguro contra el plomo	Lo antes posible
≥ 70	• Hospitalizar e iniciar la terapia de quelación junto con la consulta de un toxicólogo médico o una unidad especializada en salud ambiental pediátrica • Proceder con acciones adicionales según las intervenciones para concentraciones séricas de plomo entre 45 y 69 μg/dL	Urgente como prueba de emergencia

RETRASO DEL DESARROLLO

(*Comprehensive Evaluation of the Child with Intellectual Disability or Global Developmental Delays*. AAP; 2014)

Discapacidad intelectual: discapacidad caracterizada por limitaciones significativas tanto en el funcionamiento intelectual como en el comportamiento adaptativo, expresadas en habilidades adaptativas conceptuales, sociales y prácticas, generalmente niños mayores, prevalencia del 1-3%.

- Retraso global del desarrollo (RGD): retraso significativo en ≥ 2 dominios del desarrollo (motricidad gruesa o fina, habla/lenguaje, cognitivo, social/personal y actividades de la vida diaria) y se cree que predice futuro diagnóstico de discapacidad intelectual (DI), por lo general en niños < 5 años.

Diagnósticos diferenciales

- Pérdida de audición, intoxicación por plomo, trastornos genéticos (X frágil, Rett), trastorno convulsivo (considerar EEG), fenilcetonuria, síndrome de alcoholismo fetal.

Cribado y diagnóstico

- Evaluación de los hitos del desarrollo en cada consulta a partir del nacimiento.
- Se recomiendan evaluaciones estandarizadas del desarrollo en las visitas de 9, 18 y 30 meses.
- Instrumentos de cribado utilizados habitualmente: cuestionario *Ages & Stages*, M-CHAT (específico para el autismo).

- Consulta genética, micromatriz cromosómica y prueba del cromosoma X frágil: pruebas diagnósticas de primera línea en todos los niños con RGD/DI cuya causa sea desconocida.
- Se debe considerar la detección de enfermedades metabólicas tratables en niños con RGD/DI.
- Si el tamaño de la cabeza o la exploración neurológica son anómalos, realizar una resonancia magnética cerebral.

Tratamiento
- Establecimiento de un grupo médico con pediatras, genetistas médicos, servicios de desarrollo temprano.
- Derivación a intervención temprana y evaluación si existe preocupación por retraso en el desarrollo (financiado por el Gobierno federal de los EE.UU. para niños de 0 a 3 años). Si el paciente reúne los requisitos para recibir los servicios, puede incluirse TO, logopedia, fisioterapia u otras intervenciones por profesionales adecuados para ayudar al niño en su desarrollo. El niño pasará a los servicios escolares cuando cumpla 3 años.
- Tratamiento de cualquier enfermedad clínica o psiquiátrica asociada.

SOBREPESO Y OBESIDAD

(*Pediatrics*. 2023;151(2):e2022060640)

Definiciones
- Sobrepeso = IMC ≥ percentil 85.
- Obesidad = IMC ≥ percentil 95, enfermedad crónica de etiología multifactorial que incluye factores ambientales, socioeconómicos, ecológicos, genéticos y biológicos.

Complicaciones
- Respiratorias: apnea obstructiva del sueño.
- Cardiovasculares: hipertensión, hipercolesterolemia, coronariopatía en la edad adulta.
- GI: reflujo, enfermedad de la vesícula biliar, hígado graso no alcohólico.
- Endocrinas: diabetes tipo 2, SOP, síndrome metabólico (↑ perímetro de cintura + 2 de los siguientes: ↑ triglicéridos, ↓ HDL, HTA, resistencia a la insulina).
- Ortopédicas: deslizamiento de la epífisis de la cabeza femoral (DECF), artrosis en la edad adulta.
- Neurológicas: seudotumor cerebral/hipertensión intracraneal idiopática.

Cribado
- La AAP y los CDC recomiendan una evaluación anual para los niños de 2 a 18 años mediante IMC y percentil de IMC utilizando las tablas de crecimiento de los CDC específicas para cada edad y sexo.
- Limitaciones del IMC: puede subestimar o sobreestimar la adiposidad en determinados individuos en función de la composición corporal, estigmatización.

Tratamiento
- Conversar con la familia: es importante propiciar una conversación no estigmatizante sobre el peso. Pida permiso, refiérase al niño como «niño con obesidad» en lugar de «niño obeso», intente usar palabras neutras y evite términos como «obeso mórbido, grande, gordo, regordete», etc.
- Detección de dislipidemia asociada, prediabetes y esteatohepatitis no alcohólica con pruebas lipídicas en ayunas, glucemia en ayunas y ALT/AST a la edad de 10 años.
- El tratamiento basado en la evidencia se limita al de la obesidad.
- El tratamiento intensivo de la salud y el estilo de vida conductual ha demostrado ser eficaz en los niños > 6 años; la eficacia aumenta con el número de horas de contacto.
- ↑ gasto energético: objetivo de 60 min de ejercicio aeróbico moderado-vigoroso al día, limitar la televisión a < 1-2 h/día, sin televisión para niños < 2 años, gestión de las condiciones (p. ej., debe jugar afuera antes de ver la televisión).
- ↓ la ingesta de energía: ↓ bebidas azucaradas o refrescos, reforzar la importancia del desayuno (saltarse el desayuno es más frecuente en niños con obesidad), programas que utilicen el autocontrol o el control parental de la ingesta y el modelado parental.
- Medicamentos aprobados por la FDA para niños con obesidad:
  - Orlistat: inhibidor de la lipasa entérica que está aprobado para niños ≥ 12 años.
  - Liraglutida: agonista del GLP-1 que está aprobado para niños > 12 años.
  - Fentermina: inhibidor de la captación de noradrenalina utilizado para el tratamiento de corto plazo (3 meses) para niños > 16 años.
  - Topiramato: inhibidor de la anhidrasa carbónica que suprime apetito/atracones en > 18 años.
  - Lisdexanfetamina: inhibidor de la noradrenalina usado para los atracones en > 18 años.
- Se puede ofrecer la derivación a centros integrales de cirugía metabólica y bariátrica a adolescentes > 13 años con obesidad grave (IMC > 35 o > 120% del percentil 95).

TRASTORNOS ALIMENTARIOS

(AAP, *Identification and Management of Eating Disorders in Children and Adolescents.* 2021)

Anorexia nerviosa

- Restricción de la ingesta energética en relación con las necesidades, lo que conduce a un peso corporal significativamente bajo en el contexto de la edad, el sexo, la trayectoria de desarrollo y la salud física.
- Miedo intenso a engordar y uso de conductas para evitar el aumento de peso.
- Alteración de la percepción del peso o la forma del cuerpo.
- Los subtipos incluyen restrictiva y de atracones/purgantes.

Bulimia nerviosa

- Episodios recurrentes de atracones (definidos como comer una cantidad mayor de la que la mayoría comería en un período diferenciado y una sensación de ser incapaz de controlar lo que se come durante el episodio).
- Conductas compensatorias inadecuadas recurrentes para evitar el aumento de peso (vómitos inducidos, laxantes, diuréticos, otros medicamentos, ayuno o ejercicio excesivo).
- Los episodios de atracones y las conductas compensatorias se producen al menos una vez a la semana durante 3 meses.
- El peso o la forma del cuerpo alteran mucho la autoestima.

Trastorno por atracón

- Episodios recurrentes de atracones (como los antes descritos) al menos una vez a la semana durante 3 meses.
- Angustia marcada en relación con los atracones.
- No se asocia al uso recurrente de conductas compensatorias inadecuadas.

Trastorno por evitación/restricción de la ingesta de alimentos (TERIA)

- Alteración del patrón alimentario que se manifiesta por una incapacidad persistente para satisfacer las necesidades nutricionales o energéticas adecuadas.
- Se asocia a una pérdida de peso significativa o a la falta de aumento de peso, a una deficiencia nutricional o a la dependencia de suplementos nutricionales, o a un deterioro del funcionamiento psicosocial.
- No se explica mejor por una enfermedad coexistente.

Complicaciones médicas y tratamiento

- Síndrome de realimentación: se produce durante el restablecimiento del peso como consecuencia de la ↑ utilización de ATP, que causa hipofosfatemia.
  - También pueden observarse hipocalemia, hipoglucemia e hipomagnesemia.
  - Las manifestaciones clínicas pueden incluir edema, insuficiencia cardíaca o respiratoria, debilidad muscular.
  - Factores de riesgo: desnutrición grave o pérdida rápida de peso, postcirugía bariátrica, síndrome de realimentación previo.
  - Prevención/tratamiento: control de los electrólitos con suplementos orales como método preferido de corrección. El fosfato alcanzará su punto más bajo a los 3-7 días. Considerar una realimentación hospitalaria o un ritmo más lento de ↑ calorías si el riesgo es alto.
- La amenorrea se produce debido a ↓ LH/FSH. Absorciometría de rayos X de energía dual (DEXA) en caso de amenorrea > 6 meses. Los anticonceptivos orales no se recomiendan para inducir la menstruación y pueden tener un efecto perjudicial sobre la densidad ósea.
- La hiponatremia y la hipocloremia por purga pueden producir acidosis metabólica.
- La bradicardia y la hipotensión pueden indicar desnutrición. El QT prolongado y la ICC pueden causar la muerte súbita cardíaca en casos graves. Evitar los grandes bolos de líquidos.
- Desgarros de Mallory-Weiss: desgarros de la mucosa debidos a vómitos persistentes. Pueden producir la rotura del esófago.
- Signo de Russell: callos en los nudillos debido a las purgas.

SALUD DEL PTE TRANSEXUAL

(*Pediatrics.* 2018;142(4):e20182162)

- **Tratamiento de afirmación de género**: el objetivo es ser un socio en la exploración de la experiencia de género.
- **Diversidad de género**: reconoce/incluye la gran diversidad de identidades de género existente.
- **Transgénero**: subgrupo de jóvenes de género diverso cuya identidad de género no coincide con su sexo asignado.
- **Disforia de género**: sensación de alienación hacia algunas o todas las características físicas o roles sociales del género asignado.

- Tres categorías de tratamiento con el objetivo de ayudar con la disforia:
  1. Psicoterapia.
  2. Farmacológico: supresión puberal con terapia agonista de la GnRH para retrasar reversiblemente la pubertad y proporcionar tiempo adicional para explorar la identidad de género.
  3. Cirugía.

ANTICONCEPCIÓN/GINECOLOGÍA

(*American Academy of Pediatrics, Policy Statement on Contraception for Adolescents.* 2014; CDC. *US Medical Eligibility Criteria for Contraceptive Use.* 2010)

Conceptos básicos de ginecología pediátrica

- Es importante establecer las expectativas de confidencialidad. Si una paciente pediátrica (< 18 años) denuncia un abuso sexual, los profesionales sanitarios están obligados a denunciarlo a los servicios de protección de menores.
- Aunque los profesionales no están obligados a compartir información sobre la salud sexual con los padres de la paciente, algunas pruebas y tratamientos pueden ser visibles para los padres a través de la documentación del seguro.
- Se debe alentar a las pacientes a hablar de salud sexual con sus padres o con un adulto de confianza, según proceda.
- Se debe asesorar sobre las opciones de anticoncepción más eficaces: en primer lugar, anticonceptivos reversibles de acción prolongada.
- Como referencia, el contacto sexual sin protección produce una tasa de embarazo del 85% en 1 año.

Dispositivo intrauterino (DIU)

- Los DIU de cobre pueden causar hemorragias más abundantes. Aprobado hasta 10 años.
- El DIU hormonal (levonorgestrel) produce un sangrado más leve o amenorrea en la mayoría de las pacientes. Homologado hasta 5 o 3 años, según el producto.
- El riesgo de embarazo ectópico es menor que sin el uso de anticonceptivos; sin embargo, dado que los DIU son tan eficaces para la prevención del embarazo, es más probable que los embarazos confirmados sean ectópicos en las mujeres con DIU.
- Puede utilizarse en mujeres nulíparas.
- Contraindicado solo si hay infección pélvica activa.
- Considerado uno de los métodos anticonceptivos más eficaces (tasa de embarazo < 1%).

Implante de progesterona

- Colocado en la parte superior del brazo, puede permanecer en su sitio durante 4 a 5 años.
- Las pacientes suelen experimentar hemorragias irregulares al principio, lo que a menudo es un motivo frecuente de interrupción.
- Suelen resolverse en 6 meses.
- Tasa de embarazos < 1%.
- Se requiere protección complementaria durante la primera semana tras la colocación.

Inyectables

- Inyecciones de medroxiprogesterona cada 3 meses (pueden durar hasta 15 semanas).
- Los efectos colaterales incluyen irregularidades menstruales al principio, aumento de peso, ↓ densidad ósea (se recomienda vitamina D, calcio y ejercicios con pesas) y retraso en el retorno de la fertilidad tras la interrupción (hasta 1 año).
- Requiere cumplimiento del programa de inyecciones (6% de embarazo al año de uso típico).

Anticoncepción oral (ACO)

- Hasta un 8% de fracasos con el uso normal, < 1% de fracasos con el uso perfecto.
- Anticonceptivos con estrógenos:
  - ↑ Riesgo de trombosis y está contraindicado en pacientes con trastornos de la coagulación, migrañas con aura o signos neurológicos focales (riesgo de ACV ↑), hipertensión no controlada y pacientes fumadoras mayores de 35 años.
  - Protección contra el cáncer de endometrio y ovario tras > 4 años.
  - Metabolización hepática; por lo tanto, ciertos medicamentos pueden ↓ eficacia como la rifampicina y los convulsionantes.
  - Pueden ser útiles en pacientes con SOP porque el mecanismo de acción es la inhibición de la ovulación.
- ACO con progesterona sola:
  - Mecanismo de acción: espesamiento del moco cervical.
  - Puede utilizarse en pacientes con factores de riesgo de trombosis.
  - Seguros en madres lactantes.
  - Requieren un cumplimiento estricto, por lo que la tasa de fracaso es ligeramente superior.

Anticoncepción de emergencia

- El levonorgestrel 1.5 mg o el ulipristal 30 mg pueden administrarse sin receta en cualquier farmacia.
- Impiden la ovulación y el desarrollo folicular. No se conocen efectos sobre la implantación.
- Indicados en las 72 h siguientes a una relación sexual sin protección (↓ de 75% o mayor en los embarazos). Pueden ser eficaces hasta 120 h.
- El DIU de cobre también puede utilizarse como anticonceptivo de emergencia.

Virus del papiloma humano y cáncer cervicouterino

- Se recomienda la **vacuna contra el VPH** a **todas las pacientes, independientemente de su actividad sexual**, para protegerlas contra el cáncer cervicouterino, el cáncer anogenital y el cáncer bucofaríngeo.
  - 2 dosis con un intervalo mínimo de 5 meses si se empieza entre los 9 y los 14 años.
  - 3 dosis a los 0 meses, 1-2 meses y 6 meses si se inicia a partir de los 15 años o más, o si la paciente está inmunodeprimida (*CDC 2017 Immunization Schedule*).
- **Papanicoláu**: indicado en todas las ptes de 21-65 años por la USPSTF cada 3 años. En mujeres de 30-65 años, puede espaciarse a cada 5 años si se utiliza junto con la prueba del VPH.

DIAGNÓSTICOS FRECUENTES EN ATENCIÓN PRIMARIA

Infecciones virales de las vías respiratorias superiores

- El curso típico dura de 7 a 10 días, rara vez se necesita hospitalización.
- Los síntomas incluyen congestión, tos y fiebres que suelen ser de bajo grado.
- El tratamiento es sintomático: hidratación, reposo, antipiréticos para la fiebre y confort. Los antitusígenos no se recomiendan en los niños, ya que su eficacia está poco comprobada.
- Un período de mejoría seguido de uno de empeoramiento de la enfermedad puede ser un indicio de neumonía bacteriana secundaria.
- La bronquiolitis viral puede ser más problemática debido a la anatomía relativamente pequeña de las vías respiratorias. A veces es necesaria la hospitalización para hidratación o administración de oxígeno, y los síntomas alcanzan su punto máximo a los 4 o 5 días.

Entrenamiento de los esfínteres y enuresis nocturna (AAP, *Toilet Training: Guidelines for Parents*. 2010; International Children's Continence Society, UpToDate, *Nocturnal Enuresis in Children*. 2018)

- La AAP recomienda un abordaje de entrenamiento de los esfínteres **enfocado en el niño**, que comience cuando este muestre signos de estar preparado, como el control de esfínteres (permanece seco durante varias horas), la capacidad para seguir instrucciones, la imitación de conductas y el deseo de independencia. Esto suele ocurrir a los 24 a 30 meses.
  - Se alienta a los padres a utilizar el refuerzo positivo a medida que los niños pasan de sentarse en el retrete a utilizarlo adecuadamente.
  - Reconocer los accidentes, pero procurar no corregirlos ni castigarlos en exceso.
  - La continencia durante el sueño (siestas y noche) se produce más tarde que la continencia diurna (por lo que deben seguir utilizándose pañales).
- La *enuresis* se define como episodios de incontinencia urinaria a una edad ≥ 5 años en ausencia de otros síntomas; por lo general se resuelve por sí sola.
- Enuresis primaria: cuando los niños nunca han tenido un período de sequedad nocturna (80%); enuresis secundaria: enuresis después de un período de sequedad nocturna (20%), a menudo se produce después de un acontecimiento o cambio estresante.
- Epidemiología: el 16% de los niños de 5 años tienen enuresis, el 10% a los 7 y el 5% a los 10.
- Gestión y tratamiento:
  - Limitar los líquidos 2 h antes y la leche 4 h antes de acostarse.
  - Las alarmas de enuresis pueden servir para curar esta afección.
  - A veces se utiliza la desmopresina como tratamiento para las piyamadas o los campamentos, para dormir mientras se espera la resolución natural.

Lesiones musculoesqueléticas (*Pediatr Rev*. 2013;34:366; *Curr Rev Musculoskelet Med*. 2008;3–4:190; *Pediatr Emerg Care*. 2016;32:452)

- Codo de niñera: causado por un tirón del brazo del niño por la mano o la muñeca. El codo se luxa y el tejido cercano se desplaza hacia el espacio articular, causando dolor. El niño mantendrá el brazo ligeramente doblado con la palma hacia dentro y **se resistirá al movimiento**. Esto puede reducirse mediante hiperpronación o supinación seguida de flexión, lo que devuelve el ligamento anular a su ubicación correcta.

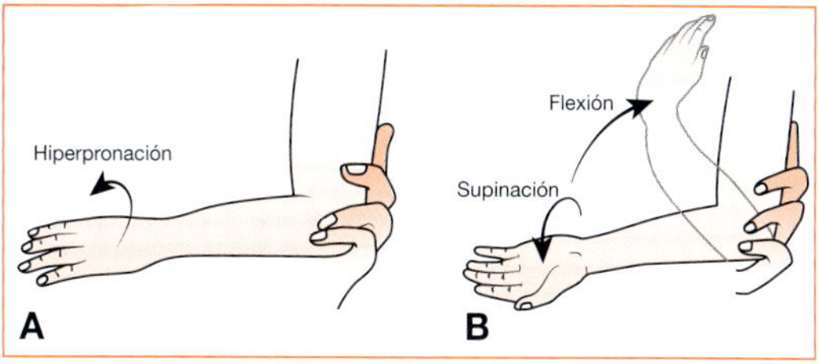

Reproducida con autorización de Tintinalli JE, Stapczynski JS, Ma OJ, et al. *Tintinalli's Emergency Medicine: A Comprehensive Study Guide*. 8th ed. McGraw-Hill Education; 2015.

- Fractura supracondílea del húmero: más frecuente a los 6 y 7 años porque la zona supracondílea está en remodelación provocando una corteza más delgada. El 95% de estas fracturas están **desplazadas hacia atrás**. Causada por hiperextensión y caída sobre la mano extendida, y tiene alto riesgo de causar compromiso neurovascular.
- «Fractura del niño pequeño»: fractura oblicua, no desplazada, del 1/3 distal de la tibia, frecuente en niños de 9 meses a 3 años. La causa suele ser rotacional pero de bajo impacto. Los pacientes se niegan a soportar peso sobre la pierna afectada.

- **Conmociones cerebrales** (*Pediatrics* 2018;142:3074)
  - Debidas a la biocinética de las fuerzas de aceleración-desaceleración y rotación.
  - Para los niños, el mayor riesgo de conmoción cerebral en el colegio es el fútbol.
  - Los síntomas más frecuentes pueden incluir cefalea, mareos, dificultad para concentrarse, confusión. La disminución del estado de consciencia es infrecuente (< 5%).
  - El diagnóstico incluye anamnesis y exploración física detalladas. No se recomienda la obtención de imágenes a menos que se sospeche otra lesión, ya que las conmociones cerebrales no indican una alteración estructural.
  - Las herramientas de cribado como SCAT o BESS pueden proporcionar información adicional para ayudar durante la evaluación clínica.
  - El tratamiento consiste en reposo físico y cognitivo con vuelta gradual a las actividades normales. Los síntomas suelen durar entre 7 y 10 días. La recuperación suele producirse en 1 a 4 semanas.

Trastorno por déficit de atención e hiperactividad (TDAH) (AAP, *Clinical Practice Guideline for the Diagnosis, Evaluation, and Treatment of Attention-Deficit/Hyperactivity Disorder in Children and Adolescents*. 2019)

- El diagnóstico de TDAH requiere una alteración en > 1 **ámbito debido a la falta de atención o hiperactividad-impulsividad**.
- Los cuestionarios de **Vanderbilt** para padres y profesores pueden ser útiles para realizar un seguimiento de los síntomas a lo largo del tiempo y evaluar la eficacia terapéutica.
- La terapia conductual y los medicamentos varían según la edad:
  - 4-5 años: entrenamiento conductual para los padres, metilfenidato si es insuficiente.
  - 6-11 años: los estimulantes son más eficaces, luego la atomoxetina, luego la guanfacina de liberación prolongada, luego la clonidina de liberación prolongada.
  - 12-18 años: tratamiento conductual y medicación juntos.
- Los efectos colaterales de los estimulantes pueden incluir supresión del apetito, alteraciones del sueño, irritabilidad, ↑ frecuencia cardíaca (evaluar primero la muerte súbita cardíaca precoz en la familia).

TRAUMATISMOS

- Es importante reconocer las adversidades y los traumas para proporcionar un apoyo adecuado que equilibre los factores estresantes y protectores.

EVALUACIÓN INICIAL/EXPLORACIÓN DE LOS TRAUMATISMOS

(ATLS Manual 10th ed.; *Rosen's EM Concepts and Clinical Practice*. 9th ed. 2018:2042–2057)

EXPLORACIÓN PRIMARIA

A: Vía aérea

- Comprobar su permeabilidad (preguntar el nombre del paciente, evaluar el habla y el trabajo respiratorio), estabilizar la columna vertebral.
  - Evaluar signos de obstrucción (p. ej., gorgoteo, estridor).
  - Se puede usar el empuje de mandíbula o la elevación del mentón si es necesario; evitar inclinar la cabeza para proteger la columna vertebral.
  - Limpiar los detritos de las vías respiratorias (dientes sueltos, sangre, vómitos, etc.).
  - Utilizar auxiliares de la vía aérea según la necesidad.
- Si no se puede mantener abierta la vía aérea, intubar o iniciar la ventilación con bolsa y máscara (VBM).
  - Indicaciones para la obstrucción inminente de la vía aérea (p. ej., quemaduras, lesiones penetrantes); insuficiencia respiratoria; traumatismo multisistémico con choque; ECdG < 9 o lesión craneal penetrante.

B: Respiración y ventilación

- Evaluación: elevación simétrica y adecuada del tórax; frecuencia respiratoria; auscultación; evaluar la tráquea.
- Tx: O_2 de alto flujo si es necesario; VBM como puente a intubación según la necesidad.

C: Circulación y control de hemorragias

- Evaluación: perfusión (relleno del taponamiento, extremidades, pulsos); signos vitales.
  - Evaluar y controlar las fuentes de hemorragia.
- Tratamiento:
  - Acceso: 2 vías i.v. de gran calibre o intraóseo si es necesario; obtener análisis que incluyan tipo y compatibilidad y gasometría venosa (GSV).
  - Bolo SSN 20 mL/kg, hasta ×2; si persiste la hemorragia, paquete eritrocitario de 10 mL/kg.

D: Evaluación de la discapacidad

- Evaluación: EdC, puntuación ECdG; tamaño de las pupilas + reactividad; movimiento de las extremidades; postura*.

Escala de coma de Glasgow (ECdG)		
Abertura de los ojos	**Verbal**	**Motor**
4 = espontánea 3 = ante estímulos verbales 2 = al dolor 1 = ausente	5 = orientado 4 = confundido 3 = palabras inadecuadas 2 = incoherente 1 = ausente	6 = obedece órdenes 5 = localiza el dolor 4 = se aleja del dolor 3 = flexión/decorticación 2 = extensión/descerebración 1 = ausente

*Postura flexora = decorticación; extensión = descerebración (peor, indica lesión del tronco encefálico).

- Tx: controlar las convulsiones (BZD), tratar la hipoglucemia (D50), tratar la PIC.
- En caso de aumento de la PIC: elevación de la cabecera de la cama, analgesia + sedación; solución salina al 3% (10 mL/kg) o manitol (0.25-0.5 g/kg); consulta neuroquirúrgica.

E: Eventos y exposiciones

- Desnudar al paciente completamente y rotarlo para hacer una exploración completa; mantener la normotermia.

F: FAST y familia

- En caso de traumatismo abdominal contuso grave, considere la realización de una ecografía FAST por un profesional capacitado (alta sensibilidad para líquido libre por traumatismo en peritoneo/pericardio; la FAST negativa no descarta lesión intraabdominal). En caso de traumatismo abdominal perforante, quirófano inmediato frente a TC de abdomen/pelvis STAT.
- No olvidar poner al día a la familia.

EXPLORACIÓN SECUNDARIA

ANAMNESIS AMPLE

- A: alergias.
- M: medicamentos.
- P: AP.
- L: (*Last*) última comida.
- E: eventos y entorno.

TRAUMATISMO CRANEOENCEFÁLICO (TCE)/CUELLO

- Evaluación inicial como se mencionó; buscar lesiones obvias; ECdG; exploración neurológica.
- Señales de alerta de lesión intracraneal (LIC): alteración prolongada del EdC, convulsiones, vómitos, amnesia, letargia, signos de fractura craneal o cefalohematoma, hallazgos anómalos en el examen neurológico (*Emerg Med.* 2013;23:190–199).
  - Si hay alguna característica preocupante, realizar TC de cráneo sin contraste STAT.
  - Ante cualquier hallazgo de ↑ de PIC, tratar como ya se señaló.

Lesión de la columna cervical (LCC)

- Los niños tienen más riesgo de sufrir lesiones en la columna cervical y los ligamentos que los adultos; a menudo se asocian a TCE.
- Reglas de decisión clínica (¿En quién solicito imágenes?)
  - **Criterios NEXUS:** sens > 83% en revisiones sistemáticas (en **adultos**, ↓ en pediatría) (*Ann Emerg Med.* 1998;32(4):461).
    - FRi para LCC: déficit neurológico focal, dolor en la línea media de la columna vertebral, alteración del EdC, intoxicación presente, lesión por tracción presente.
    - Ante alguno de los siguientes, considerar radiografías. Si no, descartar columna cervical.
  - **PECARN:** ante 1 de los siguientes sens 98% y espec 26% para una LCC en niños (*Ann Emerg Med.* 2010;58(2):145–155).
    - FRi para LCC: estado mental alterado (EMA), déficit neurológico focal, dolor de cuello (> 2 años), tortícolis, lesión grave en el torso, mecanismo de alto riesgo (zambullida, accidente de tránsito > 90 km/h, expulsión del auto, muerte en el mismo accidente), FRi en los AP para LCC (antecedentes de trisomía 21, Dx de tejido conjuntivo, AR juvenil, etc).
    - Si se da alguno de los casos anteriores, considerar el Dx por imagen (radiografías para empezar, TC si es necesario o mecanismo de lesión de alto riesgo).
- Gestión de la LCC: aplicar un collarín cervical al ingreso; realizar pruebas de imagen según los criterios PECARN o NEXUS; la gestión posterior depende de los resultados de las pruebas de imagen.

Lesión craneal contusa (LCCo)

- Los traumatismos son la causa más frecuente de muerte pediátrica; en gran parte se deben a TCE.
- Objetivo de la evaluación clínica: evaluar el riesgo de LIC y obtener imágenes si es necesario.
- Gestión: inicialmente ABC; después, exploración general.
- Anamnesis: preguntar por el mecanismo (altura, velocidad, dispositivos de sujeción o de seguridad) y los sxs (EdC, amnesia, confusión, vómitos, cefaleas, comportamiento general).
- Herramienta de decisión clínica: **algoritmo PECARN** (*Lancet.* 2009;374:1160):
  - Indicaciones de diagnóstico por imagen (4% de riesgo de LIC*): ECdG < 14 o EMA; neuroanomalías focales; fractura craneal en la exploración (< 2 años) o signos de fractura craneal basilar (FCB) (> 2 años) → riesgo del 4% de LIC.
    - Otros FRi (0.9% de riesgo de LIC*): observar durante 4 a 6 h, considerar diagnóstico por imagen.
      - > 2 años: EdC, mecanismo grave, vómitos, cefaleas intensas.
      - < 2 años: EdC, mecanismo grave, hematoma no frontal del cuero cabelludo, cambios conductuales.
    - Si ninguna de las anteriores → no imagen, < 0.05% de riesgo de LIC.
  - Otras reglas de decisión clínica son CATCH y CHALICE, que no fueron tan sensibles en el metaanálisis.
- Suponiendo que el diagnóstico por imagen no esté indicado o sea negativo, tratar la conmoción cerebral (seguimiento del médico de cabecera, reincorporación gradual al juego, reposo cerebral, etc.).

*LIC clínicamente significativa (que requiere intervención neuroquirúrgica u hospitalización prolongada).

URGENCIAS RESPIRATORIAS

EXACERBACIÓN DEL ASMA

- Evaluación inicial: sibilancias, FR, retracciones, capacidad para hablar; saturación de oxígeno.
  - Considerar RxT ante cualquier hallazgo localizado en la exploración o la anamnesis relativo a neumonía.
- Factores desencadenantes: infecciones (urinaria, neumonía), alérgenos, estrés, aire frío/cambio de aire, ejercicio, humo, vaporización.
- Tratamiento:
  - O_2 según necesidad, saturación diana > 92%.
  - Broncodilatadores: albuterol/ipratropio, nebulización cada 20 min × 3 inicialmente.
    - Si la respuesta es inadecuada, iniciar albuterol continuo 0.5 mg/kg por hora (máx. 20 mg/h).

- Corticoides: múltiples opciones.
  - I.v.: dosis de carga de metilprednisolona 2 mg/kg (máx. 80 mg).
  - V.o.: prednisolona 1 mg/kg al día c/12 h (máx. 40 mg) × 3-5 días o dexametasona 0.6 mg/kg (máx. 12 mg) × 1 (equivalente en los estudios, ↓ náuseas y solo 1 dosis) (*Ann Emerg Med.* 2016;67:593).
- Si continúa, sulfato de magnesio 50 mg/kg (máx. 2 g) i.v. × 1 (cuidado con la hipotensión).
- Si los síntomas persisten, será necesario consultar e internar en la UCIP.
  - Considerar terbutalina 0.01 mL/kg (solución de 1 mg/mL) máx. 0.4 mg s.c.
    - También se puede considerar epinefrina 0.01 mL/kg (solución de 1 mg/mL) máx. 0.4 mg i.m.
  - Se puede considerar terbutalina continua, 10 µg/kg en bolo de 10 min (máx. 500 µg) y después 0.4 µg/kg/min continua (aumentar 0.5 µg/kg/min cada 30 min hasta un máximo de 4 µg/kg/min).
  - Si se dirige a una intubación, se puede probar con ketamina 2 mg/kg en bolo + 2-3 mg/kg por hora; puede prevenir la intubación en asma grave (*J Emerg Med.* 2006;30:163).
  - Considerar BiPAP: empezar con 10/5 y aumentar según la necesidad para mejorar el trabajo respiratorio.
    - Puede ↓ TR, ↑ ventilación y evitar la intubación (*Pediatric Pulm.* 2011;46:949).
    - Considerar ketamina simultánea o dexmedetomidina para ayudar con la tolerancia.
- **Si todo lo anterior fracasa**, intubar con secuencia rápida con ketamina (puede ayudar con el broncoespasmo) y su elección de paralizante.
  - NOTA: Se debe ajustar el cociente I:E y vigilar la FR en el ventilador para que coincida con el tiempo E fisiológico prolongado para limitar el riesgo de auto-PEEP y NTX.

URGENCIAS RESP 2-3

ANAFILAXIA

(*J Allergy Clin Immunol.* 2006;117(2):391–397)

- Criterios clínicos:
  - Inicio agudo (min a h) con afectación de piel o mucosas (urticaria generalizada, prurito o rubor, edema de labios/úvula/lengua) + 1 de los siguientes:
    - Compromiso respiratorio (sibilancias/broncoespasmo, hipoxemia, disnea, etc.).
    - Presión arterial reducida o signos asociados de disfunción de órganos diana (es decir, hipotonía, síncope, incontinencia).
  - O dos o más de los siguientes tras la exposición al alérgeno probable para el paciente: afectación de piel/mucosas; sxs respiratorios; disminución de la PA o sxs asociados; síntomas GI persistentes (dolor abdominal de tipo cólico, diarrea).
  - O PA reducida tras exposición a alérgeno conocido (min a h): *1*) para lactantes y niños, presión arterial sistólica baja (específica de la edad) o disminución > 30% de la presión arterial sistólica, y 2) para adolescentes y adultos, presión arterial sistólica < 90 mmHg o disminución > 30% respecto al valor basal de esa persona.
- Tratamiento:
  - Retirar alérgeno; ABCD; colocar monitor; O_2 según la necesidad; establecer acceso i.v.
  - Epinefrina i.m. 0.01 mg/kg de 1:1000 (0.01 mL/kg); máximo 0.3 mg en niños prepúberes y máximo 0.5 mg en adolescentes; repetir cada 5 a 15 min si es necesario.
  - Los agonistas β_2 inhalatorios (p. ej., albuterol) pueden ser útiles contra el broncoespasmo resistente a la epinefrina.
  - Los pacientes que permanecen hipotensos a pesar de la epinefrina deben recibir reanimación con líquidos intensiva.
  - Los antihistamínicos son un tratamiento de segunda línea: difenhidramina (bloqueador H_1) 1 mg/kg/dosis (máx. 50 mg) i.v., ranitidina (bloqueador H_2) 1 mg/kg/dosis (máx. 50 mg) i.v.
  - Monitorizar durante al menos 4 h después de la dosis de epinefrina antes del alta.
  - No hay pruebas que apoyen el uso de corticoides en caso de anafilaxia simple (*J Allergy Clin Immunol.* 2020;145:1082–1123).
  - Alta con EpiPen® (0.3 mg para > 30 kg, 0.15 mg (dosis Junior) para 15-30 kg) y derivación de salida a alergología pediátrica.

OBSTRUCCIÓN/ESTRIDOR DE LAS VÍAS RESPIRATORIAS SUPERIORES

(*Pediatr Rev.* 2021;42(11):635–637)

Laringitis aguda (crup)

- Epidem: generalmente 6 meses a 3 años, enfermedad de finales de otoño + invierno.
- Causas: parainfluenza, gripe, VSR, adenovirus, enterovirus, sarampión.
- Sxs: tos «perruna», dificultad respiratoria y estridor.
- Imagen (si se realizan): Rx puede mostrar el «signo del campanario»/estrechamiento subglótico (no muy sensible, puede verse al inicio). El diagnóstico es fundamentalmente clínico y no requiere pruebas de imagen.
- Control: dexametasona 0.6 mg/kg (máx. 10 mg), nebulizaciones con epinefrina racémica 0.05 mg/kg según la necesidad para estridor o dificultad respiratoria en reposo (se requiere un mínimo de 4 h de observación tras administrar la epinefrina racémica).

Epiglotitis

- Epidem: hoy infrecuente, generalmente en niños de 6-12 años.

- Causas: HIB; *H. influenzae* (no tipificable), EGA, estreptococo alfahemolítico, *S. aureus*.
- Sxs: **toxicidad**, fiebre alta, dolor de garganta, **dificultad respiratoria rápidamente progresiva**.
- Presentación: sialorrea, disfagia y angustia.
- Imagen: RxT muestra el «signo de la huella del pulgar»: epiglotis agrandada y redondeada que se proyecta hacia las vías respiratorias.
- Tratamiento: URGENCIA DE LA VÍA AÉREA (puede requerir intubación, debe haber especialistas [anestesia, ORL] en la cama), O_2 humidificado según la necesidad. Obtener acceso i.v. si no hay problemas inminentes en la vía aérea; iniciar Abx i.v. (vanc + CTX). No acueste al paciente; deje que los padres sostengan al niño para que esté lo más cómodo posible (las vías respiratorias y el laringoespasmo pueden empeorar si está inquieto o agitado).

Absceso retrofaríngeo
- Epidem: típicamente < 5 años.
- Causas: estreptococos, *S. aureus*; anaerobios respiratorios.
- Sxs: fiebre alta repentina, babeo, «voz de patata caliente», ↑TR en pte con sxs previos de IRA.
- Presentación: dolor al mover cuello; estertor; trismo; ↑TR; faringe con edema asimétrico.
- Imagen: Rx (lateral cuello) muestra tejido blando prevertebral ensanchado (escasa sensibilidad).
- Tx: tratar las vías respiratorias según sea necesario; consultar con ORL (puede requerir drenaje); considerar TC; iniciar Abx i.v. (ampicilina-sulbactam o clindamicina).

Traqueítis bacteriana
- Epidem: incidencia máxima a los 5 años, asociada a una elevada mortalidad.
- Sxs: pródromos virales seguidos de empeoramiento drástico de los sxs, tos productiva.
- Presentación: cuadro similar al crup con fiebres altas, sin mejoría con epinefrina inhalada o corticoides v.o.
- Imagen: Rx puede mostrar el signo del campanario al crup.
- Tratamiento: controlar el deterioro; iniciar Abx con cobertura para grampositivos incluido SARM; citología del esputo/exudado para guiar el tratamiento.

Aspiración de cuerpos extraños
- Siempre en el diferencial de la dificultad respiratoria de inicio agudo; especialmente sin otras infecciones respiratorias agudas.
- Sxs: tos/sibilancias repentinas sin signos de enfermedad; taquipnea.
- Presentación: sibilancias focales o ↓ movimiento del aire, estridor.
- Tratamiento: si sxs graves + antecedentes → golpes en la espalda, Heimlich; llamar a neumología para posible broncoscopia.
  - Si no está seguro/estable → Rx lateral de cuello + RxT + placas en decúbito lateral (evaluar si hay atrapamiento aéreo, el lado con obstrucción no se colapsará tanto cuando el niño se acueste sobre ese lado).

URGENCIAS CARDIOVASCULARES

CHOQUE

(*Pediatr Crit Care Med.* 2020;21:186–195)

- Choque: incapacidad del cuerpo para suministrar el oxígeno adecuado para satisfacer las demandas metabólicas de los órganos y tejidos vitales (ya sea debido a la perfusión, a la falta de oxígeno o al aumento de la demanda) (*Nelson Textbook of Pediatrics*. 20th ed. 2016:516–517).

Tipos de choque
- Obstructivo ← NTX, TEP, taponamiento.
  - Síntomas clínicos: venas del cuello distendidas, pulso paradójico, etc.
- Cardiógeno ← cardiopatía, isquemia, etc.
  - Síntomas clínicos: edema periférico, edema pulmonar, elevación de la PVY.
- Hipovolémico ← hemorragia, aumento de las pérdidas insensibles/disminución de la ingesta.
  - Sxs clínicos: mucosas secas, piel seca, etc.
- Infección séptica ← (bacteriana, viral, micótica, etc.).
  - Sxs clínicos: suelen tener signos de infección (fiebre, ↑ leuco, infección localizada).
- Neurógeno ← traumatismo/choque medular.
- Anafiláctico:
  - Síntomas clínicos: generalmente con estridor/síntomas respiratorios asociados, enrojecimiento periférico, sibilancias.

Tratamiento del choque
- Evaluación inicial: presentación (evaluar ABC), SV, HC, QS, lactato, puede considerar GSV, hemocultivos, considerar AO + urocultivo; imagen según indique el examen; establecer acceso (2 vías i.v. de gran calibre).
- Aumentar/restablecer el volumen i.v.

    - Bolos de RL 40-60 mL/kg administrados rápidamente, durante la primera hora.
    - Buscar signos de sobrecarga de líquidos (especialmente si hay antecedentes cardíacos).
- Evaluar la causa del choque y tratarla.
    - Si tiene sepsis, iniciar antibióticos de amplio espectro (la elección inicial varía según la institución).
    - Si es obstructivo, resolver la obstrucción (descomprimir, drenar el derrame, anticoagular/lisar, etc.).
    - Si es cardiógeno, ser cuidadoso con los líquidos .i.v. y llamar a la UCIP, ya que el paciente puede necesitar inotrópicos o terapias avanzadas.
    - Si es hemorrágico, administrar sangre.
    - En caso de anafilaxia, *véase* **Choque anafiláctico**.
- Si permanece en choque a pesar de la reanimación con líquidos, puede iniciar presores periféricamente en consulta con la UCIP.
    - Choque séptico → epinefrina (0.05-1 μg/kg/min) o norepinefrina (0.1-1 μg/kg/min).
    - Ya no se clasifican los choques en «calientes» o «fríos».
    - Puede requerir una vía arterial o un acceso central si sigue en estado crítico, o intubación si hay dudas sobre el estado mental o las vías respiratorias.
- Reevaluación continua del tratamiento y del paciente.
    - El tratamiento posterior/avanzado del choque se analiza en la UCIP.

TAQUICARDIA SUPRAVENTRICULAR (TSV)

- Arritmia pediátrica no sinusal más frecuente.
- Causa: vía accesoria (50%) frente a reentrada del nodo AV (20%) frente a focos auriculares ectópicos (15%) (*Cardiac Electrophysiology*. 7th ed. 2018:1030–1044).
- ECG: complejo estrecho (< 0.08 s), R-R regular, taquicardia invariable con FC > 180 (niños) o > 220 (lactantes); ondas P ausentes (*Rosen's Emergency Medicine*. 9th ed. 2018:2099–2145).
- Sxs: muy inespecíficos en niños; cansancio, mareos, palpitaciones; lactantes → inquietud/llanto.

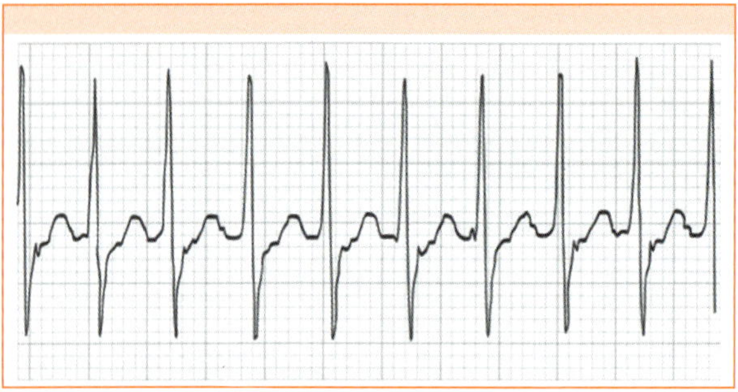

Rosen's Emergency Medicine. 9th ed. 2018: 2099-2145.

- Gestión:
    - Inicial: evaluar la estabilidad hemodinámica; ECG; acceso i.v.
- **Estable** → monitor + parches DEA; **maniobras vagales** (hielo en la cara, Valsalva, rodillas al pecho); si no, **adenosina** 0.1 mg/kg (máx. 6 mg); repetir en 3 min con el doble de dosis (máx. 12 mg) (a través de llave de paso de 3 vías, seguida de lavado rápido con SSN); si el pte es refractario → **cardioversión sincronizada**.
    - Si sigue siendo refractario → llamar a cardiología pediátrica; considerar **amiodarona** 5 mg/kg (máx. 300 mg) en 20 a 60 min.
    - O procainamida 15 mg/kg i.v. durante 30 a 60 min (no usar con amiodarona).
- **Inestable/signos de choque** → **cardioversión sincronizada** 0.5-1 J/kg; repetir con 2 J/kg si es necesario; sedar si es posible.

Breves eventos inexplicables resueltos (BEIR)

(*Pediatrics*. 2016;137:e1–e32)

- Definición: evento en un lactante < 1 año cuando el observador informa de un episodio súbito, **breve** (< 1 min) y ya **completamente resuelto** de > 1 de los siguientes: cianosis o palidez; respiración ausente, disminuida o irregular; cambio marcado del tono; alteración del nivel de respuesta.
  - Para diagnosticar un BEIR, los estudios deben ser completamente negativos.
- Estudios (anamnesis-exploración física [EF], estudios adicionales por examen) → determinar si es de alto o bajo riesgo.
  - Grupos de alto riesgo: < 2 meses, < 32 sem de edad gestacional, eventos recurrentes.
  - Grupos de bajo riesgo: opuesto al de alto riesgo + evento < 1 min, sin hallazgos preocupantes en anamnesis-EF.
- Etiología: no se encuentra ninguna causa en el 50% de los casos; causas más frecuentes: RGE, convulsiones, infección de las vías respiratorias bajas.
  - Otros: maltrato infantil, arritmia, infección (p. ej., tos ferina, IRA, neumonía), convulsiones, congénito/genético, espasmos del llanto, AOS, cardiopatía congénita o adquirida, hipoglucemia, sepsis.
- Gestión si se considera que el riesgo es bajo: educar a los padres sobre los BEIR, ofrecer formación en RCP, monitorizar durante ~4 h; organizar un seguimiento estrecho.
  - NOTA: En la mayoría de los BEIR no se requieren pruebas de laboratorio, diagnóstico por imagen ni hospitalización.
- Gestión si se considera de alto riesgo: ECG, HC, QS, GSV, oximetría continua al menos 4 h, considerar prueba de ácidos nucleicos. Probablemente requerirá hospitalización para su estudio (*Pediatrics*. 2019;144(2):e20184101).
- Pronóstico: los estudios no muestran correlación entre el BEIR y el SMSI.

URGENCIAS NEUROLÓGICAS

Convulsiones/estado epiléptico

- Estado epiléptico: crisis continuas o intermitentes sin recuperación completa durante > 30 min.
- Etiología: idiopática (24%), febril (24%), infección del SNC, traumatismo, intoxicación, metabólicas, neoplasias, síndrome neurocutáneo, disfunción de una derivación (si hay antecedentes).
- Gestión:
  1. Evaluar + gestionar ABC (centrándose en las vías respiratorias); acceso i.v. + análisis (glucemia, HC, QS, Ca, Mg, estudios toxicológicos según necesidad; concentraciones de anticonvulsivos según la necesidad, hemocultivos); colocar al paciente de lado (para evitar la broncoaspiración); O_2 según la necesidad.
  2. Comenzar con BZD: **lorazepam i.v./i.m.** 0.05-0.1 mg/kg (máx. 4 mg/dosis) O **diazepam v.r.** 0.5 mg/kg (máx. 20 mg) O **midazolam v.o.** 0.5 mg/kg (puede funcionar mejor que diazepam v.r.) (*Lancet*. 2005;366:205–210); repetir en 5 min según la necesidad (i.m. tan bueno como i.v.). Probar al menos 2 dosis antes de escalar.
  3. Si hay preocupación por infección/posible meningitis, iniciar CTX 50 mg/kg (máximo 2 g); la falta de PL no debe retrasar los antibióticos.
  4. Si es resistente: *1*) carga de **fosfenitoína** 20 mg/kg (equivalente de PE) a 3 mg/kg/min (máx. 150 mg/min, pero puede estar limitado por hipotensión); *2*) carga de **levetiracetam** 20 mg/kg a 5 mg/kg/min; *3*) considerar **fenobarbital** 15-20 mg/kg a 1 mg/kg/min y → UCI.
     - NOTA: Si permanece resistente después de la carga de fosfenitoína, probablemente requerirá intubación.

Convulsiones febriles

(*Rosen's EM Concepts and Clinical* Practice. 9th ed. 2018:2058–2068)

- Definición: convulsión acompañada de fiebre sin evidencia de infección del SNC en un paciente sin antecedentes de convulsiones.
- Epidem: 6 meses a 5 años; FR es la tasa de cambio de la fiebre, no el grado de fiebre.
- Tipos:
  - Simple: único, < 15 min, no focal o tónico-clónico.
  - Compleja: recurrente(> 1 en 24 h), > 15 min, focal, ocurre fuera del rango de edad típico.
- Gestión: si continúa > 10 min, tratar como arriba con BZD; si se resuelve:
  - Simple → controlar la fiebre, vigilar; no se necesitan pruebas de laboratorio.
  - Compleja → consulta c/neuro; puede requerir imagen + EEG (posiblemente ambulatorio).
  - Indicaciones para PL (*Pediatrics*. 2011;127(2):389): signos meníngeos de mal aspecto, < 1 año, y no vacunados o postratamiento antibiótico, considerar en < 6 meses, ya que las convulsiones febriles verdaderas son infrecuentes a esa edad.

- Pronóstico: el 33% tendrá una crisis febril en el futuro; 1-2% de riesgo de epilepsia (0.5-1% en la población general).
  - FRi de recurrencias: antecedentes familiares, < 18 meses, fiebre baja o corta duración de la fiebre antes de la convulsión.

CEFALEAS/MIGRAÑAS

(*Pediatrics*. 2019;144:5)

- Evaluación: síntomas premonitorios o aura, semiología de la cefalea (inicio, localización, cualidades, intensidad, frecuencia, duración, factores agravantes y de alivio), sxs asociados (náuseas, vómitos, fonofobia y fotofobia), discapacidad relacionada con el dolor, antecedentes de cefaleas, traumatismos recientes, exploración neurológica.
- Signos de alerta: inicio repentino, inicio grave, asociada a actividad, asociada a traumatismo, neuroanomalías focales.
- En caso de duda: prueba inicial = TC de cráneo para descartar alteración intracraneal aguda.
- Episodios de migraña: pulsátil, unilateral, que empeora con la actividad o la limita, de intensidad moderada a grave y asociada a N/V, fotofobia, fonofobia, a veces dolor abdominal.
- Tratamiento de las migrañas: *véase* el capítulo «Neurología».

PRESENTACIONES QUIRÚRGICAS

APENDICITIS

- Causa: obstrucción del apéndice por inflamación, fecalito o ganglio linfático agrandado.
- Epidem: indicación más frecuente de cirugía abdominal de urgencia en niños; hasta el 8% de los dolores abdominales agudos en niños.
- Fisiopatología del dolor:
  - Obstrucción inicial → estiramiento del órgano hueco → estimulación de los nervios viscerales → dolor referido inicial del dermatoma T19 (**periumbilical**).
  - A medida que progresa la inflamación → irritación peritoneal local → estimulación nerviosa somática → **dolor en CID** y eventualmente puede progresar a **peritonitis**.
- Sxs clínicos → dolor periumbilical que migra al CID, anorexia, vómitos (tras la aparición del dolor), dolor con el movimiento (peritonitis).
- Hallazgos pronósticos:
  - Signos peritoneales (dolor al sacudir, caminar, saltar, saltos durante el viaje en auto).
  - No validado en pediatría: signo de Rovsing (dolor en CID con palpación del CII), signo del psoas (↑ dolor en CID con extensión de muslo derecho), signo del obturador (↑ dolor en CID con flexión y rotación interna de cadera derecha).
- Regla de decisión clínica: puntuación de apendicitis pediátrica (*Pediatrics*. 2008;153:278–282).
  - Asignar 1 punto por: anorexia, fiebre, náuseas/vómitos, leuco > 10 000, recuento absoluto de neutrófilos (RAN) > 7500, migración del dolor al CID.
  - Asignar 2 puntos por: dolor en el CID al toser/percutir/saltar, dolor en la fosa ilíaca derecha.

Puntuación	Riesgo de apendicitis	Gestión
< 2	2%	Apendicitis improbable, VPN 99%
3-6	8%-38%	Más pruebas, exámenes seriados
≥ 7	78%-96%	Imágenes urgentes, consulta quirúrgica

- Estudios:
  - Laboratorio: HC, QS.
  - Imágenes:
    - Eco abd: sens hasta 98% ***SI*** se visualiza el apéndice; primera opción a menos que se indique imagen urgente; buscar apéndice no compresible, llena de líquido, > 6 mm.
    - TC abd con contraste (sens 94%-100%, espec 93%-100%); si Eco no detecta apendicitis o hay gran preocupación clínica.
- Gestión: ayuno, líquidos i.v., consulta quirúrgica para apendicectomía, Abx de amplio espectro si hay evidencia de perforación o sepsis.
  - Se ha visto un aumento del tratamiento no quirúrgico de la apendicitis no perforada; tasa de fracaso del 20% en 14 días; también aumenta la tasa de complicaciones postoperatorias (*Pediatrics*. 2022;149(5):e2021054693).

- Complicaciones:
  - Perforación: considerar cuando hay signos de peritonitis o evidencia por imágenes; hasta el 25% de los pacientes.
    - Riesgo: no tan dependiente del tiempo como se pensaba, se puede esperar hasta 24 h antes de la intervención si es necesario (*J Pediatr Surg.* 2018;53(3):396–405).
    - Tx: iniciar pip/tazo i.v. de inmediato, consulta quirúrgica urgente para resección inmediata.

Intususcepción

(*Acad Radiol.* 2017;24:521–529)

- Fisiopatología: inserción de una parte del intestino sobre sí mismo; la ileocólica es patológica; la ileoileal suele ser fisiológica.
- Causa: mayoritariamente idiopática, aunque hasta un 25% tendrá puntos de fijación patológicos.
  - Puntos de fijación: Meckel (más frecuente), infecciones virales, infecciones entéricas, hiperplasia linfoide reactiva. Rara vez pólipos, linfoma, MAV, PHS, FQ, SUH.
- Epidem: 6-36 meses; causa más común de obstrucción de intestino delgado en esta edad.
  - NOTA: fuera de este rango etario, debe haber una alta preocupación por el punto de fijación patológico.
- Clínica → aparición súbita, intermitente, dolor intenso, calambres con estiramiento de las piernas hacia el abdomen; inconsolable; intervalos de 15-20 min; vómitos; heces con sangre (50%).
- Diagnóstico: ecografía: sens 97.9%, espec 97.8%, VPN casi 100% en busca del «signo diana».
  - Considerar Rx de riñón, uréteres y vejiga (para buscar perforación o evidencia de obstrucción); sens 48%, espec 21%.
    - NOTA: Si los síntomas remiten, puede haberse resuelto espontáneamente → el diagnóstico por imagen será negativo.
- Tratamiento:
  - Intususcepción ileal: repetir ecografía en 4 a 6 h para confirmar la resolución; si persiste, consultar a cirugía.
  - Intususcepción ileocólica: si hay sxs preocupantes o imágenes de perforación → consulta quirúrgica para posible exploración laparoscópica; si no, enema de aire por radiología.
    - NOTA: Intususcepción > 3.5 cm → mayor probabilidad de requerir tratamiento quirúrgico.

INGESTAS/TOXÍNDROMES

(*Pediatr Rev.* 2017;38:207–220)

- Evaluación inicial: anamnesis exhaustiva a partir de las fuentes de información disponibles (sustancias a las que ha tenido acceso el paciente, medicamentos en casa, antecedentes de consumo de sustancias, medicamentos, horario, probable dosis).
  - Dx específico de tox: ABC, SV, exploración neurológica (EdC, pupilas, tono/reflejos), mucosas, pulmones, abdomen, piel (diaforesis, rubor, alteración de la perfusión, marcas de inyecciones, etc.).
  - Laboratorio: QS, paracetamol, AAS, análisis de drogas en orina; ECG; considerar GSV.
- Sxs y las sustancias que los causan:
  - Miosis ← colinérgicos, clonidina, carbamatos, opiáceos, organofosforados, fenotiazinas, pilocarpina, hipnóticos.
  - Midriasis ← simpaticomiméticos, anticolinérgicos, síndromes de abstinencia.
  - Coma ← plomo, litio, EtOH, ATC, talio, heroína, arsénico, antidepresivos, anticonvulsivos, antipsicóticos, antihistamínicos, risperidona, insulina, CO, clonidina.
  - Convulsiones ← organofosforados, ATC, insulina, simpaticomiméticos, cocaína, anfetaminas, anticolinérgicos, metanol, PCP, abstinencia de BZD, bupropión, abstinencia de EtOH, litio, plomo.
  - Hipoglucemia ← hipoglucemiantes orales, bloqueadores β, insulina, etanol, salicilatos.

Ingesta de paracetamol

- Epidem: 1/3 de todas las consultas relacionadas con ingestas; intencionada o debida al uso no intencionado de productos combinados.
- Sxs ← dolor abdominal difuso, náuseas, vómitos.
- Estudios: PFH, QS, TP/INR, concentración de paracetamol 4 h después de la ingesta.
- Tx: si < 2 h desde la ingesta, puede considerarse carbón 1 g/kg (máx. 50 g) v.o.; NAC si está por encima de la línea de tratamiento en el nomograma de Rumack-Matthew (total 300 mg/kg administrados durante 21 h; *véanse* las recomendaciones de dosificación del fabricante para conocer el protocolo).
  - NOTA: Riesgo del 20% de reacción anafilactoide por la NAC: vigilar de cerca; puede requerir antihistamínicos e incluso epinefrina.

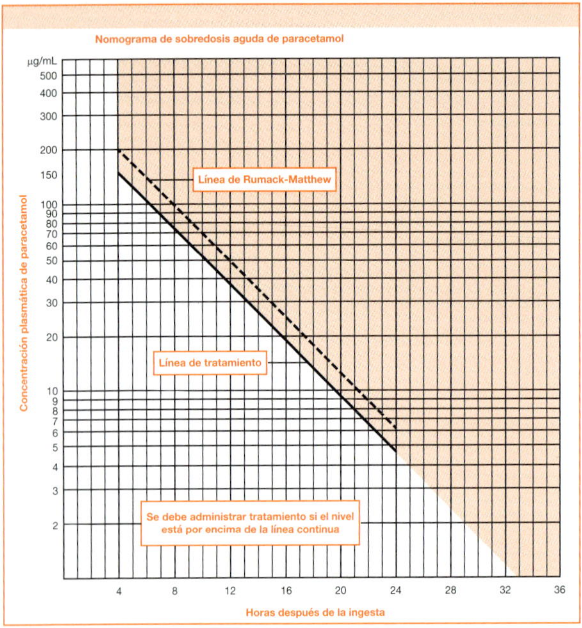

INGESTA DE ÁCIDO ACETILSALICÍLICO (AAS)

- Sxs → vómitos, acúfenos, taquipnea, hiperpnea, taquicardia; si es grave → cambios en el estado mental, delírium, agitación e incluso convulsiones.
- Estudios: concentración de AAS, como ya se ha mencionado (picos a las 2 h postingesta), QS con acidosis metabólica con brecha aniónica.
- Tx: si concentración > 30 mg/dL → alcalinización urinaria; > 90 mg/dL → **hemodiálisis**.

CAMBIOS DEL ECG EN LAS INGESTAS TÓXICAS

- Ensanchamiento de QRS (> 100 ms): anómalo; requiere tratamiento debido al riesgo de arritmia ventricular.
  - Causas: anestésicos locales, bupropión, carbamazepina, antiarrítmicos de clase Ia/Ic, cocaína, difenhidramina, lamotrigina, quinidina, ATC.
  - Tx: bicarbonato de sodio i.v. (interrumpe el bloqueo de los canales de sodio) 1-2 mEq/kg en bolo seguidos de 150 mEq de bicarbonato de sodio en 1 L de D5, 1.5-2× de mantenimiento; ECG y GSV seriados.
- Prolongación de QTc (> 500 ms).
  - Causas: antipsicóticos, antiarrítmicos de clase Ia/Ic/III, fluoroquinolonas, macrólidos, metadona, ondansetrón, ISRS, IRSN.
- Tx: detener el fármaco causante; evaluar los electrólitos y reponer según la necesidad para objetivo de Mg > 2, objetivo de iCa > 2, y objetivo de K de 4.
  - En caso de *torsades* → Mg si está hemodinámicamente estable; si no, desfibrilación.

TOXÍNDROMES

(*Harriet Lane*. 21st ed. 2018:20–29)

- Anticolinérgicos → delírium, psicosis, paranoia, pupilas dilatadas, sed, hipertermia, ↑ FC, retención urinaria.
  - Causas: antihistamínicos, fenotiazinas, escopolamina, ATC, antipsicóticos, antiparkinsonianos.
  - Diagnóstico: provocación con fisostigmina 0.02 mg/kg, repetir cada 5-10 min hasta que haga efecto (dosis máxima total 2 mg) y vigilar la mejoría de los sxs.
  - Tratamiento (si la prueba es positiva): tratamiento de apoyo con hidratación, BZD según la necesidad para la agitación; considerar repetir la fisostigmina si los síntomas no responden a los cuidados de apoyo.

- Bloqueadores β → coma, convulsiones, EMA, alucinaciones, bradicardia, bloqueo AV, insuficiencia cardíaca, HTA, depresión respiratoria, hipoglucemia.
  - Tx: glucagón.
- BCC → convulsiones, coma, disartria, letargia, confusión, bradicardia, bloqueo de la conducción AV, QRS ensanchado, HTA, edema pulmonar, hiperglucemia.
  - Tx: CaCl al 10%.
- Colinérgicos (muscarínicos) → sialorrea, lagrimeo, micción, defecación, ↑ FC, emesis, broncoespasmo.
  - Causas: organofosforados.
- Colinérgicos (nicotínicos) → fasciculaciones musculares, parálisis, ↑ FC, ↑ PA.
  - Causas: tabaco, veneno de viuda negra, insecticidas.
- Opiáceos → sedación, pupilas contraídas, hipoventilación, ↓ PA.
  - Causas: opiáceos, dextrometorfano.
  - Tx: naloxona 0.1 mg/kg por dosis (dosis máx. 2 mg); repetir cada 2-3 min según la necesidad si se observa efecto.
- Simpaticomiméticos → agitación, pupilas dilatadas, ↑ FC, ↓ PA, piel húmeda.
  - Causas: anfetaminas, cocaína, albuterol, cafeína, PCP, efedrina, LSD, MDMA.
  - Tratamiento: cuidados de apoyo.
- Sedante/hipnótico → ↓ estado mental, pupilas normales, ↓ PA.
  - Causas: BZD, barbitúricos, EtOH, etilenglicol, metanol.
  - Tratamiento:
    - BZD: puede considerarse el flumazenil en caso de ingesta aguda; alto riesgo de convulsiones en pacientes en tratamiento crónico con BZD.
    - EtOH: cuidados de apoyo.
    - Etilenglicol/metanol → fomepizol.
- Serotoninérgicos → confusión, rubor, ↑ FC, escalofríos, hiperreflexia, rigidez muscular, clono.
  - Causas: ISRS, IMAO, tramadol, ATC, hierba de San Juan, trazodona.
  - Tratamiento: cuidados de apoyo, BZD según la necesidad para la agitación, ciproheptadina (antídoto) si es necesario.

PROCEDIMIENTOS EN EL SU

SEDACIÓN PARA PROCEDIMIENTOS

- Objetivo: administrar sedante/disociativo + analgésico → aliviar el dolor, la ansiedad y el sufrimiento durante procedimientos médicos menores manteniendo la función cardiorrespiratoria espontánea.
- Equipo necesario: monitores (ECG, oximetría, PA, capnografía de CO_2); cánula de O_2 + VBM + equipo avanzado de vía aérea; fármacos (*véase* más adelante).
- Elección de los fármacos.

Elección de fármacos
Ketamina[a] i.v. 1-2 mg/kg en bolo; después 0.5 mg/kg cada 15 min según la necesidad (RAM: simpaticomimético, N/V, reacción de emergencia, laringoespasmo, sueños extraños)
Ketamina[a] i.v. 1-2 mg/kg; repetir 0.5 mg/kg cada 5-15 min según la necesidad
Etomidato 0.2 mg/kg i.v. (depresión respiratoria mínima)
Midazolam 0.05 mg/kg i.v. (0.02 mg/kg si es con fentanilo) (RAM: vómitos, depresión respiratoria, hipotensión)
Propofol 0.5-1.5 mg/kg i.v. (repetir 0.5 mg/kg cada 5 min según la necesidad) (RAM: depresión CV + resp)[b]
Sedantes intranasales ***(usar preparación i.v. y dividir el volumen entre las narinas; administrar con atomizador)***
Midazolam 0.4 mg/kg (máx. 10 mg)
Dexmedetomidina 1 mg/kg[c]
Fentanilo 1.5 µg/kg (máx. 100 µg)

[a] Propiedades sedantes + analgésicas.
[b] Sin propiedades analgésicas, bueno para la sedación pero no para procedimientos dolorosos.
[c] Hay evidencia de una mejor tasa de éxito con un procedimiento como la RM en comparación con los intranasales (*Anesth Clin Pharmacol.* 2017;33(2):236).

REPARACIÓN DE LACERACIONES

(*Peds EM.* 2010;9:1)

1. Irrigar bien la herida con solución salina mediante lavado a chorro.
2. Comprobar el estado del paciente respecto al tétanos y obtener antecedentes sobre el mecanismo de la lesión.
3. Evaluar la herida.

- Si la herida se superpone al espacio articular, descartar una lesión de la cápsula articular.
- Si hay sangrado activo, lograr la hemostasia con compresión; si fracasa, llamar a especialista.
- Si hay signos de infección → considerar cierre primario diferido; iniciar Abx.
- Si la herida es antigua (> 6-10 h) → considerar cierre primario diferido.
- Si hay preocupación por cuerpo extraño → umbral bajo para tomar imágenes; irrigación.
- Si es una lesión por mordedura, *véase* más adelante.
- Si hay riesgo de lesión tendinosa o neurovascular (p. ej., mano), consultar a un especialista.

4. Reparación de laceraciones:
   - En niños pequeños/laceración grande o compleja, considerar sedación para procedimiento (*véase* texto previo).
   - Anestesiar: aplicar tópico inmediatamente (×30 min), seguido de s.c. antes de la reparación.
   - Considerar la reparación mediante adhesivos para heridas pequeñas o faciales.

Tópica (Fármaco-inicio-aministración-notas)	**Subcutánea (s.c.) (Fármaco-inicio-duración-dosis máxima)**
MEAL o LMX: 30-60 min, aplicar sobre piel intacta, evitar su uso en < 3 meses	• Bupivacaína: 10 min, 200 min, 3 mg/kg
LET: 20 min, puede aplicarse sobre la dermis abierta, evitar si preocupa la perfusión	• Lidocaína: 5 min, 100 min, 4 mg/kg* • ***Lidocaína*** + epinefrina: 5 min, 120 min, 7 mg/kg

*NOTA: lidocaína 1% = 10 mg/mL → 4 mg/kg = 4 mL/kg de solución al 1%.

Irreabsorbible	**Reabsorbible* (sutura, tiempo hasta absorción del 50%, tiempo hasta reabsorción total)**
Nailon monofilamento (Ethilon®) Seda Politereftalato de etileno trenzado (Ethibond®)	• Poliglactina 910 (Vicryl®), 5 días, 42 días • Glicólido y caprolactona épsilon (Monocryl®), 1 sem, 91-119 días • Cátgut simple, 7 días, 21-42 días • Cátgut crómico, 3-4 sem, 90 días

*NOTA: No hay pruebas que muestren resultados estéticos o tasas de infección diferentes con las suturas reabsorbibles.

5. Cuidados posteriores a la reparación:
   - Cubrir la herida; aconsejar que se mantenga limpia; evitar la exposición al sol.
   - No hay pruebas que apoyen el uso de Abx tópico o vitamina E; se puede usar emoliente después de retirar los puntos para prevenir las cicatrices aberrantes.
   - Diámetro de la sutura + duración en función de la localización de la herida.

Ubicación	**Diámetro**	**Tiempo hasta la extracción (días)**
Cuero cabelludo	4-0–5-0	5-7
Cara	6-0	3-5
Cejas	5-0–6-0	4-5
Labios	6-0	3-5
Tronco/extremidades	4-0–5-0	6-8
Manos/pies	4-0–5-0	7-10

Heridas por mordeduras

- Etiología: perros (90%), gatos (5%-10%), humanos (2%-3%), roedores (2%-3%).
- Riesgo de infección: perros (5%-10%), humanos (18%), gatos (50%).
- Tratamiento: irrigación intensiva + desbridamiento.
  - Evaluar la necesidad de profilaxis contra la rabia (considerar IG para perros callejeros que no pueden ser observados).
  - Contraindicaciones para el cierre primario: mordedura de gato o humano, heridas punzantes/profundas, mordeduras en manos o pies, mordeduras que afectan a los genitales o la cara, signos de infección.
  - Tx: cierre primario si es posible, profilaxis Abx (amoxicilina/ácido clavulánico 22.5 mg/kg por día c/12 h, máx. 875 mg c/12 h o cotrimoxazol + clindamicina).

Fiebre en los neonatos

(*Pediatrics*. 2021;148:2)

- En caso de **buen aspecto** y de 21 días de vida o menos, o **mal aspecto de cualquier edad**: estudios de sangre, orina y LCR, Abx empírico, hospitalización. Asimismo, considerar la posibilidad de someter a pruebas y tratamiento del VHS.
- Para los de 22 a 28 días con buen aspecto, estudios de sangre/orina, CRP y procalcitonina.
  - Si RAN, CRP, procalcitonina o AO son anómalos, PL, Abx y hospitalizar.
  - Si RAN, CRP, procalcitonina y son normales, considerar PL. Si son altos, administrar Abx y reevaluación en 24 h.
- Para los de 29-60 días de vida, estudios de sangre/orina, CRP y procalcitonina.
  - Si RAN, CRP, procalcitonina o AO son anómalos, considerar PL.
  - Si RAN, CRP, procalcitonina y AO son normales, puede ser dado de alta +/− Abx de AO (+).

RINITIS ALÉRGICA

(*Ann Allergy Asthma Immunol.* 2013;111:446–451; *Ann Allergy Asthma Immunol.* 2010;104:13–29; *Ann Allergy Asthma Immunol.* 2009;103:373–380; *J Allergy Clin Immunol Pract.* 2013;1:214–226; *Pediatric Allergy.* 4th ed. 2021: cap. 17; *J Allergy Clin Immunol Pract.* 2020;146(4):721–767)

- Inflamación de la mucosa inducida por la respuesta inmunitaria mediada por inmunoglobulina (Ig) E a alérgenos específicos.
- Factores desencadenantes más frecuentes: caspa animal, polen, ácaros del polvo doméstico, cucarachas, moho.
- Factores de riesgo: antecedentes familiares de alergia, mayor nivel socioeconómico, exposición materna al humo, contaminación atmosférica.
- Impacto del cambio climático/calentamiento global en las enfermedades alérgicas:
  - Mayores concentraciones de CO_2 y temperaturas más cálidas → mayor producción de polen, temporadas polínicas más largas (p. ej., ambrosía).
  - Aumento del nivel del mar → humedad y acumulación de agua → proliferación de ácaros del polvo y moho, con el consiguiente aumento de las alergias.

Evaluación

- **Antecedentes:** rinorrea, congestión, tos y picor nasal, ocular o de garganta.
- **Exploración:** ojeras, líneas de Dennie-Morgan, esclerótica inyectada con irritación, pliegue nasal transversal, mucosa nasal pálida y blanda.
- **Diagnóstico:** a menudo el diagnóstico clínico es suficiente.
  - Frotis nasal en busca de eosinófilos.
  - Pruebas de escarificación o intradermorreacción, medición de IgE específica en sangre (significativa solo ante sxs clínicos).
  - Norma de referencia: exposición nasal (no es práctico).
  - Considerar un estudio del sueño para evaluar una posible AOS (*Ann Allergy Asthma Immunol.* 2015;115:96–102).
  - DxD: sinusitis aguda o crónica, hipertrofia adenoidea, no alérgica (vasomotora, episódica, infecciosa, gustativa), rinitis medicamentosa (uso prolongado de descongestivos).

Tratamiento

- Evitación de alérgenos: requiere la identificación del desencadenante (pruebas cutáneas, IgE específica en suero).
  - Filtro HEPA (polen), fundas impermeables para la ropa de cama (ácaros del polvo doméstico), ↓ áreas propensas a la humedad (mantener las habitaciones a niveles de humedad ideales si es posible).
- Antihistamínicos: 2.ª gen (loratadina, fexofenadina, cetirizina, desloratadina, levocetirizina).
  - 1.ª gen (difenhidramina, hidroxizina).
  - Efectos colaterales mayores con la 1.ª gen: sedación, efectos anticolinérgicos.
- Corticoides intranasales (fluticasona, mometasona, budesonida).
  - Mantenimiento más eficaz para la congestión nasal; efectos colaterales: irritación nasal, epistaxis.
- Estabilizadores de mastocitos (cromolina intranasal).
  - Profilaxis más eficaz, poco utilizada debido a dosificación frecuente.
- Antihistamínicos intranasales (olopatadina, azelastina).
  - Eficaz para los síntomas agudos; efectos colaterales: gusto amargo.
- Inmunoterapia (*J Allergy Clin Immunol Pract.* 2014;2:332–340):
  - Considerar cuando los Tx previos sean ineficaces, los efectos colaterales limitantes, los desencadenantes difíciles de evitar o el asma concomitante.
  - Subcutánea (inyecciones): todos los aeroalérgenos.
  - Sublingual (comprimidos): gramíneas en > 5 años, ambrosía y ácaros del polvo doméstico en > 18 años.
  - Limitaciones: requiere derivación al alergólogo, no está bien estudiado en niños < 5 años, escaso cumplimiento terapéutico.

SINUSITIS

(*J Allergy Clin Immunol Pract.* 2013;1:205–211; *Pediatric Allergy.* 4th ed. 2021: cap. 18; *J Allergy Clin Immunol Pract.* 2020;8(5):1559–1564)

- Inflamación de uno o más senos paranasales.
- Clasificadas como agudas, subagudas, crónicas o recurrentes (> 4 episodios en 1 año).
- Factores de riesgo: rinitis alérgica actual, hipersensibilidad al polen de gramíneas; asociación con asma.

Evaluación

- **Antecedentes:** IRA aguda + secreción nasal persistente (de cualquier calidad), tos diurna **o** empeoramiento de la evolución **o** inicio intenso (fiebre + secreción nasal purulenta durante 3 días consecutivos).
- **Exploración:** no es especialmente útil para distinguir una sinusitis de una IRA no complicada; la percusión de los senos paranasales no es útil; el eritema/inflamación de los cornetes nasales es inespecífico.
- **Diagnóstico por imagen:** radiografía si es dudosa o recurrente, TC sin contraste si es grave, pte inmunodeprimido o se sospechan complicaciones (orbitarias, SNC).
- **Laboratorio:** cultivos nasales si son crónicas o refractarias, considerar pruebas de IgE en piel/suero si las alergias ambientales producen mayor gravedad y frecuencia.
- **Diagnóstico:** a menudo el diagnóstico clínico es suficiente.
- Bacterianas (con mayor frecuencia *S. pneumoniae*, *H. influenzae* y *M. catarrhalis*), virales, IRA prolongadas, rinitis, hipertrofia de cornetes o adenoides, FQ, RGE con reflujo nasofaríngeo, caries/abscesos dentales, discinesia ciliar primaria.

Tratamiento

- Aguda:
  - Duración de los sxs < 10 días y sin empeoramiento, probable causa viral (más habitual).
- Analgésicos o descongestivos; utilizar con precaución, ya que hay poca/ninguna evidencia de su uso en niños y es posible que se produzcan daños graves. Los estudios disponibles sugieren no usar en < 2 años, no usar en < 6 años, o no usar en absoluto (*Can Fam Physician*. 2009;55(11):1081–1083; *JAMA*. 2007;297(8):800–801; *Cochrane Database Syst Rev*. 2012;(1):CD004976).
  - Duración de los síntomas > 10 días **o** fiebre alta/secreción nasal purulenta/dolor facial al menos 3 días al inicio de la enfermedad **o** si la fiebre/rinorrea/cefalea aparecen tras la mejoría de una IRA viral típica («doble enfermedad»), indica probable causa bacteriana.
    - Observación expectante en los pacientes confiables.
    - Primera línea: amoxicilina (dosis alta para zonas de alta resistencia de *S. pneumoniae*) o amoxicilina-clavulanato durante 10-28 días.
      - Cefdinir, cefuroxima o cefpodoxima en caso de alergia a las PCN.
    - Analgésicos o descongestivos como se ha indicado.
- Subaguda, crónica (sxs > 90 días sin período libre de síntomas), recurrente (sxs < 30 días, con período de estar bien > 10 días).
  - La rinoscopia con cultivos nasales puede orientar la elección de los antibióticos.
  - Irrigaciones nasales salinas útiles.
  - Fracaso del Tx médico: considerar Tx quirúrgico (derivación a ORL).
  - Considerar pruebas de FQ, discinesia ciliar primaria, ABPA, Churg-Strauss.

VÍAS RESPIRATORIAS INFERIORES

Véase el capítulo 13-2 «Respiratorio» y el capítulo 2-3 «Servicio de urgencias» sobre anafilaxia.

ALERGIAS ALIMENTARIAS

PANORAMA GENERAL Y EVALUACIÓN DE LAS ALERGIAS ALIMENTARIAS

(*Pediatric Allergy*. 4th ed. 2020:264–269; *Pediatrics*. 2019;143(4):e20190281; *Allergy Asthma Clin Immunol*. 2018;14(Suppl 2):57; *J Allergy Clin Immunol*. 2020;146(6):1302–1334; *J Allergy Clin Immunol*. 2018;141(1):41–58; *Pediatric Allergy*. 4th ed. 2021: caps. 31 & 35)

- Las más frecuentes son las alergias a proteínas alimentarias; las alergias a aditivos químicos o alimentarios son infrecuentes.
- Factores desencadenantes mediados por IgE más frecuentes: leche, soya (soja), huevo, maní, frutos secos, trigo, pescado, mariscos.
- Factores desencadenantes no mediados por IgE más frecuentes: leche, soya, avena, arroz.
- Factores de riesgo: eccema (mod-grave), antecedentes familiares de alergias alimentarias, alergias ambientales, asma.
- Tipos: mediada por IgE con aparición aguda de síntomas (en 30 min) frente a no IgE mediada con síntomas tardíos o crónicos.

Evaluación

- **Antecedentes:** los sxs clínicos se producen de forma reproducible ante la exposición a un alimento determinado. Enfocarse en los puntos de la anamnesis en el momento de la ingesta, posibles alimentos causantes, manipulación/preparación de los alimentos, factores adicionales en la misma época (enfermedad, AAS, ejercicio).
  - Los síntomas incluyen erupción urticarial, rinitis, sibilancias, disnea, náuseas, disfagia, dolor/calambres abdominales, vómitos, diarrea, sangre en heces.
- **Exploración:**
  - Piel: urticaria aguda, angioedema, dermatitis atópica.
  - Respiratorio: rinitis, sibilancias, disnea, dificultad respiratoria.
  - Cardio/general: letargia, palidez, hipotensión; RdC si es crónica.

- **Laboratorio/otros:**
  - Pruebas de escarificación o análisis de IgE en suero específica de alérgenos para identificar los alimentos desencadenantes.
    - La IgE sérica es útil cuando no se pueden realizar pruebas cutáneas debido a afecciones de la piel (dermatitis atópica grave, dermatografismo) o no se pueden suspender los antihistamínicos para hacer las pruebas.
- **Diagnóstico:**
  - Norma de referencia: doble ciego, placebo, exposición alimentaria oral bajo supervisión médica.
    - Si no hay historia clínica, las pruebas de escarificación o de suero no confirman la alergia: tanto la prueba de escarificación como la IgE son muy sensibles pero poco específicas.
    - Para verificar la reactividad clínica a un alérgeno alimentario específico.
    - Pruebas periódicas para la resolución de la alergia.
    - En la evaluación de la alergia al maní, prueba del componente Ara h 2.
- DxD: anafilaxia u otra reacción alérgica por otra exposición (picadura de insecto, fármaco); intolerancia alimentaria (no inmunitaria); reacción tóxica/bacteriana a alimentos en mal estado.

Tratamiento
- (Pasar a la sección siguiente sobre prevención) Lectura cuidadosa de las etiquetas de ingredientes, evitar la contaminación cruzada, participación del nutriólogo.
- Antihistamínicos, corticoides para los síntomas menos graves, epinefrina para la anafilaxia.
  - Las dietas de eliminación de alimentos son útiles ante sospechas de reacciones crónicas no mediadas por IgE (síndrome de enterocolitis inducida por proteínas alimentarias [SEIPA]).
    - Para verificar la reactividad clínica a un alérgeno alimentario específico.
    - Prueba de resolución de la alergia.

Prevención
- La base de la prevención es evitar los alérgenos.
- Lectura atenta de las etiquetas de los ingredientes, evitar la contaminación cruzada, participación del nutriólogo.
- La introducción precoz de formas de maní seguras para lactantes a los 4 a 6 meses reduce el riesgo de desarrollar alergia a este alimento.
- Hay evidencias limitadas para apoyar o desaconsejar las dietas de eliminación materna durante el embarazo/lactancia para prevenir la alergia alimentaria infantil.

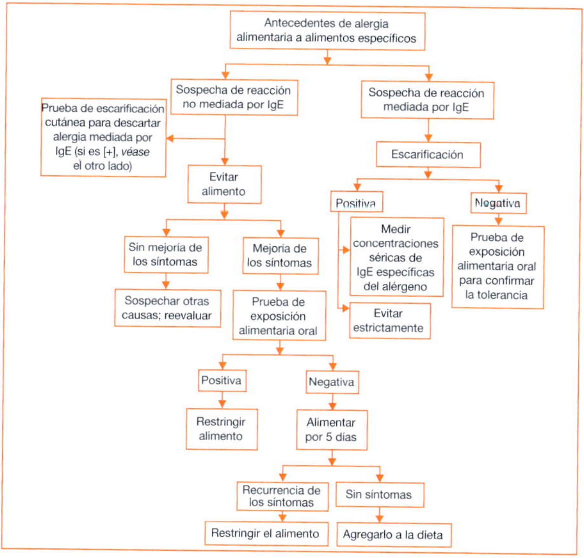

SÍNDROME DE LA ALERGIA BUCAL

(*Ann Allergy Asthma Immunol.* 2019;123(4):359–365; *Pediatric Allergy*. 4th ed. 2021: caps. 31 & 35)

- Alergia alimentaria mediada por IgE debida a la reacción cruzada de proteínas alimentarias y polen.
- Ejemplos: abedul y manzana/pera/melocotón/almendra; ambrosía y plátano (banana)/melón.

Evaluación

- **Antecedentes:** síntomas (picor de la mucosa) localizados en la bucofaringe tras la ingesta de frutas y vegetales frescos en pacientes con rinitis.
- Laboratorio/otros: pruebas de escarificación y concentraciones séricas de IgE específicas para identificar los pólenes desencadenantes.
  - Mejor correlación clínica si se usa extracto de fruta y vegetal fresco pero no estandarizado.
- **Diagnóstico:** a menudo el diagnóstico clínico es suficiente.
  - DxD: urticaria/dermatitis de contacto, alergia alimentaria, EEo, síndrome de boca ardiente.

Tratamiento

- Evitar desencadenantes, frutas y vegetales frescos; en general se toleran las formas calentadas.
- Antihistamínicos orales para aliviar los síntomas leves.

SÍNDROME DE ALFAGALACTOSA (ALFA-GAL)

(*Ann Allergy Asthma Immunol.* 2023;130(4):472–478; *Pediatric Allergy*. 4th ed. 2021: 264–269; *J Allergy Clin Immunol Pract.* 2020;8(1):15–23; *Expert Rev Clin Immunol.* 2020;16(7):667–677; *Clin Exp Allergy.* 2020;50(8):894–903)

- La IgE para el oligosacárido galactosa-α-1,3-galactosa (α-gal) (glucano presente en mamíferos no primates) causa una reacción alérgica tardía (en 2-6 h) tras la ingesta de carnes de mamíferos (ternera, cerdo, etc.) y anafilaxia en ptes que reciben cetuximab i.v. por primera vez.

Evaluación

- **Antecedentes:** inicio en la edad adulta (o en la infancia tardía).
  - Puede presentarse como urticaria, angioedema, anafilaxia o sxs estrictamente digestivos.
  - Las picaduras de garrapata estrella solitaria son la causa de la respuesta de tipo IgE a la α-gal en los EE.UU.
  - Los individuos pueden haber consumido carne durante años antes de la aparición de los sxs.
- **Laboratorios:** IgE sérica positiva para α-gal (≥ 2 UI/mL o > 2% de IgE total).
- Los niños con alergia a la leche de nueva aparición después de los 5 años deben someterse a pruebas de IgE para α-gal, ya que la α-gal también está presente en la leche de vaca.
- **Diagnóstico:** a menudo el Dx clínico es suficiente.
  - DxD: urticaria crónica, SEIPA, PAIPA.

Tratamiento

- Evitar las picaduras de garrapatas y las carnes de mamíferos (incluidas las vísceras).

PROCTOCOLITIS ALÉRGICA INDUCIDA POR PROTEÍNAS ALIMENTARIAS (PAIPA)

(*Allergy Asthma Proc.* 2015;36:172–184; *Pediatric Allergy*. 4th ed. 2021: cap. 33; *J Food Allergy.* 2020;2(1):99–103)

- Más conocida como *alergia infantil a la proteína de la leche de vaca*, suele aparecer en la infancia; se resuelve a los 12 meses en la mayoría de los casos.
- Hipersensibilidad alimentaria no mediada por IgE localizada en recto y colon sigmoide distal.

Evaluación

- **Antecedentes:** heces mucosas y sanguinolentas **no** asociadas a un retraso del crecimiento.
  - Alimentos desencadenantes más frecuentes: leche, soya.
- **Diagnóstico:** Dx clínico basado en la anamnesis.
  - Las pruebas no están justificadas y no se recomienda el muestreo con guayacol en heces debido a la elevada tasa de falsos positivos.
  - Las pruebas cutáneas suelen ser **negativas** (no mediadas por IgE).
  - DxD: fisura anal, infección, SEIPA o enteropatía inducida por proteínas alimentarias (más grave), enterocolitis necrosante.

Tratamiento

- Evitar alimentos causales; reintroducir el alimento causal después de los 12 meses de edad.
  - Lactancia materna: evitación de la leche por parte de la madre (→ soya).
  - Alimentación con leche artificial: caseína hidrolizada.

SÍNDROME DE ENTEROCOLITIS INDUCIDA POR PROTEÍNAS ALIMENTARIAS

(*Allergy Asthma Proc.* 2015;36:172–184; *Ann Allergy Asthma Immunol.* 2017;118:411–418; *J Allergy Clin Immunol Pract.* 2013;1:317–322; *J Allergy Clin Immunol Pract.* 2013;1:343–349; *Ann Allergy Asthma Immunol.* 2022;14(6):587–603; *Pediatric Allergy*. 4th ed. 2021: cap. 33)

- **Hipersensibilidad a los alimentos no mediada por IgE** que aparece en la infancia y se resuelve entre los 1 y 5 años de edad.

Evaluación

- **Antecedentes:** alimentos desencadenantes más frecuentes: **leche** y **soya** entre los líquidos, **avena** y **arroz** entre los sólidos.

- Aguda: vómitos profusos, letargia, diarrea, deshidratación; retraso de 1 a 4 h tras la ingesta del alimento desencadenante **más** ausencia de síntomas cutáneos o respiratorios alérgicos típicos mediados por la IgE.
  - Suelen acudir a urgencias por vómitos agudos → requieren reanimación con líquidos i.v.
- Crónica: alimentos ingeridos regularmente en la dieta (fórmula a base de leche de vaca, etc.), diarrea crónica, moco o sangre en las heces, RdC. Resolución de los sxs a los pocos días de eliminar el alimento causal, con reaparición de sxs al reintroducirlo.
- Laboratorio: HC con diferencial (puede mostrar ↑ leuco con ↑ neutros, ↑ eos, ↑ plaq), leucocitos o eosinófilos fecales; en episodio agudo grave puede haber acidosis metabólica y metahemoglobinemia.
- **Diagnóstico:** el diagnóstico clínico es suficiente. Norma de referencia = exposición alimentaria oral.
  - Las pruebas cutáneas en general son **negativas** (no mediadas por IgE) (aunque luego pueden ser positivas a IgE específicas de alimentos, indicando SEIPA atípica).
  - DxD: proctocolitis inducida por proteínas alimentarias, trastornos digestivos eosinofílicos, sepsis en episodios agudos, gastroenteritis infecciosa, enterocolitis necrosante.
  - SEIPA crónica → análisis muestran ↓ Hb/Hct, ↓ albúmina.

Tratamiento
- En episodio agudo de SEIPA: cuidados sintomáticos, reanimación con líquidos, ondansetrón i.v. (si > 6 meses de edad).
- Evitar los alimentos causales y reevaluar su reintroducción a los 12 a 18 meses, en estrecha colaboración con el dietista.
- Para lactantes alimentados con leche de vaca o proteína de soya para SEIPA, utilizar leche a base de caseína hidrolizada.
- La epinefrina **no** está indicada.

ESOFAGITIS EOSINOFÍLICA (EEo)

(Para más información, *véase* capítulo «GI»)

(*Ann Allergy Asthma Immunol.* 2014;112:397–403; *Ann Allergy Asthma Immunol.* 2007;98:207–215; *J Allergy Clin Immunol Pract.* 2017;5:369–375; *J Allergy Clin Immunol Pract.* 2013;1:332–340; *Pediatric Allergy*. 4th ed. 2021: cap. 34)

- Inflamación del esófago con predominio de eosinófilos.

Evaluación
- **Antecedentes:** dolor abdominal, RGE/indigestión, vómitos, disfagia, retención de alimentos, dificultades de alimentación o RdC.
- Proporción hombre:mujer de ~3:1.
  - Puede desencadenarse por múltiples alimentos, posiblemente aeroalérgenos.
  - Algunos responden 100% a los inhibidores de bomba de protones (IBP) (no a los alimentos).
- **Diagnóstico:** esofagogastroduodenoscopia (con biopsia) que muestra > 15 eos/CGA en el esófago sin infiltración concomitante en el estómago/duodeno.
  - DxD: RGE, esofagitis infecciosa (cándida, etc.), dismotilidad esofágica.

Tratamiento
- Objetivo del tratamiento: aliviar los síntomas y prevenir la progresión de la enfermedad.
- Eliminar de la dieta la mayoría de los alimentos causales más frecuentes (leche y trigo).
- IBP; fluticasona (pulverizada e ingerida) o budesonida viscosa oral; dupilumab para edad > 12 años.
- Dilatación esofágica para las estenosis que no responden al tratamiento médico/dietético.

TRASTORNOS CUTÁNEOS

DERMATITIS ATÓPICA

(*Ann Allergy Asthma Immunol.* 2015;114:6–11; *J Allergy Clin Immunol Pract.* 2017;5:1519–1531; *J Allergy Clin Immunol Pract.* 2014;2:361–369; *J Allergy Clin Immunol Pract.* 2014;2:388–395; *J Allergy Clin Immunol Pract.* 2013;1:22–28; *J Allergy Clin Immunol Pract.* 2013;1:142–151; *Pediatric Allergy*. 4th ed. 2021: cap. 38; *Pediatr Rev.* 2018;39(4):180–193)

- Se caracteriza por una barrera epidérmica defectuosa e inflamación cutánea.
- La lactancia materna exclusiva durante ≥ 3-4 meses disminuye la incidencia acumulada de dermatitis atópica en los primeros 2 años de vida.

Evaluación

- **Antecedentes:** prurito, xerosis y lesiones eccematosas; antecedentes familiares, asociación con mutación del gen de la filagrina (*LOF*).
  - Desencadenantes más frecuentes: clima, irritantes (productos químicos, tejidos, fragancias), microbios/infecciones (estafilococos, VHS), aeroalérgenos (caspa, ácaros del polvo), ~1/3 de los pacientes con desencadenantes relacionados con alimentos.
- **Exploración:**
  - Lactantes: lesiones eritematosas y escamosas en cara y mejillas, cuero cabelludo, superficies extensoras.
  - Niños: placas en áreas de flexión, muñecas, tobillos, cuello.
  - Adolescentes: cambios cutáneos localizados y liquenificados, principalmente en cara, manos y pies, parte superior de la espalda.
- **Laboratorio/otros:**
  - Se recomienda hacer pruebas cutáneas o análisis de sangre en busca de IgE para alérgenos específicos en casos moderados a graves o en aquellos con antecedentes de exacerbación por exposiciones ambientales o alimentos específicos.
  - Clasificación de la gravedad con el sistema SCORAD.
- **Diagnóstico:** a menudo el diagnóstico clínico es suficiente.
  - DxD: dermatitis alérgica de contacto/irritante, psoriasis, sarna, tiña (como el eccema numular).

Tratamiento

- Restaurar la hidratación de la piel.
  - Uso frecuente de emolientes leves (vaselina, Aquaphor®).
    - Varias veces al día e inmediatamente después del baño en agua tibia.
- Reducir la inflamación.
  - Corticoides tópicos: aplicar hasta 3 días después de la resolución del brote.
    - Potencia de baja (hidrocortisona) a media (triamcinolona) durante 7 días para las reagudizaciones.
    - Potencia más alta (fluocinonida, betametasona) en caso de brote grave → disminución progresiva con ↓ potencia.
    - Evitar su uso en ingle, axila, cara.
  - Inhibidores de la calcineurina tópicos (tacrólimus, pimecrólimus), 2.ª línea en consulta con dermatología.
  - Dupilumab en pacientes > 6 meses.
- Baños con lejía, envolturas húmedas, uso de limpiadores suaves/sin jabón.
- Identificación y eliminación de posibles factores causales.
- Infección (sobreinfección, coinfección):
  - Leve o limitada: bacitracina tópica, mupirocina (evitar bacitracina por dermatitis de contacto).
  - Moderada: cefalexina oral o clindamicina durante 2 sem o más.
  - Grave: antibiótico antiestafilocócico i.v., antiviral i.v. o v.o. (para eccema herpético).

URTICARIA

(*Am Fam Physician.* 2017;95:717–724; *Ann Allergy Asthma Immunol.* 2017;118:500–504; *Ann Allergy Asthma Immunol.* 2008;100:181–188; *Ann Allergy Asthma Immunol.* 2008;100:403–412; *J Allergy Clin Immunol Pract.* 2014;2:434–438; *Pediatric Allergy*. 4th ed. 2021: cap. 39; *Pediatr Rev.* 2020;41(6):283–292; *Ann Allergy Asthma Immunol.* 2022;129(6):692–702)

- Erupción espontánea, ronchas pruriginosas (urticaria) con palidez central debida a diversos desencadenantes; sin embargo, puede ser idiopática; suele durar < 24 h pero puede migrar.
- Puede asociarse a angioedema (edema sin fóvea del tejido submucoso/subcutáneo).
- **Tipos:**
  - Aguda frente a crónica (persistente o recurrente durante al menos 6 semanas).
    - Urticaria crónica espontánea.
    - Urticaria crónica inducible.
  - Físico: desencadenado por estímulos físicos (presión, frío, sol, vibración), el más frecuente es el dermatografismo.
    - Colinérgico: provocado por el calor, el esfuerzo o un trastorno emocional.
    - Asociación con infecciones: *H. pylori*, VEB, hepatitis B/C.
  - La urticaria crónica es más frecuente en pacientes con enfermedades autoinmunitarias.

Evaluación

- **Antecedentes:** identificar inicio de los sxs, frecuencia y duración de las lesiones (van y vienen), cronicidad de los síntomas, posibles desencadenantes físicos, factores exacerbantes, signos asociados a las lesiones (angioedema), antecedentes personales y familiares de urticaria o atopia.
  - Sxs sistémicos infrecuentes, a menos que la urticaria sea atribuible a un desencadenante alérgico (alimentos, etc.) o a urticaria inducida por frío (estos pacientes deben llevar EpiPen® y se les debe aconsejar que eviten sumergirse en agua < 24 °C).

- **Exploración:** lesiones cutáneas como las descritas.
- **Diagnóstico:** a menudo el diagnóstico clínico es suficiente.
  - Prueba de exposición física para la urticaria (rascarse en el brazo o en la parte superior de la espalda produce urticaria).
  - DxD: exantema viral, dermatitis atópica/de contacto, erupciones por medicamentos, enfermedad del suero.

Tratamiento

- Tratamiento de 1.ª línea: antihistamínico no sedante de 2.ª gen (p. ej., cetirizina), hasta 4× dosis estándar.
- Omalizumab para la urticaria crónica resistente a las dosis altas de antihistamínicos en pacientes > 12 años (*J Allergy Clin Immunol Pract.* 2017;5:1489–1499).
- La urticaria crónica es autolimitada en la mayoría de los casos. Casi el 50% se encuentra en remisión tras 1 año.

Angioedema

(*Ann Allergy Asthma Immunol.* 2010;104:193–204; *Ann Allergy Asthma Immunol.* 2009;102:366–372; *Immunol Allergy Clin North Am.* 2017;37:541–556;*Immunol Allergy Clin North Am.* 2017;37:557–570; *Immunol Allergy Clin North Am.* 2017;37:585–595; *J Allergy Clin Immunol Pract.* 2013;1:427–432; *J Allergy Clin Immunol Pract.* 2021;(9)1:132–150.E3)

- Inflamación que afecta la mucosa, la submucosa o el tejido subcutáneo de la piel.
- El angioedema puede aparecer en extremidades, abdomen, cabeza/cuello, garganta y cara/labios.
  - Puede ser con urticaria (debido a la liberación de histamina) o sin urticaria (mediada por la cinina).
  - Puede producirse cuando se sintetiza demasiada bradicinina o si no se descompone.
  - La mayoría de los casos son idiopáticos, pero pueden asociarse a alimentos, medicamentos, picaduras de insectos y aeroalérgenos.
  - El angioedema hereditario es infrecuente: disminución de la función de la proteína inhibidora de C1 → aumento de la bradicinina → filtración vascular, edema.

Evaluación del angioedema hereditario

- **Antecedentes:** episodios recurrentes (sin urticaria) de afectación en cara, laringe, abdomen, extremidades, genitales.

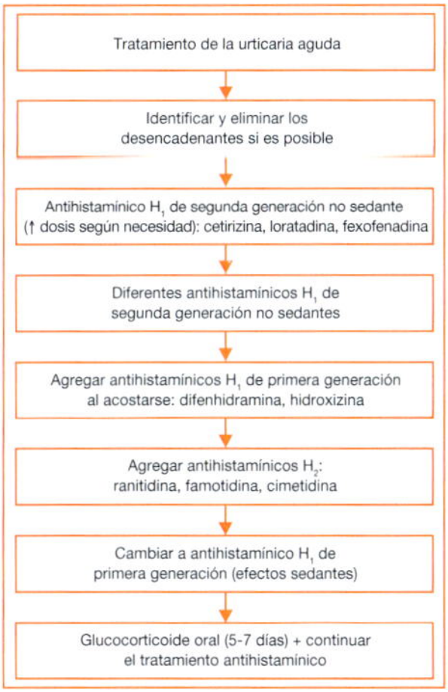

  - Puede o no tener antecedentes familiares: herencia AD o mutación espontánea.
  - Uno o más de los siguientes: edema recurrente, dolor abdominal recurrente inexplicable, antecedentes de edema laríngeo, erupción serpiginosa antes del ataque.

- **Laboratorio:** concentración sérica de C4 para cribado; si ↓, solicitar proteína inhibidora de C1 y función.
- DxD: angioedema mediado por histamina, angioedema inducido por IECA (frecuente en adultos), angioedema idiopático, celulitis, dermatitis de contacto, DRESS.

Tratamiento del angioedema

- La primera línea es evitar los desencadenantes; antihistamínicos hasta 4× dosis habitual.

Tratamiento del angioedema hereditario

- No responde a antihistamínicos y corticoides.
- Ataque agudo:
  - Inhibidor de C1 derivado del plasma (pd) (puede ser autoadministrado, i.v.).
  - Antagonista de los receptores de la bradicinina (icatibant s.c.).
  - Inhibidor de la calicreína (escalantida s.c.).
  - Debe haber disponibles recetas a demanda para los niños en múltiples entornos (p. ej., en casa, en la escuela, en campamentos).
- Terapia profiláctica:
  - **Inhibidor de C1 c/3-4 días; preferido por su perfil de efectos colaterales y eficacia**.
  - Anabolizantes andrógenos (danazol, estanozolol).
  - Antifibrinolíticos (ác. aminocaproico, ác. tranexámico).
- Profilaxis a corto plazo:
  - Inhibidor de C1 (indicado 1-6 h antes de procedimientos: cirugía dental mayor, intubación, cirugía oral o eventos estresantes).
  - Icatibant (antagonista selectivo del receptor de bradicinina).
  - Plasma fresco congelado (1-2 h antes de los procedimientos).
  - Dosis altas de andrógenos (iniciar 5 días antes y continuar 5 días después del procedimiento).

DERMATITIS DE CONTACTO

(*Ann Allergy Asthma Immunol*. 2014;113:9–12; *J Allergy Clin Immunol Pract*. 2015;3:652–658; *J Allergy Clin Immunol Pract*. 2015;3:661–667; *J Allergy Clin Immunol Pract*. 2015;3:S1–S39)

- Reacción inflamatoria de la piel provocada por el contacto directo con una sustancia irritante o alérgica.

Evaluación

- **Antecedentes:**
  - Irritantes: eritema claramente delimitado y edema superficial en el lugar de contacto, ardor o escozor, que aparecen minutos u horas después de la exposición (**hiedra venenosa**).
  - Alérgenos: lesiones mal definidas más allá del área de contacto, intensamente pruriginosas, aparecen 24-72 h después de la exposición.
    - Los desencadenantes alergénicos más frecuentes son las plantas (hiedra venenosa), los metales (joyas de níquel), los antibióticos tópicos (sulfato de neomicina) y las fragancias.
- **Diagnóstico:** a menudo el diagnóstico clínico es suficiente.
  - Prueba del parche (se aplica una pequeña concentración de alérgeno conocido diluido en la parte superior de la espalda y se evalúa 48 y 96 h después): se realiza en la consulta de alergología o dermatología.
  - DxD: dermatitis atópica, alergia al látex, psoriasis, erupción medicamentosa.
    - Dermatitis irritante (no inmunomediada): solventes de limpieza/industriales, ácidos, bases.

Tratamiento

- Identificar y eliminar el agente causal.
- Corticoides tópicos de moderados (triamcinolona) a muy potentes (clobetasol, betametasona).
- Apósitos húmedos con solución de Burow.
- Corticoides orales para episodios refractarios o prolongados.
- Otros.

ALERGIAS A MEDICAMENTOS

(*J Allergy Clin Immunol Pract*. 2017;5:577–586; *J Allergy Clin Immunol Pract*. 2017;5:711–717; *J Allergy Clin Immunol Pract*. 2014;2:3–12; *Ann Allergy Asthma Immunol*. 2020;124(6): 558–565; *Pediatrics*. 2018;141(5):e20172497; *Pediatric Allergy*. 4th ed. 2021: cap. 42)

- Los antibióticos son responsables de hasta 1/3 de las reacciones adversas a medicamentos informadas, y el 35% de las observadas en urgencias son alérgicas.
- La de amoxicilina es la alergia a fármacos más notificada en niños; es importante para la salud pública eliminar el rótulo en los niños porque decir «alergia a la penicilina» no es beneficioso.
- El rótulo de PCN conlleva un mayor costo, el uso de otros antibióticos más tóxicos y una mayor duración de la estancia hospitalaria.
- Las directrices recomiendan el retiro proactivo del rótulo, en especial para la alergia a la PCN, para prevenir la morbilidad.

- Reacción de hipersensibilidad a un medicamento.
- **Tipos (*véase* tabla siguiente):** IgE (anticuerpos específicos del fármaco) frente a no IgE (enfermedad del suero, Sx Stevens-Johnson, necrólisis epidérmica tóxica, DRESS).

Tipos de reacciones de hipersensibilidad			
Tipo I (inmediata)	**Tipo II (mediada por anticuerpos)**	**Tipo III (mediada por complejos inmunitarios)**	**Tipo IV (tardía)**
• Desgranulación de mastocitos → mediada por IgE • P. ej., anafilaxia	• Mediada por IgG/IgM • P. ej., reacciones transfusionales, hemolíticas	• Complejos antígeno-anticuerpo • P. ej., LES, enfermedad del suero, AR, glomerulonefritis postestreptocócica	• Mediada por linfocitos T con inflamación crónica • P. ej., dermatitis de contacto (látex, níquel, hiedra venenosa), PPD, rechazo crónico de injertos

Evaluación

- **Antecedentes:** más hallazgos cutáneos; también broncoespasmo, sxs digestivos o anafilaxia.
- Diagnóstico: la referencia es la exposición medicamentosa (prueba diagnóstica indicada en pacientes que probablemente no sean alérgicos al fármaco). Puede ser directa o graduada.
- Pruebas de escarificación o intradérmicas (validadas solo para penicilina) en determinados pacientes.
- Las pruebas cutáneas deben retrasarse 2-3 sem tras la reacción inicial.

Tratamiento

En los pacientes con antecedentes de bajo riesgo de alergia a las PCN, se recomienda la exposición directa (*véase* tabla siguiente para los síntomas de bajo riesgo frente a los de alto riesgo). Se recomienda realizar pruebas cutáneas en caso de haber reacciones recientes mediadas por IgE o antecedentes de anafilaxia.

- Para los ptes con pruebas cutáneas negativas: se realiza la prueba de exposición al fármaco.
- Desensibilización farmacológica (temporal) en caso de alergia inmediata mediada por IgE, para la que las pruebas cutáneas son positivas, no están disponibles o no se dispone de otros medicamentos aceptables.
- Existe una baja reactividad cruzada entre los betalactámicos.
- En caso de alergia no verificada y no anafiláctica a la PCN, puede administrarse cualquier cefalosporina sin señales de alerta previas.

Síntomas de bajo riesgo	Síntomas de alto riesgo
Erupción cutánea*/prurito con erupción cutánea*, dolor abdominal/vómitos*, náuseas, mareos, cefaleas, tos, rinorrea, diarrea, antecedentes familiares de alergia a la PCN	Edema facial/de labios/garganta, dificultad para respirar, sibilancias, hipotensión

*Alto riesgo si ≤ 6 h desde la administración.

ALERGIA AL LÁTEX

(*Ann Allergy Asthma Immunol.* 2012;109:160–165; *Eur J Dermatol.* 2016;26:523–530; *J Allergy Clin Immunol Pract.* 2017;5:1212–1216; *J Occup Health.* 2016;58:138–144)

- Dermatitis de contacto no mediada por IgE frente a mediada por IgE (urticaria, rinitis, anafilaxia).
- Reactividad cruzada entre el látex y determinadas frutas (aguacate, plátano, kiwi, castañas).
- Fuentes habituales: juguetes, globos, guantes, preservativos, gorros de natación, chupetes, gomas para borrar.

Evaluación

- **Antecedentes:** a menudo el diagnóstico clínico es suficiente.
- **Diagnóstico:** no se dispone de reactivos comerciales para la prueba de escarificación.
  - DxD: dermatitis irritativa de contacto.

Tratamiento

- Evitar el látex.

ALERGIA A PICADURAS DE INSECTOS

(*Ann Allergy Asthma Immunol.* 2017;118:28–54; *J Allergy Clin Immunol Pract.* 2015;3:315–322; *J Allergy Clin Immunol Pract.* 2015;3:324–328; *J Allergy Clin Immunol Pract.* 2015;3:331–334; *Pediatric Allergy.* 4th ed. 2021: cap. 43)

- Respuesta mediada por IgE frente a proteínas de veneno de insecto.
- Insectos urticantes más frecuentes: orden *Hymenoptera*, incluye las familias *Apidae* (abejas), *Vespidae* (avispa amarilla, avispón amarillo, otras avispas), *Formicidae* (hormigas de fuego).

- Alergia a las proteínas salivales de los insectos que pican (orden *Diptera* y *Hemiptera*, como mosquitos o chinches besuconas, respectivamente) poco frecuente.
- **Tipos:**
  - Reacciones locales importantes (< 10 cm de hinchazón contigua al área de la picadura).
  - Reacción cutánea sistémica localizada solo en la piel (urticaria, angioedema).
  - Reacción sistémica con afectación multiorgánica (anafilaxia) infrecuente en los niños.
  - Síndrome de Skeeter: grandes reacciones locales a menudo diagnosticadas erróneamente como celulitis; poco probable si el marco temporal de los síntomas es < 24 h (*J Allergy Clin Immunol Pract.* 2015;3:316).
- **Diagnóstico:**
  - Por lo general, las pruebas no están indicadas para las reacciones locales grandes, a menos que se repitan o que el paciente esté preocupado.
  - IgE en suero; se dispone de pruebas de escarificación, aunque la reactividad cruzada y la sensibilización cruzada son altas, especialmente entre el avispón y la avispa amarilla.
    - Las pruebas pueden ser negativas tras una reacción grave a una picadura; repetir la prueba en 3 a 6 sem.
    - Comprobar el concentración de triptasa sérica.
  - DxD: otras causas de anafilaxia, reacción tóxica a la picadura, mastocitosis, celulitis.

Tratamiento

- Evitar los alérgenos.
- Reacciones locales leves: analgésicos, compresas frías.
- Reacciones locales importantes: como antes, antihistamínicos para el prurito.
- Reacciones cutáneas sistémicas: antihistamínicos.
- Reacciones sistémicas graves: epinefrina.
- Inmunoterapia indicada para niños > 16 años con reacciones sistémicas cutáneas y todos los niños con antecedentes de anafilaxia/reacción sistémica.

INMUNOLOGÍA

Abordaje del niño con infecciones recurrentes

(*Ann Allergy Asthma Immunol.* 2017;119:299–303; *Ann Allergy Asthma Immunol.* 2017;118:655–663; *Pediatric Allergy*. 4th ed. 2021:30–37; *Pediatrics.* 2019;40(5):229–242)

- Los anticuerpos maternos protegen a los lactantes hasta los 3 o 4 meses. Los niños con un sistema inmunitario sano pueden sufrir entre 8 y 11 IRA al año durante los primeros 5 años de vida.

Identificación de niños con mayor susceptibilidad a las infecciones			
Frecuencia	**Gravedad**	**Infecciones oportunistas**	**Otros factores a tener en cuenta**
• > 6 infecciones nuevas/año • ≥ 2 neumonías/año • Abscesos tisulares y orgánicos recurrentes • ≥ 4 infecciones de oído/año • ≥ 2 infecciones sinusales graves/año a pesar de tratamiento médico o quirúrgico • Infecciones crónicas/recurrentes sin otra explicación	• Tratamiento antibiótico fallido durante > 2 meses • Sepsis en ausencia de riesgo conocido • Mastoiditis • Neumonía con empiema • Artritis bacteriana, meningitis, osteomielitis • Candidiasis superficial o bucal resistente	• Neumonía por *P. carinii* • Candidiasis mucocutánea • Infección micótica invasora • Infección invasora por *Neisseria* • Sepsis por *Pseudomonas*	• Infecciones en múltiples localizaciones anatómicas • Características anatómicas o fisiológicas que sugieran un síndrome complejo (DiGeorge, Wiskott-Aldrich, síndromes de cilios inmóviles, fibrosis quística) • Retraso en el desarrollo • Antecedentes familiares de inmunodeficiencia, muerte temprana inexplicada • Falta de otras explicaciones epidemiológicas (guardería, hermanos en edad escolar, exposición al humo, atopia)

Estudios diagnósticos de cribado	
Sospecha de anomalía	**Estudios de diagnóstico**
General	• HC y diferencial • QS • Prueba de escarificación y concentraciones séricas de IgE, si procede • Pruebas del VIH, si procede • Cultivos microbianos, si procede
Inmunidad por anticuerpos/ linfocitos B/humoral	• Cuantificación de inmunoglobulinas con referencia a la edad (IgG, IgA, IgM, IgE) • Anticuerpos (títulos) a la inmunización administrada previamente
Inmunidad celular/linfocitos T	• Recuento absoluto de linfocitos • Enumeración/subconjuntos de linfocitos T (CD3, CD4, CD8) • Serología y carga viral del VIH (ELISA/Western blot/PCR)
Complemento	• Complemento hemolítico total (CH_{50}) • Componentes individuales del complemento medidos si CH_{50} bajo o ausente
Fagocítica	• Recuento de neutrófilos • Análisis de explosión oxidativa de neutrófilos (DHR)

INMUNODEFICIENCIA PRIMARIA

(*Curr Opin Pediatr.* 2021;33(6):657–675)

- Las inmunodeficiencias primarias (IDP), también conocidas como *errores congénitos de la inmunidad* (ECI), son trastornos genéticos caracterizados por una mayor susceptibilidad a las infecciones o una alteración en la regulación de una vía inmunitaria.
- El Comité de Expertos en ECI de la International Union of Immunological Societies (IUIS) tiene un sistema donde se clasifican algorítmicamente estas enfermedades con base en hallazgos clínicos y de laboratorio similares, así como en la función o vías inmunitarias afectadas.
- En el 2020, el sistema de clasificación de los ECI de la IUIS incluye 470 defectos genéticos y casi 440 enfermedades.
- La inmunogenética desempeña un papel fundamental en la identificación de variantes genéticas como posibles mutaciones causantes de enfermedades y en la demostración de cómo diferentes mutaciones de un gen influyen en las vías de señalización posteriores y dan lugar a distintos cuadros clínicos.

INMUNODEFICIENCIA DE ANTICUERPOS/LINFOCITOS B

(*Ann Allergy Asthma Immunol.* 2007;98:1–9; *J Allergy Clin Immunol Pract.* 2016;4:1076–1081; *Pediatric Allergy*. 4th ed. 2021: cap. 5)

Trastorno	Panorama general	Hallazgos clínicos típicos	Tratamiento
Deficiencia selectiva de IgA	• Inmunodeficiencia primaria más frecuente • Disminución significativa (< 7 mg/dL) o carencia de IgA sérica en ausencia de otra inmunodeficiencia en niños > 4 años	• La mayoría son asintomáticos • Típico: niño pequeño con sinusitis, otitis medias o neumonías recurrentes	• Si es asintomático, sin tratamiento • Debe analizar la sangre en busca de anticuerpos IgA para evitar reacciones a la perfusión • Considerar la terapia con IgG si el ensayo profiláctico con antibióticos no consigue prevenir las infecciones recurrentes

(continúa)

Agammaglobulinemia ligada al X	• Recesivo ligado al X • Defecto en la tirosina-cinasa de Bruton transductora de señales	• Ausencia de amígdalas y ganglios linfáticos • Infecciones bacterianas y virales recurrentes, incluidas la meningoencefalitis enteroviral y la poliomielitis paralítica asociada a vacunas	• Antibióticos profilácticos • Restitución de IgG
Inmunodeficiencia común variable	• Inicio tardío, 10-30 años	• Infecciones bacterianas sinopulmonares recurrentes • Mayor riesgo de enfermedades autoinmunitarias, citopenias, linfoma	• Antibióticos profilácticos • Restitución de IgG

INMUNODEFICIENCIA CELULAR/ LINFOCITOS T

(*Am J Med Genet.* 2017;173A:2366–2372; *J Clin Immunol.* 2017;37:626–637; *Pediatric Allergy*. 4th ed. 2021: cap. 6)

Trastorno	Panorama general	Hallazgos clínicos típicos	Tratamiento
Inmunodeficiencia combinada grave (IDCG)	• Deficiencia profunda de linfocitos T y B • Forma más frecuente: ligada al X • IL-2RG a menudo defectuosa	• Infecciones recurrentes por microorganismos comunes y oportunistas, fiebres recurrentes, diarrea crónica, retraso del crecimiento • Hallazgo precoz común: candidiasis mucocutánea persistente • Linfopenia	• Urgencia • Terapia curativa más frecuente para todas las formas: TCMH • En caso de deficiencia de adenosina-desaminasa, tratar con PEG-ADA (terapia de restitución enzimática) • Hemoderivados irradiados, CMV negativos y leucorreducidos si es necesario
Síndrome de DiGeorge	• Deleción cromosómica heterocigota del cromosoma 22q11.2	• Timo hipoplásico, anomalías cardíacas, hipocalcemia (hipoplasia paratiroidea), dimorfismos faciales • Infecciones virales y micóticas recurrentes en función del grado de deficiencia de linfocitos T	• Depende del fenotipo y de la edad en el momento del diagnóstico • Trasplante tímico o TCMH en determinados fenotipos
Síndrome de Wiskott-Aldrich	• Enfermedad ligada al cromosoma X • Mutaciones en la proteína WAS implicada en la reorganización del citoesqueleto	• Hombre joven con inmunodeficiencia, trombocitopenia con plaquetas pequeñas, dermatitis eccematosa	• Profilaxis con trimetoprima-sulfametoxazol y aciclovir • Terapia IGIV • Terapia definitiva: TCMH

DEFICIENCIA FAGOCÍTICA

(*Adv Ther.* 2017;34:2543–2557; *Ann Allergy Asthma Immunol.* 2016;117:285–289; *Pediatric Allergy*. 4th ed. 2021: cap. 8)

Trastorno	Panorama general	Hallazgos clínicos típicos	Tratamiento
Síndrome de Chédiak-Higashi	• Mutaciones en el gen regulador del tráfico lisosómico • Gránulos azurófilos gigantes en polimorfonucleares	• Albinismo oculocutáneo, infecciones piógenas (estafilococos y estreptococos), neurodegeneración • Síndrome hemofagocítico de aparición tardía en fase acelerada	• TCMH para detener la fase acelerada recurrente
Enfermedad granulomatosa crónica	• Principalmente recesivo ligado al X • Mutaciones en la NADPH-oxidasa fagocítica y ausencia de explosión respiratoria en neutrófilos	• Formación de granulomas en los tejidos, infecciones bacterianas y micóticas recurrentes potencialmente mortales por catalasa positiva (abscesos cutáneos por estafilococos, linfadenitis por *Serratia*, infecciones por *Nocardia*, *Burkholderia*, *Aspergillus*)	• Tratamiento estándar: trimetoprima-sulfametoxazol e itraconazol; INF-γ • G-CSF recombinante para aumentar el recuento de neutrófilos • El TCMH es curativo
Deficiencia de adhesión leucocitaria	• Mutaciones en las moléculas de adhesión de los neutrófilos (neutrófilos incapaces de salir de la circulación)	• Infecciones bacterianas sinopulmonares y cutáneas recurrentes, mala cicatrización de las heridas, retraso en la separación del cordón umbilical • Neutrofilia en ausencia de infección	• G-CSF recombinante • TCMH
Síndrome de hiper-IgE	• Deterioro del reclutamiento de neutrófilos a los focos de infección • Respuesta deficiente de las células Th17	• Infecciones recurrentes por estafilococos (abscesos catarrales), eccema grave en la primera infancia, neumonía, facies tosca con el paso del tiempo, dientes primarios retenidos, escoliosis, hiperextensibilidad • Candidiasis mucocutánea crónica	• Terapia antibiótica para tratar la infección • Profilaxis con trimetoprima-sulfametoxazol e itraconazol
Candidiasis mucocutánea	• Infecciones mucocutáneas candidósicas persistentes o recurrentes que afectan las uñas, la piel y las mucosas	• Candidiasis crónica no invasora de uñas, piel, mucosa bucal resistente a terapias tópicas	• Tratamiento de primera línea: fluconazol • Casos graves: anfotericina

(*Pediatric Allergy*. 4th ed. 2021: cap. 7)

Trastorno	Panorama general	Hallazgos clínicos típicos	Tratamiento
Complemento	• Clasificadas en función de la vía afectada: clásica, alterna, vía de la lectina o inhibidores de estas vías	• Varía en función de la vía • Complemento clásico: infecciones recurrentes por neumococo (encapsulado) y *H. influenzae*; asociación con enfermedades autoinmunitarias • Vía alterna: infecciones sistémicas por *Neisseria*	• Terapia antibiótica para el tratamiento o profilaxis; no hay restitución de componentes del complemento disponibles en el mercado

ELECTROCARDIOGRAFÍA

CONCEPTOS BÁSICOS DE LA ECG

(*Park's Pediatric Cardiology*. 6th ed. 2014: cap. 3)

- ECG estándar (12 derivaciones): 6 derivaciones precordiales (V_1-V_6), 3 derivaciones bipolares de las extremidades (I, II, III) y 3 derivaciones unipolares de las extremidades (aVR, aVL, aVF).
  - Velocidad del papel 25 mm/s → cuadro pequeño = 0.04 s; cuadro grande = 5 cuadros pequeños = 0.20 s.
  - Voltaje 10 mm/mV → 1 mm = 0.1 mV.

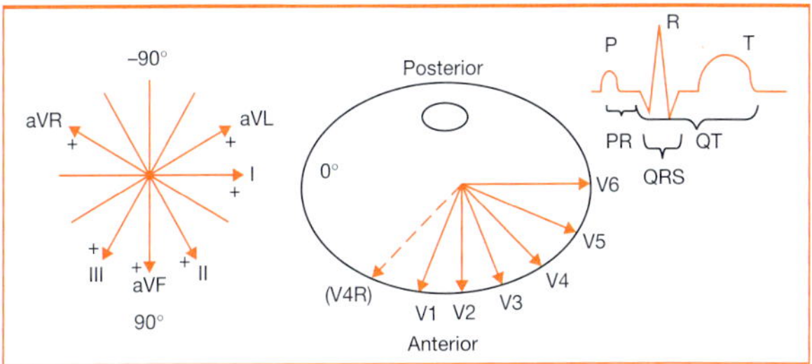

- Onda P: despolarización auricular; complejo QRS: despolarización ventricular; onda T: repolarización ventricular.

ABORDAJE DE LA INTERPRETACIÓN DEL ECG

(*Park's Pediatric Cardiology*. 6th ed. 2014: cap. 3; *Heart*. 2005;91(12):1626–1630)

- Es fundamental tener un abordaje sistemático, comprobar la velocidad del papel y el voltaje:
  - **Velocidad** = 300 ÷ # de cuadros grandes entre ondas R. Si el ritmo es irregular, contar ondas R a través de la tira × 6.
  - **Ritmo:** ¿regular (intervalos R-R constantes) frente a irregular? ¿Sinusal? (eje P normal: [+] en II, III y aVF, sin cambios en la morfología P, QRS después de cada P; PR constante).
    - La variación respiratoria (arritmia sinusal) es un hallazgo normal.
  - **Eje:** el eje normal varía con la edad; buscar ondas R (+) en las derivaciones de las extremidades. Derivación I = 0° y aVF = 90°.

Ondas R en I	Onda R en aVF	Grados	Eje	Causas
(+)	(+)	0 a 90	Normal	
(+)	(−)	0 a −90	DAI	HVI, BRI, BFAI, enfermedad miocárdica
(−)	(+)	90 a 180	DED (desviación del eje a la derecha)	HVD, BRD, BFPI La DED es normal en neonatos
(−)	(−)	−90 a −180	DED extrema	

  - **Intervalos:** evaluar prolongación/acortamiento y elevación/depresión.
    - PR: prolongado = bloqueo AV 1.°. Corto en WPW, marcapasos ectópico, enfermedad por almacenamiento de glucógeno.
    - QRS: largo si > 0.08 ms si < 8 años, o > 0.10 ms si > 8 años; debido a cualquier conducción no His-Purkinje: BRI, BRD, ritmo ventricular, bloqueo fascicular, WPW, hipercalemia, medicación.
    - QT: inicio de Q a final de T en II o V_5; corregir según FC con fórmula de Bazett ($QTc = QT/\sqrt{RR}$).
    - ST: en los niños es poco probable que la elevación/depresión localizada del segmento ST indique isquemia miocárdica, pero podría indicar distensión miocárdica (que sustenta la posibilidad de hipertrofia ventricular), miocarditis o pericarditis.
  - **Morfología de las ondas:**
    - Ondas P:
      - P > 2.5 mm *de ancho* en II o bifásica en V_1 = posible agrandamiento auricular izq.
      - P > 2.5 mm de alto en II = posible agrandamiento de la aurícula derecha.
    - Ondas Q: anchas (> 1 cuadro pequeño) + profundas (> 5 cuadros pequeños) en V_5/V_6 → hipertrofia septal. Anchas + profundas en aVL en lactante → origen anómalo de la coronaria izquierda en la arteria pulmonar (ALCAPA).

- Ondas R: relación R:S inicialmente > 1 en V_1/V_2, y < 1 en V_5/V_6. La relación R:S ~3 años pasa a ser <1 en V_1/V_2 y > 1 en V_5/V_6. Algunos tienen patrones juveniles hasta los 8-12 años.
  - Criterios de HVD: DED, onda R en V_1 > norma para la edad, onda S en V_6 > norma para la edad, qR u onda R pura en V_1, onda T vertical en V_1 en pacientes < 12 años, patrón rSR′ en V_1, donde R′ > R y ≥ 5 mm.
  - Criterios de HVI: onda R en V_6 > norma para la edad y onda S en V_1 > norma para la edad. Los criterios de HVI tienen sens/espec bajas.
- Ondas T: Δ con edad. Hacia arriba en los primeros 3 días en V_1-V3, luego se invierte. Δ durante la infancia empezando con $V_3 \rightarrow V_1$. La onda T en V_5/V_6 debería estar alta en todas las edades.

Parámetros ECG por edad

Edad	FC	Intervalo PR	Eje QRS (°)	Intervalo QRS	Límite QTc
0-1 semanas	90-160	0.08-0.15	60-180	0.03-0.08	< 0.49
1 semana-2 meses	100-180	0.08-0.15	45-160	0.03-0.08	< 0.49
2-6 meses	105-185	0.08-0.15	0-135	0.03-0.08	< 0.49
6 meses-1 año	110-170	0.07-0.16	0-135	0.03-0.08	< 0.45
1-8 años	90-165 (1-2 años) 65-140 (> 2 años)	0.09-0.17	0-110	0.04-0.08	< 0.45
8-16 años	60-130	0.09-0.17	–15-110	0.04-0.09	< 0.45
> 16 años	50-120	0.12-0.20	–15-110	0.05-0.10	< 0.45

ANOMALÍAS DE LA CONDUCCIÓN

ARRITMIAS

(*Moss & Adams*. 8th ed. 2013: cap. 18)

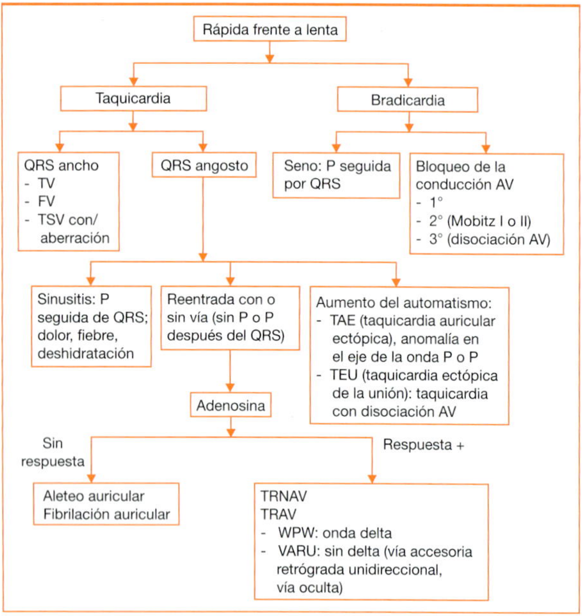

Bradiarritmias

(*Park's Pediatric Cardiology*. 6th ed. 2014: caps. 24–25)

Bradicardia sinusal

- FC < 80 en lactantes o < 60 en niños.
- Causas: suelen ser benignas, pero pueden asociarse a ↑ PIC (tríada de Cushing), dificultad respiratoria, desequilibrio electrolítico, hipotermia, hipotiroidismo, medicamentos, síndrome del QT largo.
- Tratamiento: no es necesario a menos que haya sxs o compromiso hemodinámico.

Bloqueo AV

- **Bloqueo AV de 1°: intervalo PR prolongado con QRS después de cada P.**
  - Causas: variante normal, ↑ tono vagal, fiebre, hiper-K, digoxina, absceso endocárdico, miocarditis (Lyme, difteria, reumática, viral), anomalías estructurales (CAV, CIA, Ebstein).
- **Bloqueo AV de 2°:** 2 tipos, Mobitz I y II. No se puede distinguir cuando el bloqueo es 2:1.
  - Mobitz I (Wenckebach): prolongación progresiva del PR con eventual caída del QRS.
    - ↑ período refractario del nodo AV. Típicamente benigno.
  - Mobitz II: PR constante con QRS intermitentemente caído.
    - Disfunción en el haz de His. Puede progresar a bloqueo de 3° y posiblemente requerir marcapasos.
- **Bloqueo AV de 3°:** bloqueo cardíaco completo (BCC)/disociación AV completa.
  - BCC congénito: asociado a levo-transposición de grandes vasos (TGV), LES materno (riesgo de 1 en 60), anticuerpos anti-Ro maternos (riesgo de 1 en 20).
  - BCC adquirido: Lyme, fiebre reumática, difteria, enfermedad de Kawasaki, cirugía cardíaca.
  - La presentación clínica puede ser ataques de Stokes-Adams (ataques sincopales).
  - Tx: estimulación temporal (transvenosa/transcutánea), atropina, isoproterenol, marcapasos.

Taquiarritmias

(*Heart Diseases in Children: A Pediatrician's Guide*. 2011: cap. 32; *Moss & Adams*. 8th ed. 2013: cap. 18)

Taquicardia sinusal (FC > 160 en lactantes o > 140 en niños)

- Típicamente benigna. Puede ser causada por dolor, fiebre (cada ↑ 1 °C en la temperatura corporal → ↑ ~9.6 lpm en la FC), deshidratación, hipoxia, anemia, hipertiroidismo, choque, fármacos, trombosis.
- Tratamiento: revertir la causa subyacente.

Taquicardia supraventricular (TSV)

- Dos tipos principales: TRAV y TRNAV. Un aleteo, una fibrilación, las taquicardias de la unión y otras también se clasifican como TSV, pero son menos frecuentes en pediatría.
- QRS estrecho, ritmo regular, normalmente no se pueden ver las ondas P.
- Puede clasificarse por el intervalo RP (corto frente a largo, es decir, RP corto en TRNAV típica).
- Sxs: palpitaciones de inicio repentino, ± dolor de tórax, cuasisíncope, síncope, disnea.
  - **TRAV** (taquicardia por reentrada AV).
  - Debida a *vía accesoria*: TSV más frecuente en lactantes y niños; el 25% de las vías accesorias. TRAV capaces de conducción bidireccional: se observan en el ECG de reposo como onda Δ o PR corto, también conocido como **síndrome de Wolff-Parkinson-White** (WPW).
    - El 10-30% de los casos de WPW se asocian a cardiopatía congénita (CC) estructural → está indicada una ecografía (Eco).
    - Peligro de taquicardia supraventricular de conducción rápida concurrente (es decir, fibrilación/aleteo) con vía accesoria capaz de conducir rápidamente → despolarización ventricular directa a 300 lpm o más.
  - **TRNAV** (taquicardia por reentrada del nodo AV).
    - Circuito de reentrada dentro del nodo AV. TSV más frecuente en adolescentes. Difícil de distinguir de la TRAV ortodrómica en el ECG cuando está en taquicardia.
- **Tratamiento de la TSV:**
  - Estable: maniobras vagales, adenosina (bolo i.v. rápido con goteo de solución salina).
  - Inestable: cardioversión sincronizada (0.5-1 J/kg), consulta con cardiología.
  - Prevención de la taquicardia supraventricular: los bloqueadores β suelen ser la primera elección. Pueden utilizarse otros bloqueadores del nodo AV (bloqueadores del Ca, digoxina). Ablación. Flecainida, sotalol, amiodarona en malos candidatos a ablación con TSV resistente.

Aumento del automatismo

- Focos distintos del nodo SA que impulsan el ritmo, no reentrada.
  - Taquicardia auricular ectópica o multifocal: ondas P no sinusales, posible morfología variable.
  - Taquicardia ectópica de la unión (TEU): focos en/cerca de la unión AV; se observa en el postoperatorio (después de la reparación de la tetralogía de Fallot [TdF], < 72 h).

Aleteo auricular
- Ondas de aleteo en «diente de sierra» ~300 lpm. Asociado a agrandamiento auricular, miocarditis, postoperatorio de reparación de CC, distrofia muscular. También se observa en recién nacidos sanos.
- Tratamiento: la cardioversión sincronizada o estimulación auricular rápida transesofágica es muy eficaz en recién nacidos. Digoxina, bloqueadores β, flecainida, sotalol, amiodarona: utilizados con eficacia variable. Ablación si aparece después de una reparación de CC.

Fibrilación auricular
- Irregular, puede verse después de una borrachera con etanol, insuficiencia mitral, otras causas de HVI.
- Tratamiento: bloqueadores del nodo AV si es necesario (innecesario si la FC es normal). Anticoagulación: indicada si hay riesgo de recurrencia.

ARRITMIAS VENTRICULARES

(*Park's Pediatric Cardiology*. 6th ed. 2014: caps. 18 & 24)

Taquicardia ventricular
- Ondas T rápidas (> 120), muy complejas y discordantes (miran al lado opuesto).
  - Monomórfica (mismo QRS) frente a polimórfica frente a bidireccional frente a *torsades de pointes* (TdP).
    - Debe diferenciarse de la TSV con conducción aberrante (BR), ya que el tratamiento varía.
- Puede ser mortal si degenera en fibrilación ventricular.
- Causas: Sx QT largo (Romano-Ward, Jervell y Lange-Nielsen), hipo-Mg, DVDA, Brugada, TVPC, no compactación, postop, miocarditis, Chagas, infarto, hipo/hiper-K, drogas (restr/ilegales).
- Tratamiento: si es sintomático, debe tratarse con CVCD sincronizada (0.5-1 J/kg); si está consciente/asintomático, puede utilizarse amiodarona en bolo i.v. o lidocaína. Mg i.v. para TdP.

Fibrilación ventricular
- Extrasístoles ventriculares caóticas e irregulares sin circulación eficaz.
  - Tratamiento: RCP inmediata, **desfibrilación** lo antes posible (2-4 J/kg).

SÍNCOPE

(*Pediatr Rev.* 2016;37:159)

Definición: PdC y tono postural repentinos, a menudo breves, debidos a ↓ flujo sanguíneo cerebral.

Diagnósticos diferenciales
- **Síncope reflejo:** vasovagal, situacional, Sx de taquicardia ortostática, hipotensión ortostática.
  - Factores desencadenantes: bipedestación prolongada, cambio de posición, hipovolemia, miedo, micción.
  - Síndrome: náuseas, diaforesis, aturdimiento o bostezos.
  - Tratamiento: evitar desencadenantes, calambres, ↑ hidratación e ingesta de sal, ejercicio regular, ocasionalmente midodrina.
- **Espasmos del sollozo:** incidencia del 4.6%, fuertes antecedentes familiares.
  - Provocado por dolor, ira o frustración; exploración física y neurológica normales.
  - La contención de la respiración inicial puede ser difícil de ver; el paciente empezará a respirar y recuperará la consciencia en cuestión de segundos. Puede verse cianótico o pálido.
  - Alcanza su punto máximo a los 2 años y desaparece a los 5 o 6 años.
  - No necesita tratamiento.
- **Otros:** neuropsiquiátrico, migraña, convulsiones, ↓ glucosa, vértigo paroxístico, anorexia, anemia, embarazo, alcohol/sustancias.
- **Síncope cardíaco:**
  - Arritmógenos: QT prolongado, WPW, bloqueo AV, Sx del seno enfermo, TSV, TVPC, TV.
  - Estructural: miocardiopatía hipertrófica obstructiva (MCHO), estenosis aórtica/pulmonar grave, HTP, coronarias anómalas, mixomas.
  - Disfunción miocárdica: miocardiopatía dilatada (MCD), miocarditis.

Evaluación
- La anamnesis es la herramienta más valiosa para el diagnóstico del síncope.
- Exploración física centrada en la exploración cardíaca y neurológica con SV ortostáticos.
- ↑ preocupación por la etiología cardíaca = síncope en reposo, durante el ejercicio (MCHO), dolor de tórax asociado, sin advertencia/pródromo, antecedentes de muerte súbita, sordera, CC, infarto de miocardio (IM) precoz, arritmia.
- Estudios complementarios con ECG, Holter, SV ortostáticos, pruebas de esfuerzo, ecocardiografía; la prueba de la mesa basculante ya no se realiza casi nunca.

Tratamiento
- Para causas cardíacas de síncope: antiarrítmicos, ablación por radiofrecuencia ± marcapasos.

ABORDAJE DE LOS SOPLOS CARDÍACOS

(*Pediatr Rev.* 2021;42:375; *Heart Diseases in Children: A Pediatrician's Guide*. 2011: cap. 1; *Moss & Adams*. 8th ed. 2013: cap. 5)

Definición y calificación

- Ruido por el paso de la sangre que causa la vibración de estructuras normales ante un defecto estructural.
- ~1% de la población tiene lesión cardíaca estructural.
- Identificar momento del ciclo cardíaco, intensidad, sitio, tono, cualidades, duración, irradiación.
  - Grado de intensidad: soplos sistólicos graduados en escala de 1 a 6; diastólicos de 1 a 4 (sin frémito en el caso del soplo diastólico).
    - 1: leve, difícil de oír; 2: fácil de oír, no fuerte; 3: fuerte, sin frémito; 4: fuerte + frémito; 5: frémito + audible con el estetoscopio; 6: audible sin estetoscopio.
- BESD: región aórtica; BESI: región pulmonar; BEII: región tricúspide; ápice: región mitral.
- Resulta útil auscultar en axilas y espalda, así como en diferentes posiciones (supino, de pie).

Hallazgos de estudios complementarios

- Observación del aspecto sindrómico, palidez, cianosis, respiración, PVY, hipocratismo.
- Palpación de frémitos y punto de máximo impulso (PMI).
- Exploración del pulso: saltón (↑ presión diferencial; CAP, AR, hipertiroidismo, fístula AV), pulso pequeño (débil)/lento (tardío) en estenosis aórtica, pulsos desiguales (coartación).
- Auscultación de R_2 dividido (un solo R_2 hace pensar en una CC), galopes, roces (pericarditis), chasquidos (patología valvular).
- Exploración abdominal: hepatoesplenomegalia (ICC), hígado pulsátil (IT).

Soplos funcionales

- Signos indicativos: pte sin sxs, R_2 desdoblado con variación respiratoria, grado 1-2/6, sistólico.
- **Soplo de Still:** soplo funcional más común, causado por flujo turbulento en infundíbulo del VI.
  - Vibratorio, «musical», sistólico, «en bastón de hockey», ↓ borde esternal izq → tórax der. ↑ con supino. En general en niños de 6 meses a 6 años.
- **Soplo de flujo:** flujo turbulento a través de las válvulas aórtica (BESD) o pulmonar (BESI).
  - Se encuentra en niños mayores o adolescentes, en estados de alto gasto (fiebre, anemia).
  - Leve, frecuencia media, silbante, sistólico, cresc-decresc, sin chasquido de eyección.
  - Puede ser un hallazgo 2.° de una lesión patológica: CIA, drenaje de vena pulmonar anómalo total (DVPAT), IA, CAP, MAV sistémica.
- **Estenosis pulmonar periférica (EPP):** causada por arterias pulmonares (AP) relativamente pequeñas con ramificaciones agudas.
  - Sistólica, BESI con irradiación a espalda, axilas, tono bajo/mod.
  - Debería resolver a los 6 meses. Si no, considerar posible cardiopatía estructural subyacente.
- **Zumbido venoso:** sangre que fluye hacia la VCS.
  - Tono bajo, leve, continuo, se oye mejor en la región infraclavicular con el pte sentado/de pie.
  - Desaparece en decúbito supino o con la compresión de las venas del cuello.

Soplos patológicos

- **Sistólico:** más fuertes que los soplos funcionales (3+), holosistólico, eyección vs. insuficiencia.
  - Holosistólico: R_1 extraño, flujo de alta presión → baja presión.
    - CAV (BEI, ↑ frecuencia = ↓ tamaño), (vértice, sibilante), IT (BEII, silbante), CAP (en maquinaria).
  - Sistólico tardío: IM por prolapso valvular (PVM), precedido de chasquido mesosistólico, ápice, silbante.
  - Soplos de eyección (estenosis aórtica y pulmonar): presencia de chasquido de eyección, puede tener componente diastólico, R_2 desdoblado anómalo, cresc-decresc, evidencia de ICC (hepatomegalia, DVY, PMI desplazado).
- **Diastólico:** a menudo patológico.
  - Temprano: comienza inmediatamente después de R_2, decresc, 2.° a válvula semilunar incompetente.
    - IA: agudo, se oye mejor con pte inclinado hacia delante, borde medioesternal izq → ápice.
    - IP: más grave, BESI/borde medioesternal izq → BRII.
  - Medio: rumor, cresc-decresc, se oye mejor con la campana, ↑ flujo a través de las válvulas AV (estenosis mitral y tricuspídea).
    - Soplo de Austin Flint: se escucha un ruido similar en el ápice 2.° a IA grave.
  - Tardío (presistólico): cresc, también 2.° a válvula AV estenosada durante la contracción auricular.
- Continuo: soplo áspero en maquinaria similar, clásico de CAP.

Evaluación adicional

- La ecografía es la prueba de referencia para las estructuras cardíacas; las pruebas complementarias con ECG o RxT pueden ser útiles; derivar al pte a cardiología pediátrica antes de hacer pruebas de imagen.

CARDIOPATÍAS CONGÉNITAS

(*Pediatr Rev.* 2017;38:471; *Illustrated Field Guide to Congenital Heart Disease and Repair.* 4th ed. 2021)

Panorama general

- 9 de cada 1000 nacidos vivos.
- Presentación: ICC (taquipnea, aumento del trabajo respiratorio, taquicardia, hepatomegalia), pulso deficiente en los miembros inferiores, cianosis, cribado positivo de CC en recién nacidos.
  - Cribado de CC en recién nacidos < 48 h o antes del alta:
    - SpO_2 < 90% en mano **o** pie derecho = positivo.
    - SpO_2 90-95% o > 3% de diferencia entre mano y pie = repetir en 1 h. Si no hay cambios después de 3 tomas = positivo.
    - SpO_2 > 95% **y** < 3% de diferencia entre mano y pie = negativo.
  - La falta de respuesta a la hiperoxigenación (100%) durante 10 min indica probable origen cardíaco.
  - Evaluación: ECG, RxT, Eco.

Cardiopatía acianótica

Comunicación interauricular (CIA)

- Foramen oval permeable (FOP): falta el cierre del foramen oval.
- Tipo *primum*: fusión deficiente de la almohadilla endocárdica, asociada a válvula mitral hendida.
- Tipo *secundum* (más frecuente): deficiencia en el *septum primum* que se desarrolla desde el techo auricular y crece inferiormente para encontrarse con las almohadillas endocárdicas.
- Tipo venosis sinusal: defecto en el tabique entre una vena pulmonar derecha y la VCS/AD → retorno anómalo parcial de la vena pulmonar a la VCS/AD + CIA.
- Otros tipos poco frecuentes: tipo seno coronario (SC): SC «sin techo». Flujo sanguíneo: AD → SC → *ostium* del SC → AD.
- Presentación: cortocircuito I → D que causa aumento de volumen en AD y VD = dilatación de AD y VD → soplo a través de la válvula pulmonar debido al aumento de volumen del hemicardio derecho, desdoblamiento fijo de R_2.
- Tratamiento:
  - La dilatación del VD indica importancia hemodinámica que requiere reparación.
  - El tipo *secundum* se repara quirúrgicamente con parche, sutura o dispositivo de cierre en sala de cateterismo.

Comunicación interventricular (CIV)

- CC más frecuente: 50%-60% de las CC.
- Ubicación:
  - Perimembranosa (más frecuente, 80%): deficiencia en la parte fibrosa del tabique en la base del corazón, puede asociarse a prolapso de la válvula aórtica cercana.
  - Entrada: deficiencia inferior a la región perimembranosa y por encima de las uniones cordales de las válvulas AV.
  - Infundíbulo: deficiencia en el tabique infundibular entre la válvula aórtica y pulmonar, también puede asociarse a prolapso de la válvula aórtica cercana.
  - Muscular: deficiencia en el tabique trabecular.
  - Tamaño: pequeño: < 1/3 del tamaño del área AV, moderado: 1-2/3, grande: > 2/3.
- Presentación:
  - El soplo se desarrolla a medida que baja la resistencia pulmonar con la edad: pansistólico sobre BEI +/− rumor diastólico en el ápice por exceso de flujo por la válvula mitral (VM).
  - El cortocircuito I → D puede causar sobrecirculación pulmonar e ICC.
- Tratamiento:
  - Indicaciones de reparación: sobrecirculación pulmonar hemodinámicamente grave o IA por válvula prolapsada, membrana subaórtica, desarrollo de VD de doble cavidad o endocarditis secundaria a CIV.
  - Reparación quirúrgica con parche a corazón abierto, monitorización posreparación: arritmias, bloqueo cardíaco.

Comunicación auriculoventricular (CAV) (defectos del conducto AV)

- El 50% tiene trisomía 21.
- Fusión defectuosa de las almohadillas endocárdicas.
- Más frecuentes: CIA *primum*, CIV de la entrada, hendidura de la VM.
- Completa: válvula AV común; puede estar más comprometida hacia el lado izq o der e incluir ventrículo contralateral subdesarrollado.
- Parcial: válvulas AV separadas, CIA *primum* y hendidura mitral con tabique interventricular intacto.
- Presentación: eyección sistólica o soplo holosistólico de la CIV, o soplo de insuficiencia de la válvula AV; cortocircuito I → D.

- Tratamiento: reparación si hay ICC o retraso del crecimiento.
  - Reparación abierta completa: parche en la CIA y la CIV, sutura del centro de la válvula AV común para obtener dos válvulas separadas.
  - Reparación abierta parcial: parche en la CIA y sutura de la hendidura mitral.

Estenosis de la válvula aórtica (EAo) y pulmonar (EP)

- La EP es más frecuente.
- Válvulas engrosadas o displásicas, que también pueden causar insuficiencia.
- La EAo puede asociarse a una válvula uni- o bicúspide.
- Presentación: soplo sistólico de eyección sobre región asociada.
- Gestión: la Eco incluye Doppler para estimar la velocidad del flujo (más estrecho = más rápido), que estima el gradiente de presión (principio de Bernoulli modificado).
- Si la EAo es crítica (dependiente del CAP), valvuloplastia con catéter y balón para mejorar la dependencia ductal; en caso contrario, reparación si el gradiente máximo $\geq$ 50 mmHg o $\geq$ 40 mmHg con disfunción ventricular.
- La valvuloplastia quirúrgica también es una opción.
- Procedimiento de Ross para la EAo: cortar el flujo aórtico estenótico (separar las coronarias), sustituirlo por un flujo pulmonar propio (volver a unir las coronarias), homoinjerto utilizado para el nuevo flujo pulmonar.
- Reparar la EP si el gradiente máximo del catéter $\geq$ 40 mmHg.

Conducto arterioso persistente (CAP)

- Conexión persistente que cierra funcionalmente en 24 h, anatómicamente en 3-4 semanas.
- Cortocircuito I $\rightarrow$ D (aorta a AP).
- Soplo continuo que aumenta a medida que disminuye la resistencia pulmonar.
- Puede causar sobrecirculación pulmonar y agrandamiento de la AI + VI por aumento del retorno venoso pulmonar.
- Para cerrar: ibuprofeno, indometacina, paracetamol.
- Si es hemodinámicamente significativo: oclusión con dispositivo en la sala de cateterismo o ligadura quirúrgica.

Coartación (CoA) e interrupción de la aorta

- CoA: segmento más estrecho en el istmo aórtico junto al CAP o ligamento arterioso si el CAP está cerrado. Puede haber un grado variable de estrechamiento difuso del arco aórtico.
- La interrupción del arco aórtico (IAA) es el extremo del espectro y requiere la continuación distal a través del CAP.
- Tipo A: del istmo distal a la subclavia izq. Tipo B: entre la subclavia izq y la carótida común izq (más frecuente y asociada a anomalías del cromosoma 22). Tipo C: entre la innominada y la carótida común izq (poco frecuente).
- Presentación:
  - Recién nacido con choque que no responde a la reanimación con líquidos.
  - Soplo sistólico áspero más fuerte sobre la espalda.
  - Puede descubrirse más tarde en la vida debido al desarrollo de vasos colaterales, a menudo como HTA en adolescentes.
  - Pulsos femorales o distales de miembros inferiores retrasados/ausentes.
  - Discrepancia de presión arterial entre miembros superiores > miembros inferiores.
- Tratamiento:
  - CoA y IAA críticas: dependen de la perfusión de prostaglandinas para mantener el CAP hasta la reparación quirúrgica.
  - Opciones de reparación quirúrgica: normalmente anastomosis terminoterminal o reconstrucción con parche del arco aórtico (reparación de tipo Norwood).
  - Los niños mayores pueden recibir angioplastia con balón y colocación de endoprótesis.
  - Seguimiento tras la reparación: aneurismas, reestenosis.

Cardiopatía cianótica

Tetralogía de Fallot (TdF)

- Lesión cianótica más frecuente: 5% de las CC.
- Causada por una desalineación anterior del tabique conal.
- Cuatro características: CIV, cabalgamiento de la CIV por la aorta, estrechamiento del flujo pulmonar, HVD.
- Presentación: soplo sistólico de estenosis pulmonar.
  - Episodio cianótico en niños durante agitación, fiebre, enfermedad. La agitación aumenta la resistencia vascular pulmonar y la FC (menor llenado) = obstrucción dinámica del flujo de salida del VD, disminución del flujo de salida del VD = cianosis (dependiendo del grado de obstrucción).
- Tratamiento:
  - Para la «crisis cianótica»: calmar al niño, rodillas al pecho (aumenta la resistencia vascular sistémica [RVS] = aumenta el flujo de salida del VD), oxígeno, bolo de líquido, bloqueador β (ralentiza la FC), fenilefrina (aumenta la RVS).
  - Reparación indicada ante una saturación < 80% debida a un espasmo hipercianótico.

- Procedimientos paliativos iniciales según la necesidad; derivación de Blalock-Taussig-Thomas modificada (injerto entre arteria subclavia o innominada y AP) para proporcionar flujo sanguíneo pulmonar controlado.
- Reparación completa: cierre de la CIV y resección de la obstrucción del VD.
- Seguimiento posreparación: función de presión-volumen (PV) y el VD, arritmias.

Transposición de los grandes vasos (TGV)
- Aorta desde VD (generalmente delante de AP), y AP desde VI; las circulaciones corren en paralelo. Para sobrevivir, debe tener una CIA adecuada para la mezcla interauricular.
- Según la posición de la aorta con respecto a la AP: dextro- (a la derecha de la AP), levo- (a la izquierda de la AP).
- Presentación: cianosis desde el nacimiento. Puede tener componente aórtico único en R_2 +/− fuerte.
- Tratamiento:
  - Pueden requerir prostaglandinas hasta la cirugía o septostomía auricular con balón (necesitan una mezcla interauricular adecuada para sobrevivir).
  - Procedimiento de derivación arterial: implica la translocación de las coronarias a la neoaorta y la maniobra de LeCompte: fijación de la neoaorta por detrás de las ramas de la AP para evitar la distorsión de esta última.
  - Control posreparación: función de las válvulas neoaórtica y neopulmonar, estenosis de la arteria coronaria.

Tronco arterial
- Falta de formación del tabique aortopulmonar = tronco arterial común.
- Siempre implica CAV.
- 1/3 tiene deleción 22q11.2 (síndrome de DiGeorge o velocardiofacial).
- Presentación: en las primeras 48 h de vida con sobrecirculación pulmonar profunda. R_2 único, soplo sistólico fuerte.
- Tratamiento: diuresis + restricción de líquidos a la espera de la reparación.
- Reparación: todo el flujo de salida comprometido a la aorta, ramas PA comprometidas a un conducto colocado desde VD, parche de CAV.
- Seguimiento posreparación: función de la válvula neoaórtica y del conducto del VD, secuelas de la del. 22q11.2.
- DVPAT: supracardíaco (drena en la VCS, generalmente a través de la vena vertical desde la confluencia de la vena pulmonar hasta la vena innominada), intracardíaco (seno coronario o AD) o infracardíaco (VCI).

Drenaje de la vena pulmonar anómalo total (DVPAT) y parcial (DVPAP)
- DVPAT: supracardíaco (drena en la VCS, normalmente a través de la vena vertical desde la confluencia de la vena pulmonar hasta la vena innominada), intracardíaco (seno coronario o AD) o infracardíaco (VCI).
- Se requiere FOP o CIA.
- Tipo obstructivo: retorno venoso pulmonar impedido.
- DVPAP: +/− CIA.
- Las cuatro cavidades tienen la misma Sp_{O2} debido al retorno venoso sistémico y pulmonar que llega primero a la AD y luego al resto del corazón.
- Presentación y gestión del DVPAT:
  - Tipo obstructivo: EP grave por retroceso 12 a 24 h después del nacimiento = urgencia quirúrgica.
    - Reconectar la confluencia de la vena pulmonar a la AI y ligar la conexión anómala (vena vertical), reparar la CIA.
  - Sin obstrucción: cianosis por mezcla pero sin dificultad respiratoria.
- Presentación y tratamiento del DVPAP:
  - Agrandamiento de AD/VD con soplo pulmonar sistólico por aumento del flujo cardíaco derecho.
  - Se manifiesta más tarde en la vida, requiere reparación si es hemodinámicamente significativo.
    - Si existe una CIA alta (seno venoso), las venas anómalas pueden ser desviadas (redirigidas) desde la VCS y a través de la CIA hacia la AI; un parche puede abrir el resto de la VCS para permitir el drenaje normal alrededor de ese desviador hacia la AD.
  - Seguimiento posreparación: problemas con las nuevas anastomosis (obstrucción).

Síndrome del hemicardio izquierdo hipoplásico (SHIH), atresia tricuspídea/pulmonar, ventrículo izquierdo de doble entrada y paliación de ventrículo único
- SHIH: estenosis/atresia grave de las válvulas mitral y aórtica = hipoplasia del VI + aorta ascendente, el VD proporciona la circulación sistémica a través del CAP.
- Atresia tricuspídea/pulmonar: estenosis/atresia grave de la válvula tricúspide o pulmonar. Flujo sanguíneo pulmonar dependiente del CAP con atresia tricuspídea + pulmonar, y muchos casos de atresia tricuspídea + estenosis pulmonar.
- Otras enfermedades univentriculares complejas: la presentación depende del grado de estenosis pulmonar y la cirugía puede ser variable, pero culmina con la intervención de Fontan.
- Presentación: cianosis neonatal precoz/ICC.

- Tratamiento: muchos requieren prostaglandinas para mantener el CAP.
- Tanto en el lado I como en el D, la ausencia de 2 ventrículos normales, de una conexión AV reparable o de un infundíbulo reparable en estas lesiones requiere la paliación de un solo ventrículo.
- Fases paliativas del SHIH:
- **Fase 1:** estabilizar ambos infundíbulos cardíacos mediante el procedimiento de Norwood, en las primeras 2 semanas.
  - Utilizar tejido de la AP para crear neoaorta a partir del VD único.
  - Proporcionar un flujo sanguíneo pulmonar controlado, ya sea por:
    - Derivación de Blalock-Taussig-Thomas modificada (mBTT) (injerto entre la arteria subclavia o innominada y la AP).
    - En su defecto, modificación de Sano: conducto VD-AP.
  - Crear una CIA permanente (septostomía auricular).
- **Fase 2:** sustitución del flujo pulmonar temporal por un flujo permanente parcial mediante el procedimiento de Glenn, ~4 a 6 meses.
  - Realizado tras un crecimiento adecuado de la rama de la AP y una disminución de la resistencia vascular pulmonar.
  - Anastomosar la VCS al sistema AP = flujo pasivo.
    - Si los vasos se conectan sin ligar la VCS desde la AD, el procedimiento se denomina «hemi-Fontan».
  - Retirar la derivación mBTT o el conducto Sano previos.
- **Fase 3:** crear un flujo pulmonar totalmente pasivo mediante el procedimiento de Fontan, a los ~1.5-5 años de edad.
  - VCI conectada al sistema de la AP.
  - Puede ser una conexión fenestrada entre la anastomosis y la AD, útil en caso de resistencia vascular pulmonar elevada.
  - Seguimiento posreparación: ICC debida a un ventrículo único que impulsa toda la circulación sistémica, cianosis, insuficiencia de la válvula AV, cirrosis por congestión hepática de larga evolución, arritmia auricular, bronquitis plástica, enteropatía con pérdida de proteínas.

Lesiones diversas

Anomalía de Ebstein

- Desplazamiento inferior del infundíbulo que causa «atrialización» del VD.
- A menudo tiene CIA.
- El infundíbulo anómalo suele presentar insuficiencia grave.
- Exposición *in utero* al litio = factor de riesgo.
- Presentación: soplo, IT, cianosis por mal flujo pulmonar anterior, cortocircuito D → I en FOP/CIA.
- Dilatación grave de AD por insuficiencia del infundíbulo +/− CIA.
- Asociada a arritmias: WPW es frecuente, fibrilación auricular por dilatación auricular.
- Tratamiento:
  - Puede ser necesaria la paliación con una derivación mBTT (injerto entre la arteria subclavia o innominada y la AP) para proporcionar un flujo sanguíneo pulmonar adecuado.
  - Existen varias técnicas de reparación del infundíbulo en el período neonatal y en pacientes mayores.

Origen anómalo de las arterias coronarias (AC)

- Derecha: la ACD nace del seno coronario izquierdo y se desplaza entre la AP y la aorta para llegar al hemicardio derecho.
- Izquierda: la ACI que nace en la AP (ALCAPA), el seno coronario derecho o de la DAI/ACxI a partir de orificios separados.
- Presentación:
  - En la ACI que nace en la AP: a medida que disminuye la resistencia vascular pulmonar (RVP), el «robo» coronario de ACI → AP conduce a una disminución de la perfusión miocárdica. Se presenta típicamente en la infancia.
  - En la ACI que nace del seno opuesto y se desplaza entre la AP y la aorta: compresión y estenosis = dolor de tórax inducido por el ejercicio y riesgo de muerte súbita.
  - Origen anómalo de la ACD desde el seno opuesto: menor riesgo de muerte súbita, no siempre necesita intervención.
- Tratamiento: reimplantación coronaria quirúrgica en el seno «correcto» o, a veces, desviación (túnel) a través de la propia AP (procedimiento de Takeuchi) en caso de ALCAPA.

Anillo vascular

- Los vasos anómalos rodean la tráquea y el esófago.
- Las causas incluyen arco aórtico doble (fracaso de la regresión embrionaria del lado derecho) o arco aórtico derecho con arteria subclavia izquierda aberrante (el arco está a la derecha de la tráquea/esófago con ligamento arterioso del lado izquierdo intacto).
- El arco aórtico derecho a menudo se asocia a orígenes aberrantes de la arteria subclavia izquierda en una dilatación aneurismática en la aorta (divertículo de Kommerell).
- Presentación: disfagia lusoria (disfagia causada por compresión vascular del esófago).
- Tratamiento: ligadura quirúrgica y sección de un arco (el que sea menor) del arco descendente y del ligamento arterioso en el arco aórtico derecho, +/− resección del divertículo de Kommerell con reimplante de la subclavia izquierda.

VACUNAS Y PROFILAXIS DE LA ENDOCARDITIS INFECCIOSA (EI)

(*Circulation*. 2007;116:1736–1754)

- Evitar las vacunas vivas durante 6 semanas después de una circulación extracorpórea.
- Palivizumab para profilaxis del VSR: < 12 meses de edad con lesión cianótica no reparada o con diuréticos para ICC con lesión acianótica.
- Profilaxis de la EI indicada para todos los pacientes con:
  - Lesiones cianóticas no reparadas.
  - Válvulas o conductos protésicos o bioprotésicos.
  - Lesiones reparadas/defectos ocluidos.
  - 6 meses después de un procedimiento **o** indefinido si existe defecto residual alrededor del parche o del dispositivo.
  - Antecedentes de endocarditis.
  - Cardiopatía valvular con antecedentes de trasplante.

PROCEDIMIENTOS CARDÍACOS Y CIRUGÍAS PARA CC

(*The Washington Manual Cardiology Subspecialty Consult*. 2nd ed. 2009: cap. 15; *Chest Radiographic Interpretation in Pediatric Cardiac Patients*. 2010: cap. 4; *Moss & Adams*. 8th ed. 2013: cap. 20)

- Cortocircuitos I → D: generalmente está indicado el cierre (CIA, CAV) si Qp:Qs ≥ 2:1.
- *Véase* el algoritmo de evaluación inicial de la cianosis en «Lesiones cianóticas».
  - Prueba de hiperoxia, RxT, Eco, Sat pre- y posductal.
    - Si es (+) o no es posible alcanzar un diagnóstico definitivo, **iniciar perfusión de prostaglandinas** (PGE_1). Puede requerir intubación.
      - Efectos colaterales de la PGE_1: hipotensión, apnea, hiperpirexia, dolor óseo, friabilidad tisular.
- **SHIH:** la mayoría de los casos pueden ser controlados con aire ambiente con estrecha vigilancia preoperatoria. Iniciar PGE_1.
  - GSA y lactato medidos a intervalos regulares.
  - Tabique auricular restrictivo tratado con septostomía de urgencia con balón tras el nacimiento.
  - Furosemida: uso según necesidad.
  - Intubación por dificultad respiratoria o compromiso hemodinámico.
  - La fase 1 de Norwood debe realizarse durante la 1.ª semana, si es posible.
    - La alternativa es la técnica híbrida con ligadura de la AP + endoprótesis del CAP.
- **D-TGV:** iniciar PGE_1 después del nacimiento.
  - Septostomía auricular por ↓ saturación de O_2 (~ < 75%), cianosis significativa después → 1.ª reparación lo antes posible.
- **Tronco arterial:** suele tratarse con aire ambiente.
  - Preocupaciones preoperatorias debido a hipotensión diastólica (↓ perfusión coronaria, renal, mesentérica).
    - Empeora a medida que ↓ la RVP después del parto → ↑ Qp:Qs; ↑ significativo en Qp → 1.ª reparación lo antes posible.
- **DVPAT:** ante una obstrucción significativa, el objetivo principal es la cirugía inmediata.
  - Sin obstrucción significativa, pueden utilizarse diuréticos para el edema pulmonar.
- **TdF:** muchos centros realizan la 1.ª reparación en la infancia, incluido el período neonatal, para ↑ obstrucción del infundíbulo del VD.
  - También es frecuente realizar una derivación sistémica → pulmonar para permitir el crecimiento antes de la reparación.
- **CoA:** los casos graves con cierre del CAP pueden producir choque obstructivo y ↓ perfusión de órganos.
  - Tratamiento: PGE_1, inotrópicos, intubación, corrección de estados de hipoperfusión orgánica.
- **Glenn bidireccional:** la evaluación preoperatoria debe garantizar que la RVP no ↑ significativamente.
- **Fontan:** los factores de riesgo preoperatorios (operación de alto riesgo) incluyen ↑ RVP/presión de la AP, AP distorsionada (generalmente por cirugías previas), FEVI < 60% o ↑ presión diastólica del VI, insuficiencia AV, presencia de arterias colaterales aortopulmonares principales (ACAPP) (deben ocluirse preoperatoriamente).

CARDIOLOGÍA INTERVENCIONISTA

(*Park's Pediatric Cardiology*. 6th ed. 2014: cap. 7; *Circulation*. 2011;123:2607–2652)

Cateterismo cardíaco diagnóstico

- Indicaciones: cuando las pruebas no invasivas no aportan los datos necesarios para un tratamiento idóneo.
- Usos frecuentes: medición de gradientes de presión (EAo, EP, IA, IP), evaluación de complicaciones de cirugías previas (derivaciones, conductos, desconexiones), valoración de la anatomía coronaria (nefropatía), planificación preop, identificación de ACAPP, TdF, atresia pulmonar, muchos otros.
- Complicaciones: arritmia, perforación, lesión estructural, hemorragia, infección, daño renal.

- Consideraciones pericateterismo: ECG basal, laboratorios (coagulación, HC, tipo/compatibilidad, gasometría para corregir la acidosis pre/post).

Cateterismo cardíaco terapéutico

- Septostomía auricular de Rashkind: aumenta el FOP/CIA para permitir la estabilización preoperatoria en caso de CC.
- Valvuloplastia con balón: aliviar la obstrucción de las válvulas estenóticas.
- Angioplastia con balón ± colocación de endoprótesis como reparación primaria de la CoA, rama de la AP.
- Dispositivos para el cierre no quirúrgico de CIA, CIV, CAP y ACAPP.
- Sustitución valvular transcatéter de la válvula pulmonar en pacientes postoperados por CC.
- Intervenciones fetales (p. ej., angioplastia con balón para EAo en un esfuerzo por prevenir la progresión a SHIH).

INSUFICIENCIA CARDÍACA CONGESTIVA

(*Heart*. 2002;88:198; *Can J Cardiol*. 2013;29:1535–1552; *Park's Pediatric Cardiology*. 6th ed. 2014: cap. 27; *Nelson Textbook of Pediatrics*. 20th ed. 2015: cap. 442; *Pediatr Rev*. 2019;40:60; *Can J Cardiol*. 2017;33:1342–1433; *Moss & Adams*. 8th ed. 2013: cap. 73)

Definición/antecedentes

- Representa el ~10% de los trasplantes cardíacos pediátricos; la MCD es la causa más habitual.
- Incapacidad del corazón para suministrar sangre a la circulación sistémica o pulmonar a un flujo adecuado, o para recibir el retorno venoso a una presión de llenado adecuada, lo que produce efectos adversos en el corazón, la circulación y el paciente.

Fisiopatología

- Precarga = fuerza de carga sobre el corazón (retorno venoso) que estira las fibras miocárdicas, lo que (hasta cierto punto) → ↑ contractilidad y ↑ gasto cardíaco (GC) (ley de Frank-Starling).
- A medida que las presiones de llenado ↑ más allá del punto de máxima respuesta contráctil, la contracción se vuelve cada vez más ineficiente → ↓ GC.
- Al deteriorarse la perfusión tisular 2.° ↓ GC, se activa el SRAA → ↑ retención renal de Na/H_2O → ↑ volumen extracelular y la precarga.
- Activación del SRAA también → ↑ la poscarga contra la que debe trabajar el corazón → mayor congestión.

Etiología

- **Aumento de la demanda por GC** (insuficiencia cardíaca de alto gasto): estados hipermetabólicos (hipertiroidismo, anemia, sepsis); insuficiencia valvular (hereditaria o adquirida); sobrecarga de líquidos (por nefropatía o iatrógena).
- **Aumento de la poscarga:** EAo/EP, CoA, hipertensión sistémica o pulmonar.
- **Deterioro de la función/contractilidad miocárdica:** miocarditis, MCD, coronariopatías, anomalías metabólicas (enfermedad de Pompe), daño nutricional o tóxico (carencia de tiamina, quimioterápicos), alteraciones electrolíticas, arritmias.
- **Causas por grupo etario:**
  - Neonato/lactante: anemia grave (hidropesía); arritmia (TSV, BCC); CC (coartación, EAo, enfermedad de ventrículo único); miocarditis; CAP; CIV; displasia broncopulmonar; MC hereditarias; MAV sistémica; ALCAPA; error innato del metabolismo.
  - Niños de 2 a 5 años: MC hereditaria, nefropatía, arritmia, miocarditis, vasculopatía, disfunción ventricular postoperatoria.
  - Niños > 5 años: fiebre reumática, nefropatía (HTA), miocarditis, enf tiroidea, hemocromatosis, irradiación, antraciclinas, EI, enf autoinmunitarias (LES), distrofia muscular, FQ (insuficiencia cardíaca derecha [ICD]), MC hereditaria.

Evaluación

- Antecedentes: alimentación deficiente, escaso aumento de peso, sudoración durante la alimentación, escasa tolerancia al ejercicio, cianosis, dolor de tórax, tos nocturna, ortopnea, disnea paroxística nocturna, dolor abdominal, náuseas.
- Exploración: puede mostrar taquicardia o taquipnea, edema menos evidente en lactantes (evaluar párpados y sacro), el corazón puede estar agrandado con PMI desplazado, ± soplos, ruidos cardíacos adicionales (R_3, R_4), retraso en el llenado capilar o extremidades frías, crepitaciones en la exploración pulmonar con insuficiencia cardíaca izquierda (ICI), PVY ↑ o hígado agrandado con ICD (que puede ser secundario a ICI).
- ECG: rara vez normal pero inespecífico.
- RxT: puede haber agrandamiento cardíaco, edema pulmonar.
- Laboratorio: ↑ BNP (varía según la edad, no hay una norma aceptada), otras en función de la situación clínica (es decir, TSH, VIH).
  - Miocarditis: la evaluación de la miocarditis se revisará por separado más adelante.
  - Autoinmunitarias: anti-Ro y La, ANA, FR, VSG, ADNbc y otros autoanticuerpos.
  - Mitocondrial: carnitina, acilcarnitina, lactato, glucosa, HC (para neutropenia), AA en orina para aciduria metilglutacónica, biopsia muscular, genética molecular (síndrome de Barth).

- Ecografía: necesaria para evaluar la función cardíaca y por causas anatómicas (es decir, ALCAPA).
- Datos limitados sobre el tratamiento en pediatría: gran parte se extrapola de estudios en adultos con cardiopatía isquémica; los beneficios sobre la mortalidad no se reproducen sistemáticamente en las poblaciones pediátricas.
- A pesar de la escasez de pruebas, el consenso recomienda iniciar terapias orales en los pacientes que sean candidatos.
- Asintomática: IECA, bloqueadores β (captopril, enalapril, carvedilol de uso común), inhibidores de la aldosterona.
- Sintomática: diuréticos de asa para los síntomas congestivos, digoxina para el alivio de sxs (sin datos que demuestren una mejoría de la supervivencia) e inotrópicos de forma transitoria para el choque cardiógeno.
- Si es resistente: trasplante cardíaco, apoyo circulatorio mecánico.

Tratamiento de la IC aguda descompensada

- Diuréticos de asa i.v. +/− metolazona, clorotiazida, O_2 según la necesidad.
- ↑ contractilidad con inotrópicos (dopamina, dobutamina, milrinona).
- ↓ poscarga (milrinona, nitroprusiato, IECA).
- Vigilar electrólitos, perfusión y hemodinamia.

MIOCARDIOPATÍA, PERICARDITIS Y LESIONES ADQUIRIDAS

MIOCARDIOPATÍA (MC)

(*Nelson Textbook of Pediatrics*. 20th ed. 2015: cap. 439; *Park's Pediatric Cardiology*. 6th ed. 2014: cap. 18; *JAMA*. 2006;296:1867; *Circulation*. 2006;114:2671; *Moss & Adams*. 8th ed. 2013: cap. 54; *Heart*. 2005;91:1199)

Miocardiopatía dilatada (MCD)

- MC más frecuente y causa de trasplante cardíaco en niños.
- Mayor frecuencia: M > F, afroamericanos > caucásicos y lactantes (< 1 año) > niños.
- Más comúnmente idiopática; causas secundarias: miocarditis, doxorrubicina, enfermedad neuromuscular (Duchenne, Becker), errores innatos del metabolismo, síndromes de malformación, familiar.
- Síntoma de presentación: ICC (89.7%), muerte súbita (4.9%), intolerancia al ejercicio/arritmias (2.2%).
- El 3.3% se detecta en el cribado sistemático.
- **Tratamiento:** tratar la causa subyacente, tratar la ICC como antes. Además, considerar la anticoagulación para prevenir trombos intraventriculares cuando la FE esté muy disminuida.
  - Moduladores inmunitarios (ciclosporina, esteroides, gammaglobulina): utilizados en algunos pacientes con miocarditis.
- Pronóstico: factores de riesgo de muerte o necesidad de trasplante: > 6 años o ICC en el momento del diagnóstico, causa idiopática.
  - Tasa de muerte o trasplante a 1 y 5 años: ~ 31% y 46%, respectivamente.

Miocardiopatía hipertrófica (MCH)

- Trastorno genético complejo y relativamente frecuente. Puede presentarse a cualquier edad.
- Herencia AD 2.° mutaciones en 1 de los 11 o más genes.
- Causa más frecuente de muerte súbita en niños.
  - Una prevalencia de 1:500 en la población general, la cardiopatía genética más habitual.
  - La mayoría de los pacientes con MCH sin obstrucción del VI; nomenclatura con obstrucción: MCHO.
  - Puede presentarse con muerte súbita, dolor de tórax, síncope, signos aórticos sin chasquido, antecedentes familiares (+), Δ ECG.

Evaluación

- Hallazgos en el ECG en ~95% de los casos (HVI, onda Q en forma de daga en derivaciones precordiales izquierdas).
- Eco con VI hipertrofiado no dilatado sin otra enfermedad cardíaca o sistémica.
- La RM puede mostrar HVI asimétrica indetectable en la Eco.
  - Cribado: pruebas genéticas disponibles, pero el cribado clínico se realiza con pruebas de imagen (Eco, RM) y ECG.
    - < 12 años: cribado si es sintomático, antecedente familiar maligno, atleta, signos/sxs.
    - 12-21 años: cribado cada 12 a 18 meses.
    - Pruebas genéticas si se identifica el gen en las pruebas disponibles en el miembro de la familia afectado.

Tratamiento

- Médico: bloqueadores β o bloqueadores de canales de Ca. Anticoagulantes y antiarrítmicos para complicaciones 2.° (fibrilación auricular).
  - Recordar que estos pacientes son dependientes de la precarga.
- Resistentes al tratamiento médico: intervencionista (ablación septal con EtOH, marcapasos bicameral) y quirúrgico (miomectomía septal). DCI si hay riesgo elevado de muerte súbita.
- Pronóstico: tasa de mortalidad global anual del 1%.
  - Factores de riesgo de muerte súbita: antecedentes de paro cardíaco, TV espontánea, antecedentes de muerte súbita, síncope, hipotensión durante el ejercicio e HVI extrema.

Miocardiopatía restrictiva

- Disfunción diastólica con función sistólica conservada + ausencia de hipertrofia o dilatación.
- Tipos: idiopática, familiar, infiltrativa (Gaucher, Hurler, amiloide), enf de almacenamiento (Fabry, almacenamiento de glucógeno, hemocromatosis), hemosiderosis, fármacos, radiación.
- Presenta síntomas de ICC.
  - Exploración: PVY elevada, R_3, con taquicardia y bajo volumen de pulso.
  - ECG: Δ inespecíficos en ondas ST-T; BR, HVI y anomalías de la conducción.
  - RxT: tamaño cardíaco normal, a menudo se observa congestión pulmonar.
  - Eco: ↑ velocidad de llenado diastólico precoz, ↓ velocidad de llenado auricular, ↑ relación entre el llenado diastólico precoz y la relación de llenado auricular, y ↓ tiempo de relajación.
  - **Tratamiento**: tratar la causa subyacente.
- El tratamiento sintomático incluye diuréticos para la congestión venosa, antiarrítmicos o marcapasos para las anomalías de conducción y warfarina para la formación de trombos.
- Pronóstico: peor que en los adultos. Peores resultados si hay congestión venosa pulmonar.

PERICARDITIS

(*Park's Pediatric Cardiology*. 6th ed. 2014: cap. 19; *Moss & Adams*. 8th ed. 2013: cap. 62; *Pediatr Infect Dis J*. 2006;25:165)

- Inflamación de las capas pericárdicas (parietal y visceral). Puede ser inflamación sola o con derrame (purulento, serosanguinolento o hemorrágico) ± taponamiento.
- En la pericarditis purulenta, el derrame puede acumularse rápido y provocar insuficiencia cardíaca derecha o taponamiento; si se desarrolla lentamente, puede tolerarse una mayor cantidad de líquido.
- Taponamiento = el líquido comprime el corazón → retorno venoso restringido con inspiración → las presiones ventriculares se igualan → arqueamiento septal hacia el VI durante el llenado → ↓↓ GC.
  - Esta es la fisiología del «pulso paradójico».
- Las causas más frecuentes aparecen en **negrita**:
  - **Virales:** enterovirus (coxsackie B), adenovirus, CMV, VVZ, VEB, gripe, VIH.
  - Bacterianas: **estafilococos**, **estreptococos**, ***Haemophilus***, ***Neisseria***, tularemia, TB, *Bartonella*, *Actinomyces*, *Nocardia*, *Salmonella*, *Coxiella*, *Spirochaetes*, *Mycoplasma*, *Chlamydia*, *Rickettsiae*.
  - Parásitos: *E. histolytica* y *Echinococcus*.
  - Hongos: *Candida* y *Aspergillus*.
  - No infecciosas: **postop**, **autoinmunitaria** (artritis idiopática juvenil, LES, enf del tejido conjuntivo), mediadas por toxinas, nefro.
  - Genética/metabólica: enfermedad por almacenamiento de glucógeno, hipotiroidismo, fiebre familiar del Mediterráneo, **uremia**.
  - **Asociada a cáncer:** leucemia, tumor metastásico o sólido, 2.° a quimio- o radioterapia.
  - Traumatismo: contuso o penetrante o iatrógeno/quirúrgico.

Evaluación

- Antecedentes: dolor (puede ser variable en localización/cualidades) que mejora al sentarse, disnea.
- Exploración: pulso paradójico (≥ 10 mmHg de caída de la PAS con la inspiración), roce por fricción, DVY.
- ECG: elevación difusa del ST, depresión del PR, ↓ voltaje. Alternancias eléctricas con derrame.
- RxT: cardiomegalia (pequeña con pericarditis constrictiva) sin congestión vascular pulmonar.
- Laboratorio: pruebas infecciosas, BUN, troponina, pruebas virales ± evaluación autoinmunitaria o maligna.
  - Líquido pericárdico: recuento celular, diferencial, cultivos (bacterianos, BAAR, micótico, virales/PCR), citología.
- Ecografía: prueba de referencia para la evaluación del derrame pericárdico.

Tratamiento

- Control del dolor y tratamiento de la inflamación con AINE; corticoides de segunda línea; considerar la colchicina en niños mayores.
- Pericardiocentesis indicada en fisiología de taponamiento, o si se sospecha derrame purulento, tuberculoso o maligno.

CARDIOPATÍAS ADQUIRIDAS

(*Park's Pediatric Cardiology*. 6th ed. 2014: cap. 19; *Pediatric Cardiology: The Essential Pocket Guide*. 3rd ed. 2014: cap. 9; *Pediatrics*. 2021;148(5):1–13; *Heart Diseases in Children: A Pediatrician's Guide*. 2011: cap. 29; *Nelson Textbook of Pediatrics*. 20th ed. 2015: cap. 439.5)

Tumores cardíacos

- Raros, pero si se encuentran en niños son más frecuentes antes de los 12 meses.
  - Los tumores cardíacos 1.° en < 1 año son benignos en un 90%, mientras que a los 1 a 16 años son malignos en un 40%.
- Varios rabdomiomas están fuertemente asociados a la esclerosis tuberosa.
- Tipos:
  - Benignos: rabdomioma (50% en < 12 meses), fibroma, angioma, teratoma, mixoma (infrecuente en < 1 año).
  - Malignos: rabdomiosarcoma, leiomiosarcoma, angiosarcoma, fibrosarcoma, otros.
- Presencia inespecífica: arritmia, obstrucción al flujo ± soplo, Δ ECG, ICC.
- El diagnóstico suele hacerse por ecografía. La presencia de derrame aumenta la probabilidad de tumor maligno.
- Los rabdomiomas y fibromas pueden remitir espontáneamente, con mayor probabilidad en los pacientes < 4 años.
- La extirpación quirúrgica solo está indicada si hay obstrucción de entrada/salida, arritmias, ICC 2.° a tumor.
  - Los mixomas, poco frecuentes en pediatría, suelen extirparse.

Endocarditis infecciosa

- La infección del revestimiento endocárdico suele afectar las estructuras anómalas (defectos valvulares congénitos, válvulas mecánicas, material de parche, etc.).
- Preocupación común: El 2.° por bacteriemia transitoria debida a procedimientos dentales.
  - *Véase* la sección CC en relación con la profilaxis antibiótica.
- Cada vez más frecuente ante la mayor supervivencia de la CC reparada.
  - Incidencia ↑↑ en las personas con factores de riesgo cardíaco (CC): 2160/100 000 frente a 5/100 000.
- Tipos: los microorganismos Gram(+) siguen siendo los más frecuentes, pero aumentan los Gram(–) y los hongos.
  - Microorganismos bacterianos: *Strep. viridans*, *S. aureus*, estafilococos con coagulasa (–), *Enterococcus*, HACEK.

Evaluación

- Antecedentes: defecto cardíaco subyacente, fiebre baja prolongada, cansancio, pérdida de peso, debilidad.
- Exploración: nuevo soplo, fiebre, nódulos de Osler, lesiones de Janeway, hemorragias en astilla ± hematuria ± dentición deficiente ± ICC.
- ECG: prolongación del PR o bloqueo de 3° con absceso cerca de las vías de conducción auricular.
- Laboratorio: hemocultivos seriados, infecciones, VSG, PCR, orina.
- Eco: evaluar absceso, vegetaciones, función valvular, dehiscencia de prótesis. ETE > ETT.
- Los criterios de Duke modificados ayudan a establecer el diagnóstico.
- **Tratamiento:** terapia antimicrobiana prolongada (i.v.); ~ 25% puede requerir tratamiento quirúrgico.

Enfermedad de Kawasaki

- Vasculitis sistémica de causa desconocida: afectación coronaria (arteritis, ectasia, aneurisma) frecuente (20-25%) y primera causa de morbilidad y mortalidad.
- El 80% de los casos ocurren entre 6 meses y 5 años de edad.
  - M > F; más frecuente en asiáticos/isleños del Pacífico, pero afecta a todos los grupos étnicos.

Evaluación

- Antecedentes: fiebre (≥ 5 días), dolor en manos/pies, erupción cutánea difusa.
- Exploración: conjuntivitis, erupción maculopapular (tronco, extremidades), lengua de fresa, labios agrietados, eritema palmo/superior, descamación periungueal, linfadenopatías cervicales, taquicardia sinusal.
- ECG: ± prolongación del PR, Δ inespecíficos en ST-T.
- Laboratorio: pruebas infecciosas, HC con diferencial, VSG, CRP, orina, PFH.
- Eco: realizar precozmente y con frecuencia (cada 2-4 sem hasta ≥ 8 sem desde el inicio de la fiebre).
- **Tratamiento:** IGIV (administrada < 7-10 días ↓↓ riesgo de aneurisma coronario), AAS.
  - ± corticoides, ± anticuerpos monoclonales, ± antiplaquetarios/warfarina adicionales si se desarrolla un aneurisma gigante.

Miocarditis

- Inflamación miocárdica aguda o crónica con infiltrado inflamatorio y necrosis miocítica.
- Más frecuente 2.° a infección viral.
  - Viral: **coxsackie B**, **parvovirus B19**, SARS-CoV-2, adenovirus, VEB, CMV, gripe, VSR, VIH, VHS.
  - Bacterianas: mucho menos frecuentes; difteria, Lyme, micoplasma, enfermedad de Whipple.
  - Otras causas infecciosas poco frecuentes: Chagas, rickettsia, hongos.
  - No infecciosas: LES, nefro, EII, tirotóxicos, antibióticos, antraciclina, cocaína, EtOH, posvacunación (COVID), muchos otros.

Evaluación

- Antecedentes: variables; ± síntomas virales, dolor de tórax, mala alimentación, dificultad respiratoria, malestar, síncope.
- Exploración: evidencia de ICC, galope, taquipnea, ± hepatomegalia, taquicardia (frecuente), DVY, ± IM.
- ECG: Δ comunes (~90%); taquicardia sinusal, ↓ voltaje, extrasístoles ventriculares, arritmia, PR y QT prolongados.
- RxT: importante para evaluar el edema pulmonar, que puede ser grave, ± cardiomegalia.
- Laboratorio: troponina, cultivos virales, ± autoinmunitarios, infección.
- Eco: función sistólica del VI deprimida, puede verse ↑ grosor de pared, IM.
- Otras pruebas: RM cardíaca y biopsia endomiocárdica (no de rutina).
- **Tratamiento:** sintomático, depende de la gravedad.
  - Leve: restricción de la actividad, $\pm O_2$, ± reductores de la poscarga.
  - Grave: intubación, diuréticos i.v., inotrópicos, dispositivo de asistencia ventricular/O_2 por membrana extracorpórea, amiodarona, reducción de la poscarga (nitroprusiato), ± corticoides/IGIV/antivirales.
- Pronóstico: la tasa de mortalidad en neonatos puede ser muy elevada (hasta el 75% con síntomas agudos declarados).
  - La mayoría de los pacientes, salvo los neonatos, se recuperan completamente. Hasta un 25% puede necesitar un trasplante.
  - Para la miocarditis relacionada con la vacuna COVID: curso leve sin disfunción ventricular, recuperación rápida. Sin embargo, es necesario un seguimiento prolongado.
  - Esta entidad es diferente de Sx inflamatorio multisistémico infantil y tiende a ser menos grave.

Cardiopatía reumática

- La fiebre reumática es una enfermedad inflamatoria sistémica tras una infección por estreptococos del grupo A(EGA) (por lo general, faringitis).
  - Reacción cruzada de anticuerpos contra miocitos o válvulas cardíacas (generalmente VM o VA) → insuficiencia valvular y, finalmente, estenosis valvular.
- Menos frecuente desde que el tratamiento para la faringitis estreptocócica con antibióticos se convirtió en rutina.
  - Sigue siendo la causa más frecuente de cardiopatía adquirida en los niños en todo el mundo.

Evaluación

- Criterios de Jones modificados: debe haber pruebas de EGA (anti-ADNasa B, antiestreptolisina O o cultivo) y 2 criterios mayores o 1 criterio mayor + 2 criterios menores.
  - Mayores: carditis, artritis (migratoria), corea, eritema marginado, nódulos subcutáneos.
  - Menores: fiebre, artralgia, prolongación de PR, ↑ reactantes de fase aguda.
- Debe realizarse una Eco para evaluar la función valvular y detectar derrame pericárdico.
- **Tratamiento:** antibióticos para la infección actual, antiinflamatorios (preferiblemente AAS, corticoides para casos graves con valvulitis, ICC), tratamiento de ICC si es necesario, profilaxis 2.° (recomendación de AHA).
  - Profilaxis secundaria: penicilina (i.m. mensual [preferible] o v.o. diaria) hasta los 21 años o durante al menos 5 años (aunque puede ser bastante m ás tiempo si hay carditis en curso, exposición a poblaciones con aumento de EGA [p. ej., niños]).

CRECIMIENTO, PUBERTAD Y TRASTORNOS ASOCIADOS

ESTATURA

- Estatura promedio en los Estados Unidos: mujeres 162 cm, hombres 175 cm.
- Estatura parental promedio = (estatura materna + estatura paterna ± 13 cm)/2 (añadir 13 cm para los hombres, restar 13 cm para las mujeres).
- Potencial genético = estatura parental promedio ± 10 cm.
- Edad ósea (radiografía de la mano izquierda): debe coincidir con la edad del paciente y correlacionarse con la velocidad de crecimiento prevista y la pubertad.
- Normas de velocidad de crecimiento (de la AAFP):

Edad	Velocidad de crecimiento (por año)
Del nacimiento a los 12 meses	23-27 cm
12-24 meses	10-14 cm
2-3 años	8 cm
3-5 años	7 cm
5 años hasta la pubertad	5-6 cm
Pubertad:	Niñas: 8-12 cm
(para más detalles, *véase* más adelante)	Niños: 10-14 cm

- Desviaciones de la estatura prevista:

Diagnóstico diferencial	La edad ósea parece	Velocidad de crecimiento	Pubertad	Estatura adulta
Estatura familiar alta	Adecuada	Adecuada para la edad	Adecuada para la edad	Alta (congruente con estatura promedio de los padres)
Obesidad	Mayor	Coincide con más edad	Llega a una edad más temprana	A menudo no se ve afectada; a veces es más baja de lo esperado
Pubertad precoz	Mayor	Coincide con más edad	Llega a una edad más temprana	Probablemente más baja de lo esperado
Síndrome genético con estatura alta	Adecuada	Depende del síndrome	Adecuada para la edad si no tiene un síndrome	Alta
Estatura familiar baja	Adecuada	Adecuada para la edad	Adecuada para la edad	Estatura baja (congruente c/estatura promedio de los padres)
Retraso del crecimiento constitucional	Más joven	Coincide con una edad más joven	Se alcanza a mayor edad	No se ve afectada (estatura parental promedio)
Deficiencia de la hormona del crecimiento	Más joven	Coincide con una edad más joven	Puede ser normal o tardía	Depende del tratamiento
Síndrome genético de estatura baja	Adecuada	Depende delsíndrome	Adecuada para la edad si no tiene un síndrome	Baja
Enfermedades crónicas	Adecuada	Adecuada para la edad	Puede ser normal o tardía	Baja

Estatura alta

- Talla o estatura > percentil 95, o 2 desviaciones estándar por arriba del promedio para la edad.
- DxD: estatura familiar alta, exceso de hormona del crecimiento (GH), síndrome de Klinefelter, síndrome de Marfan, HSC de aparición tardía, puede ser 2.° a obesidad u otros síndromes genéticos (Sx de Beckwith-Wiedemann, Sx de Sotos, Sx de Marshall-Smith).
- Estudios:
  - 1°: exploración física (rasgos dismórficos, obesidad, estadio de Tanner), estatura parental promedio y velocidad de crecimiento.
    - Si está dentro de los 5 cm de la estatura promedio de los padres, concuerda con estatura familiar alta.
  - 2°: edad ósea; una edad ósea normal es compatible con estatura familiar alta, avanzada en relación con pubertad precoz (puede asociarse a HSC de inicio tardío) o exceso de GH.
  - 3°: medición de las proporciones corporales; el cociente entre las partes superior e inferior del cuerpo (normal en la infancia: 0.89-0.95) y la envergadura de los brazos (normalmente 1 cm más corta que la estatura en la infancia e igual a la estatura en la adolescencia).

- Klinefelter tiene ↑ envergadura del brazo, Marfan tiene ↓ proporción parte superior:parte inferior del cuerpo.

Estatura baja

- Se define como estatura < percentil 5, o 2 desviaciones estándar < promedio para la edad.
- DxD: estatura familiar baja, retraso constitucional del crecimiento, insuficiencia de GH, síndrome genético (Turner, Prader-Willi, Noonan), enfermedad crónica, displasia esquelética, hipotiroidismo, malabsorción (enfermedad celíaca no diagnosticada, EII).

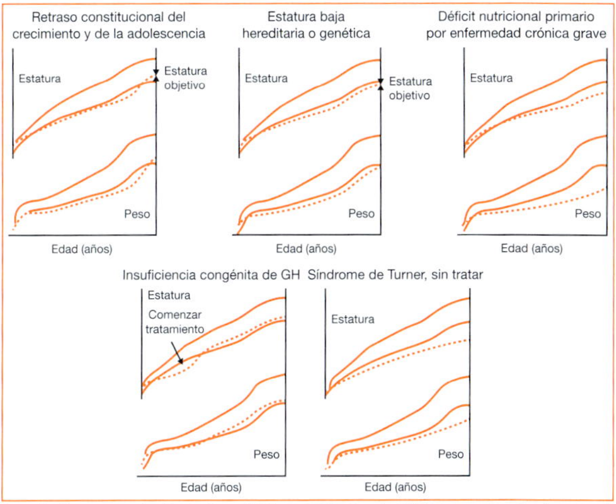

Reproducida con autorización de Rose SR, Vogiatzi MG, Copeland KC. A general pediatric approach to evaluating a short child. *Pediatr Rev.* 2017;38:207–220.

- Existen curvas de crecimiento para muchas afecciones, que pueden dar pistas sobre la causa.
  - Estudios:
    - 1°: verificar la estatura promedio de los padres, el estadio de Tanner, los antecedentes de pubertad de los padres, enfermedades crónicas (insuf renal, cardiopatías, enfermedad pulmonar, incluida la FQ) o desnutrición.
    - 2°: edad ósea, TSH/T_4 libre, IGF-1, IGFBP-3, QS, estudios para enf celíaca, VSG ± cariotipo (síndrome de Turner).
    - 3°: prueba de estimulación de GH si la edad ósea es joven, ↓ IGF-1, IGFBP-3 (descrito más adelante).
    - 4°: considerar RM cerebral con contraste para evaluar si hay tumor hipotalámico o hipofisario que afecte las concentraciones hormonales (también puede evaluar si hay ↑ PIC, que puede afectar la función hipotalámica o hipofisaria).

Retraso constitucional del crecimiento y la pubertad

- Crecimiento y desarrollo puberal continuados, pero alcanzan el estirón y la pubertad a una edad más avanzada; desarrollo tardío.
- Estudios: retraso en la edad de desarrollo puberal de los padres, retraso en el estadio de Tanner, retraso en la edad ósea.
- No es necesario el tratamiento.

Insuficiencia de la hormona del crecimiento (GH)

- DxD: idiopático, hipopituitarismo, anomalía anatómica hipofisaria, neoplasia del SNC.
- La prueba de estimulación de GH ayuda a confirmar el diagnóstico, pero no es el método de referencia.
  - Utilizar estimulantes (insulina, glucagón, clonidina, arginina o L-dopa) y medir la elevación de la GH cada 3 min durante 120 min.
  - Una concentración de GH < 10 suele indicar insuficiencia; es específica del laboratorio y controvertida.
- Tx: restitución de GH para normalizar la estatura hasta la pospubertad o si la velocidad de crecimiento lineal es < 2 cm/año.
  - Los beneficios de continuar el Tx con GH tras la fusión de los cartílagos de crecimiento son controvertidos.

	Mamas	Vello púbico	Genitales	Vello púbico
Estadio 1	Pezones pequeños. Sin mamas. 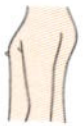	Sin vello púbico. 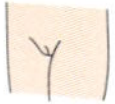	Sin signos de pubertad. Escroto, testículos y pene como en la niñez. 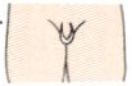	Sin vello púbico. 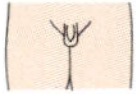
Estadio 2	Los senos y los pezones han comenzado a crecer. La aréola se ha vuelto más grande. El brote de tejido mamario se siente firme detrás del pezón. 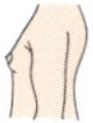	Crecimiento inicial de vello púbico largo. Este es liso, sin rizos y de color claro. 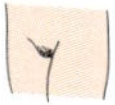	Crecimiento inicial del escroto y los testículos. La piel del escroto se ha vuelto más roja, más fina y más arrugada. El pene puede haber crecido un poco en longitud. 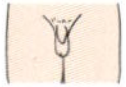	Pocos pelos alrededor de la raíz del pene. Los pelos son lisos, sin rizos y de color claro. 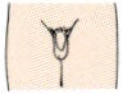
Estadio 3	Los senos y los pezones han crecido aún más. La aréola se ha vuelto más oscura. El brote de tejido mamario es más grande. 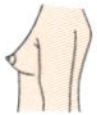	El vello púbico está más extendido, es más oscuro y pueden aparecer rizos. 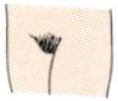	El pene ha crecido en longitud. El escroto y los testículos han crecido. La piel del escroto se ha vuelto más oscura y más arrugada. 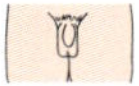	Los pelos son más oscuros y rizados y aún escasos, ubicados principalmente en la raíz del pene. 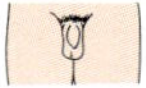
Estadio 4	Los pezones y las aréolas están elevados y forman un borde hacia la mama. La mama también ha crecido un poco. 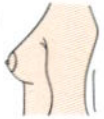	Crecimiento de vello más denso, con rizos y más oscuro. Aún no es del todo como una mujer adulta. 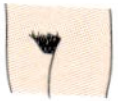	El pene ha crecido tanto en longitud como en anchura. El glande se ha vuelto más grande. El escroto y los testículos han crecido. 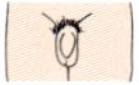	El pelo es más denso, rizado y oscuro. El vello crece hasta la parte interna de los muslos. 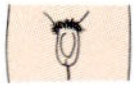
Estadio 5	Mamas completamente desarrolladas. Los pezones sobresalen y el borde entre la aréola y la mama ha desaparecido. 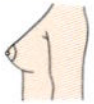	Crecimiento del vello adulto. Vello denso y rizado que se extiende hacia la parte interna de los muslos. 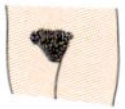	Pene y escroto como adulto. 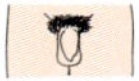	El vello púbico se extiende hacia arriba hasta el ombligo. Es denso y rizado. 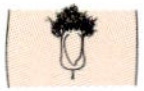

Pubertad normal

- Vía: GnRH (hipotálamo) → FSH y LH (hipófisis) → gonadarquia (hormonas sexuales) liberadas por las gónadas → gametogénesis en las gónadas.
- Niñas:
  - 8 a 13 años: comienza con telarquia.
  - Estradiol → desarrollo mamario (telarquia).
  - La menarquia (10-16 años) se ve 2 a 2.5 años después de la telarquia, durante el estadio IV de Tanner.
  - Adrenarquia (vello púbico y axilar, acné, olor corporal).
- Niños:
  - 9 a 14 años: comienza con agrandamiento testicular (> 3 mL).
    - FSH → agrandamiento testicular.
    - LH → testosterona → crecimiento del pene, cambios musculares.
      - Poluciones nocturnas, vello facial, engrosamiento de la voz: cambios tardíos (Tanner V).
      - Adrenarquia (vello púbico, vello axilar, acné y olor corporal).

Secuencia de la pubertad en las niñas

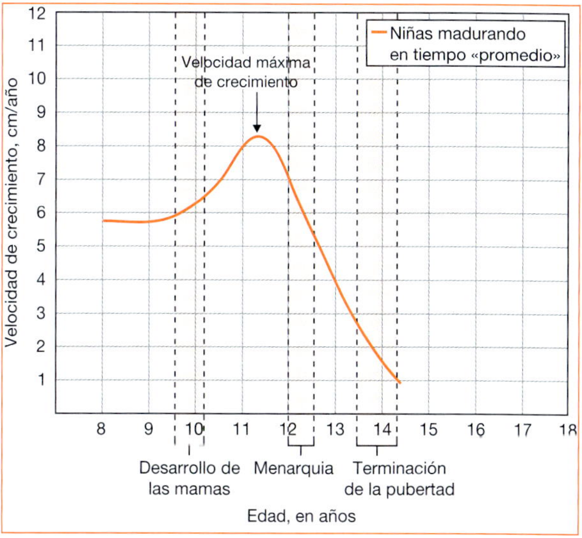

Reproducida con autorización de Rasmussen AR, Wohlfahrt-Veje C, Tefre de Renzy-Martin K, et al. Validity of self-assessment of pubertal maturation. *Pediatrics*. 2015;135(1):86–93.

Pubertad precoz

- Definición: telarquia o agrandamiento testicular que comienza antes de las edades mencionadas.
- Estudios: LH, FSH, testosterona (hombre), estradiol (mujer), edad ósea.
  - Una LH elevada puede indicar una verdadera pubertad precoz, ya que no se puede medir antes de que se segregue la GnRH pulsátil en el período prepuberal.
  - El método de referencia es una prueba de estimulación con GnRH: una prueba positiva de pubertad precoz central será un pico de LH > 9.2 mIU/mL, 30-40 min después de la estimulación con un agonista de GnRH.
- Evaluar la pubertad precoz central si es positiva.
  - Considerar una RM cerebral en todos los hombres y en cualquier niño con sxs neurológicos o progresión rápida de la pubertad.
  - Las anomalías del SNC (incluidos tumores como hamartomas que afectan el hipotálamo y la hipófisis u otras lesiones que causan ↑ PIC que pueden alterar la función hipotalámica o hipofisaria) son la causa más frecuente de pubertad precoz central en los hombres.

- Tx (si no se encuentra lesión en el SNC): los agonistas de la GnRH (p. ej., leuprolida 0.2-0.3 mg/kg cada 1 mes o cada 3 meses) evitan la secreción de LH/FSH → en 6 meses de tratamiento, se detendrá la progresión +/− regresión de los caracteres sexuales secundarios.

Formas benignas de desarrollo precoz (a menudo confundidas con pubertad precoz)
- Adrenarquia prematura: aparición precoz de vello púbico u otros signos de adrenarquia sin otros signos de virilización.
  - DxD: considerar tumor suprarrenal especialmente con progresión rápida y HSC no clásica.
- Telarquia precoz: aparición precoz del desarrollo mamario en niñas sin otros signos de maduración sexual, velocidad de crecimiento acelerada o adelanto de la edad ósea.
  - Frecuente durante los 2 primeros años de vida y en niñas con obesidad de 4 a 8 años.
- Ginecomastia: no es una forma de pubertad precoz, sino un crecimiento benigno de las mamas en los varones (50% de los niños durante la pubertad).
  - Preocupante cuando es pospuberal o con progresión rápida.

	Adrenarquia prematura	Telarquia prematura	Pubertad precoz
Cambios glandulares	−	+	+
Cambios areolares	−	−	+
Vello púbico	+	−	+
Crecimiento somático	Normal	Normal	↑
Edad ósea	Normal o avanzada	Normal	Avanzada

Pubertad tardía
Definición: ausencia de desarrollo mamario en las niñas a los 13 años o ausencia de desarrollo testicular a los 14 años en los niños.
- DxD: retraso constitucional del crecimiento y la pubertad (*véase* más arriba), hipogonadismo hipogonadotrópico (tumores hipotalámicos o hipofisarios, hipopituitarismo, desnutrición, enfermedad crónica) o hipogonadismo hipergonadotrópico (FSH elevada debido a insuficiencia gonadal: congénita [síndromes de Turner y Klinefelter] o adquirida [quimio, cirugía, radiación, traumatismo, torsión, infección, autoinmunitaria]).
- Estudios: LH/FSH, testosterona, estradiol, edad ósea, prolactina, IGF-1, PFT, cortisol, cariotipo.
  - También debe considerarse en pacientes con pausas en la progresión puberal.

Menstruación irregular
- **Hemorragia vaginal prepuberal:**
  - DxD comunes: irritación, prolapso uretral, cuerpo extraño, traumatismos, abuso.
  - DxD raros: neoplasia maligna (rabdomiosarcoma incluidos sarcoma botrioide y tumor del seno endodérmico), especialmente si < 3 años; síndrome de McCune-Albright (tríada de pubertad precoz periférica, displasia fibrosa, manchas café con leche).
  - Estudios: exámenes no invasivos; buscar cuerpo extraño, considerar pubertad precoz (más temprano).
- **Amenorrea:**
  - Amenorrea primaria: ausencia de menstruación a los 15 años en niñas que nunca han menstruado.
    - Evaluar si: *1*) > 5 años desde la primera evidencia de pubertad, 2) fallo de cualquier desarrollo puberal a los 13 años de edad.
  - Amenorrea secundaria: ausencia de menstruación durante 3 meses o más en mujeres que ya han menstruado.
    - Evaluar si: < 9 menstruaciones en un período 12 meses (oligomenorrea).
  - DxD: embarazo, anovulación, anatómica, insuficiencia ovárica.
    - *¡No olvidar nunca tener en cuenta el embarazo, incluso en caso de amenorrea primaria!*
  - Estudios: exploración pélvica, Eco pélvica, β-hCG, FSH, TSH; posiblemente prolactina, testosterona, 17-OHP, DHEA-S.
- **Anovulación crónica:**
  - Disfunción hipotalámica 2.° a trastornos alimentarios, ejercicio, enfermedad sistémica, disfunción tiroidea, síndrome de ovario poliquístico, neoplasias hipotalámicas o hiperplasia suprarrenal.
    - Prueba de la prolactina: si está elevada, evaluar más a fondo si hay neoplasias hipofisarias o efecto de medicación.
  - Hipopituitarismo.

    - Prueba mediante la medición de otras hormonas hipofisarias o descendentes (TSH, FSH, LH, IGF-1, IGFBP-3, cortisol).
- **Causas anatómicas de la amenorrea:**
  - Himen imperforado: considerar en las mujeres con menarquia tardía y desarrollo puberal normal.
    - A menudo habrá dolor abdominal cíclico.
    - En la exploración pélvica se encuentra una membrana obstructiva en la abertura vaginal que sobresale con Valsalva.
  - Otras: estenosis cervical, adherencias intrauterinas (*véase* la información sobre ecografía).
- **Insuficiencia ovárica:** concentración elevada de FSH → obtener cariotipo.
  - Insuficiencia ovárica prematura (menopausia), diferencial extenso pero puede observarse después de quimioterapia, portadoras del X frágil e insuficiencia ovárica autoinmunitaria.
  - Disgenesia gonadal/ovarios estriados en el síndrome de Turner (45,X) y otros TDS.

Síndrome de ovario poliquístico (SOP)
- Los criterios diagnósticos son controvertidos y el SOP no debe diagnosticarse hasta 2-3 años después de la menarquia.
- Los criterios propuestos incluyen:
  - Evidencia clínica de hiperandrogenismo (acné, hirsutismo) o evidencia de laboratorio que incluya concentraciones elevadas de testosterona libre o total y concentraciones elevadas de DHEA-S.
  - Ovulación irregular (duración del ciclo $>$ 35 días o $<$ 8 ciclos al año) o anovulación.
  - Los ovarios poliquísticos en la ecografía y el acné quístico son criterios opcionales.
  - La obesidad y la evidencia de resistencia a la insulina (intolerancia a la glucosa o acantosis pigmentaria) no son criterios diagnósticos recomendados. Pueden estar asociados al SOP, pero no son específicos ni diagnósticos.
  - Descartar otros trastornos con andrógenos elevados: HSC con deficiencia de 21-hidroxilasa, tumores secretores de andrógenos o hiperprolactinemia.
- Cribado de diabetes con hemoglobina A_1C.
- Tx:
  - Cambios en el estilo de vida para atender la obesidad.
  - Progestágenos o anticonceptivos orales para reducir la hiperplasia endometrial causada por los estrógenos sin oposición.
  - Considerar la metformina para aumentar la sensibilidad a la insulina.
  - A veces pueden usarse fármacos para la fertilidad para inducir la ovulación, como el citrato de clomifeno y el letrozol.

Trastornos del desarrollo sexual (TDS) que suelen presentarse en la pubertad
- **HSC**: descrito más adelante.
- **Síndrome de Turner (cariotipo 45, X):**
  - A menudo desarrollan una pérdida acelerada de folículos ováricos durante el desarrollo fetal o en la infancia temprana que dejan solo tejido conjuntivo, llevando a la aparición de «ovarios estriados».
  - Características presentes en grados variables: estatura baja, nacimiento del cabello bajo con cuello palmeado, pecho en forma de escudo con pezones muy espaciados, múltiples nevos pigmentados y linfedema de manos y pies que puede dar lugar a uñas curvadas.
  - Asociado a riñones en herradura, trastornos autoinmunitarios como la tiroiditis de Hashimoto, diabetes de tipo 1 y 2 y enfermedades cardiovasculares como la coartación de la aorta, la válvula aórtica bicúspide y otras anomalías vasculares.
- **Síndrome de Klinefelter (cariotipo 47, XXY):**
  - Características asociadas: estatura alta, testículos pequeños, infertilidad, ginecomastia, osteoporosis, mayor incidencia de TDAH y trastornos del desarrollo neural y por tics.
  - Laboratorio: ↓ testosterona, ↑ estrógenos.
  - Tratamiento con terapia de sustitución androgénica.
- **Insensibilidad a los andrógenos:**
  - Cromosomas 46, XY con mutaciones en el gen del receptor androgénico que los hacen parcial o totalmente disfuncionales.
  - Desarrollo testicular y producción de testosterona normales, pero con efecto limitado o ausente en los órganos terminales (masculinización de los genitales externos en el útero y adrenarquia en la pubertad).
  - Insensibilidad androgénica total: fenotípicamente femenino con fondo de saco vaginal ciego; generalmente se diagnostica en la pubertad con inicio normal del desarrollo mamario (ya que los andrógenos se convierten en estrógenos), amenorrea primaria (dada la ausencia de útero) y ausencia de vello púbico (dada la resistencia a los andrógenos).
  - Insensibilidad androgénica parcial: subvirilización en varones por lo demás fenotípicos.

- **Deficiencia de 5-α-reductasa:**
  - Cromosomas 46,XY con deficiencia de la enzima 5-α-reductasa, que convierte la testosterona en dihidrotestosterona (DHT), la hormona que interviene en la formación de los genitales externos masculinos dentro del útero.
  - De niños, tienen genitales internos masculinos normales con genitales externos femeninos y sacos vaginales ciegos, pero en la pubertad los pacientes presentan pubertad masculina con engrosamiento de la voz y virilización de los genitales externos.

Insuficiencia suprarrenal

- Sxs: hipotensión, debilidad, cansancio, emesis, diarrea e hipoglucemia.
- Laboratorio: ↓ cortisol matutino (idealmente a las 8 AM), renina elevada, ↓ aldosterona.
- DxD:
  - Primarios (destrucción de la glándula suprarrenal o alteración de la esteroidogénesis): enfermedad autoinmunitaria (enf de Addison), infección (tuberculosis en las suprarrenales o síndrome de Waterhouse-Friderichsen: hemorragia suprarrenal debida a septicemia por *Neisseria meningitidis*), genética (HSC, insuficiencia suprarrenal congénita, adrenoleucodistrofia ligada al X).
  - Sxs: como antes + ↑ ACTH da hiperpigmentación cutánea, K^+ elevado.
  - Secundarios (deficiencia de ACTH): uso crónico de corticoides, enfermedad hipotalámica, enfermedad hipofisaria, neoplasia maligna, radiación.
- Tx:
  - Con esteroides: se utiliza el área de superficie corporal (área corp en m^2) en la dosificación en lugar del peso:
    - Área corp $= 0.007184 \times \text{Peso}^{0.425} \times \text{Est}^{0.725}$
  - Restitución fisiológica: 8-12 mg/m^2 por día de hidrocortisona dividida en dosis c/8 h o c/12 h, puede ser mayor en caso de HSC (vigilar el crecimiento y la maduración óseos).
  - Dosis de corticoides por estrés en caso de enfermedad, especialmente con vómitos y fiebre.
    - Dosis moderada de corticoides: 20-40 mg/m^2 por día, en general el doble o triple de la dosis diaria de hidrocortisona dividida cada 6 h i.v. (o cada 6-8 h v.o.) (máx. 10 mg/dosis).
    - Corticoides en dosis por estrés grave (necesarios para anestesia o sepsis grave): 100 mg/m^2 1 vez (máx. 100 mg) y después 50-100 mg/m^2 por día divididos cada 6 h i.v.), o triplicar la dosis diaria de hidrocortisona dividida cada 6 h i.v.
  - En caso de insuficiencia suprarrenal primaria: fludrocortisona 0.1 mg/m^2 por día y acceso a la sal (complemento de NaCl en lactantes).

Síndrome de Cushing

- Causado por exceso de cortisol.
- Características: ↑ de peso, ↓ crecimiento lineal, obesidad central, joroba de búfalo, facies de luna llena, estrías (adelgazamiento de la piel), HTA, hiperglucemia, insomnio, psicosis; infrecuente en pediatría.
- Diagnóstico: cortisol en orina de 24 h, cortisol salival a medianoche, concentración de ACTH por duplicado, +/− prueba de supresión con dexametasona.

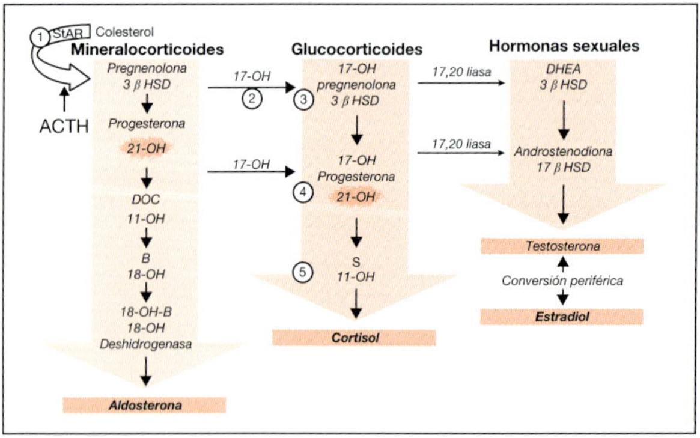

Insuficiencia	21-OH (4) <u>Clásica</u> Insuficiencia total de la enzima	21-OH (4) <u>No clásica</u> Insuficiencia parcial de la enzima	11-βOH (5)	3-βHSD (3)	17-αOH (2)	StAR (1)
Frecuencia		90%	5%	Muy infrecuente	Muy raro	Muy raro
¿Crisis suprarrenal?	1-2 sem de edad	Cuando está enfermo	No	1-2 sem de edad	No	+
↑ de andrógenos, virilización de la mujer/subvirilización del hombre	+	+	+	+	–	–
↓ mineralocorticoides	+	+	– (HTA)	+	– (HTA)	+
Tratamiento	Glucocorticoides Fludrocortisona Sal	Glucocorticoides Fludrocortisona Sal	Glucocorticoides (↓ DOC)	Glucocorticoides Fludrocortisona Complemento con sal		
Estudios	↑ 17-OHP ↓ glucosa, Na, aldosterona ↑ K^+, renina	↑/normal de 17-OHP Estim. con ACTH → ↑ 17-OHP ↓ glucosa, Na, aldosterona ↑ K^+, renina	↑ DOC, 11-desoxicortisol ↓ K^+, renina	↑ pregnenolona, DHEA, 17-OH -pregnenolona ↓ glucosa, Na, aldosterona ↑ K^+, renina	↓ K^+, renina	

Diagnóstico diferencial	Concentración de ACTH	Respuesta a dosis altas de dexametasona	Evaluación adicional
Adenoma hipofisario (enfermedad de Cushing)	Alta (>20 pg/mL)	Disminución de ACTH	RM cerebral
Tumor ectópico secretor de ACTH	Alta	Sigue habiendo ACTH elevada	Evaluar tumor neuroendocrino (carcinoide), otros tumores infrecuentes
Síndrome de McCune-Albright	Baja (< 5 pg/mL)		*
Adenoma o carcinoma suprarrenal	Baja	No se indica	RM o TC suprarrenal
Uso crónico de corticoides	No se indica	No se indica	

*Síndrome McCune-Albright: displasia fibrosa de los huesos, pigmentación café con leche de la piel, pubertad precoz, otras disfunciones endocrinas.

Hiperplasia suprarrenal congénita (HSC)

- Grupo de trastornos por una esteroidogénesis anómala, concretamente una deficiencia en cualquiera de los 5 pasos enzimáticos de la producción de cortisol (*véase* figura previa).
- Cada deficiencia enzimática conduce al déficit de ciertos productos esteroideos y a la elevación de los precursores.
  - La disminución del cortisol causa ↑ ACTH e hiperpigmentación.
  - Mineralocorticoides: produce ↑ retención de sodio (↑ PA) y ↓ potasio.
  - Andrógenos: si ↑, conducen a la virilización en la mujer (↓ andrógenos conduce a la subvirilización del hombre).
- Los lactantes con formas graves presentarán pérdida de sal (con mala alimentación, pérdida de peso, retraso del crecimiento [RC], vómitos, deshidratación, hiponatremia, acidosis metabólica e hipercalemia) e insuficiencia suprarrenal (hipotensión, crisis suprarrenal).
  - Los hombres suelen tener una presentación más grave, porque las mujeres se presentan con virilización y se detectan antes.
  - **Deficiencia de 21-OH (4):**
    - Pérdida de cortisol y aldosterona con fenotipo variable (gravedad variable).
    - Acumulación del precursor **17-OH progesterona (17-OHP)**, que se desvía a la producción de ↑ androstenediona.
    - La forma clásica de perder sal se detecta en los estudios del recién nacido.
  - **Deficiencia de 3-α hidroxiesteroide-deshidrogenasa (3-α HSD) (3):**
    - Similar a la HSC con deficiencia de 21-OH; la DHEA causa virilización.
  - **Deficiencia de 11-α hidroxilasa (5):**
    - ↑ **desoxicorticosterona** (**DOC**), un mineralocorticoide menos potente, que provoca retención de sal e hipertensión.
    - Tx: glucocorticoide → ↓ ACTH → ↓ DOC → ↓ HTA.

- **Deficiencia de 17-α hidroxilasa (2):**
  - ↑ de mineralocorticoides: ↓ cortisol ↓ andrógenos.
- **Deficiencia de proteína StAR (1):** forma infrecuente; el colesterol no se convierte en ningún producto suprarrenal.

Feocromocitoma
- Tumor secretor de catecolaminas (médula suprarrenal o paraganglioma en la cadena simpática).
- Sxs: episodios de diaforesis, HTA y palpitaciones; también se puede presentar HTA resistente grave.
  - Epidemiología: 10% diagnosticado en niños, causa el 1% de las hipertensiones pediátricas.
- Asociado a MEN 2A y 2B, NF1, von Hippel-Lindau y síndrome de paraganglioma familiar.
- Dx: metanefrinas fraccionadas en orina de 24 h (falso [+] en caso de enfermedad grave, nefropatía y efecto de la medicación).
- Tx: **no utilizar** bloqueadores β, **solo** utilizar bloqueadores α para mitigar los efectos hemodinámicos hasta la extirpación del tumor.

ENFERMEDAD TIROIDEA

Hipotiroidismo
- **Congénito:** a menudo asintomático al principio. Si no se trata, se presenta con fontanela grande, letargia, estreñimiento, llanto ronco, hipotonía, hipotermia, ictericia (grave: pálido, barriga y cara hinchadas, ombligo prominente, lengua protuberante).
  - Primario: defecto en el desarrollo de la glándula tiroides, defecto en la síntesis de T_4, mutación del receptor de TSH.
  - Secundario: dieta de la madre ↓ en yodo.
  - Central: ↓ hormona liberadora de tirotropina (TRH o tiroliberina) o TSH.
    - Nota: El cribado en los recién nacidos tiene una alta tasa de falsos positivos, especialmente en los prematuros → repetición o análisis de sangre para TSH, T_4.
  - Tx: levotiroxina 10 a 15 μg/kg diarios, comenzar antes de los 14 días de vida.
    - Vigilar TSH y T_4 libre después de 1, 2 y 3 sem, después cada 1 a 3 meses hasta los 2 años, después cada 6 a 12 meses.
- **Adquirido:** desaceleración del crecimiento, retraso en la erupción dentaria, cansancio, cabello quebradizo, piel seca, intolerancia al frío.
  - Tiroiditis de Hashimoto: a menudo comienza como hipertiroidismo debido a tiroiditis y liberación de hormonas tiroideas.
    - La mayoría (97%) tienen anticuerpos antitiroglobulina o anticuerpos antiperoxidasa tiroidea positivos.
  - Tiroiditis postinfecciosa subaguda de De Quervain: temporal (la mayoría se recupera, el 10% desarrolla hipotiroidismo permanente), inicialmente con concentraciones tiroideas elevadas seguidas de fase hipotiroidea.
    - Características: infección respiratoria precedente, +/− fiebre y mal estado general, glándula tiroides dolorosa y agrandada.
    - Análisis: ↑ VSG, anticuerpos tiroideos indetectables, ↑ tiroglobulina (destrucción de folículos tiroideos), ↓ captación de yodo radioactivo.
    - Tx: AINE para el dolor, levotiroxina como se indica a continuación, bloqueadores β en caso de tirotoxicosis grave, +/− prednisona (no hay directrices claras en la bibliografía).
- Seudohipotiroidismo relacionado con obesidad; TSH ligeramente elevada con T_3 y T_4 normales.
- Tx: levotiroxina 1 a 2 μg/kg diarios.
  - Controlar la TSH y la T_4 libre después de 4 a 6 semanas, luego cada 6 a 12 meses, con mayor frecuencia en los niños más pequeños.

Hipertiroidismo
- Sxs en niños y adolescentes: hiperactividad, irritabilidad, insomnio, intolerancia al calor, diaforesis, ↑ apetito, diarrea, pérdida de peso, palpitaciones y taquicardia, cansancio, oligomenorrea, temblor, hiperreflexia.
- Sxs en neonatos y lactantes: irritabilidad, insomnio, fiebre, diaforesis, mala alimentación, diarrea, pérdida de peso, taquicardia, temblores, hiperreflexia.
- *Enfermedad de Graves*: autoinmunitaria, se presenta con bocio, puede tener exoftalmos (pico de edad 11-15 años).
  - Estudios: ↓ TSH, ↑ T_3, T_4, inmunoglobulina estimulante de tiroides (+) (a menudo > 140%), Ac antiperoxidasa tiroidea (TPO) (+) en el 95%, Ac antitiroglobulina en el 50% (+), ↑ captación de yodo radioactivo.
  - Tx: metimazol (la dosis habitual suele ser de 0.2-0.5 mg/kg por día).

- Si es resistente, entonces tratar con yodo-131 radioactivo o cirugía seguida de levotiroxina para el hipotiroidismo resultante.
- Tormenta tiroidea: tirotoxicosis mortal caracterizada por hipertermia, taquicardia, delírium, inestabilidad hemodinámica, arritmias; poco frecuente en niños.
  - Tx: consulta debido a la alta morbimortalidad; propranolol y altas dosis de yoduro de potasio para suprimir la síntesis de T_4, propiltiouracilo a corto plazo (no se utiliza a largo plazo en los niños debido a la hepatotoxicidad).
- Hipertiroidismo neonatal: microcefalia, protuberancia frontal, RCIU, taquicardia, HTA (PAS > PAD), irritabilidad, RC, sofocos, vómitos, diarrea, ictericia, trombocitopenia, IC, arritmias.
  - Las madres que padecen la enfermedad de Graves pueden transmitir anticuerpos a través de la placenta, lo que produce síntomas en el lactante.
  - Tx: propranolol (0.5-2 mg/kg por día dividido cada 6-12 h), metimazol (0.25-1 mg/kg por día dividido cada 8-12 h), digoxina en caso de insuficiencia cardíaca.

TRASTORNOS DEL CALCIO

Hipocalcemia

- Sxs: calambres, convulsiones, ↑ QTc en ECG, signos de Chvostek (punción del nervio facial causa contracción) y Trousseau (manguito de tensión produce espasmo carpiano) positivos.
- Tx: gluconato de Ca i.v. (100 mg/kg cada 6 h) en situaciones de emergencia o si no tolera v.o., preferible v.o. para mantenimiento con 50 a 100 mg/kg cada 6 h de calcio elemental, +/− calcitriol con dosis inicial de 0.25 μg, mantenimiento diario de 0.5-1 μg (tarda horas en actuar) si preocupa un posible hipoparatiroidismo, ± magnesio según la necesidad si también es deficitario.

Hipercalcemia

- Sxs: vómitos, dolor abdominal, estreñimiento, debilidad, parestesias, poliuria, polidipsia, malestar, nefrolitiasis, rara vez pancreatitis.
- Crisis hipercalcémica: Ca > 13-15 con deshidratación y alteración del estado mental (AEM).
- Tx: bolos de SSN (para la deshidratación) y 2-3× líquidos i.v. para promover la excreción y apoyar la hidratación; furosemida, calcitonina (4 unidades/kg cada 12 h), bisfosfonatos, diálisis en casos graves que no respondan al Tx inicial. Garantizar que se trate la causa subyacente.

Efectos de la hormona paratiroidea

- ↑ Ca (por ↑ resorción ósea y absorción GI y ↓ excreción urinaria).
- ↓ Fosfato (↑ absorción GI pero ↑ excreción urinaria).
- ↑ Vit D (activa la producción de 1.25-OH Vit D en el riñón).
- Hipoparatiroidismo.

↑ Fosfato, ↓ Ca, ↓ PTH.

- Sxs de hipocalcemia.
- DxD: transitorio en recién nacido, DiGeorge, enf autoinmunitaria, postiroidectomía.
  - Seudohipoparatiroidismo: resistencia a la PTH (mismos sxs, PTH normal a ↑).
- Tx: complemento de Ca (20-80 mg/kg de Ca elemental/día), calcitriol (0.25-2 μg/día ≥ 1 año); vigilar el Ca sérico y urinario y ajustar la dosis.
- Hiperparatiroidismo.

↑ Ca, ↓ fosfato.

- Sxs: dolor óseo (por reabsorción ósea) y sxs por hipercalcemia.
- DxD:
  - Enfermedad primaria: anomalías de las glándulas paratiroides, mutación del receptor sensor de Ca [CaSR], adenoma, MEN (*véase* más adelante).
  - Enfermedad secundaria: hipocalcemia por raquitismo o insuficiencia renal.
- Epidemiología: poco frecuente en la infancia; prevalencia de 2 a 5 por cada 100 000 (*J Chin Med Assoc.* 2012;75:425-434).
- Tx: hidratación, furosemida (0.5-1 mg/kg), hidrocortisona para ↓ absorción GI de Ca (1 mg/kg cada 6 h); menos frecuente: calcitonina, bisfosfonatos, cirugía (si Ca ↑ 1 mg/dL, CrCl < 60 u osteoporosis).

Hipocalcemia hipocalciúrica familiar benigna (HHFB)

- Receptor autosómico dominante acoplado a proteína G (receptor sensor de Ca).
- Sxs: Ca ↑ leve o normal (a menudo asintomático), PTH ↑ leve o normal; el riesgo de pancreatitis recidivante puede ser ↑ (no está claro si existe una relación causal), ↑ incidencia de condrocalcinosis y calcificación vascular prematura (sin aumento de episodios cardiovasculares en comparación con la población general).
- Laboratorio: Ca < 200 mg o CaCl/CrCl < 0.01 en orina de 24 h.

- Puede asociarse a hiperparatiroidismo grave en los neonatos si hay mutación homocigota en el gen *CASR* → hipercalcemia grave (Ca > 13.5 mg/dL); puede poner en peligro la vida y requerir paratiroidectomía de urgencia.
- Tx: no es necesario; la paratiroidectomía total solo es beneficiosa en caso de hiperparatiroidismo primario grave neonatal, pancreatitis recidivante o concentraciones séricas de Ca persistentemente elevadas (> 14 mg/dL), pero puede fracasar (si la resección es subtotal, la hipercalcemia continuará); comprobar las concentraciones de Ca del neonato durante los primeros días de vida (no necesita Tx a menos que sea sintomático).

Metabolismo de la vitamina D

- Se produce en la piel a partir del 7-desoxihidrocolesterol → con irradiación UV produce D_3 → se metaboliza en el hígado y otros tejidos a 25-OHD (principal forma circulante) → se metaboliza además a $1.25(OH)_2D$ (forma activada) en el riñón.
- Efectos de la $1.25(OH)_2D$: ↑ absorción intestinal de Ca y P, ↑ formación ósea, ↑ reabsorción de Ca en riñón, ↓ reabsorción de P en riñón.
- Ingesta nutricional de Vit D: 400 UI/día para lactantes, 600 UI/día para niños.

Raquitismo

- Baja concentración de Ca o P → mineralización ósea defectuosa.
- Sxs: debilidad, dolor óseo, deformidad ósea, fracturas.
  - Signos: suturas craneales ensanchadas (fontanela agrandada), prominencia frontal, ensanchamiento de muñecas, rosario raquítico, erupción dental tardía, piernas arqueadas, estatura baja.
  - Hallazgos radiográficos: se observan mejor en las metáfisis de los huesos largos (tibia/peroné, fémur); estarán ensanchadas, ahuecadas/festoneadas, deshilachadas, irregulares, +/− fracturas.
- Dos tipos:
  - Calcipénico: secundario a deficiencia nutricional grave y prolongada de Vit D; también puede ser por enzimas o receptores de Vit D disfuncionales.
  - Fosfopénico:

	Ca	P	PTH	Fósforo alcalino
Calcipénico	↓	↓	↑	↑
Fosfopénico	Normal	↓	Normal	↑

- Tratamiento del raquitismo calcipénico por deficiencia de Vit D: Vit D (600-6000 UI/día dependiendo de la gravedad del diagnóstico) y complementos de Ca, +/− calcitriol ($1,25(OH)_2D$).
  - Puede verse el síndrome del hueso hambriento al principio del Tx del raquitismo por insuficiencia grave de Vit D: cuando se empieza a suplementar con Vit D y Ca, se agota rápidamente debido a las importantes demandas de Ca ante la mineralización osteoide.

SALUD ÓSEA

Osteopenia y osteoporosis

- Osteoporosis: se define por una densidad mineral ósea con puntuación $Z \leq -2$, y 2 fracturas o más de huesos largos antes de los 10 años de edad, 3 fracturas o más de huesos largos a cualquier edad hasta los 19 años; o 1 fractura o más vertebral por compresión sin traumatismo de alta energía o enfermedad local, independientemente de la puntuación Z.
- Osteopenia: densidad mineral ósea con puntuación $Z < -2$ sin cumplir todos los criterios de fractura de la osteoporosis.
- Tx: asegurar la presencia adecuada de calcio y Vit D, considerar bisfosfonatos.
- Investigar posibles asociaciones en función de antecedentes, como procesos reumáticos, síndromes genéticos, displasia esquelética, en especial en el caso de estatura baja u otros rasgos como escleróticas azules en la osteogénesis imperfecta.

Osteogénesis imperfecta

- Asociada a un defecto en la síntesis de colágeno de tipo 1, de naturaleza autosómica dominante. Presentación variable, desde grave y mortal *in utero* hasta afectación mínima.
- Asociada a escleróticas azules, anomalías dentarias, fracturas frecuentes sin traumatismos.
- El Tx incluye la optimización del calcio y la Vit D, la consideración de bisfosfonatos si se cumplen los criterios de osteoporosis y el seguimiento de enfermedades asociadas como la pérdida de audición y la estatura baja.

ENFERMEDAD HIPOFISARIA

Síndrome de secreción inadecuada de hormona antidiurética (SIADH)
- Hallazgos: hiponatremia con orina concentrada; euvolemia o hipervolemia leve.
- Etiología: traumatismos del SNC, meningitis, neurocirugía, amigdalectomía y adenoidectomía, neumonía, dolor.
- Para más información, *véase* el capítulo «UCIP».

Diabetes insípida
- Sxs: poliuria, polidipsia, RC, vómitos.
- Tipos:
  - Central: traumatismo del SNC, postoperatoria, congénita.
    - Tx: goteo de vasopresina, desmopresina (vía sonda, espray nasal, píldora) o diuréticos tiazídicos con leche artificial/dietas bajas en sólidos.
  - Nefrógena: resistencia congénita o adquirida de los túbulos renales a la vasopresina.
    - Tx: acceso a agua y dietas bajas en sal.
- Dx: prueba de privación de agua para demostrar la falta de aumento de ADH.
  - Se distingue de la polidipsia psicógena, frecuente en los niños pequeños, debida al consumo excesivo de agua, que se corrige con privación de agua.

	SIADH	DI central	DI nefrógena	Polidipsia psicógena
ADH plasmática	↑	↓	↑	↓
Na plasmático	↓	↑	↑	↓/normal
Na en orina	↑	↓	↓	↓
Producción de orina	↓	↑	↑	↑

Hipopituitarismo
- Etiología: glándula hipoplásica, infección, traumatismo, quimioterapia, radiación, postoperatorio de cirugía hipofisaria (craneofaringioma, adenoma), autoinmunitaria, infiltrativa (histiocitosis de células de Langerhans).
- Incluye una combinación de ↓TSH, ACTH, GH, FSH, LH, ADH.
- Los síntomas se parecen a los de las insuficiencias de cada una de las hormonas anteriores.
- El Tx implica la restitución de las hormonas que faltan (GH, restitución de estrógenos/progesterona, vasopresina, hormonas tiroideas, corticoides).

Prolactinoma
- A menudo con cefaleas, cambios en la visión, signos de aumento de la PIC.
- Prolactina elevada, no debida a otras causas como estimulación mamaria, uso de antipsicóticos.
- Tx con cabergolina o bromocriptina.
- *Véanse* las secciones específicas de hormonas para conocer los sxs y la evaluación de las insuficiencias hormonales.

SÍNDROMES ENDOCRINOS

Neoplasia endocrina múltiple (MEN)
- **MEN1**: adenoma hipofisario (funcional o no funcional), tumor pancreático (gastrina, insulina, VIP, glucagón), hiperparatiroidismo primario.
- **MEN2A**: cáncer medular de tiroides, feocromocitoma, hiperplasia de las glándulas paratiroides con oncogén *RET*.
- **MEN2B**: cáncer medular de tiroides, feocromocitoma, neuroma GI.

Síndromes autoinmunitarios poliglandulares (SAP)
- **Tipo 1**: candidiasis mucocutánea, hipoparatiroidismo, insuficiencia suprarrenal.
- **Tipo 2**: insuficiencia suprarrenal, enfermedad tiroidea autoinmunitaria, DM de tipo 1.

DIABETES MELLITUS: TIPO 1 Y TIPO 2

Criterios diagnósticos
- Glucosa en ayunas > 126 mg/dL.
- Glucosa a las 2 h > 200 mg/dL en la prueba de tolerancia oral a la glucosa.
- Glucosa aleatoria > 200 mg/dL **y** sxs de diabetes.

- Hemoglobina $A_1C > 6.5\%$.
- Si es asintomático, se necesitan 2 lecturas en días diferentes para confirmar el diagnóstico.

Diabetes de tipo 1

- Es el resultado de la destrucción autoinmunitaria de las células β del páncreas.
- Riesgo de heredabilidad débil; riesgo relativo de primer grado del 5%-10%.
- Enfermedades asociadas: enfermedad tiroidea autoinmunitaria, enf celíaca, vitiligo.

Diabetes de tipo 2

- Resultado de la resistencia a la insulina; insuficiencia progresiva de las células β y subsiguiente deficiencia de insulina, la acantosis pigmentaria puede apuntar hacia la resistencia a la insulina.
- Mayor heredabilidad: más del 50% de los niños tienen un familiar de primer o segundo grado.
- Enfermedades asociadas: obesidad, hipertensión, hipertrigliceridemia, coronariopatías, hígado graso, SOP.

Gestión de la insulina

- Régimen de bolo basal: el régimen más utilizado.
  - La insulina de acción prolongada proporciona una cobertura basal; suele administrarse a la hora de acostarse.
  - Insulina de acción rápida administrada antes de las comidas y los tentempiés: proporciona cobertura para los hidratos de carbono ingeridos y para corregir ↑ de la glucemia.
- NPH o regímenes mixtos (70/30): usa picos en lugar de bolos.
  - Se administran dosis fijas de insulina de acción intermedia 2-3 veces/día.
  - Régimen más fácil, pero con un control menos estricto de la glucemia.
- Monitor continuo de glucosa: varias marcas diferentes, funcionan con varias bombas y dispositivos celulares para obtener múltiples mediciones de glucosa sin tener que hacer varias punciones en los dedos.
- Bomba de insulina:
  - La insulina de acción rápida se administra a través de un catéter s.c. de forma continua a diferentes velocidades durante el día (imita la basal).
  - Dosis de bolo administradas para comidas y tentempiés y para corregir las concentraciones elevadas de glucosa en sangre.
  - Puede utilizarse junto con el monitor continuo de glucosa, pero no es necesario para utilizar la bomba.
- Dosificación: por lo general se empieza con 0.5-1.0 U/kg (el extremo superior del intervalo durante la pubertad) con el asesoramiento de un endocrinólogo.
  - Dar la mitad como basal y la otra mitad dividida para bolos.

Tipos de insulina

Tipo/nombre	Inicio	Pico	Duración	Uso
Acción rápida NovoLog® (aspart), Humalog® (lispro), Apidra® (glulisina)	10-15 min	60-90 min	2-3 h	Cobertura de las comidas, corregir las concentraciones elevadas de azúcar en sangre, eliminar las cetonas
Acción corta Regular	1 h	2-4 h	6-8 h	Usada i.v. para CAD, en APT. Semivida muy corta cuando se administra por vía i.v.
Acción intermedia NPH	1-2 h	4-8 h	12-14 h	Puede usarse como insulina basal cuando se dosifica c/12 h Riesgo de hipoglucemia, dado el pico
Acción prolongada Lantus®, Basaglar® (glargina) Levemir® (detemir)	1-4 h	Ninguno	12-24 h	Se usa como insulina basal
Mixta 70/30 (NPH/regular) o 75/25 (NPH/aspart)	30 min	Como antes	18-24 h	Se usa para los ptes diabéticos de tipo 1 o 2 que solo están dispuestos a tomar 2 inyecciones/día

Otras medidas

- Metformina:
  - Mecanismo de acción: suprime la producción hepática de glucosa.
  - Efectos colaterales: los más frecuentes incluyen alteraciones digestivas (por lo general, se resuelven en 1-2 sem), rara vez pueden causar acidosis láctica si la función renal es deficiente.
- Agonistas de GLP-1: actúan sobre la cascada de señales a nivel del páncreas para aumentar la producción de insulina; también disminuyen el apetito. Aprobados recientemente para uso pediátrico.
- Inhibidores de SGLT2: actúan sobre el cotransportador sodio/glucosa en el riñón para aumentar la excreción de glucosa. Reducción de la mortalidad en los pacientes con IC y ERC. Actualmente en investigación en pacientes pediátricos; aún no aprobado para uso pediátrico.

CETOACIDOSIS DIABÉTICA (CAD)

Fisiopatología

- Se desencadena por una insulina inadecuada o una mayor necesidad de insulina (estrés por infección, corticoides, etc.).
- $\downarrow$ insulina $\rightarrow$ glucogenólisis + gluconeogénesis + lipólisis.
- $\uparrow$ glucosa $\rightarrow$ poliuria $\rightarrow$ deshidratación.
- La $\uparrow$ lipólisis conduce a la creación de cuerpos cetónicos, si $\uparrow\uparrow \rightarrow \downarrow$ pH $\rightarrow$ anomalías electrolíticas.
- Es más frecuente en la diabetes de tipo 1, pero también puede verse en la diabetes de tipo 2.

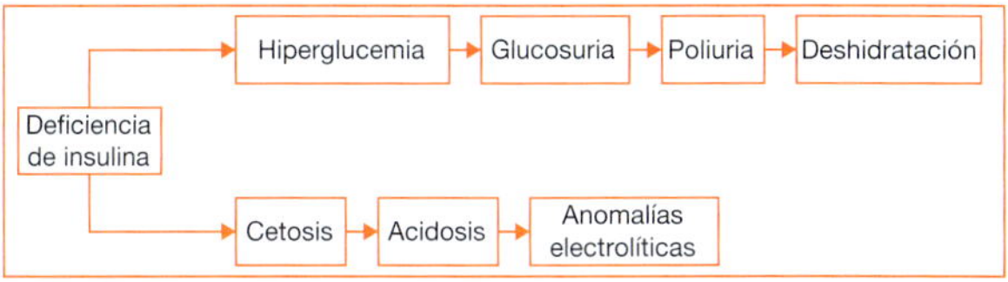

New M, Yau M, Lekarev O, et al. Congenital adrenal hyperplasia. En: De Groot LJ, Chrousos G, Dungan K, et al, eds. *Endotext* [Internet]. MDText.com, Inc; 2000–2019.

Diagnóstico

- Glucosa > 200 mg/dL.
- Cetonas moderadas-altas en orina, betahidroxibutirato en sangre.
- pH < 7.3 o bicarbonato < 15 mmol/L.
  - Tendrá una brecha aniónica elevada: $[Na^+] - ([Cl^-] + [HCO_3^-])$; normal: 6-12 mEq/L.

Manifestaciones clínicas

- Deshidratación: sequedad de las mucosas, taquicardia.
- Aliento dulzón debido a las cetonas.
- Poliuria, polidipsia, polifagia.
- Dolor abdominal y vómitos.
- Respiración anómala (respiración de Kussmaul, compensación respiratoria de la acidosis metabólica).
- AEM, letargia.

Anomalías electrolíticas

- Hipernatremia secundaria a deshidratación.
  - A menudo $\downarrow$ en la presentación como seudohiponatremia secundaria a hiperosmolaridad.
  - Sodio corregido: Na = sodio sérico + [0.016 × (glucosa sérica − 100)].
- Hipocalemia e hipofosfatemia.
  - Las reservas de todo el cuerpo se agotan debido a la diuresis osmótica y los vómitos.
  - Los análisis de suero muestran concentraciones normales-altas $\rightarrow$ K^+ y PO_4^- salen de las células con acidosis y deficiencia de insulina. Puede descender rápidamente una vez iniciado el Tx con insulina, por lo que debe vigilarse estrechamente.

Tratamiento

Principios: tratar la deshidratación, la deficiencia de insulina y las anomalías electrolíticas.

- Primero los líquidos (como el ABC de la circulación).
  - Empezar con un bolo de 10 a 20 mL/kg (**no utilizar líquidos hipotónicos**: riesgo de edema cerebral). El objetivo es una rehidratación lenta para evitar cambios rápidos de glucosa y electrólitos. Evitar los bolos excesivos.

- Después: líquidos i.v. continuos a 1.5-2× (para rehidratar y evitar la deshidratación).
- Usar el sistema de 2 bolsas de líquidos: una con D10 y otra sin dextrosa.
  - ↑ líquidos que contengan dextrosa una vez que la glucemia sea < 250-300 y ↓ líquidos sin dextrosa.
  - Mantener la tasa total a 1.5-2×.
- Realizar ECG y colocar monitor cardíaco: buscar ondas T anómalas con valores de K^+ anormales.
  - Controlar el potasio cada 4 h y restituirlo si es anómalo y desciende o si ya es bajo.
- Infusión de insulina: insulina regular (0.1 U/kg/h); se inicia 1 h después del bolo inicial de SSN.
  - Objetivo: ↓ glucosa a una tasa de 50 a 100 mg/dL por hora.
  - Vigilancia frecuente de la glucosa (cada ~1 h), potasio, sodio y brecha aniónica (cada ~4 h).
- Transición a insulina s.c. cuando la cetoacidosis esté mejorando y el paciente esté alerta y sea capaz de tolerar la v.o.
  - Administrar un bolo de insulina al menos 20 min antes de desconectar el goteo de insulina y administrar insulina de acción prolongada.
  - Puede iniciarse la insulina de acción prolongada ~2 h antes de interrumpir el goteo si no hay bolo previsto.

Complicaciones
- Edema cerebral:
  - Signos/sxs: cefalea, incontinencia, AEM, emesis, hipertensión, bradicardia, respiraciones irregulares.
  - Factores de riesgo: edad < 3 años, acidosis grave (pH < 7.1, bicarbonato < 5), deshidratación grave (BUN elevado), hiperosmolaridad grave (Na corregido > 155, glucosa > 1000), mayor duración de la enfermedad, diabetes de reciente aparición.
  - Tx: manitol 0.5-1 g/kg i.v. durante 20 min o solución salina hipertónica (SSN al 3%) 5 a 10 mL/kg durante 30 min.
- Compromiso respiratorio: insuficiencia respiratoria poco frecuente.
- Anomalías electrolíticas:
  - Arritmias cardíacas.
  - La corrección rápida tiene riesgo de desplazamiento de líquidos del SNC.

HIPOGLUCEMIA

Definición clínica
- En los adultos y niños mayores, se diagnostica hipoglucemia cuando la concentración de glucosa en sangre es lo suficientemente baja como para causar los sxs de la tríada de Whipple (sxs o signos de hipoglucemia, confirmación de concentración de glucosa en sangre baja; los sxs desaparecen al restablecerse los valores normales).
- Los neonatos y niños pequeños que no pueden expresar los sxs pueden presentar letargia, irritabilidad, alimentación deficiente, convulsiones, hipotonía, sudoración, hipotermia y dificultad respiratoria.
- Concentraciones: utilización cerebral limitada de la glucosa a < 55 a 65 mg/dL, función cognitiva alterada a < 50 mg/dL; objetivo de mantener la glucemia > 70 antes de las comidas.

Protección frente a la hipoglucemia
- Supresión de la secreción de insulina cuando la glucemia desciende por debajo de 85 mg/dL.
- La secreción de glucagón y el ↑ liberación de adrenalina comienzan cuando la glucemia es de 65 a 70 mg/dL → causa la liberación de glucosa del glucógeno hepático y luego la gluconeogénesis.
- Con ayunos más prolongados y supresión de insulina, se produce la cetogénesis (el betahidroxibutirato [BOHB] es el cetoácido predominante y el que se mide en los análisis de plasma; el otro es el acetoacetato).
- En los neonatos, las concentraciones de glucosa en sangre ↓ más rápidamente y la cetogénesis se produce antes debido a las ↑ necesidades energéticas de sus cerebros relativamente más grandes.

Diagnóstico diferencial
- La hipoglucemia puede ser transitoria y normal en los primeros 2 o 3 días de vida.
  - Factores de riesgo: prematurez, estrés perinatal, diabetes materna, sepsis, PEG, PEGL, policitemia.
  - Recomendar esperar a evaluar otras causas de hipoglucemia hasta > 48 h de vida.
- Incluyen: hiperinsulinismo congénito, Sx genéticos (Beckwith-Wiedemann, Turner, Kabuki), deficiencias hormonales (insuficiencia suprarrenal, déficit de GH, panhipopituitarismo), enfermedades de almacenamiento de glucógeno, trastornos de oxidación de ácidos grasos (defectos en la oxidación de ácidos grasos y producción de cetonas), insuficiencia hepática.
- Hiperinsulinismo: desregulación de la secreción de insulina; puede ser congénito, por ingesta de tóxicos (sulfonilureas) o inducido por estrés (asociado a estrés perinatal).
- Insulinoma: tumores productores de insulina.

Estudios para la hipoglucemia persistente

- Las pruebas de laboratorio deben obtenerse después del ayuno para provocar una concentración de glucosa en sangre < 50 mg/dL.
  - Laboratorio: confirmación de glucosa; otros análisis críticos pueden incluir BOHB, ácidos grasos libres, insulina, péptido C, lactato, amoníaco, carnitina libre y total y perfil de acilcarnitina (para evaluar el trastorno de oxidación de ácidos grasos, también conocido como *dificultad para producir cetonas*), cortisol, GH. Elegir los estudios en función de la presentación y el diagnóstico más probable.
  - También se puede interrumpir el ayuno antes si el BOHB es > 2.5 mmol/L o hay signos o sxs de angustia.
  - Para evaluar el hiperinsulinismo, debe realizarse una prueba de estimulación con glucagón al final del ayuno (administrar 1 mg de glucagón i.v./s.c./i.m. y realizar mediciones de glucemia cada 10 min durante 30 min).
    - Un aumento de la glucemia > 30 mg/dL es diagnóstico de hiperinsulinismo.

Tratamientos

- Hipoglucemia aguda:
  - D10: 2 mL/kg i.v.
  - Glucagón: 1 mg i.v./i.m.
  - Perfusión de dextrosa: el objetivo es mantener la velocidad de infusión de glucosa (VIG) para conservar la glucemia > 70 mg/dL.
    - VIG = (%dextrosa × flujo en mL/h)/(6 × peso en kg).
- Hipoglucemia crónica:
  - Infusión de dextrosa i.v. o enteral.
  - Medicamentos para el hiperinsulinismo congénito: diazóxido, infusión continua de glucagón, octreotida (aplazada hasta después de la lactancia debido al riesgo de enterocolitis necrosante en la lactancia).
  - Tratar la causa subyacente de la hipoglucemia.

TRASTORNOS LIPÍDICOS

- Cribado (colesterol total, LDL, HDL, no HDL, TG) recomendado por NHANES y AAP una vez a los 9 a 11 años (antes de la pubertad) y de nuevo a los 17 a 21 años para identificar hiperlipidemia familiar; el USPSTF no lo recomienda citando datos insuficientes.
  - Hiperlipidemia familiar: LDL elevada desde el nacimiento debido en general a una mutación del gen receptor de LDL.
    - Secuelas: xantomas, coronariopatía precoz.
- Si las concentraciones de lípidos son elevadas → asesoramiento sobre estilo de vida y evaluación de causas secundarias (DM, SOP, nefropatía, alcohol, hepatopatía, enfermedad de almacenamiento metabólico, medicación).
- Considerar la derivación a un especialista en lípidos si la elevación de las concentraciones de lípidos se mantiene durante más de 6 meses de modificaciones del estilo de vida o si la concentración de LDL es > 170.

LÍQUIDOS DE MANTENIMIENTO

Líquidos de mantenimiento y cálculos (*Pediatrics*. 2018;142(6):e20183083)

- Las necesidades de líquidos para el mantenimiento en estado basal son determinadas por la tasa basal metabólica y la cantidad de líquido necesaria para disipar el calor a través de las vías respiratorias y la piel.
- La fórmula de Holliday-Segar iguala las kcal con los mL (1:1) de líquido necesarios para la disipación.
  Peso (kg)kcal/h o cm^3/h (1:1)

0-10 kg	4 cm^3/kg/h
11-20 kg	40 cm^3 + 2 cm^3/kg/h (por cada kg > 10 kg)
> 20 kg	60 cm^3 + 1 cm^3/kg/h (por cada kg > 20 kg) o peso + 40 cm^3/h

(*Pediatrics*. 1957;19:823)

Composición de las soluciones i.v.

Líquido	$[Na^+]$	$[Cl^-]$	$[K^+]$	$[Ca^{2+}]$	[Lactato$^-$]	$[Mg^{2+}]$	Amortiguador
SSN (NaCl al 0.9%)	154	154	–	–	–	–	–
½SSN (NaCl al 0.45%)	77	77	–	–	–	–	–
¼SSN (NaCl al 0.2%)	34	34	–	–	–	–	–
Ringer lactato	130	109	4	3	28	–	–
PlasmaLyte®	140	98	5	–	–	1.5	27 acetato, 23 gluconato

(*Nelson Textbook of Pediatrics*. 21st ed. 2020:426–428)

- Prever un aumento de las pérdidas en caso de fiebre (10% por cada 1 °C > 37 °C).
- Los niños hospitalizados a menudo se encuentran en un estado de estrés que conduce a un exceso de secreción de ADH que estimula la retención de agua (*Nat Clin Pract Nephrol*. 2007;3:376).
- Los niños de 28 días a 18 años (sin trastornos neuroquirúrgicos, cardiopatía congénita o adquirida, hepatopatías, nefropatías, cáncer, diabetes insípida, diarrea acuosa abundante o quemaduras graves) deben recibir líquido isotónico (SSN, PlasmaLyte®, Ringer lactato) con KCl y dextrosa adecuados debido a un riesgo significativamente reducido de hiponatremia. Los pacientes con infecciones, enfermedad pulmonar o del SNC o postoperados tienen ↑ riesgo debido a ↑ ADH (*Pediatrics*. 2014;133:105).
- La D5 aporta 17 calorías/10 mL y ~20% de las necesidades calóricas diarias de los niños; previene la producción de cetonas y ayuda a limitar el catabolismo proteínico (*Nelson Textbook of Pediatrics*. 21st ed. 2020:426).

HIPOVOLEMIA

- Definición = ↓ en el volumen i.v. debido a: *1*) ingesta insuficiente de líquidos; 2) aumento de las pérdidas insensibles (p. ej., sudoración con el ejercicio, fiebre, taquipnea/↑ dificultad respiratoria); *3*) pérdidas de líquidos por vómitos, diarrea, micción excesiva; *4*) desplazamientos de líquidos.

Causas más frecuentes (*Nelson Textbook of Pediatrics*. 21st ed. 2020:426)

Vómitos	Estenosis pilórica, obstrucción o íleo, invaginación intestinal, apendicitis, pancreatitis, colecistitis, pielonefritis
Ingesta oral deficiente	Faringitis, estomatitis, absceso periamigdalino
Pérdida excesiva de líquido de la piel	Quemaduras, Stevens-Johnson, necrólisis tóxica
Pérdidas urinarias excesivas	Diabetes insípida, CAD (puede tener vómitos concomitantes)
Tercer espacio	Síndromes nefróticos, quemaduras, pancreatitis, sepsis, etc.
Hemorragias	Hemorragias digestivas, traumatismos

Evaluación clínica *(Pediatr Rev. 2015;36:274–285)*

Signos clínicos	Deshidratación leve (3%-5% de pérdida de volumen corporal)	Deshidratación moderada (6%-9% de pérdida de volumen corporal)	Deshidratación grave (≥ 10% de pérdida de volumen corporal)
Signos vitales: **Frecuencia cardíaca** **Presión arterial** **Respiración**	Normal Normal Normal	↑ Normal a ↓ Profunda, puede ser ↑	↑↑↑ ↓ Profunda y ↑ o ↓ a ausente
Sistémicos: **Conducta** **Diuresis**	↑ sed ↓	Irritable <1 mL/kg/h	Letárgico Oligúrico/anúrico
Otorrino: **Mucosas** **Fontanela anterior**	Pegajosas Normal	Secas Hundida	Secas Marcadamente hundida
Piel/extremidades: **Temperatura de la piel** **Turgencia cutánea** **Llenado capilar**	Normal Normal Normal	Fría Reducida Retraso leve	Fría, moteada Tienda de campaña Retraso considerable

- El [Na] sérico afecta las manifestaciones clínicas de la deshidratación, como la turgencia de la piel y las mucosas. Los hallazgos de la exploración pueden subestimar el % de deshidratación en caso de hipernatremia (añadir 3%-5%) y sobreestimarla en caso de hiponatremia.

Estudios diagnósticos *(Pediatr Rev. 2015;36:274–285)*

- Los electrólitos y el equilibrio ácido-base suelen ser normales en la deshidratación leve.
- Comprobar el bicarbonato sérico (< 17 mEq/L ayuda a diferenciar la deshidratación moderada-grave de la leve), BUN, electrólitos, Na en orina (< 20 mEq/L si la respuesta renal es adecuada), osmolalidad y densidad relativa de la orina (deben ser elevadas), FE_{Na} (< 1% si hay lesión renal aguda prerrenal), FE_{urea} (para niños con diuréticos, < 35% es compatible con enfermedad prerrenal).

Tratamiento *(Pediatr Rev. 2015;36:274–285; Pediatr Rev. 2023;44:349)*

- **Deshidratación isonatrémica leve/mod:** rehidratación oral con PediaLyte®: 50-100 mL/kg durante 2-4 h para reponer el déficit. Reemplazar también las pérdidas en curso con 1 mL por cada mL (heces, orina, emesis) o estimar 10 mL/kg por cada deposición acuosa y 2 mL/kg por emesis.
- **Deshidratación isonatrémica mod-grave:** déficit + mantenimiento i.v. en función del déficit de volumen en 24 h (D5 en ½SSN + 40 mEq/L de KCl).
- **Deshidratación hiponatrémica:** bolos de 20 mL/kg de SSN para restaurar el volumen i.v., luego el déficit restante + mantenimiento vía i.v. con base en el déficit de Na con una corrección de Na objetivo que no exceda de 12 a 15 mEq/L en 24 h (típicamente D5 en ½SSN + 40 mEq/L de KCl)
- **Deshidratación hipernatrémica:** bolos de 20 mL/kg de SSN para restaurar el volumen i.v., luego 4 mL/kg de agua libre por cada 1 mEq Na > 145 **o** 3 mL/kg por cada 1 mEq > 145 si Na > 170mEq/L con objetivo de corrección de Na no superior a 0.5 mEq/L/h en 48 h con vigilancia de Na cada 4-6 h (D5 en ¼SSN + 20-40 mEq/L de KCl).
- **Clínicamente inestable** (hipotenso, taquicárdico, etc.): repetir bolos de 20 mL/kg de SSN hasta que se estabilice; considerar presores en caso de choque si se administran 60 mL/kg sin mejoría.

HIPONATREMIA

(Pediatr Rev. 2013;34:417; Pediatr Rev. 2023;44:349)

- Definida de forma variable como Na < 135 o Na < 130.

Manifestaciones clínicas

- **Inespecíficas:** ansiedad, agitación, náuseas y vómitos, cefalea, letargia, ataxia, desorientación, convulsiones, coma (debido a edema cerebral), muerte.
- Sxs más probables si aumento de [Na] es rápido (frente a concentración de [Na]). Asintomático hasta que [Na] < 125.

Estudios

- *1*) evaluar si es aguda o crónica (> 48 h); 2) evaluar el estado neurológico; *3*) comprobar QS, Osm plasmática, Osm en orina, Na en orina; puede analizar lípidos y proteínas (descartar seudohiponatremia).

Estado hídrico

- **Hipovolémico:** pérdida neta de Na > pérdida neta de agua libre.
  - La pérdida de volumen i.v. estimula la síntesis de ADH → retención renal de agua.
- **Euvolémico:** poca pérdida de Na con ganancia de agua libre.
- **Hipervolémico:** mayor ganancia de agua libre respecto al Na con balance neto positivo de ambos.
  - A menudo, disminución del volumen sanguíneo *efectivo* debido a la pérdida de líquido en el tercer espacio, vasodilatación o gasto cardíaco deficiente → producción de **ADH** y **aldosterona**.
- ***Véase* el algoritmo para la hiponatremia a continuación.**

Tratamiento

- **Hipovolémico:** reposición de líquidos isotónicos.
  - Solución salina al 3% (3-5 mL/kg) ×1 si se acompaña de síntomas neurológicos, convulsiones o coma, y evaluar la respuesta (vigilar Na cada 2 h).
- **Euvolémico:** restricción de agua.
- **Hipervolémico:** restricción de agua + Na.
  - *Diuréticos de asa* para aumentar la excreción de agua a fin de lograr una respuesta más rápida.
  - Los *antagonistas de la vasopresina* (vaptanos) bloquean la acción de la ADH → diuresis hídrica, útiles en pacientes con insuficiencia cardíaca o cirrosis, pero con experiencia limitada en pediatría (*Nelson Textbook of Pediatrics*. 21st ed. 2020:389–425).
    - Usar con precaución/en dosis más bajas debido al mayor riesgo de sobrecorrección (doi:10.1111/ijcp.13939).
- La **tasa de corrección de Na** en caso de hipo-Na crónica no debe exceder los 10 a 12 mEq/L cada 24 h para evitar la desmielinización osmótica.

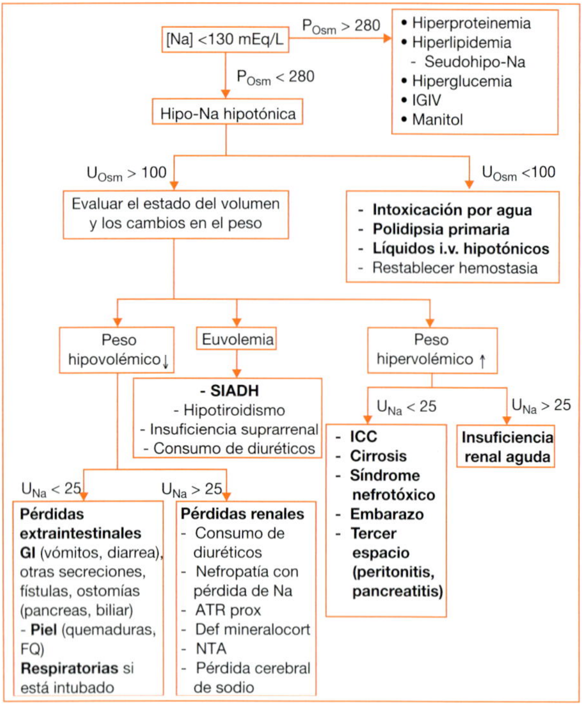

HIPERNATREMIA

(*Pediatr Rev.* 2009;30:412; *Acta Paediatr.* 2022;111:505; *Pediatr Rev.* 2023;44:349)

- Definida como Na > 145.
- Deficiencia de agua corporal total en relación con el soluto corporal total. Causada por: *1*) pérdidas de H_2O (GI, insensibles o renales); 2) ingesta inadecuada de H_2O (alteración de la sed o falta de acceso); o *3*) ingesta excesiva de Na (oral, parenteral o exceso de mineralocorticoides).
- La hipertonicidad hace que el agua se desplace fuera de las células, lo que produce una contracción del volumen de líquido intracelular.

Manifestaciones clínicas

- **Inespecíficas:** irritabilidad, agitación, hiperpnea, debilidad muscular, llanto agudo (lactantes), insomnio, letargia, sensorio deprimido, coma (*NEJM.* 2000:342:1493).
- Exploración: aumento del tono en las extremidades con reflejos enérgicos, turgencia cutánea «pastosa», disminución del llenado capilar, rigidez nucal, mioclonía, asterixis, corea, convulsiones.

Estudios

- Determinar si es aguda frente a crónica (> 48 h), estado de volumen (CV, ortostatismo, turgencia cutánea).
- Electrólitos, Osm en suero, Osm en orina (función de la secreción de ADH), Na en orina.

Causas

Pérdida extrarrenal de H_2O: $Osm_{urinaria}$ > 800

- **Pérdida GI de H_2O:** diarrea (la más frecuente), vómitos, drenaje de SNG, fístula.
- **Pérdidas insensibles:** fiebre, ejercicio, hiperventilación, quemaduras.

Pérdida renal de H_2O (*Best Pract Res Clin Endocrinol Metab.* 2016;30:189)

- **Diuresis:** osmótica (glucosa, manitol, urea), diuréticos de asa.
- **Diabetes insípida:** $Osm_{urinaria}$ < 300 mOsm/kg/H_2O ← deficiencia de ADH (central) o resistencia (nefrogénica).
  - **Central:** traumatismo craneoencefálico, lesiones con efecto de masa, infecciones → responden a DDAVP.
  - **Nefrógena:** disfunción renal, hipercalcemia, hipocalemia grave, **fármacos** (litio, anfotericina, foscarnet, demeclociclina), hereditarios (mutación del receptor de vasopresina V2 o del gen de la acuaporina 2) → DDAVP no afectará la $Osm_{urinaria}$.

Otros: $Osm_{urinaria}$ > 800

- **Sobrecarga de Na:** solución salina hipertónica, infusión de bicarbonato sódico, lactantes mal amamantados o leche mal mezclada, exceso de mineralocorticoides.

Tratamiento

- **Restablecer el acceso al H_2O.**
- **Reponer el déficit de H_2O libre** (y el déficit de volumen si procede): bolo(s) isotónico(s) para restablecer la euvolemia.
- *H_2O libre (mL) = 4 mL × peso corporal real (kg) × cambio deseado en el Na sérico (mEq/L).*
- **Proporcionar líquidos de mantenimiento para igualar las pérdidas en curso.**
- **La tasa de reducción de Na no debe exceder 1 mEq/L/h y 10-12 mEq/L/24 h para evitar el edema cerebral. Reponer el déficit en un período de 48 h.**
- **Controlar el Na sérico cada 2 a 4 h en las primeras 24 a 48 h.**

HIPOCALEMIA

(*Pediatr Rev.* 2008;29:e50–e51; *Acta Paediatr.* 2016;105:762; *Pediatr Rev.* 2023;44:349)

Definida como K < 3.5.

Etiología

- Disminución prolongada de la ingesta: poco frecuente, p. ej., anorexia nerviosa, generalmente debe coexistir con pérdida para dar lugar a hipo-K.
- Pérdidas extrarrenales: GI, sudoración excesiva.
- Pérdidas renales: aumento de la excreción urinaria de K debido a medicamentos (diuréticos, ciertos Abx, corticoides), nefropatía intrínseca (p. ej., síndromes de Bartter/Gitelman (↑ renina, ↑ aldo), ATR I o II), estados de hipercalemia.
- Cambios transcelulares: alcalosis aguda, medicamentos (p. ej., albuterol, insulina).

Manifestaciones clínicas
- Leve: debilidad, calambres musculares.
- Grave (K < 2.5): parálisis de las extremidades, posteriormente parálisis diafragmática, rabdo.
- Otros: estreñimiento, íleo, retención urinaria, arritmias, necrosis celular miocárdica.

Estudios
- K, Ca, Mg, fosfato en suero; K y Cr en orina (K/Cr en orina > 15 mEq/g; Cr sugiere pérdida renal).
- Evaluar HTA inesperada y ECG para evaluar ondas T aplanadas, segmentos ST deprimidos, ondas U prominentes; fibrilación ventricular o *torsades* pueden presentarse en pacientes con cardiopatía subyacente.

Tratamiento
- Mayoría de los casos: suplementación oral mediante alimentos ricos en K o preparados de K; corregir la hipo-Mg.
- Casos graves: 0.5-1.0 mEq/L/kg (máx. 40 mEq) de KCl i.v. durante 1 h.
- Acidosis: suplementación con acetato de potasio o sales de citrato.

HIPERCALEMIA

(*J Pediatr Health Care*. 2013;27:486; *Pediatr Rev*. 2023;44:349)

- Se define como K > 5.5 en niños y > 6 en recién nacidos.

Etiología
- **Desplazamiento extracelular:** acidemia, rabdo, quemaduras graves, Sx de lisis tumoral (SLT), deficiencia de insulina, fármacos, parálisis periódica hipercalémica.
- **Ingesta excesiva** (infrecuente si la excreción renal de K es normal): transfusiones de sangre, APT, líquidos con alto contenido en K.
- **Disminución de la excreción renal:** insuficiencia renal o ERC (más frecuente), insuficiencia suprarrenal, fármacos (IECA, ARA, AINE, antimicóticos, diuréticos ahorradores de K, trimetoprima, pentamidina), anemia falciforme, contracción grave del volumen (necesidad de aporte de Na del túbulo distal para secretar K), trastornos genéticos, ATR IV, deficiencia o resistencia a la aldosterona.

Manifestaciones clínicas (cuando son graves, > 7)
- **Sxs:** palpitaciones, letargia, debilidad, confusión.
- **Signos:** bradicardia, hipotonicidad, parálisis.

Estudios
- Descartar seudohipercalemia (muestra hemolizada, Leuco > 50 000-100 000, trombocitosis grave con plq > 1 000 000) repitiendo la extracción de sangre con muestra heparinizada.
- **Pruebas:** repetir QS, Ca, Mg, glucemia, evaluar la diuresis, gasometría (si sospecha acidosis, para descartar ATR), CK (rabdo), cortisol matutino (insuficiencia suprarrenal).
  - **Cambios en el ECG (escasa sens):** ondas T en pico → ↑ PR, ↑ ondas P → ↑ QRS, bloqueos AV/BR→ fibrilación ventricular/actividad eléctrica sin pulso (AESP).
  - Toxicidad cardíaca potenciada por hipocalcemia, hiponatremia, acidosis metabólica.

Tratamiento
- **Si hay cambios en el ECG → estabilizar el miocardio** → 0.5 mL/kg de gluconato cálcico al 10% durante 5 a 10 min. Repetir a los 5 min si persisten los cambios en el ECG; el efecto dura 30 a 60 min.
- **Introducción intracelular de K (transitoria):**
  - **Insulina i.v.:** 0.1 U/kg (máx. 10 U) con dextrosa (D10 a 0.5 mL/kg para < 5 años o D25 a 2 mL/kg para > 5 años) durante 30 min (efecto en 20 min, dura ~4 h).
  - Agonistas β_2: nebulizaciones de albuterol (neonatos: 0.4 mg; niños < 25 kg: 2.5 mg; niños de 25-50 kg: 5 mg; niños > 50 kg: 10-20 mg) (efecto en 5 min, dura 1-4 h).
  - **Bicarbonato de Na** (si es acidótico): 1 mEq/kg (máx. 50 mEq) durante 10 a 15 min (eficacia controvertida).
- **Excreción de K (↓ K corporal total):**
  - **Diuréticos de asa:** furosemida 1 mg/kg i.v. (↑ excreción urinaria).
  - **Resinas de intercambio catiónico (Kayexalate®):** 1 g/kg (máx. 30 g, fija el K en el intestino), riesgo de anomalías electrolíticas, especialmente en neonatos, y necrosis intestinal (no utilizar si el intestino está obstruido).
  - **Diálisis:** cuando fracasan los métodos conservadores o hiper-K grave (> 7).
- **Suspender los fármacos causales/nefrotóxicos** (p. ej., IECA, diuréticos ahorradores de K, AINE).
- **Dieta baja en K:** evitar muchas frutas frescas y secas, frutos secos, semillas, sustitutos de la sal, papas (patatas).

HIPOCALCEMIA

(*Pediatr Rev*. 2009;30:190)

- Definida como Ca < 8.4 o iCa^{2+} < 4.15.

Causas de la hipocalcemia aguda por edad	
Neonatal precoz (< 5 días)	Estrés secundario a asfixia, sepsis; madre diabética
Neonatal de aparición tardía (> 5 días)	Inmadurez de la glándula paratiroides, genética (ausencia de glándula paratiroides, mutaciones del CaSR, respuesta anómala a la PTH), dieta rica en fosfato, hiper-PTH materna, déficit de vitamina D
Bebés y niños	Sepsis, cirugía cardíaca, rabdo, pancreatitis, hepatitis, SLT

Causas de la hipocalcemia		
Categoría	**Laboratorios**	**Etiología**
Hipoparatiroidismo	↓ PTH	Hipo-Mg, cirugía, autoinmunitaria, infiltrativa, genética (p. ej., DiGeorge, receptor sensor de Ca)
Seudohipoparatiroidismo	↑ PTH	Hipo-Mg, defecto en el gen GNAS (osteodistrofia hereditaria de Albright)
Carencia o resistencia de Vit D	↓PO_4, ↑ALP, ↑PTH	Carencia nutricional/luz solar (p. ej., lactantes amamantados), malabsorción de grasas, hepatopatía, ERC, genética
Insuficiencia renal	↓1,25-$(OH)_2$D ↑PO_4, ↑PTH	Congénita, enfermedad glomerular (p. ej., GEFS), SUH, genética (p. ej., Alport)
Quelación	Variable	Pancreatitis, rabdo precoz, SLT, exceso de citrato (tras transfusiones de sangre)

(*BMJ*. 2014;346:f2213; *Seldin and Giebisch's The Kidney*. 5th ed. 2013:2273)

Manifestaciones clínicas (*Pediatr Rev*. 2009;30:190)

- Parestesias, calambres musculares y tetania, Chvostek (+) (punción del nervio facial → contracción de la comisura ipsilateral de la boca), Trousseau (+) (insuflación del manguito de presión arterial → espasmo carpiano), convulsiones.
- Neonatos: apnea, taquicardia, letargia, mala alimentación, vómitos, distensión abdominal.
- Crónica: síntomas neuropsiquiátricos, cataratas, ↑ PIC.
- Raquitismo: rodilla en varo o valgo, «rosario raquítico», protuberancia frontal.
- ECG: ↑ QT (*torsades*), ↑ QRS, ondas T aplanadas.

Estudios

- Laboratorio: Ca, albúmina, iCa, fosfato, Cr sérica, ALP, PTH, PFH, metabolitos de Vit D, Mg, Ca en orina, Mg en orina, fosfato en orina, Cr en orina.
- ECG.

Tratamiento (*BMJ*. 2008;336:1290)

- Ptes sintomáticos: gluconato de Ca al 10%, 2 mL/kg, o CaCl al 10%, 0.7 mL/kg.
- Ptes asintomáticos: Ca oral; ergocalciferol (Vit D_2) o colecalciferol (Vit D_3) si carencia de Vit D.
- PTH deficiente o no funcional: calcitriol (metabolito activo de Vit D), considerar tiazida. Objetivo de Ca bajo-normal para evitar hipercalciuria y nefrocalcinosis.
- Corregir la hipo-Mg (< 1.0 mg/dL) si la hay.

HIPERCALCEMIA

(*Pediatr Nephrol*. 2017;33:1475; *BMJ*. 2015;350:h2723)

- Definida como Ca > 10.5 o iCa > 5.25.
- Causas: *1)* ↑ resorción ósea, *2)* ↑ absorción GI o *3)* ↓ excreción renal.

Categoría	Etiología
Mediada por paratiroides	**1°** (adenoma, hiperplasia, carcinoma): no familiar o familiar (p. ej., síndromes MEN)
	3° (hiperplasia o adenoma en ERC)
Neoplasia	PTHrP, exceso de producción de 1,25$(OH)_2$D (linfoma), osteólisis local, citocinas

(*continúa*)

Relacionados con Vit D	Granulomas (sarcoide, tuberculosis, histo, EII), hipercalcemia infantil, intoxicación por Vit D, síndrome de Williams
Trastornos endocrinos	Tirotoxicosis, insuficiencia suprarrenal, feocromocitoma
Fármacos	Tiazida, litio, alcalinos de la leche (Ca y antiácidos), Vit A, APT
Varios	Inmovilización, fracturas

(*BMJ*. 2015;350:h2723).

Manifestaciones clínicas

- **Renales:** cálculos (nefrolitiasis), poliuria, polidipsia.
- **Musculoesqueléticas:** dolor óseo, osteopenia, fracturas, debilidad muscular proximal.
- **Neuro:** cansancio, falta de concentración, depresión.
- **GI:** anorexia, N/V, estreñimiento, dolor abdominal, pancreatitis.
- **Cardíacas:** bradicardia, HTA.
  - ECG: ↓ QT, ↑ PR, ↑ QRS, BR, bradicardia, arritmias, ondas T altas.

Estudios

- Laboratorio: Ca, albúmina, iCa, fosfato, BUN y SCr, ALP, PFH, PTH, Vit D, Mg.
  - Considerar: TSH, PTHrP, Ca y Mg en orina de 24 h.
- ECG; considerar Eco renal y Uro si hay preocupación por nefrolitiasis.

Tratamiento

- Ptes asintomáticos: líquidos i.v., movilización, tratar causar subyacente.
- Grave o sintomática: 1.ª línea: líquidos i.v. intensivos ± furosemida (sin pruebas claras de eficacia) ± calcitonina (*véase* tabla siguiente).

Opciones terapéuticas para la hiper-Ca grave		
Tratamiento	**Inicio**	**Comentarios**
Líquidos i.v. (SSN al 0.9%)	Horas	Disminuye la reabsorción de Ca a través de la expansión de volumen A 1.5× de mantenimiento
Diuréticos de asa	Horas	Bloquea la reabsorción de Na y la reabsorción paracelular de Ca Furosemida 1 mg/kg/dosis cada 6-8 h i.v.
Calcitonina	Horas	3-6 U/kg/dosis cada 6-12 h s.c. Inhibe la resorción ósea osteoclástica, disminuye la reabsorción renal de Ca. Taquifilaxia en 24-48 h
Bisfosfonatos i.v.	Días	Pamidronato 0.5 mg/kg/dosis Ácido zoledrónico 0.025 mg/kg/dosis Ambos deben reducirse en un 50% si la función renal está deteriorada, puede repetirse a las 24-48 h Inhiben los osteoclastos. Riesgo de toxicidad renal
Diálisis	Inmediato	Para pacientes muy enfermos con insuficiencia renal o cardíaca, hiper-Ca resistente; requiere catéter para HD
Corticoides	Días	Disminuye la síntesis de calcitriol Útil en enfermedades granulomatosas, tumores productores de 1,25(OH)2-Vit D
Cinacalcet	Días	Reduce la concentración de Ca disminuyendo la secreción de PTH a través de la modulación del CaSR Útil en el hiperparatiroidismo, para el hiper-Ca crónico
Inhibidores de RANKL	Días	Denosumab (mAb): alternativa a los bisfosfonatos tras el trasplante de médula ósea Inhibe los osteoclastos

ALTERACIONES DEL MAGNESIO

(*Nelson Textbook of Pediatrics*. 21st ed. 2020:400)

- Depende de la ingesta alimentaria, la absorción intestinal y la eliminación urinaria.

Hipomagnesemia (< 1.7 mg/dL)

- **Causas:** disminución de la ingesta/absorción (realimentación, malabsorción, inmadurez intestinal neonatal), pérdidas GI (diarrea, esteatorrea, emesis, EII, pancreatitis, desnutrición, patirómero), trastornos renales (diuréticos de asa y tiazídicos, cisplatino, ciclosporina, gentamicina, tacrólimus, anfotericina B; diabetes, ERC, NTA, ATR, pérdida familiar de Mg como los

síndromes de Bartter y Gitelman, hiperaldosteronismo, hiper-Ca), misceláneos (síndrome del hueso hambriento, insulina, RCIU, madre diabética, exanguinotransfusiones).
- **Manifestaciones clínicas:** sxs cuando Mg < 0.7 mg/dL. En gran parte debido a hipo-Ca secundaria (tetania, hiperreflexia, temblores, convulsiones, debilidad muscular, depresión, delírium, arritmias cardíacas).
- **Estudios:** anamnesis + QS, fosfato, Vit D, Mg en orina y Cr en orina para calcular FE_{Mg}; considerar ECG.
- **Tratamiento:**
  - **Leve, asintomática:** Mg oral 20-80 mEq/día en dosis divididas. El MgCl y el lactato de Mg se absorben mejor que el MgOx (puede causar diarrea).
  - **Grave:** infusión lenta de sulfato de Mg i.v. 25-50 mg/kg (máx. 2 g) cada 6 a 12 h × 2-3 dosis. Valores seriados de Mg/dosis más bajas en pacientes con función renal comprometida.
  - Tratar las anomalías electrolíticas concurrentes (Ca, K, fosfato), Vit D.

Hipermagnesemia (≥ 2.5 mg/dL)
- **Causas:** ingesta excesiva (antiácidos, catárticos, laxantes, enemas, sales de Epsom, administración para la preeclampsia), ERC, ↑ absorción (EII, obstrucción, perforación GI).

Manifestaciones clínicas
- Mg > 4.5 mg/dL → **hipotensión**, N/V, rubor facial, retención urinaria, íleo, parálisis flácida, hipotonía, hiporreflexia, debilidad, bradicardia y arritmias, depresión respiratoria, coma.
- Mg > 15 mg/dL → bloqueo cardíaco completo, paro cardíaco.
- **Estudios:** anamnesis; QS, Mg, revisar lista de medicamentos (litio, antiácidos, laxantes), ECG (↑ PR, QRS, QT).

Tratamiento
  - **Leve, asintomática:** no necesita tratamiento si la función renal está intacta.
  - **Grave:** hidratación i.v. + furosemida; gluconato de Ca i.v. 1000 mg/kg si hay manifestaciones neurológicas o cardíacas graves; diálisis (o exanguinotransfusión en neonatos) en insuficiencia renal o casos resistentes.

ALTERACIONES DEL FÓSFORO

(*Nelson Textbook of Pediatrics*. 21st ed. 2020:403)

- Valores normales dependientes de la edad entre 3 y 5 mg/dL; rango más alto (4-6 mg/dL) en el período neonatal y la infancia.

Hipofosfatemia (< 1.5 mg/dL; < 4 mg/dL en los primeros 6 meses)
- **Causas:**
  - **Desplazamiento transcelular:** glucosa, insulina, realimentación, APT, alcalosis respiratoria, síndrome del hueso hambriento.
  - **Ingesta reducida:** lactantes prematuros alimentados con leche materna/fórmula, uso de antiácidos, aglutinantes de fósforo, diarrea crónica.
  - **Pérdidas renales:** hiperparatiroidismo, hipo-Mg, PTHrP, diuréticos, acidosis metabólica, líquidos i.v., raquitismo ligado al X, McCune-Albright, Fanconi, glucocorticoides.
  - **Multifactorial:** deficiencia de Vit D, alcoholismo, sepsis, diálisis.
    - **Manifestaciones clínicas** (cuando es grave < 1.0-1.5 mg/dL): rabdo, disfunción hemática (trombocitopenia, hemólisis, alteración de la fagocitosis), debilidad muscular proximal, Δ del SNC (temblor, parestesias, confusión, convulsiones), disfunción cardíaca, depresión respiratoria, raquitismo.
  - **Estudios:** anamnesis (nutrición, medicación, enfermedad familiar), QS, Ca, albúmina, Mg, PTH, fosfato en orina y Cr en orina para calcular $FE_{fosfato}$ (> 5% en estado de hipofosfatemia, comparar con atrofia renal), Vit D.
- **Tratamiento:**
  - **Leve:** no requiere tratamiento.
  - **Moderada/crónica:** riesgo de progresión a grave durante la realimentación.
    - Leche desnatada (15 mmol/480 mL), enema de solución salina (Fleet®) o fosfato oral (2-3 mmol/kg/d c/6 h), calcitriol (30-70 mg/kg por día).
  - **Grave:** 0.08-0.16 mmol/kg i.v. durante 6 h (contraindicado en insuf renal, hipo-Ca, hiper-Ca).

Hiperfosfatemia (> 6.5 para 1-5 años, > 6 para 5-13 años, > 4.5 para > 13 años)
- **Causas:**
  - **Disminución de la excreción:** insuf renal, hipoparatiroidismo, seudohipoparatiroidismo, acromegalia, hipertiroidismo.
  - **Desplazamientos transcelulares:** SLT, rabdo, hemólisis aguda, CAD, acidosis láctica.

- **Aumento de la ingesta:** enemas, laxantes, leche de vaca en lactantes, intoxicación por Vit D.
  - **Manifestaciones clínicas:** síntomas de hipo-Ca (parestesias, tetania, convulsiones, etc.), calcificación sistémica (sobre todo en la conjuntiva, con menos frecuencia hipoxia debida a calcificación pulmonar o insuficiencia renal por nefrocalcinosis).
- **Estudios:** QS, fosfato, albúmina, PTH, Vit D, ácido úrico, LDH, bilirrubina, Hb, CK.
- **Tratamiento:**
  - **Leve:** dieta baja en fosfatos.
  - **Moderada:** ↑ líquidos para favorecer la diuresis (si no hay deterioro de la función renal).
  - **Grave:** fosforilantes, diálisis en caso de ERC.

TRASTORNOS ÁCIDO-BÁSICOS

(*Pediatr Rev*. 2004;25:350; *Pediatr Rev*. 2016;37:361)

- La regulación ácido-base implica: *1*) amortiguadores intra- y extracelulares, *2*) control de la presión parcial de CO_2 a través de la FR, *3*) control del HCO_3 plasmático a través de la excreción renal.
- **Acidemia:** pH < 7.35; **acidosis**: proceso en el que aumenta el [H^+].
- **Alcalemia:** pH > 7.45; **alcalosis**: proceso en el que disminuye el [H^+].

Estudios

- Determinar el trastorno primario: comprobar pH, $PaCO_2$, HCO_3.
- **GSA** (método estándar) frente a **GSV** (ligero aumento de la PCO_2 y disminución del pH, la PO_2 es poco fiable; idealmente sangre venosa central) frente a **glucemia capilar** (PCO_2 y pH entre valores arteriales y venosos).

Trastornos primarios				
Trastorno primario	**Problema**	**pH**	**HCO_3**	**$PaCO_2$**
Acidosis met	Ganancia de H^+ o pérdida de HCO_3	↓	↓[a]	↓[b]
Alcalosis met	Ganancia de HCO_3 o pérdida de H^+	↑	↑[a]	↑[b]
Acidosis resp	Hipoventilación	↓	↑[b]	↑[a]
Alcalosis resp	Hiperventilación	↑	↓[b]	↓[a]

[a] Trastorno primario.
[b] Mecanismo compensatorio.

- Determinar si el grado de compensación es adecuado.

Compensación de los trastornos ácido-base		
Trastorno primario	**Compensación prevista**	**Duración**
Acidosis met*	$PaCO_2 = 1.5 \times [HCO_3] + 8 \pm 2$ mmHg	12-24 h
Alcalosis met	$PaCO_2 = 0.7 \times ([HCO_3] - 24) + 40 \pm 2$ mmHg	24-36 h
Acidosis resp aguda	↑ [HCO_3] por 1 por cada ↑ en $PaCO_2$ de 10 mmHg > 40 mmHg	Horas
Acidosis resp crónica	↑ [HCO_3] por 4-5 por cada ↑ en $PaCO_2$ de 10 mmHg > 40 mmHg	2-5 días
Alcalosis resp aguda	↓ [HCO_3] por 2 por cada ↓ en $PaCO_2$ de 10 mmHg < 40 mmHg	Horas
Alcalosis resp crónica	↓ [HCO_3] por 4-5 por cada ↓ en $PaCO_2$ de 10 mmHg < 40 mmHg	2-5 días

*La $PaCO_2$ no puede descender < 8-12 por muy grave que sea la acidosis (*NEJM*. 2014;371:1434).

Trastornos mixtos (*Nelson Textbook of Pediatrics*. 21st ed. 2020:420)

- Presencia de más de 1 alteración ácido-base primaria: si no hay compensación adecuada.
- El **pH puede ser normal** en procesos respiratorios crónicos.

ACIDOSIS METABÓLICA

(*Pediatr Rev*. 2004;25:350; *Pediatr Rev*. 2016;37:361)

- Se divide en acidosis metabólica con brecha aniónica (AMcBA) y acidosis metabólica sin brecha aniónica (AMsBA).
  - Fórmula: BA = [Na^+] – ([Cl^-] + [$HCO3_3^-$]); normal ~16 ± 4 mEq/L, aunque el intervalo de referencia varía según el laboratorio.
  - Corregir la hipoalbuminemia si está presente: BA ajustada = BA observada + (2.5 × [alb normal – alb observada]).

- **AMcBA:** ↑ producción o ingesta de ácidos orgánicos, errores innatos del metabolismo, ↓ de excreción renal de ácido por insuficiencia renal.
- **AMsBA:** pérdida de HCO_3 del sistema digestivo o urinario o incapacidad del riñón para secretar H^+.

Manifestaciones clínicas (*Pediatr Rev.* 2004;25:350)

Efectos adversos de la acidemia grave (pH sérico < 7.2)	
Aparato o sistema	**Efectos**
CV	↑ contractilidad, vasodilatación, ↑ RVP, ↑ riesgo de arritmias/fibrilación ventricular
Resp	Hiperventilación, ↓ respiración muscular, disnea
Met	RdC, demandas de ↑ met, resistencia a la insulina, ↓ ATP, hiper-K
Cerebral	Inhibición del metabolismo, obnubilación y coma

Estudios iniciales
- QS, Glu, análisis de orina, considerar GSV (evaluar acidosis).

Etiología (*NEJM.* 2014;371:1434; *Pediatr Rev.* 2016;37:361)
Los errores innatos del metabolismo pueden presentarse como AMcBA (cetonas, lactato, otros) o AMsBA.

Causas de la AMcBA		
Sobreproducción de ácido	Cetoacidosis	CAD, alcoholismo, inanición
	L-acidosis láctica	**Tipo A:** hipóxico (choque séptico o hipovolémico, isquemia mesentérica, hipoxemia, monóxido de carbono, cianuro) **Tipo B:** no hipóxico (convulsiones, medicamentos [p. ej., inh nucleosídicos de transcriptasa inversa, metformina, propofol, intoxicación con salicilatos])
	D-acidosis láctica	Síndrome del intestino corto
Subexcreción	Insuficiencia renal avanzada: acumulación de aniones orgánicos como fosfatos, sulfatos, urato, etc.	
Lisis celular	Rabdomiólisis masiva	
Ingestiones	Metanol, etilenglicol, salicilatos, paraldehído	

Causas de la AMsBA		
Pérdida de bicarbonato	GI	Diarrea (más frecuente), fístulas biliares o pancreáticas, aumento de vejiga mediante colon sigmoide
	Renales	ATR de tipo 2 (proximal), medicamentos (ifosfamida, tenofovir, topiramato, inhibidores de la anhidrasa carbónica)
↑ excreción renal de ácido	Acidosis urémica precoz	
	ATR de tipo 1	Por ejemplo, anfo, litio, Sjögren
	ATR de tipo 4	Hipoaldosteronismo, seudohipoaldosteronismo
Otros	Reanimación con solución salina, hiperalimentación	

Estudios para la AMsBA (*Clin J Am Soc Nephrol.* 2012;7:671)
- **Brecha aniónica urinaria** (BAU) = (U_{Na} +U_K) – U_{Cl}; medida sustitutiva de la excreción renal de NH_4^+; puede ayudar a diferenciar entre pérdidas GI y renales de HCO_3.
  - BAU positiva → excreción renal de NH_4^+ alterada (DxD: insuf renal, ATR distal, hipoaldo).
  - BAU negativa → excreción distal de NH_4^+ intacta (DxD: diarrea).
  - BAU no fiable cuando el $NH4^+$ se excreta con un anión distinto del Cl^- (p. ej., betahidroxibutirato o acetoacetato), deterioro de la excreción distal de Na^+ (U_{Na} < 25 mEq/L). No puede usarse en neonatos.
- **Brecha osmolal urinaria** (BOU) = U_{Osm} medida – U_{Osm} calculada; medida para evaluar los cambios en la concentración de NH_4^+ independientemente del anión acompañante.
  - U_{Osm} calculada = 2(Na + K) + urea/2.8 + glu/18.
  - BOU < 150 sugiere una excreción de NH_4^+ alterada; > 400 sugiere una compensación renal intacta.
  - Poco fiable en caso de infección por un microorganismo con ureasa (+) o si hay etanol, metanol o manitol en la orina.

Tratamiento
- Tratar el trastorno subyacente.
- **Si es grave (pH < 7.2):** el uso de bicarbonato i.v. es controvertido. Considerar infusión lenta en AMsBA para reponer las pérdidas excesivas de HCO_3^-.
- **Terapia de base oral** para la acidosis metabólica crónica (p. ej., soluciones de citrato).

ALCALOSIS METABÓLICA

- Pérdida neta de H^+ o ganancia de HCO_3; pH arterial > 7.44.

Etiología *(Pediatr Rev. 2004;25:350)*

- Puede dividirse entre sensible al Cl y resistente al Cl.
- Solo puede persistir si la excreción renal de HCO_3 está alterada (hipovolemia, ↓ volumen sanguíneo efectivo, pérdida de Cl, hipo-K, ↓ TFG ± ↑ aldo).
- Con ↓ volumen circulante efectivo, riñones ↑ Na, HCO_3 y absorción de Cl → ↓ Cl urinario.

Etiología de la alcalosis metabólica		
Tipo	**U_{Cl} (mEq/L)**	**Etiología**
Responde al Cl	$U_{Cl} < 10$	GI (vómitos, aspiración nasogástrica, diarrea con pérdida de Cl, abuso de laxantes); diuréticos; posthipercapnia; penicilina; FQ
No responde al Cl	$U_{Cl} > 25$	Trastornos suprarrenales (hiperaldosteronismo, Cushing); esteroides exógenos; ingesta de álcalis; alcalosis por realimentación; Bartter; Gitelman, Liddle

Manifestaciones clínicas *(Pediatr Rev. 2004;25:350; Emerg Med Clin North Am. 2014;32:453)*

Efectos adversos de la alcalemia grave (pH ≥ 7.55, HCO_3 > 40 mEq/L)	
Aparato o sistema	**Efectos**
CV	Vasoconstricción arteriolar, ↓ flujo sanguíneo coronario, ↑ riesgo de arritmias
Resp	Hipoventilación
Met	↓ K, iCa, Mg, PO_4
Cerebral	↑ flujo sanguíneo, tetania, convulsiones, delírium

- Los sxs a menudo se relacionan con la causa subyacente (pérdida de volumen) o hipo-K, hipo-Ca.

Estudios

- Comprobar el **estado de volumen** y el **U_{cl}**, ± renina y aldosterona, cortisol.

Tratamiento *(Pediatr Rev. 2011;32:241)*

- Corregir la pérdida de volumen, ↓ K^+ y ↓ Cl^- (en casos sensibles al Cl^-).
- Si la sobrecarga de volumen impide la hidratación, considerar la acetazolamida → ↑ excreción urinaria de HCO_3.

ACIDOSIS Y ALCALOSIS RESPIRATORIAS

- PCO_2 arterial fuera del intervalo normal (39-41 mmHg).

Etiología de la acidosis respiratoria aguda *(Pediatr Rev. 2004;25:350)*

- **Depresión aguda del SNC:** fármacos (benzo, opiáceos, barbitúricos, propofol); traumatismo craneoencefálico; ACV; infección del SNC.
- **Enfermedad neuromuscular aguda:** SGB, lesión medular, crisis miasténica, botulismo, intoxicación por organofosforados.
- **Enfermedad aguda de las vías respiratorias:** estado asmático, obstrucción de las vías respiratorias superiores, neumonía, SDRA.
- **Tromboembolia pulmonar masiva.**
- **Enf pleural o de la pared torácica aguda:** neumotórax, hemotórax, tórax inestable.

Etiología de la alcalosis respiratoria *(Pediatr Rev. 2004;25:350)*

- **Enfermedad pulmonar parenquimatosa:** taquipnea en contexto de neumonía, asma, fibrosis intersticial difusa, tromboembolia pulmonar, edema pulmonar.
- **Medicamentos:** salicilato, xantinas (p. ej., cafeína), nicotina, catecolaminas, analépticos.
- **Ventilación mecánica.**
- **Trastornos del SNC:** meningitis, encefalitis, traumatismo craneoencefálico, lesión con efecto de masa.
- **Trastornos de acidosis metabólica:** sepsis, hepatopatía.
- **Síndrome de hiperventilación:** ansiedad, pirexia.

Tratamiento *(Pediatr Rev. 2016;37:361)*

- **Acidosis respiratoria:** mejorar la eliminación de CO_2 y tratar la causa subyacente.
- El uso a corto plazo de presión positiva o ventilación mecánica puede mejorar la eliminación de CO_2 (*véase* sección «Administración de oxígeno y asistencia ventilatoria» en el capítulo sobre aspectos básicos de la UCI).
- **Alcalosis respiratoria:** tratar la causa subyacente.
- El síndrome de hiperventilación aguda suele responder a la respiración del paciente en una bolsa de papel.

DOLOR ABDOMINAL AGUDO/VÓMITOS

(*Am Fam Physician*. 2003;67(11):2321–2327)

- Representa hasta el 10% de las consultas anuales a urgencias, de las cuales hasta el 20% pueden requerir evaluación o tratamiento quirúrgico.
- La evaluación inicial debe ir encaminada a diferenciar las causas urgentes de las no urgentes.
- Causas urgentes (por edad):
  - < 1 año: hernia inguinal encarcelada (45%), intususcepción (42%).
  - > 1 año: apendicitis aguda (64%), hernia encarcelada (7.5%), traumatismos (16%), intususcepción (6.3%), obstrucción intestinal (1.3%), torsión ovárica (1.3%).
- Tipos de dolor:
  - Visceral (de un órgano): sordo, mal localizado, línea media.
  - Parietal (del peritoneo): agudo, intenso, peor con el movimiento/tos.
  - Referido: similar al parietal pero en una localización distinta al sitio del estímulo.

Evaluación
- **Señales de alerta:** emesis biliar o feculenta (pensar en obstrucción), antecedentes de cirugía abdominal (obstrucción, hernia encarcelada), dolor antes de vomitar, dolor localizado que se intensifica, emesis en pozos de café (pensar en hemorragia digestiva), falta de evacuación de gases, hallazgos preocupantes en la exploración física.
- **Exploración física:** signos peritoneales (defensa abdominal, dolor a la descompresión, dolor al saltar o sacudir la cama), cambios en la piel (púrpura palpable observada en la PHS, hematomas con la pancreatitis), localización del dolor, general (letargia o aspecto enfermizo).
- **Laboratorio:** QS, HC, prueba de embarazo en orina si procede, considerar amilasa/lipasa, AO, VSG o CRP.
- **Imágenes:** Eco, TC abdominal si hay sospecha de peritonitis; Rx renal en decúbito lateral o vertical ante sospecha de aire libre u obstrucción (también puede ayudar a descartar neumonía).

Diagnóstico diferencial por localización del dolor
- **Dolor abdominal generalizado:** ECN, isquemia mesentérica, perforación; sin embargo, a menudo es un hallazgo inespecífico.
- **Dolor en CSD:** hepatitis, colecistitis/colelitiasis, referido (neumonía, derrame pleural).
- **Dolor en CSI/epigástrico:** gástrico (gastritis, RGE, úlcera), pancreático (irradiado a la espalda), esplénico (irradiado al hombro izq), referido (fuente pulmonar), embarazo ectópico.
- **Dolor en CID:** apendicitis, ileítis, colitis, adenitis mesentérica, hernia, ovario (torsión, quiste), embarazo ectópico, considerar *Yersinia*.
- **Dolor lumbar:** cólico renal agudo, pielonefritis.
- **Dolor en CII:** colitis, estreñimiento, hernia, enfermedad ovárica.
- **Dolor suprapúbico:** vejiga (IU, cistitis), útero (embarazo, EPI).

Evaluación de la emesis
- *Véase* el esquema en la página 7-2.

GESTIÓN DE LAS NÁUSEAS Y LOS VÓMITOS

(*Pediatr Rev*. 2013;34(7):307–321)

Fisiopatología de las náuseas
- Regulador principal: centro de la emesis del SNC en la formación reticular del bulbo raquídeo.
- Aferencias:
  - Zona de activación de los quimiorreceptores (ZAQ) (área postrema): influida por activadores en sangre o LCR; principalmente mediada por receptores de dopamina.
  - Sistema aferente vagal: desencadenado por el tubo digestivo mediado por serotonina.
  - Sistema vestibular: desencadenado por trastornos laberínticos (p. ej., cinetosis); mediado por muscarínicos.
  - SNC: los factores desencadenantes no se conocen bien.

Antieméticos
- Antagonistas de los receptores de serotonina: ondansetrón, granisetrón.
  - Núcleo del tracto solitario, aferentes vagales, ZAQ.
  - RAM: cefalea, astenia (falta de energía/debilidad), estreñimiento, mareos.
- Antagonistas de los receptores dopaminérgicos: fenotiazinas (proclorperazina, clorpromazina), butirofenonas (haloperidol), benzamidas (metoclopramida, domperidona).
  - Receptores D_2 en la zona desencadenante de los quimiorreceptores.
  - RAM: sxs extrapiramidales (tratar con difenhidramina), somnolencia.

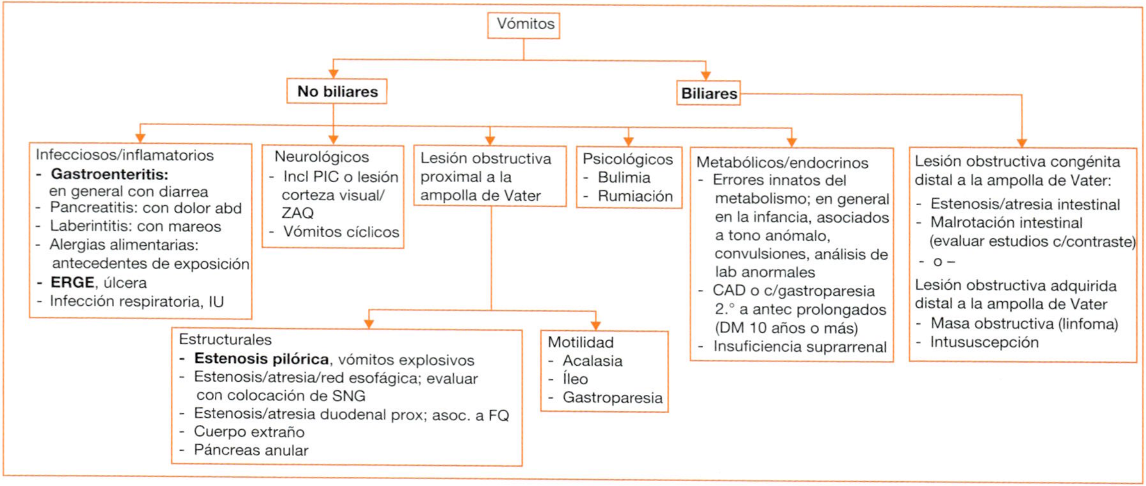
Vómitos
No biliares
Biliares
Infecciosos/inflamatorios
- Gastroenteritis: en general con diarrea
- Pancreatitis: con dolor abd
- Laberintitis: con mareos
- Alergias alimentarias: antecedentes de exposición
- ERGE, úlcera
- Infección respiratoria, IU
Neurológicos
- Incl PIC o lesión corteza visual/ ZAQ
- Vómitos cíclicos
Lesión obstructiva proximal a la ampolla de Vater
Psicológicos
- Bulimia
- Rumiación
Metabólicos/endocrinos
- Errores innatos del metabolismo; en general en la infancia, asociados a tono anómalo, convulsiones, análisis de lab anormales
- CAD o c/gastroparesia 2.° a antec prolongados (DM 10 años o más)
- Insuficiencia suprarrenal
Lesión obstructiva congénita distal a la ampolla de Vater:
- Estenosis/atresia intestinal
- Malrotación intestinal (evaluar estudios c/contraste)
- o –
Lesión obstructiva adquirida distal a la ampolla de Vater
- Masa obstructiva (linfoma)
- Intususcepción
Estructurales
- Estenosis pilórica, vómitos explosivos
- Estenosis/atresia/red esofágica; evaluar con colocación de SNG
- Estenosis/atresia duodenal prox; asoc. a FQ
- Cuerpo extraño
- Páncreas anular
Motilidad
- Acalasia
- Íleo
- Gastroparesia

- Antagonistas de los receptores H_1: ciclizina, hidroxizina, prometazina, difenhidramina.
- Antagonistas de los receptores muscarínicos: escopolamina.
  - Uso: profiláctico de la cinetosis.
- Antagonistas de los receptores de neurocinina: aprepitant (v.o.), fosaprepitant (i.v.).
  - MdA: actúa sobre la sustancia P a través de los receptores de neurocinina; útil en las náuseas relacionadas con la quimioterapia.

Apendicitis

Véanse los capítulos «Servicio de urgencias» y «Enfermedades infecciosas».

Obstrucción

- Sxs comunes: emesis biliar, dolor abd difuso, distensión abd, ↓ producción de heces.

Evaluación inicial

- **Imagen:** empezar con Eco renal o abd dependiendo de la exploración; considerar estudio de tránsito gastroduodenal en caso de emesis intensa (*Pediatric Health Med Ther.* 2017;8:83–91).
  - La TC puede ser necesaria si hay signos peritoneales o si otros estudios de imagen no son concluyentes.
- **Laboratorio:** QS (evaluar la alcalosis metabólica), HC (buscar infección), considerar la prueba de sangre oculta en heces o buscar sangre oculta en las salidas de la SNG.

Etiología

- **Malrotación (con vólvulo del intestino medio):** más frecuente en lactantes < 1 año.
  - **Diagnóstico:** Eco abd o estudio de tránsito gastroduodenal.
  - **Tratamiento:** cirugía urgente por riesgo de isquemia.
- **Intususcepción:** más frecuente entre los 6 y los 12 meses de edad.
  - Telescopaje del intestino en el punto de fijación (Meckel, parche de Peyer, ganglios linfáticos agrandados; se encuentra en el 25% de los casos) (*Am J Roentgenol.* 2016;207(2):424).
  - **Sxs:** dolor abdominal intenso e intermitente; llevar las rodillas al pecho.
  - **Exploración:** masa abdominal palpable en forma de salchicha, heces de gelatina de grosella (signo tardío ← necrosis intestinal).
  - **Dx:** Eco abd (sens 97.9%, espec 97.8%, VPN ~100%) (*Pediatr Radiol.* 2009;39(10):1075–1079).
  - **Tratamiento:** enema con aire (83% de éxito) frente a reducción quirúrgica (más probable si > 3.5 cm) (*Acad Radiol.* 2017;24:521–529).
- **Estenosis pilórica:** 1 de cada 250-1000; H 4-8× > M; normalmente 3 sem a 5 meses.
  - Fisiopatología: hipertrofia pilórica → obstrucción pilórica → emesis explosivas frecuentes, no biliares.
    - **FRi:** exposición a la eritromicina.
  - **Exploración:** masa «aceitunada» en la región epigástrica, ondas peristálticas visibles.
  - **Laboratorio:** alcalosis metabólica hipoclorémica (por pérdida de ácido gástrico).
  - **Dx:** Eco para ver longitud del píloro (el punto de corte depende del peso y la edad).
  - **Tratamiento:** líquidos i.v. (por acidosis, deshidratación), piloromiotomía; el tratamiento médico de la estenosis pilórica con atropina es posible, pero casi no se realiza en los EE.UU. (*Pediatr Surg.* 2016;25(4):219–224).
- **Íleo meconial:** el 95% de los ptes tienen FQ; solo ocurre en el 15% de los pacientes con FQ.
  - **Diagnóstico:** Rx abdominal que muestra asas intestinales distendidas.
  - **Tratamiento:** enema de gastrografina (éxito del 40%), potencialmente Tx quirúrgico.

ESTREÑIMIENTO

(*Pediatr Rev.* 2015;36(9):392)

- **Epidemiología:** el 3% de las consultas al médico familiar, el 10% a 25% de las derivaciones pediátricas GI (*Am Fam Physician.* 2014;90(2):82–90).
- **Señales de alerta:** fiebre, RdC, exploración anómala, sangre en las heces, retraso en el paso del meconio/estreñimiento en el primer mes de vida, emesis biliar.
- **Etiología:**
  - Obstructiva: estenosis anal, desplazamiento anterior del ano, íleo meconial, estenosis colónica.
  - Farmacológica: opiáceos, anticolinérgicos, ATC.
  - Neurológica: Hirschsprung, displasia neuronal, acalasia anal, trastornos espinales.
  - Metabólica: hipotiroidismo, enf celíaca, diabetes, FQ.
  - Dieta: alergia a la proteína de la leche de vaca, dieta baja en fibras, ingesta de líquidos ↓ para la edad.
- Funcionales: disquecia infantil, estreñimiento funcional, diarrea infantil.

- **Tratamiento:**
  - Depende de la causa. Puede ir desde cambios en la dieta (cambio de leche, aumento de fibra) hasta intervención quirúrgica.
  - Farmacológico: laxantes (osmóticos, formadores de masa, estimulantes), enemas.

Estreñimiento funcional

(*Pediatr Rev.* 2020;41(8):379–392)

- Causa más frecuente de estreñimiento; sin causa patológica subyacente.
- **Sxs:** conductas de retención, dolor abdominal, inapetencia, diarrea paradójica, sxs urinarios.
  - **Encopresis:** evacuación repetida de heces en lugares inapropiados (generalmente los calzoncillos).
- **Exploración:** evaluación de dolor/masas, inspección anal externa en busca de fisuras, papilomas cutáneos, hemorroides, considerar tacto rectal.
- **Diagnóstico:**
  - Criterios de Roma IV, ≥ 2 de los siguientes: ≤ 2 deposiciones en inodoro/semana, ≥ 1× incontinencia fecal/semana, antec de conductas retentivas, antec de deposiciones dolorosas o duras, presencia de gran masa fecal en recto, antec de heces de gran diámetro. Sxs inexplicables por otros trastornos después de una evaluación médica adecuada.
- **Tratamiento:** educación y tranquilización, descompactación inicial o limpieza, terapia de mantenimiento para mantener el objetivo de 1-2 deposiciones blandas/día durante 2-4 sem.
  - Dieta: fomentar ↑ fibra dietética, ingesta adecuada de líquidos.
  - Ablandadores de heces, laxantes, agentes osmóticos, enemas.

Enfermedad de Hirschsprung

- Defecto fetal de migración de neuroblastos → colon distal agangliónico → relajación alterada.
- **Epidemiología:** 1/5000; H 3× > F; el 10% de ptes carecen de Dx hasta > 3 años.
  - Asociada a trisomía 21 (2%), MEN2, disautonomía familiar, síndrome de Waardenburg.
- **Sxs:** fallo o retraso en la expulsión de meconio > 48 h, emesis biliar, distensión abdominal, estreñimiento en el primer mes de vida.
- **Diagnóstico:** enema de contraste inicialmente, confirmado mediante biopsia rectal.
- **Tratamiento:** resección quirúrgica del segmento afectado.

DIARREA

(*Pediatr Rev.* 2016;37(8):313–322)

Diarrea aguda

- **Definición:** aparición brusca de ↑ en la producción de heces o cambio en la consistencia de las heces que dura < 2 sem.
- **Epidem:** el 10% de ingresos ocurren en < 5 años; media 1-2 episodios/año en niños < 5 años.
  - Principal causa de mortalidad pediátrica en los países en desarrollo.

Etiología

- **Infecciosa:** virus (principalmente norovirus y rotavirus), toxinas, bacterias, parásitos.
  - **EHEC O157:H7:** evitar Abx porque ↑ riesgo de SUH (2.° a ↑ liberación de toxinas), hospitalizar para expansión de volumen y vigilar función renal.
  - ***C. difficile*:** considerar en pacientes con uso reciente de Abx, infrecuente en < 1 año.
    - Riesgo de megacolon tóxico.
    - **Dx:** PCR en heces (sens > 97%).
    - **Tx:** vancomicina o fidoxamicina v.o. (edad > 6 meses); **postenteritis:** diarrea debida a la pérdida del borde ciliar intestinal, deficiencia transitoria de lactasa.
- **Diarrea 2.° a enfermedad sistémica:** CAD, IU.
- Desnutrición: deficiencia de Vit A y cinc.

Evaluación

- **Anamnesis:** ¿exposición reciente, viajes, uso de Abx, antec familiares, sangre en las heces?
- **Laboratorio:** la mayoría de las veces no se necesita ninguno. Cultivo de heces (método de referencia) o PCR, análisis de *C. difficile*, elastasa fecal (esteatorrea), sustancias reductoras de heces (malabsorción), leucocitos fecales, heces en busca de huevos y parásitos.
- **Exploración:** grado de deshidratación/estado del volumen (principal indicador de la gravedad de la enfermedad); escala de deshidratación clínica (aspecto, ojos, mucosas y lágrimas).

Tratamiento

- Rehidratación (es preferible la rehidratación oral a los líquidos i.v.).
- Alimentación precoz tras la rehidratación.

- Probióticos: *Lactobacillus* puede acortar la duración de los síntomas por 1 día (*Pediatrics*. 2010;126(6):1217–1231).
- Antibióticos solo indicados en caso de *C. difficile* o de causa bacteriana con sxs graves.

Diarrea crónica

- ↑ emisión de heces o heces blandas de forma constante durante > 1 mes.

Etiología

- **Intolerancia a la leche de vaca/proteína de soya (soja) (colitis alérgica):** causa frecuente de diarrea crónica en lactantes (*véase* «Intolerancia a la proteína de la leche de vaca» en la sección de alergias).
  - **Sxs:** vómitos, cólicos, heces sanguinolentas al mes de vida.
  - **Tratamiento:** eliminación de los productos que contienen leche y soya de la dieta de la madre, leche de proteínas hidrolizadas (fórmula elemental si no es eficaz).
- **Intolerancia a la lactosa:** frecuente, 2.° a la alteración de la capacidad para descomponer y absorber la lactosa → diarrea osmótica.
  - **Dx:** clínico pero se puede considerar la prueba de hidrógeno en aliento en busca de lactosa.
  - **Tratamiento:** evitar la lactosa o administrar suplementos de lactasa.
- **Infecciosa:** viral, bacteriana (*Salmonella*), parasitaria (*Giardia*, *Cryptosporidium*).
- **Inmunitaria:** alergia alimentaria, enfermedad celíaca, EII; inmunodeficiencias.
- **Funcional:** diarrea crónica inespecífica (edad < 4 años) o Sx intestino irritable (SII) (5-18 años).
- **Otras:** sobrecrecimiento del intestino delgado (SCID), intestino corto, enteropatía perdedora de proteínas.
- ***Véase* el algoritmo de la diarrea crónica para conocer más detalles.**

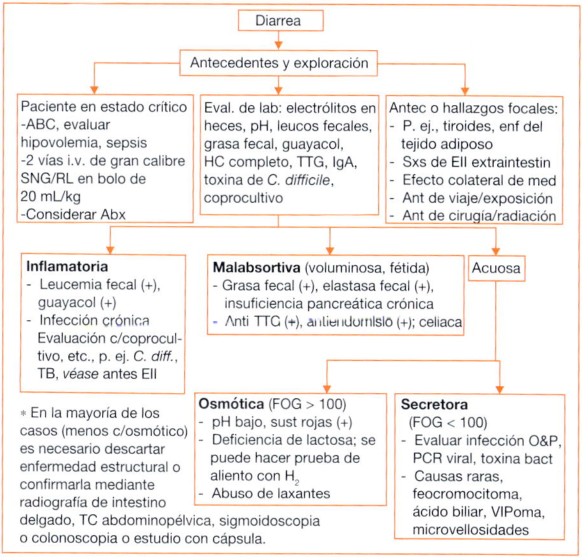

Enfermedad celíaca

(*Pediatr Rev*. 2021;42(10):529–538)

- Reacción autoinmunitaria a la gliadina (presente en el gluten de la dieta) → inflamación del intestino delgado → diarrea crónica malabsortiva.
- **Epidemiología:** ~1% de la población general; riesgo 1:22 en pacientes con parientes de primer grado; asociación con HLA-DQ2 y HLA-DQ8.
  - Asociación con DM de tipo 1, hipotiroidismo, RGE.
- **Sxs:** diarrea o estreñimiento, malabsorción (retraso del crecimiento, anemia, etc), estomatitis aftosa, RGE, también puede presentarse sin sxs GI.
- **Exploración:** dermatitis herpetiforme; erupción papular pruriginosa bilateral alrededor de codos, rodillas y nalgas.

- **Dx:** concentraciones de IgA transglutaminasa tisular e IgA sérica (comprobar ambos en caso de defecto de IgA), Ac antiendomisio (sens > 90%, espec alta), escasa utilidad de las pruebas genéticas.
  - Método de referencia: biopsia endoscópica con atrofia vellositaria e hiperplasia de criptas (criterios de Marsh modificados); debe realizarse antes de la dieta de eliminación.
- **Complicaciones:** ↑ riesgo de osteoporosis, linfoma T asociado a enteropatía, adenocarcinoma del intestino delgado (el riesgo disminuye si se cumple la dieta sin gluten).
- **Tratamiento:** dieta sin gluten (revierte el daño intestinal y trata los trastornos digestivos y de otro tipo).

Enfermedad intestinal inflamatoria

(*Pediatr Rev.* 2023;44(3):139–152)

	Enfermedad de Crohn (EC)	Colitis ulcerosa (CU)
Epidemiología	40/100 000, M > H	28/100 000, H > M
Síntomas	Dolor abdominal, diarrea sanguinolenta, pérdida de peso, N/V, enf bucal y perianal	Diarrea sanguinolenta, dolor abdominal peridefecatorio, tenesmo, N/V
Características	Inflamación transmural; lesiones salteadas	Inflamación de la mucosa rectal/colónica que se extiende en dirección proximal
Patología	Granulomas no caseificantes	Abscesos en criptas
Complicaciones	Fístulas, malabsorción, nefrolitiasis por oxalato de Ca	Seudopólipos, riesgo de CA de colon (> 10 años)
Asociaciones	EAnq, sacroileítis, PAM (poliangitis microscópica)	CEP, pANCA (+)

- Combinación de genética, microbioma y factores ambientales.
- **Sxs:** como antes: fallo de crecimiento (+) ± síntomas digestivos (~25%).
  - GI: estomatitis aftosa, CEP, hepatitis autoinmunitaria, síndrome de Budd-Chiari.
  - CV: pericarditis, miocarditis, bloqueo cardíaco.
  - Pulmonar: bronquitis, fibrosis pulmonar.
  - Piel: eritema nodoso, pioderma gangrenoso, abscesos, papilomas cutáneos, caída del cabello.
  - Musculoesquelético: osteopenia, artralgias, artritis.
  - Otros: fiebre, carencia de hierro, uveítis.
- **Diferencial:**
  - Sxs crónicos: SII, intolerancia a la lactosa, enfermedad celíaca, anorexia nerviosa, *Giardia*, quiste ovárico.
  - Enf agudas: apendicitis, adenitis mesentérica, hemorroides, divertículo de Meckel, infecciosas (*Salmonella, Shigella, Yersinia, Giardia*), PHS.
- **Evaluación:**
  - **Laboratorio:** HC, QS, VSG/CRP (normal en el 15% de los pacientes, albúmina; coprocultivos).
  - La endoscopia con biopsia es el método de referencia, pero se puede utilizar la elastografía por RM (sens > 90%, evalúa mejor el intestino delgado).
- **Tratamiento:**
  - El Tx médico es fundamental: utilizar inicialmente derivados de 5-ASA y aumentar la dosis según la necesidad.
    - Vigilar de cerca el estado nutricional.
    - Vigilancia de complicaciones (colonoscopia periódica 8-10 años después del Dx).
  - Cirugía cuando sea necesaria (puede ser curativa en la CU).

Fármaco (mecanismo)	Uso clínico	Efectos colaterales
Aminosalicilatos (sulfasalazina, mesalamina)	CU o EC colónica de leve a moderada; ileítis terminal distal	Cefaleas, diarrea, pancreatitis
Corticoides	Inducir la remisión (no meds a largo plazo)	Supresión suprarrenal, hiperglucemia, aumento de peso, retraso del crecimiento, HTA
Inmunomoduladores (azatioprina, 6-MP, MTX)	Mantener la remisión sin corticoides, a menudo con biológicos; tasa de respuesta del 75%; se tarda 3-6 meses en ver el efecto	Supresión de MO, hepatotoxicidad, pancreatitis, ↑ riesgo de linfoma
Agentes biológicos (anti-TNF-α; infliximab, adalimumab)	EII grave o dependiente de corticoides/resistente; tasa de respuesta del 90%	Inmunosupresión
Alimentación enteral (dieta elemental, fórmulas poliméricas) o APT	Reposo intestinal en enf grave, puede ayudar a activar la inducción	Cumplimiento difícil

(*Pediatric Rev.* 2016;37(8):313–322)

TRASTORNOS ESOFÁGICOS

Atresia esofágica

- Asociación con el síndrome VACTERL (vertebral, anorrectal, cardíaco, traqueal, esofágico, de las extremidades).
- **Sxs:** polihidramnios, secreciones bucales excesivas, broncoaspiración (con la alimentación o las secreciones), incapacidad para pasar la SNG al estómago.
- **Diagnóstico:** Rx abdominal (abdomen sin aire), endoscopia.
- **Tratamiento:** corrección quirúrgica.

Cuerpo extraño/ingestas

- **Sxs:** tos, incapacidad para controlar secreciones, rechazo a comer, estridor de nueva aparición.
- **Dx:** Rx AP y lateral desde la nariz hasta el recto (solo mostrará cuerpos radiopacos).
- **Tratamiento:**
  - Indicaciones para la extracción: imposibilidad de atravesar el esófago a las 24 h, compromiso de las vías respiratorias, objetos específicos (punzantes, imanes, baterías, polímeros superabsorbentes), fiebre, dolor abd, vómitos (*Gastrointest Endosc.* 2002;55(7):802–806).
  - Si no hay nada de lo anterior, se cumplen las indicaciones para la extracción y el objeto radiopaco puede seguir la Rx seriada.

Esofagitis eosinofílica

(*Pediatr Rev.* 2018;39(8):392–402)

- **Definición:** inflamación del esófago con predominio de eosinófilos.
- **Epidemiología:** hasta 40/100 000.
  - Factores de riesgo: 3× predominio masculino, antecedentes atópicos, etnias caucásicas.
  - Puede ser desencadenada por múltiples alimentos o no ser desencadenada por alimentos y responder totalmente a los inhibidores de la bomba de protones (IBP).
- **Sxs:** problemas de alimentación inespecíficos (aversión a la comida, arcadas, vómitos), obstrucción alimentaria, disfagia, dolor abdominal (similar a RGE), RdC.
- **Diagnóstico:** esofagogastroduodenoscopia (EGD) (≥ 15 eosinófilos/hpf en biopsias sin infiltración concomitante en estómago/duodeno), ↑ concentración de IgE, ↑ eosinófilos periféricos (40%-50% de los casos) (*Clin Gastroenterol Hepatol.* 2009;7(12):1305–1313).
- **Tratamiento:** pruebas para alergias alimentarias desencadenantes, dietas de eliminación (empíricas o basadas en pruebas), budesonida, IBP. Objetivo terapéutico: aliviar los síntomas y prevenir la progresión de la enfermedad; IBP; fluticasona (pulverizada e ingerida) o budesonida viscosa oral, dupilumab para > 12 años; dilatación esofágica para las estenosis.

REFLUJO GASTROESOFÁGICO

(*Pediatr Rev.* 2018;39(8):392–402)

- **Def.:** paso del contenido gástrico al esófago que causa sxs (irritabilidad, RdC, mala alimentación).
- **Epidem:** frecuente (hasta el 67% de los lactantes presentan algún grado) hasta los 12 meses.
  - FRi: prematurez, obesidad, enfermedad pulmonar, dismotilidad/atresia esofágica, hernia de hiato, enfermedad neuromuscular.
- **Sxs:**
  - Lactantes: regurgitación, RdC, problemas de alimentación; arqueamiento de la espalda o irritabilidad; apnea/BEIR.
  - Niños: vómitos, dolor abdominal, tos crónica, erosiones dentales, dolor epigástrico, trastornos respiratorios/ORL (tos, sibilancias).
- **Diagnóstico:**
  - Indicaciones de estudio: emesis biliar, hemorragia digestiva, RdC, emesis enérgica, inicio de la emesis > 6 meses, fiebre, diarrea, letargia, fontanela abultada, sospecha de Dx metabólico.
  - pH esofágico y vigilancia de la impedancia ± considerar imagen (tránsito baritado o estudio de vaciado gástrico), endoscopia si los sxs son graves y resistentes.
  - En niños mayores, la eval puede iniciar con un ensayo empírico de supresión ácida × 4 sem.
  - DxD: intolerancia a las proteínas de la leche, EEo.
- **Pronóstico:** la mayoría de los lactantes lo superan a los 7 a 12 meses.
- **Tratamiento:** modificación del estilo de vida (comidas más pequeñas y frecuentes; lactantes: mantenerlos en posición vertical, eructar con frecuencia, añadir cereal de arroz o espesante; niños mayores: evitar comidas ricas en grasas o tardías), tratar el estreñimiento.
  - Farmacológico: bloqueadores H_2 de 1.ª línea con la adición de IBP si es necesario.
  - Los síntomas resistentes requieren corrección quirúrgica (funduplicatura de Nissen).

ÚLCERA PÉPTICA

(*Pediatr Rev.* 2018;39(11):542–549)

- **Sxs:** dolor abdominal epigástrico recurrente (puede despertar al niño del sueño), dolor posprandial, emesis, puede haber sangre en las heces o en la emesis.
- **Diagnóstico:**
  - Anamnesis focalizada: evaluar los sxs previos, pérdida de peso, ingesta dietética, medicación.
  - Exploración: tabla de crecimiento, examen bucal, examen abdominal.
  - **Lab:** HC, PFH, VSG, *H. pylori* (biopsia ideal, si no serología; pruebas de heces si es recurrente).
  - **Imagen:** Rx abdominal vertical si se sospecha perforación.
  - **Indicaciones de endoscopia:** estudios negativos, falta de respuesta a los antiácidos, evidencia de hemorragia digestiva, anomalías en el diagnóstico por imagen.
  - **Tratamiento:** bloqueadores H_2 (1.ª línea), IBP (si es resistente), sucralfato (si hay evidencia de mucosa lesionada).
  - ***H. pylori*:** terapia triple frente a cuádruple en función de los patrones locales de resistencia.
    - Triple: claritromicina, amoxicilina (metronidazol si alergia a PCN), IBP × 14 días.
    - Cuádruple: tetraciclina, metronidazol, bismuto, IBP × 14 días.

HEMORRAGIA DIGESTIVA

(*Pediatr Rev.* 2021;42(10):546–557)

	Hemorragia digestiva alta (HDA)	Hemorragia digestiva baja (HDB)
Fuente	Proximal al ligamento de Treitz	Distal al ligamento de Treitz
Síntomas	Emesis en pozos de café, hematemesis, melena	Hematoquecia (puede observarse con HDA rápida), melena
Causas	Úlcera, gastritis, esofagitis, várices, gastropatía por prolapso, Mallory-Weiss, malformación AV, ingesta de sangre materna (lactantes, Dx mediante prueba Apt)	Colitis alérgica, infecciones entéricas, pólipos juveniles, EII, vólvulo, SUH, angiodisplasia, hamartomas, PHS, hemorroides

- Nota: La ingesta de sustancias rojas (betabel [remolacha], colorantes alimentarios rojos) puede causar emesis/heces de color rojo, mientras que los complementos orales de hierro y el salicilato de bismuto pueden producir un aspecto melanótico de las heces.
- Las hemorragias nasales, postamigdalectomía, hemorragias dentales y hemoptisis también pueden simular una HD.
- **Etiología:**
  - **Fisura anal:** factores de riesgo: estreñimiento; sxs: sangre roja brillante en el exterior de las heces, dolor al defecar.
  - **Divertículo de Meckel:** ~2 años, H > M; 2.° a mucosa gástrica ectópica a menos de 60 cm de la unión ileocecal; Dx: gammagrafía con tecnecio-99; Tx: cirugía.
  - **Pólipos colónicos:** causa frecuente de hemorragia rectal indolora.
  - **Intususcepción:** *véase* «Obstrucción».
  - **ECN:** factores de riesgo: prematurez, sepsis, BPN, asfixia; la Rx muestra neumatosis; Tx: Abx, ayuno, cirugía si está indicada.
  - **Intolerancia a las proteínas de la leche:** durante los primeros 3 meses de vida; sangre en las heces; Tx: leche artificial hipoalergénica (es probable que también reaccione a la soya).
- **Diagnóstico:**
  - **Laboratorio:** HC, PFH, QS, Coag, sangre fecal oculta, sangre gástrica oculta.
  - Lavado gástrico por SNG (evaluar HDA frente a HDB).
  - **Imágenes:** Rx abdominal inicialmente; considerar antecedentes adicionales pendientes (es decir, Meckel), Eritro marcados (requiere HD activa).
  - **Endoscopia:** diagnóstica y puede ser terapéutica.
- **Tratamiento:** estabilizar inicialmente (2 vías de gran calibre, líquidos i.v. según la necesidad, transf de Eritro en caso de anemia, corregir coagulopatías).
  - Depende de la causa; la endoscopia puede ser terapéutica; considerar bloqueadores H_2 o IBP.

TRASTORNOS HEPÁTICOS

Patrones de daño hepático

	AST	ALT	Bili	ALP
Hepatocelular	↑↑	↑↑	+/−	+/−
Colestásico	+/−	+/−	↑↑	↑
Infiltrativo	Normal	Normal	Normal	↑↑

- **Hepatocelular:**
  - > 15× normal ← hepatitis viral aguda, mediada por fármacos o toxinas, hepatitis isquémica, Budd-Chiari.
  - < 5× normal ← hepatitis viral, hemocromatosis, esteatohepatitis no alcohólica (EHNA), Wilson, hepatitis autoinmunitaria, enfermedad celíaca.
- **Colestasis:** a veces con ictericia.
- **Infiltrativa:** linfoma, tuberculosis, sarcoidosis, histoplasmosis.

Ictericia

(*Pediatr Rev*. 2001;22(7):219)

- **Definición:** bili T > 2-3 mg/dL; bili D > 2 mg/dL.
- **Fisiopatología:** debida a ↑ producción, ↓ conjugación o a una excreción deficiente.
- **Evaluación inicial:** HC, QS, albúmina + TP/INR (evalúan la función sintética), gammaglutamil-transpeptidasa (GGT) (más específica de las vías biliares que la ALP), lactato.

Causas de la ictericia

↑ producción → hiperbilirrubinemia predominantemente indirecta.
- **Hemólisis:** Dx mediante HC, Coombs, LDH, haptoglobina, frotis, electroforesis de Hb.
  - Causas: autoinmunitaria, G6PD, poliquistosis renal, hepatoesplenomegalia, encefalopatía hepática, drepanocitosis, talasemia.

Conjugación alterada → hiperbilirrubinemia mixta
- **Gilbert:** 5% de las personas; benigna, alteración de la conjugación de la bilirrubina → ictericia episódica cuando se está enfermo o estresado.
- **Rotor:** deficiencia de glutatión-transferasa AR → ictericia asintomática con hiperbilirrubinemia; coproporfirina III urinaria elevada.
- **Dubin Johnson:** mutación AR, H > M; hiperbilirrubinemia principalmente indirecta; hígado marrón oscuro/negro en la histología macroscópica.
- **Síndrome de Crigler-Najjar:** mutaciones AR en la UDP-glucuronosil–transferasa; suele presentarse en los primeros días de vida.
- Otros: hepatitis autoinmunitaria por A1AT, enf de Wilson.

Deterioro de la excreción → predominantemente directa
- **Colestasis extrahepática:**
  - **Atresia biliar:**
    - **Epidemiología:** M > H, 4.47/100 000 (*Pediatrics*. 1997;99(3):376–382).
    - **Fisiopatología:** destrucción rápidamente progresiva del árbol biliar extrahepático.
    - **Sxs:** ictericia y hepatomegalia dura, más comúnmente a las 3 a 6 semanas de vida.
    - **Imagen:** signo del cordón triangular en Eco abd (sens 85%, espec 100%) (*J Pediatr Surg*. 1997;32(11):1555–1559).
    - **Tratamiento:** portoenterostomía de Kasai (puente paliativo al trasplante, más eficaz si se realiza antes).
  - **Colelitiasis:** infrecuente en niños, se diagnostica con Eco abd (evaluar colédoco) o ác. iminodiacético (HIDA); Tx: CPRE frente a colecistectomía, Abx ante signos de infección.
    - FRi: Dx de drepanocitosis, mujer, obesidad, uso de ACO.
- **Colestasis intrahepática:**
  - Colangitis esclerosante primaria (CEP):
    - **Epidemiología:** H > M, suele presentarse en la adolescencia. Asociada a CU.
    - **Sxs:** dolor abdominal intermitente, anorexia, pérdida de peso, ictericia y prurito. Retraso en el desarrollo, retraso puberal.
    - **Estudios:** ↑ GGT, ↑ ALP; +/– transaminitis; tinción ANCA (+).
    - **Imágenes:** colangiopancreatografía por RM (puede considerarse CPRE, biopsia hepática).
    - **Tratamiento:** ursodiol para sxs, inmunosupresión (↓ progresión); los ptes a menudo requieren trasplante; alto riesgo de colangiocarcinoma (9%-15% de riesgo de por vida) (*N Engl J Med*. 1995;332:924–933).
  - Quistes coledocianos.

Multifactorial
- **Hiperbilirrubinemia neonatal:**
  - **Causas anatómicas:** páncreas *divisum*, páncreas anular, quiste coledociano, estenosis congénita.
  - **Otras causas:** idiopática, inducida por fármacos, posprocedimiento (CPRE), enfermedad sistémica que precipita la colestasis (infecciones, traumatismos, trastornos metabólicos, procesos autoinmunitarios).

Tipos de imágenes e indicaciones
- **Eco abd:** evalúa si hay obstrucción, hepatomegalia, ecotextura anómala o masas.
- **TC abd:** no suele ser necesaria; vista anatómica más detallada del hígado.

- **Gammagrafía con HIDA:** uso de radiotrazador para evaluar permeabilidad de conductos hepáticos; uso en caso de hiperbilirrubinemia directa.
- **CPRE:** procedimiento: visualización del árbol biliar extrahepático; puede ser terapéutica (papilotomía, colocación de endoprótesis). Riesgo de pancreatitis posprocedimiento.
- **CPRM:** permite visualizar la anatomía biliar intra- y extrahepática.

Hepatitis

(*Pediatr Rev*. 2016;37(10):426–438)

- **Definición:** elevación de AST y ALT secundaria a inflamación.

Etiología

- **Inducida por toxinas/fármacos:** la causa más frecuente de insuf hepática aguda en los niños es la sobredosis de paracetamol. Otras causas: EtOH, fármacos (antiepilépticos, antibióticos), seta amanita. Tx: sintomático, NAC para sobredosis de paracetamol (*véase* cap. «Urgencias»).
- **Hepatitis infecciosas:** hepatitis A/B/C/D/E, infecciones TORCH, VEB.
  - **Hepatitis A:** transmisión oral-fecal (alimentos contaminados y de persona a persona). Infección aguda autolimitada que cursa con fiebre, ictericia, cansancio, náuseas y vómitos. Diferenciales por IgM (+). ↑ riesgo de insuficiencia hepática fulminante si hay enfermedad hepática subyacente. Vacunas de rutina a la edad de 1 año, prevención en poblaciones de alto riesgo con vacunación. Tx principalmente sintomático.
  - **Hepatitis B:** transmisión vertical vs. exposición a líquidos corporales infectados. No se transmite a través de la leche materna. Enf aguda c/ o s/sxs, prevenir transmisión vertical con vacuna de hepatitis B y HBID dentro de las 12 h del parto si la madre es HBsAG positiva o desconocida. Ac anti-HB positivo aislado (sin IgG *core*): indicativo de vacunación previa. Infección crónica → riesgo de cirrosis/CHC (controlar anualmente AFP, Eco hepática). Evaluar al recién nacido de madre positiva a los 18 meses; la lactancia materna no está contraindicada. Los recién nacidos deben recibir 3 dosis de vacuna antes de los 6 meses.
  - **Hepatitis C:** transmisión a través de líquidos corporales infectados vs. transmisión vertical. No se transmite a través de la leche materna. Puede causar una infección aguda o crónica. A menudo asintomática. Dx: IgG anti-VHC, prueba de amplificación ácidos nucleicos (PAAN) para recién nacidos. Tx: sintomático, vacunación contra otros virus de la hepatitis, tratamiento con guías de genotipo. La infección crónica aumenta el riesgo de cirrosis/CHC (control anual de AFP, Eco hepática). Tx: antivirales.
  - **Hepatitis D:** líquidos corporales, solo infecta a pacientes con hepatitis B. Tratamiento sintomático.
  - **Hepatitis E:** transmisión oral-fecal. Proceso infeccioso agudo, mayor gravedad en pacientes embarazadas.
- **Trastornos genéticos:** deficiencia de α-1 antitripsina (A1AT), enf de Wilson, trastornos metabólicos (trastornos mitocondriales, galactosemia, hemocromatosis hereditaria).
  - **A1AT:** herencia autosómica codominante (mutación del gen *SERPINA1*) con penetrancia incompleta. Ictericia en los primeros 2-4 meses de vida, más tarde desarrollan cirrosis, EPOC/enfisema. Dx: concent de A1AT (< 11 μmol es diagnóstico), pruebas genéticas. Tx: sintomático hasta el trasplante (curativo).
  - **Enf de Wilson:** herencia autosómica recesiva. Depósito de cobre en el hígado, riñón, córnea y sistema nervioso central → hepatitis, cirrosis, disfunción renal, depresión, psicosis. Anillos de Kayser-Fleischer en exploración ocular. Laboratorio: elevación de AST/ALT, fosfatasa alcalina baja/normal, anemia hemolítica, concent bajas de ceruloplasmina (baja sens/espec), excreción elevada de cobre en orina (prueba de provocación con penicilamina).
- **Hepatitis autoinmunitaria:** M > H; suele presentarse en la adolescencia.
- **Diagnóstico:** anticuerpos anti-músculo liso positivos (tipo I), anticuerpos microsómicos hígado-riñón positivos (tipo II, el más frecuente), ANA.
- **Tratamiento:** ursodiol (ayuda con los sxs); inmunosupresión (limita la progresión).
- **Procesos infiltrativos:** aumenta la prevalencia de la EHNA en pediatría.

PANCREATITIS

(*Pediatr Rev*. 2020;41(10):511–521)

- **Epidemiología:** 13.2/100 000 año.
- **Sxs:** dolor abd epigástrico con irradiación a la espalda, N/V, anorexia, AEM; hemorragia retroperitoneal si es grave; choque.
- **Evaluación inicial:** HC, QS, amilasa, lipasa. Imágenes: Eco (evaluación de cálculos biliares u obstrucción).
  - Considerar una TC si el diagnóstico no está claro, sxs prolongados o si preocupa hemorragia o quiste.
  - CPRM/CPRE: en caso de pancreatitis recurrente o prolongada, traumatismo reciente, cálculos biliares conocidos.

Pancreatitis aguda

- **Etiología:** idiopática hasta en 1/3 de los casos.
  - Obstrucción biliar (10%-30%): anomalías congénitas (páncreas *divisum*, anular), quistes coledocianos, cálculos biliares.
  - Inducida por fármacos/toxinas (12%-25%): corticoides, ácido valproico, antiepilépticos, antibióticos, furosemida, inmunosupresores, picaduras de escorpión, alcohol, APT.
  - Metabólica/autoinmunitaria: CAD, pancreatitis autoinmunitaria, CEP, cirrosis biliar primaria, EII, enf celíaca, hiper-Ca, hiper-TG.
  - Genética: pancreatitis hereditaria (AD); mutación de *PRSS-1, SPINK-1*.
  - Infección: sepsis sistémica/choque o localizada (paperas, coxsackie B, VVZ, VEB, VHB, gripe).
  - Traumatismo abdominal cerrado.
  - Pancreatitis post-CPRE.
  - Necesidad de 2/3 de criterios Dx: dolor abd característico, amilasa o lipasa ≥ 3× LSN, imagen compatible.
- **Tratamiento:** líquidos i.v. (2-3× de mant), control del dolor (puede requerir anestesia controlada por pte), alimentación enteral en las 24 a 48 h siguientes al inicio de la enfermedad.
- **Complicaciones:** choque, alteraciones metabólicas, seudoquistes o necrosis/absceso pancreático, hemorragia retroperitoneal, infección, SDRA, pericarditis, CID, insuf renal aguda, ascitis.
  - Recurrencia del 10% al 35% de la pancreatitis aguda tras el episodio inicial.

Pancreatitis crónica

- Destrucción irreversible del parénquima pancreático con cambios morfológicos (estenosis, atrofia, seudoquiste) o pérdida de la función exocrina o endocrina; suele venir precedida de pancreatitis aguda recurrente.
- El Dx es principalmente clínico.
- **Sxs:** dolor abdominal epigástrico crónico con irradiación al escroto; pérdida de peso; heces grasas o diarrea; dependencia de la insulina, puede presentar ictericia.
- **Diagnóstico:**
  - Glucemia (riesgo de DM), elastasa fecal (búsqueda de insuf pancreática, poca sens), recogida de grasa fecal a las 72 h (mejor prueba para esteatorrea); pruebas genéticas (como arriba).
  - **Imágenes:** CPRM (modalidad de elección), Eco puede ser útil también; CPRE dependiendo de estudios.
- **Tratamiento:**
  - Control del dolor crónico: ISRS, pregabalina o gabapentina para tratar dolor neuropático.
  - Tx de restitución de enzimas pancreáticas (pancreatina con las comidas) con dieta normal.
  - Control de peso, estatura, IMC, cifras de vitaminas liposolubles (ADEK) cada 6 a 12 meses.
  - La pancreatectomía con autotrasplante de células de los islotes es posible; no mejora el dolor en el 20% de los pacientes.
    - Especialmente en pacientes con causas hereditarias/genéticas, debido al riesgo de CA pancreático (a los 40 años).

TRASTORNOS DIGESTIVOS FUNCIONALES

Trastornos paroxísticos cerebrales/intestinales

- Migraña abdominal: **Dx:** 6 meses de 6/6 criterios: dolor intenso ≥ 1 h, episodios separados por semanas-meses, interfiere con las actividades de la vida diaria, patrón estereotipado, asociado a anorexia, náuseas, vómitos, cefaleas, fotofobia, fonofobia, palidez, después de sxs apropiados no explicados por otro trastorno (*Pediatr Rev.* 2016;37(9):377–390).
- **Sx de vómitos cíclicos:** ≥ 3 ataques durante un período de 6 meses; ataques episódicos de N/V intensos que duran de 1 h a 10 días y se producen con un intervalo de al menos 1 sem; patrones estereotipados, los vómitos durante los ataques se producen a ≥ 4/h durante al menos 1 h; hay un retorno al estado de salud basal entre los episodios; y los vómitos no pueden atribuirse a ningún otro trastorno. Asociado a antec personales o familiares de migraña.
- **Tratamiento:** ambiente tranquilo y con poca luz, terapia abortiva con sumatriptán inhalado, ketorolaco y antieméticos. Preventivo con ciproheptadina en < 5 años o amitriptilina en > 5 años (*Pediatr Rev.* 2018;39(2):100–101).

Dolor abdominal crónico o recurrente

(*Pediatr Rev.* 2016;37(9):377–390)

- Definición: ≥ 4 episodios/mes × ≥ 2 meses, componente del SNC, caracterizado por alteración de las vías del dolor y cambios estructurales en el cerebro.
- Incluye SII, dispepsia funcional, dolor abdominal funcional no especificado.

- FRi: dolor agudo o enfermedad en la primera infancia, dolor crónico en los padres; también puede coexistir con otras enfermedades.
- Antecedentes tranquilizadores: duración < 5 min, localización cercana al ombligo, momento antes o después de dormir. Signos de alerta y sxs que provocan pruebas de enfermedad: dolor en CSD o CID, hematoquecia, melena, RdC, pubertad retrasada, odinofagia, disfagia, vómitos persistentes, antec familiares de EII o enf celíaca, fiebre, artritis, enf perianal. Dx: basado en los síntomas: criterios de Roma 4, mejores resultados con un estudio mínimo. Tx: educación, facilitar la alianza terapéutica, evaluar lo que el pte ha encontrado útil; la hipnosis, la terapia cognitivo-conductual y el citalopram han demostrado ser más exitosos que los fármacos de promoción, antagonistas de receptores H_2 o Abx, dieta baja en FODMAP para el SII.
- **Hepatitis infecciosas:** hepatitis A/B/C/D/E, infecciones TORCH, VEB.
  - **Hepatitis A:** transmisión oral-fecal (alimentos contaminados y de persona a persona). Infección aguda autolimitada que cursa con fiebre, ictericia, cansancio, náuseas y vómitos. Diferenciales por IgM (+). ↑ riesgo de insuficiencia hepática fulminante si hay enfermedad hepática subyacente. Vacunas de rutina a la edad de 1 año, prevención en poblaciones de alto riesgo con vacunación. Tx principalmente sintomático.
  - **Hepatitis B:** transmisión vertical frente a exposición a líquidos corporales infectados. No se transmite a través de la leche materna. Enfermedad aguda con o sin sxs; prevenir transmisión vertical con vacuna hepatitis B y HBID dentro de las 12 h del parto si la madre es HBsAG positiva o desconocida. Ac anti-HB positivos aislados (sin IgG *core*) son indicativos de vacunación previa. Infección crónica → riesgo de cirrosis/CHC (controlar anualmente AFP, Eco hepática). Evaluar al recién nacido de madre positiva a los 18 meses, la lactancia materna no está contraindicada. Los recién nacidos deben recibir 3 dosis de vacuna antes de los 6 meses.
  - **Hepatitis C:** transmisión a través de líquidos corporales infectados frente a transmisión vertical. No se transmite a través de la leche materna. Puede causar una infección aguda o crónica. A menudo asintomática. Dx: IgG anti-VHC, PAAN para recién nacidos. Tx: sintomático, vacunación contra otros virus de la hepatitis, tratamiento con guías de genotipo. La infección crónica aumenta el riesgo de cirrosis/CHC (control anual de AFP, Eco hepática). Tx: antivirales.
  - **Hepatitis D:** líquidos corporales, solo infecta a pacientes con hepatitis B. Tratamiento sintomático.
  - **Hepatitis E:** transmisión oral-fecal. Proceso infeccioso agudo, mayor gravedad en pacientes embarazadas.
- **Trastornos genéticos:** deficiencia de A1AT, enf de Wilson, trastornos metabólicos (trastornos mitocondriales, galactosemia, hemocromatosis hereditaria).
  - **A1AT:** herencia autosómica codominante (mutación del gen *SERPINA1*) con penetrancia incompleta. Ictericia en los primeros 2-4 meses de vida, más tarde desarrollan cirrosis, EPOC/enfisema. Dx concent de A1AT (< 11 µmol son diagnósticos), pruebas genéticas. Tx: sintomático hasta el trasplante (curativo).
  - **Enf de Wilson:** herencia autosómica recesiva. Depósito de cobre en el hígado, riñón, córnea y sistema nervioso central → hepatitis, cirrosis, disfunción renal, depresión, psicosis. Anillos de Kayser-Fleischer en exploración ocular. Laboratorio: elevación de AST/ALT, fosfatasa alcalina baja/normal, anemia hemolítica, concentraciones bajas de ceruloplasmina (baja sens/espec), excreción elevada de cobre en orina (prueba de provocación con penicilamina).
- **Hepatitis autoinmunitaria:** M > H; suele presentarse en la adolescencia.
- **Diagnóstico:** anticuerpos anti-músculo liso positivos (tipo I), anticuerpos microsómicos hígado-riñón positivos (tipo II, el más frecuente), ANA.
- **Tratamiento:** ursodiol (ayuda con los sxs); inmunosupresión (limita la progresión).
- **Procesos infiltrativos:** aumentan la prevalencia de la EHNA en pediatría.

ANEMIA

(*Nathan and Oski's Hematology and Oncology of Infancy and Childhood.* 8th ed. 2015:293–307)

Definición
- Hb o Hct por debajo del límite inferior de la normalidad para la edad y el sexo.

Manifestaciones clínicas
- Sxs: la mayoría de los ptes son asintomáticos, pero pueden presentar cansancio, palidez, irritabilidad, pica (ante insuficiencia de hierro), glositis, coiloniquias, queilitis angular.
- Signos: palidez (conjuntivas, pliegues palmares), taquicardia, soplo sistólico, ictericia (si es hemolítica), insuficiencia cardíaca de alto gasto (si es grave).

Etiología
- **Pérdida de eritrocitos:**
  - Pérdidas digestivas (agudas y crónicas), menorragia, traumatismos, iatrogenia.
- **Destrucción/consumo de eritrocitos:**
  - Hemólisis: autoinmunitaria, defectos intrínsecos de los eritrocitos (anomalías de la membrana, de la hemoglobina o enzimáticas), destrucción mecánica extrínseca (PTT, CID, microangiopatía trombótica [MAT], SUH), hemoglobinuria paroxística nocturna (HPN).
  - Secuestro esplénico.
- **Disminución de la producción:**
  - Insuficiencia medular: síndromes congénitos, idiopáticos (eritroblastopenia transitoria de la infancia o anemia aplásica grave) o infiltrativos (leucemia).
  - Supresión infecciosa de la médula ósea (supresión viral).
  - Enfermedad sistémica no hemática: nefropatía o hipotiroidismo.
  - Anemia de inflamación crónica.
  - Anemia sideroblástica.
  - Intoxicación por plomo.
  - Insuficiencia nutricional: hierro, vitamina B_{12}, ácido fólico, cobre, cinc.

Factores históricos
- Edad:
  - Anemia neonatal debida en general a pérdida de sangre, isoinmunización, anemia congénita, infección congénita.
  - La prematurez aumenta el riesgo de anemia ferropénica (AFe) y de nadir fisiológico exagerado.
  - La anemia nutricional rara vez se produce antes de los 6 meses de edad.
  - La anemia a los 3 a 6 meses de edad sugiere hemoglobinopatía (HbF ↓ ~6 meses).

Anemias clasificadas por VCM y recuento de reticulocitos			
Reticulocit	**Microcítica**	**Normocítica**	**Macrocítica**
Bajos	Insuficiencia de hierro Intoxicación por plomo (metales pesados) Anemia por enf crónica (también normocítica)	Enf sistémicas (renales, tiroideas) Anemia por enf crónica Insuficiencia medular infiltrativa (p. ej., neoplasia, metabólica)	Insuficiencia de folato Insuficiencia de Vit B_{12} Insuficiencia medular congénita Trisomía 21 Hepatopatías
Normales	Talasemias Anemia sideroblástica	Pérdida aguda de sangre (temprana) Síndromes de insuficiencia medular	
Altos	Talasemias	Hemólisis intrínseca (hemoglobinopatías, membranopatías, enzimopatías) Hemólisis extrínseca (PTT, CID, SUH, MAT, HPN)	Reticulocitosis

(Adaptada de *Harriet Lane Handbook*. 21st ed. 2018:364–394)

Estudios
- HC con recuento diferencial de células.
  - El VCM y amplitud de distribución de eritrocitos (ADE) son útiles para clasificar la anemia.
- Reticulocitos: absolutos y porcentuales.
- Frotis periférico.
- Evaluación para anemia normocítica: LDH ↑, bilirrubina indirecta ↑, haptoglobina (Hp, molécula transportadora de hemoglobina) ↓, prueba de antiglobulina directa (PAD) y prueba de antiglobulina indirecta (PAI), Coombs, QS, TSH/FT4.

- Evaluación para microcítica: ferritina, capacidad total de fijación de hierro (CTFH), % de saturación, CRP/VSG, electroforesis de Hb.
- Evaluación macrocítica: ácido metilmalónico, homocisteína.

ANEMIAS MICROCÍTICAS

Anemia ferropénica (*Lancet*. 2016;387(10021):882–893; *Am Fam Physician*. 2016;93(4):300–302; *Nathan and Oski's Hematology and Oncology of Infancy and Childhood*. 8th ed. 2015:344–381)

- Causa más frecuente de anemia en los niños.
- Diagnóstico:
  - A menudo se descubre incidentalmente con un curso asintomático.
  - La mayoría de los ptes son asintomáticos o están compensados. Los sxs pueden incluir palidez, irritabilidad, cansancio, cefaleas, dificultad para respirar, déficits neurocognitivos.
  - Factores de riesgo: prematurez, insuficiencia materna de hierro, problemas de alimentación, consumo > 700 mL/día de leche de vaca, leches no fortificadas con hierro, pérdida crónica de sangre.
- Estudios:
  - OMS/AAP: estudio universal al año de vida.
  - USPSTF: pruebas insuficientes para recomendar a favor o en contra.
- Etiología:
  - Suministro insuficiente: insuficiencia alimentaria, leche de fórmula no enriquecida, lactancia materna exclusiva.
  - Mala absorción: celíacos, EII, derivación gástrica/intestino corto, infecciones.
  - Pérdidas de hierro: menorragia, hemorragia digestiva, enteropatía lácteo-proteínica.
  - Depósitos de hierro inaccesibles: la expresión de hepcidina inducida por la inflamación conduce a ↓ disponibilidad de hierro debido al secuestro y a la disminución de la absorción.
- Estudios:
  - El HC suele mostrar anemia microcítica, ADE elevada, disminución de la masa de eritrocitos y, a menudo, trombocitosis concurrente.
  - Los estudios de hierro revelan ferritina baja, CTFH alta y % de saturación bajo. La ferritina es la 1.ª en disminuir pero puede estar falsamente elevada por la inflamación.
  - La AFe refractaria se debe a menudo a un mal cumplimiento o a una pérdida de sangre crónica no identificada.
- Tx: restitución oral de hierro (o i.v. si no se tolera la terapia oral).

Hemoglobinopatías (*véase* más adelante)

ANEMIAS NORMOCÍTICAS

Nadir fisiológico normal de la infancia (*Harriet Lane Handbook*. 21st ed. 2018:364–394)

- Disminución gradual de la Hb hasta que las necesidades de O_2 superan el aporte de O_2 → ↑ eritropoyetina (EPO).
- El nadir suele verse a una Hb de 9 a 11 mg/dL.
- En general, se produce a las 8 a 12 sem si es de término, a las 3 a 6 sem si es prematuro.
- Tx: solo observación, transfundir en caso de anemia sintomática.

Anemia por inflamación crónica

- Puede ser normocítica (hallazgo precoz) o microcítica (hallazgo tardío). El aumento de la hepcidina produce disminución de absorción enteral de hierro y liberación de macrófagos, lo que conduce a un estado relativo de insuficiencia de hierro.
- EPO inadecuadamente baja o normal.
- Estudios del hierro: ferritina normal o elevada, CTFH baja.
- Tx: tratar el trastorno subyacente.

Anemias hemolíticas (*Pediatr Rev*. 2016;27(6):235–246; *Nathan and Oski's Hematology and Oncology of Infancy and Childhood*. 8th ed. 2015:311–430)

- Normocítica con reticulocitosis.
- Extravascular frente a intravascular:
  - Extravascular = mediada por el sistema reticuloendotelial: anemia hemolítica autoinmunitaria (AHAI), drepanocitosis, esferocitosis hereditaria.
  - Intravascular = el daño de la membrana de los eritrocitos se produce por vía i.v.: destrucción mecánica (p. ej., válvula cardíaca mecánica), destrucción mediada por complemento, anemias hemolíticas microangiopáticas, AHAI fría.
- Intrínseca/congénita frente a adquirida:
  - Intrínseca: enzimopatías (insuficiencia de G6PD), hemoglobinopatías (drepanocitosis), membranopatías (esferocitosis y eliptocitosis hereditarias), HPN.
  - Adquirida: enf hemolítica del recién nacido, AHAI caliente, válvula cardíaca mecánica, SUH/anemia hemolítica microangiopática.

- Signos y sxs:
  - Orina oscura: hemoglobinuria y bilirrubinuria.
  - Ictericia: hiperbilirrubinemia no conjugada.
  - Esplenomegalia: secuestro de eritrocitos.
  - Palidez, cansancio, mareos, soplos.
- Diagnóstico:
  - Reticulocitosis: en general > 2% con recuento absoluto de reticulocitos > 60×10^3 /µL. Liberación del contenido de los eritrocitos → ↑ bilirrubina indirecta, ↑ LDH, ↑ AST.
  - La haptoglobina se une a la hemoglobina libre → disminución (no es útil en lactantes < 3 meses).
  - Frotis periférico:
    - Fragmentos de eritro (esquistocitos, células en casco), microesferocitos, policromasia.
    - Pruebas de antiglobulina (Coombs) (una vez establecida la hemólisis).
    - PAD:
      - 1.ª prueba: anticuerpos antihumanos inespecíficos añadidos a los eritrocitos; si los anticuerpos están presentes en la superficie celular → aglutinación.
      - 2.ª prueba: anticuerpos humanos anti-IgG y anticomplemento (implica IgM ligada) → ayuda a diferenciar entre AHAI caliente (IgG) y fría (IgM).
    - PAI: el suero del paciente se añade a los eritro del donante. Si el paciente tiene auto-Ac antieritro → se unen a los eritro de donante → aglutinación con globulina antihumana.
    - Electroforesis de hemoglobina (hemoglobinopatías).

Enfermedad hemolítica aloinmunitaria del feto y del recién nacido
- Mediada por IgG maternas contra antígenos fetales (Rh[D], A, B) que producen la destrucción de eritrocitos fetales.
- Oscila entre una anemia neonatal leve y una hemólisis grave en el útero e hidropesía fetal (la incompatibilidad AB suele ser más leve; la incompatibilidad Rh suele ser más grave).
- Profilaxis: IgG anti-D.
- Factores de riesgo: aloinmunización prenatal materna (embarazo anterior, hemoderivados).
  - En los EE.UU., la AHAI neonatal suele ser causada por la incompatibilidad ABO.
    - A menudo se manifiesta como hiperbilirrubinemia sin anemia.
- Diagnóstico: prueba de antiglobulina directa. La mayoría de los casos, aunque no todos, son positivos.
- Tratamiento:
  - La enf fetal grave puede requerir transfusiones intrauterinas.
  - Observación expectante en casos leves.
  - Apoyo transfusional en casos graves o sintomáticos.
  - Tx de la hiperbilirrubinemia: fototerapia, IGIV, exanguinotransfusión.

Insuficiencia de G6PD
- Enzimopatía más frecuente de los eritrocitos.
- Recesiva ligada al X:
  - La G6PD es crítica para compensar el estrés oxidativo de los eritrocitos (repone NADPH a través de la vía de los fosfatos de pentosas); su insuficiencia provoca hemólisis i.v.
  - Los diferentes genotipos conducen a una gravedad variable: la mayoría son asintomáticos, pero llega hasta la hemólisis crónica.
- Los episodios hemolíticos cursan con cansancio, dolor de espalda, orina oscura, ictericia.
- Desencadenantes más frecuentes:
  - Estrés fisiológico (generalmente infecciones).
  - Habas, medicamentos (primaquina, sulfamidas, nitrofurantoína, naftalina).
- Dx: ensayo de actividad G6PD. Puede ser falsamente normal debido a reticulocitosis.
  - La gravedad del trastorno está relacionada con el grado de deficiencia de la actividad enzimática.
- Tx: educación y evitación de los desencadenantes. Episodios autolimitados, pueden requerir transfusión de eritrocitos.

Hemoglobinuria paroxística nocturna
- Incidencia de 1 millón a 1.5 millones de casos en todo el mundo.
- Hemólisis mediada por el complemento debido a la deficiencia adquirida de proteínas reguladoras del complemento (CD55 y CD59).
- Enf adquirida causada por mutaciones somáticas en el gen *PIGA* ligado al X.
- Manifestaciones:
  - Anemia hemolítica e insuficiencia de la médula ósea.
  - Trombosis: arteriales o venosas, incluidos órganos centrales (p. ej., hígado).
  - Distonía del músculo liso: dolor abdominal, espasmos esofágicos, disfagia, disfunción eréctil.
  - Daño en órganos terminales debido a trombosis microvascular, depósitos de hierro.
- Dx: confirmar el Dx clínico con citometría de flujo de sangre periférica para detectar la deficiencia/ausencia de proteínas ancladas al péptido inhibidor gástrico (GIP).
- Tx: eculizumab. Aumenta la susceptibilidad a *Neisseria meningitidis*.
  (*N Engl J Med*. 2006;355: 1233–1243).

Esferocitosis hereditaria (EH) (*Blood Rev.* 2013;27(4):167–178; *Pediatr Rev.* 2004;25(5):168–172)

- La EH es el trastorno más frecuente de la membrana de los eritrocitos (incidencia ~1/5000) y suele manifestarse como hemólisis crónica leve.
- Insuficiencia de proteína espectrina → membrana inestable de los eritro → eritro esféricos.
- Los esferocitos circulan mal en los capilares pequeños, por lo que son fagocitados → hemólisis extravascular.
- Signos y sxs:
  - Puede presentarse poco después del nacimiento (aparición de ictericia < 24 h de vida o dura > 1 sem). Las formas más graves pueden presentarse *in utero*.
  - En los niños mayores, la EH se manifiesta como una tríada clásica de palidez (anemia), ictericia y esplenomegalia.
  - Colelitiasis por cálculos de bilirrubina.
- Diagnóstico:
  - HC: ↓ Hb/Hct, ↑ reticulocitos, ↓VCM.
    - El grado de anemia y la reticulocitosis ayudan a clasificar la gravedad.
  - Marcadores de hemólisis: ↑ bilirrubina no conjugada, ↑ LDH, ↓ Hp.
  - Frotis periférico: esferocitos, fragmentos de eritrocitos, policromasia.
  - Pruebas especializadas: citometría de flujo, prueba de fragilidad osmótica, prueba de lisis en glicerol, prueba de Pink, electroforesis de proteínas.

Anemia hemolítica autoinmunitaria (*Pediatr Rev.* 2016;37(6):235–246)

- **Anemia hemolítica autoinmunitaria primaria:**
  - Sin causa clara en el 30% a 40% de los casos.
  - Clasificada por la reactividad térmica de los auto-Ac.
  - Aglutininas calientes:
    - IgG(+), se unen a 37 °C.
    - A menudo debido a desencadenantes infecciosos; sin embargo, hay mayor preocupación por los anticuerpos calientes por posible AHAI secundaria, incluida la de causa oncológica, reumatológica o inmunitaria.
    - Presenta ictericia, esplenomegalia, pruebas de laboratorio de hemólisis i.v.
    - Dx: PAD: IgG(+), C3(−).
    - Tx: los corticoides son de 1.ª línea; las terapias secundarias incluyen inmunomoduladores como sirólimus, rituximab y esplenectomía.
  - Aglutininas frías:
    - IgM(+), se une a partir de < 30 °C, pero en grado máximo a 4 °C.
    - Presenta acrocianosis, hemoglobinuria (hemólisis extravascular).
    - Dx: IgM *in vitro* deposita C′ → PAD: IgG(−), C3(+).
    - Asociadas a *Mycoplasma pneumoniae*.
    - Tx: evitar el frío.
    - Hemoglobinuria paroxística al frío: infrecuente y autolimitada con IgG reactiva al frío (Ac de Donath-Landsteiner). Dx: PAD: IgG(−), C3(+), prueba DL. Tx: cuidados sintomáticos, ya que es autolimitada.
  - Algunas AHAI tendrán PAD negativas (pobre unión de Ac, especialmente con Ac fríos, IgA, linfocitos NK).
- **Anemia hemolítica autoinmunitaria secundaria:**
  - Infecciones: VEB, CMV, micoplasma, estreptococos, parvovirus.
  - Trastornos autoinmunitarios: LES, artritis idiopática juvenil.
  - Neoplasias/trastornos hemáticos: linfoma de Hodgkin, trastorno linfoproliferativo autoinmunitario, inmunodeficiencia variable común (IDVC).
  - Fármacos: cefotetán, ceftriaxona, piperacilina, fludarabina, diclofenaco.

HEMOGLOBINOPATÍAS

Anemia falciforme (*South Med J.* 2016;109(9):495–502)

- 1/300-400 nacimientos en personas de ascendencia africana.
- Múltiples genotipos conducen a una enf similar de drepanocitosis, anemia hemolítica crónica y complicaciones vasooclusivas marcadas por crisis vasooclusivas dolorosas y lesión progresiva de los órganos diana.
  - Los genotipos incluyen HbSS (60%-65% de los casos), HbSC, HbSβ^0/HbSβ^+ (coherencia de hemoglobina S y mutación de talasemia β).
- La HbSS y la HbSβ^0 suelen ser más graves que la HbSC y la HbSβ^+.
- Complicaciones:
  - **Pulmonares:**
    - Síndrome torácico agudo (STA): principal causa de muerte. Causada por infección, drepanocitosis intrapulmonar o embolia grasa. Los criterios diagnósticos incluyen un nuevo infiltrado en la RxT y sxs respiratorios. Tx con oxígeno, control del dolor, Abx (cefalosporinas + macrólido), transfusiones.
    - Hipertensión pulmonar: debida a lesiones crónicas de la vasculatura pulmonar.

- **GI:**
  - Colelitiasis: por anemia hemolítica.
  - Hepatopatía falciforme: hiperbilirrubinemia directa grave, puede causar insuficiencia hepática fulminante. Tratar con exanguinotransfusión urgente.
- **Neurológicas:**
  - Crisis de dolor vasooclusivo: para el dolor leve-moderado, se puede tratar en casa con calor, hidratación, AINE/paracetamol, opiáceos orales. Para el dolor intenso, Tx hospitalario con opiáceos i.v., líquidos. El dolor por sí solo no es una indicación para la transfusión.
  - ACV: más frecuente en la HbSS. La prevalencia disminuye con la implantación de estudios rutinarios mediante Doppler transcraneal (DTC), pero sigue siendo frecuente en niños pequeños y adultos mayores.
    - Prevención primaria: estudio con DTC anual para los pacientes de 2 a 16 años con HbSS y HbSβ^0. Aquellos con ↑ velocidad de flujo sanguíneo cerebral (> 200 cm/s) deben recibir terapia transfusional crónica durante al menos 1 año para disminuir la HbS a ≤ 30% y mantener la Hb > 9 g/dL (*Blood Adv.* 2020;4(8):1554–1588).
    - Dx: imagen. No retrasar la transfusión hasta la confirmación por imagen.
    - Tx: exanguinotransfusión urgente, seguida de profilaxis secundaria con terapia transfusional regular para mantener HbS ≤ 30% y mantener Hb > 9 g/dL. **No** se recomienda administrar activador tisular del plasminógeno (tPA) en los niños con drepanocitosis.
  - Infarto cerebral asintomático: ACV visibles en la RM sin déficit neurológico asociado. Afecta a ~39% de los ptes con HbSS y HbSβ^0 a los 18 años.
    - Dx: RM a los ~5 años de edad para todos los ptes con HbSS y HbSβ^0 (*Blood Adv.* 2020; 4(8):1554–1588).
    - Tx: terapia transfusional crónica.
    - Complicaciones: síndrome de Moyamoya (aumenta el riesgo de futuros ACV), disfunción cognitiva.
- **Urogenitales:**
  - Priapismo: erección prolongada. Si la duración es < 4 h, tratar en casa con ejercicio, compresas calientes, eyaculación, micción, hidratación y analgésicos orales. Si la duración es > 4 h, Tx hospitalario con líquidos y analgésicos i.v., consulta urológica para aspiración/inyección del cuerpo cavernoso ± inyección de agonistas adrenérgicos α. Objetivo: evitar la fibrosis peneana y la disfunción eréctil (afecta al 40% de los ptes con episodios recurrentes).
- **Infecciosas:**
  - Fiebre: dado el riesgo de sepsis por microorganismo encapsulado, requiere una evaluación cuidadosa. Tratar con cefalosporina i.v. de 3.ª generación.
  - Crisis aplásica:
    - Causa: más debido al parvovirus B19, aunque puede ocurrir con otras infecciones virales. Causa la supresión de la producción de eritrocitos, provocando una anemia grave.
    - Presentación: empeoramiento de la anemia con disminución de reticulocitos, síncope o hipotensión.
    - Tx: pequeñas transfusiones alícuotas para evitar la sobrecarga de volumen.
- **Esplénicas:**
  - Disfunción esplénica: se produce a partir de los 5 meses (más tarde en ptes con HbSC y HbSβ$^+$). Aumenta el riesgo de bacteriemia con microorganismos encapsulados (*Streptococcus pneumoniae, Haemophilus influenzae, Neisseria meningitidis*). Prevención primaria con penicilina, vacunas.
  - Secuestro esplénico:
    - Presentación: agrandamiento rápido del bazo 2.° a secuestro de eritrocitos falciformes. Puede presentar choque hipovolémico en casos graves. Exploración con esplenomegalia y dolor abdominal, analítica con anemia aguda sobre crónica, ↓ Hb ≥ 2 g/dL del valor basal, trombocitopenia.
    - Tx: líquidos i.v. y pequeñas transfusiones en alícuotas.
    - La recurrencia es frecuente, puede requerir esplenectomía.
- **Renales:**
  - Nefropatías: afecta a los túbulos renales y a los glomérulos, provocando hipostenuria (incapacidad para concentrar la orina), que se manifiesta por polaquiuria y enuresis nocturna. Evaluación anual de microalbuminuria a partir de los 10 años, con derivación a nefrología si se detecta proteinuria o creatinina sérica elevada. Los IECA y la hidroxiurea pueden ser protectores. También pueden presentarse en el rasgo drepanocítico.
- **Oftálmicas:**
  - Retinopatía proliferativa: más frecuente en caso de HbSC que en otros genotipos. La enf vascular causa isquemia retiniana, neovascularización y desprendimiento de retina. Exploración anual con dilatación de pupilas a partir de los 10 años.

- Tratamiento:
  - Hidroxiurea:
    - Mecanismo: aumenta la producción de HbF y Hb total; también disminuye los leucocitos y la inflamación.
    - En los niños, mejora los resultados de mortalidad, crisis vasooclusivas, STA, hospitalización y calidad de vida.
    - Tx indicado en caso de enf HbSS yHbSβ^0, pero debe considerarse con HbSC y HbSβ^+ si hay síntomas graves. La hidroxiurea debe iniciarse a la edad de 9 meses.
    - Efectos adversos: neutropenia, trombocitopenia, erupción cutánea, cambios en las uñas.
- Papel de las transfusiones crónicas:
  - Transfusión excesiva/innecesaria hasta una Hb > 10 g/dL, ↑ riesgo de hiperviscosidad, vasooclusión, secuestro esplénico, STA, ACV.
  - Los riesgos de la transfusión crónica incluyen la sobrecarga de hierro y la aloinmunización.

Rasgos drepanocíticos (*Hematology Am Soc Hematol Educ Program*. 2015;2015(1):160–167)

- Ahora se detecta gracias a la alta frecuencia del estudio universal en los recién nacidos.
- Proporciona beneficios protectores contra el paludismo.
- Complicaciones clínicas: ligero aumento del riesgo de ERC, hematuria, necrosis papilar. El carcinoma medular renal se produce casi exclusivamente en el trasplante de células madre.

Talasemias (*Pediatr Clin North Am*. 2013;60(6):1383–1391)

- Variantes normales de Hb:
  - HbF (α_2/γ_2): hemoglobina fetal, presente en el útero, disminuye con la ↓ expresión de globina γ en los primeros 6 meses de vida.
  - HbA (α_2/β_2): comienza tarde en la gestación, alcanza las concentraciones del adulto al año de vida. Hemoglobina predominante.
  - HbA_2 (α_2/δ_2): hemoglobina menor del adulto. Aumento en los síndromes de talasemia β.
- El ~5% de la población mundial presenta ≥ 1 variante del alelo de globina.
- Los eritrocitos de los portadores de talasemia son menos sensibles a *Plasmodium falciparum*.
- **Talasemia α:**
  - Se debe a la disminución o ausencia de producción de cadenas de globina α.
  - **Portador asintomático** (1 alelo con mut [αα/α−]): asintomático.
  - **Rasgo de talasemia α** (2 alelos con mut [αα/−] o [α−α−]): en general asintomática con anemia microcítica hipocrómica leve.
  - Enfermedad de la hemoglobina H [3 alelos con mut α−/−]):
    - Producción precoz de Hb Bart (γ_4) con expresión posterior de HbH (β_4) en electroforesis.
    - HbH inestable, precipita → eritropoyesis ineficaz, daño oxidativo que conduce a ↓ vida útil de los eritrocitos.
    - En general, el pte no depende de la transfusión y tiene anemia microcítica moderada, pero puede necesitar transfusión en momentos de estrés (p. ej., infección).
  - **Hidropesía fetal** [4 alelos con mut (−/−)]: anemia intrauterina grave, en general mortal.
- **Talasemia β**
- **Talasemia β menor (rasgo):**
  - Un gen defectuoso de globina β.
  - Microcitosis grave, hipocromía, anemia leve.
  - HbA_2 en general ligeramente elevada (> 3.5%), puede tener HbF elevada.
  - No requiere tratamiento.
- **Talasemia β intermedia:**
  - Debido a muchas mutaciones diferentes de globina β, con enfermedad menos grave.
  - Anemia microcítica e hipocrómica significativa.
  - Por lo general, los ptes no requieren transfusiones crónicas, solo en momentos de estrés.
- **Talasemia β mayor (anemia de Cooley):**
  - No se producen cadenas de globina β.
  - Anemia microcítica hipocrómica marcada + precipitado de cadenas α → eritropoyesis ineficaz, anemia hemolítica.
  - Sxs: irritabilidad, retraso del crecimiento, expansión extramedular de la médula → hiperplasia maxilar y protuberancia frontal, ictericia/hemólisis crónica.
  - Tx: terapia transfusional crónica, trasplante de médula ósea.

Anemias macrocíticas

(*Nathan and Oski's Hematology and Oncology of Infancy and Childhood*. 8th ed. 2015: 293–307, 344–381, 1555–1613.e30)

Anemia megaloblástica

- Definición: anemia macrocítica con aspecto megaloblástico de células nucleadas, sugiere asincronía de maduración nuclear/citoplasmática.
- Puede manifestarse como anemia (o pancitopenia si es grave) con reticulocitopenia.

- Principalmente causada por insuficiencia de folato y Vit B_{12}, menos comúnmente errores innatos del transporte o metabolismo del folato/B_{12}, aciduria orótica hereditaria o insuficiencia de 3-fosfoglicérido–deshidrogenasa.
- Los neutrófilos están característicamente hipersegmentados (> 6 lóbulos).
- **Insuficiencia de ácido fólico:**
  - La carencia es infrecuente en los niños debido al enriquecimiento obligatorio de los alimentos con folato.
  - Factores de riesgo: insuficiencia alimentaria (alimentación exclusiva con leche de cabra), mala absorción (celíacos, EII), aumento de los requerimientos (bajas reservas en prematuros, hemólisis crónica, embarazo), medicamentos antifolato (p. ej., MTX), otros medicamentos (anticonvulsivos, ACO).
  - Dx: homocisteína, ácido metilmalónico, concentraciones séricas de ácido fólico (↓ tras 2-3 semanas de ingesta deficiente).
  - Tx: suplementos de ácido fólico.
- **Insuficiencia de vitamina B_{12}:**
  - Absorción normal: la vit B_{12} digerida es fijada por el factor intrínseco (FI) → absorbida en el íleon distal.
  - Sxs: mielopatía simétrica de las columnas posterior y lateral y neuropatía periférica, glositis atrófica, estomatitis. Los lactantes pueden presentar trastornos GI importantes e infecciones recurrentes si son graves.
  - Factores de riesgo: ↓ ingesta (veganos, lactancia materna exclusiva, especialmente en caso de insuficiencia materna de B_{12}), ↓ absorción (supresión ácida por IBP, anemia perniciosa, gastritis crónica, gastrectomía parcial/total, ileítis [Crohn, sobrecrecimiento bacteriano], resección/derivación ileal, infección parasitaria).
  - Dx: homocisteína, ácido metilmalónico, concentraciones séricas de B_{12} (falsamente ↓ por déficil de folato, embarazo, ACO, obesidad).
  - Tx: restitución de Vit B_{12} (la primera dosis suele ser parenteral).

Síndromes mielodisplásicos

- Grupo heterogéneo de trastornos clonales poco frecuentes en los niños que provocan hematopoyesis ineficaz → citopenias → displasia de células hematopoyéticas (trilinaje). Puede transformarse en leucemia mieloide aguda (LMA).
- Factores de riesgo: alquilantes, anemia de Fanconi, anemia de Diamond-Blackfan, síndrome de Shwachman-Diamond.
- Sxs: cansancio, fiebre, malestar, infección.
- Exploración: palidez, hematomas/petequias. La HEM y linfadenopatías son poco frecuentes.
- Lab: anemia macrocítica, reticulocitopenia, neutropenia, trombocitopenia.
- Frotis: células en lágrima, poiquilocitosis, mieloblastos circulantes, progranulocitos, célula de Pelger-Huët.
- Biopsia de MO: celularidad normal o ↑, displasia trilinaje. Cariotipo ± análisis FISH para detectar anomalías clonales.
- Tx: controvertido. El Tx primario es el TCMH ± quimioterapia previa de tipo LMA, dependiendo del riesgo y la carga de la enfermedad.

TRASTORNOS PLAQUETARIOS

TROMBOCITOPENIA

Definición

- Plaquetas < 150×10^9/L.

Manifestaciones clínicas *(Pediatr Rev.* 2005;26(11):401–409)

- El riesgo de hemorragia es proporcional al grado de trombocitopenia.
  - La hemostasia primaria se mantiene con plaq > 75×10^9/L.
  - La mayoría de las cirugías son aceptables si las plaq > 50×10^9/L.
  - Rara vez se produce una hemorragia significativa con plaq > 20×10^9/L.
  - El riesgo de hemorragia grave se ve ante plaq < 10×10^9/L.

Recuento de plaquetas × 10^9/L	Signos y sxs
> 100	Ninguno
50-100	Mínimos: sangrado tras traumatismo grave, cirugía
20-50	Leves: síntomas cutáneos
5-20	Moderados: posibles sxs cutáneos moderados y sangrado de mucosas
< 5	Grave: ↑ de hemorragia espontánea del SNC

(Adaptada de *Pediatr Rev.* 2005;26(11):401–409.)

- Sxs: petequias, púrpura, sangrado de mucosas (gingival), epistaxis, menorragia, hemorragia digestiva, hematuria, hemorragia del SNC.

Etiología *(Nelson Textbook of Pediatrics.* 20th ed. 2016:2400–2408e)
- Disminución de la producción:
  - Congénita: síndrome de trombocitopenia-ausencia de radio, anemia de Fanconi (→ anemia aplásica), trombocitopenia amegacariocítica.
  - Trastornos de MO: anemia aplásica, Sx mielodisplásico (SMD), trastorno infiltrativo de MO, osteopetrosis, insuficiencias nutricionales (Fe, folato, Vit B_{12}), inducidos por fármacos, radiación, hipoxia neonatal, insuficiencia placentaria.
- Destrucción:
  - Inmunitaria: PTI, TAIN, LES, síndrome de Evan, síndrome antifosfolípidos, inducido por fármacos (heparina), púrpura postransfusional.
  - No inmunitaria: MAT (CID, SUH, PTT), infección, eclampsia/síndrome HELLP, cardiopatía congénita.
- Secuestro: hiperesplenismo (más frecuentemente hepatopatía crónica secundaria, enf del almacenamiento), síndrome de Kasabach-Merritt, quemaduras, hipotermia.
- Seudotrombocitopenia: aglutinación *in vitro* de plaquetas debida al anticoagulante EDTA.

Factores históricos *(Pediatr Rev.* 2005;26(11):401–409)
- Neonatos:
  - **Fetales:** riesgos perinatales asociados (p. ej., insuficiencia placentaria), aloinmunitaria, autoinmunitaria, infección congénita (TORCH), congénita, inducida por fármacos.
  - **De aparición precoz (< 72 h de vida):** insuficiencia placentaria (preeclampsia, RCIU, lactante de madre diabética), asfixia, infección perinatal (*E. coli*, SGB, *H. influenzae*), CID, aloinmunitaria, autoinmunitaria, trombosis, Sx de Kasabach-Merritt, trast metabólico, congénito, leucemia congénita.
  - **De aparición tardía (> 72 h de vida):** sepsis de aparición tardía, ECN, infecciones congénitas, autoinmunitaria, Sx de Kasabach-Merritt, trast metabólico, congénita.
- En lactantes mayores y niños, la trombocitopenia más frecuente es la PTI secundaria.
  - Puede ser asintomática o presentarse con sangrado mucoso.

Estudios
- Iniciales:
  - HC con diferencial, frotis periférico, TP, TTP, INR.
- Secundarios:
  - Volumen plaquetario medio (VPM).
  - Pruebas de función plaquetaria (p. ej., tiempo de cierre [PFA-100], estudios de agregación).
  - Estudios de Ac plaquetarios.
- Puede ser necesaria una aspiración/biopsia de MO.

Trombocitopenia aloinmunitaria neonatal (TAIN) *(Pediatr Rev.* 2005;26(11):401–409; *Br J Haematol.* 2012;156(2):155–162; *J Thromb Haemost* 2009;7(suppl 1):253–257; *Br J Haematol.* 2013;161(1):3–14)
- Frecuencia de 1/2000.
- Se presenta como trombocitopenia grave en las primeras 24 a 48 h de vida.
- Mediada por el paso transplacentario de Ac antiplaquetarios maternos a antígenos plaquetarios humanos (HPA) paternos.
- La complicación más temida es la hemorragia intracraneal (HIC):
  - En el 10%-20% de los casos no tratados. Causa más frecuente de HIC en los recién nacidos de término.
  - Puede verse desde las 20 sem de gestación hasta los varios días de vida. Casos prenatales ≤ 80%. El mayor riesgo posnatal se ve en las primeras 96 h.
  - Los embarazos posteriores (del mismo padre) son más graves debido a la aloinmunización materna.
- Diagnóstico:
  - Principalmente clínico. Enviar a serología en busca de anticuerpos HPA maternos.
  - Realizar Eco de la cabeza para detectar HIC (RM para definir la extensión, evaluar la fosa posterior) *(Pediatr Blood Cancer.* 2017; 64(12):1–6).
- Tratamiento:
  - Transfusión de plaquetas de donante aleatorio, solo puede ↑ plaquetas transitoriamente.
    - Los umbrales profilácticos varían. La transfusión está indicada en caso de hemorragia.
    - En los casos resistentes o prolongados, pueden obtenerse por aféresis de plaquetas compatibles con HPA de origen materno. Deben lavarse para eliminar los Ac anti-HPA en suero e irradiarse.
  - IGIV:
    - Puede usarse como monoterapia en caso de trombocitopenia moderada-grave ($30\text{-}50 \times 10^9$) sin hemorragia.
  - Por lo general se resuelve en 6 a 12 sem.
- Prevención: las madres de alto riesgo se tratan con IGIV intraparto, prednisona, cesárea electiva (↓ traumatismo del parto).

Trombocitopenia autoinmunitaria neonatal

- Mediada por autoanticuerpos maternos frente a antígenos plaquetarios comunes.
- Trombocitopenia típicamente menos grave.
- La hemorragia posnatal es infrecuente. No hay hemorragia intrauterina.
- Tx: observación expectante, IGIV en caso de trombocitopenia grave.
- Alta tasa de recurrencia en embarazos posteriores.

Púrpura trombocitopénica inmunitaria (PTI) (*Pediatr Rev.* 2000;21(3):95–104; *Blood.* 2011;117:4190–4207; *Hematol Oncol Clin North Am.* 2010;24(1):249–273; *J Pediatr Hematol Oncol.* 2013;35(1):1–13)

- Causada por un marcado ↓ de la vida plaquetaria secundaria a respuesta humoral de Ac contra las plaquetas. Los auto-Ac también pueden interferir en la producción.
- Puede ser aguda (< 6 meses), persistente (> 6-12 meses) o crónica (> 12 meses).
- Epidemiología:
  - Incidencia máxima a los 2 a 6 años, H = M.
  - Incidencia 1/1000 niños.
- Sxs: aparición aguda de petequias, púrpura en un niño por lo demás sano.
  - A menudo se presenta semanas después de una infección viral o de una vacuna.
  - En caso de fiebre, ↓ peso, palidez, dolor, ganglios, HEM, ictericia sugiere en *contra* de PTI.
- Exploración:
  - Petequias y equimosis generalizadas.
  - Hematomas todos en fases similares (aparición aguda).
  - Las petequias de la mucosa bucal («húmedas») u otros síntomas hemorrágicos pueden sugerir la necesidad de un Tx más intensivo.
- Laboratorio:
  - Trombocitopenia grave y aislada (< 20 × 10^9/L en el 75% de los ptes).
  - Leucocitos, Hb/Hct, LDH, ácido úrico y frotis periféricos normales.
  - VPM normal o ↑.
  - La biopsia de MO es innecesaria en la PTI clásica.
- Tratamiento:
  - Niños sin hemorragias o con hemorragias leves (hematomas y petequias solo en la piel): observación expectante independientemente del recuento de plaquetas.
  - Niños con hemorragia: prednisona o IGIV × 1.
  - Las terapias de 2.ª línea incluyen agonistas estimulantes de la trombopoyetina (TPO), rituximab o esplenectomía.
  - Niños con hemorragias graves:
    - Está indicada la transfusión masiva de plaquetas.
    - Considerar corticoides a dosis altas, plasmaféresis y embolización de la arteria esplénica (antes de la esplenectomía).
  - Abordaje de «sentido común» para la prevención de lesiones, p. ej., evitar los deportes de contacto.
  - Evitar AINE, antiagregantes plaquetarios.
- PTI crónica:
  - Definición: trombocitopenia secundaria a PTI de duración > 12 meses.
  - Puede ser secundaria a trastorno autoinmunitario subyacente
  - Tratamiento:
    - Observación expectante si no hay hemorragia.
    - Agonistas del receptor de la trombopoyetina.
    - Rituximab o dosis altas de dexametasona.
    - Esplenectomía (~60%-80% de tasa de respuesta). Alto riesgo (↑ riesgo de trombosis/infección), considerar solo después de 12 meses o si la hemorragia es grave, intolerancia al Tx, ↓ calidad de vida.

Microangiopatías trombóticas (MAT) (*N Engl J Med.* 2014;371:654–666; *Pediatr Clin North Am.* 2013;60(6): 1513–1526)

- Características clínicas: anemia hemolítica microangiopática, trombocitopenia, daño de órganos terminales secundario a trombosis arteriolar o capilar.
- **Síndrome urémico hemolítico (SUH)** (*Pediatr Rev.* 2001;22(11):365–369)
  - En general, precedido de una infección por *E. coli* productora de toxina Shiga.
  - Causa más frecuente de insuficiencia renal aguda en niños.
  - Múltiples tipos:
    - SUH típico (D+): en general, asociado a *E. coli* 0157:H7, precedido de diarrea acuosa/sanguinolenta. Recurrencia infrecuente.
    - SUH atípico (D−): asociado a *S. pneumoniae*, medicamentos, glomerulopatías primarias y trastornos familiares del colágeno/vasculares. El síndrome es poco frecuente. A menudo hay recidivas (~50%).
  - Sxs: palidez (anemia) y petequias (trombocitopenia), así como insuficiencia renal progresiva ~5-7 días después de la aparición de dolor abd y diarrea sanguinolenta.
  - Diagnóstico:
    - Anemia, trombocitopenia, esquistocitos en el frotis.
    - ↑ LDH, ↑ bilirrubina, ↓ haptoglobina, PAD negativa.
    - ↑ BUN y creatinina.

    - AO: hematuria y proteinuria.
  - Tx: sintomático.
    - Anemia: transfusión de eritrocitos para la anemia sintomática aguda.
    - Trombocitopenia: uso prudente de plaquetas antes de los procedimientos dado el riesgo de exacerbación de microtrombos.
    - HTA: antihipertensivos de acción corta.
    - Insuf renal: administración de líquidos y reposición de electrólitos. Hemodiálisis o diálisis peritoneal cuando esté indicado.
    - SUH atípico: el tratamiento con eculizumab se asocia a una mejoría de la función renal (*N Engl J Med.* 2013;368:2169–2218).
- **Púrpura trombótica trombocitopénica (PTT)** (*Curr Opin Pediatr.* 2013;25(2):216–224)
  - Poco frecuente en los niños.
  - Causada por insuficiencia de la proteína ADAMTS13 (congénita o adquirida).
  - PTT adquirida (mediada por anticuerpos):
    - Puede estar asociada a una enfermedad del tejido conjuntivo o a una infección previa.
    - A menudo se presenta con fiebre, anomalías neurológicas, trombocitopenia/anemia hemolítica microangiopática e insuf renal aguda.
    - Dx: actividad de ADAMTS13 indetectable solo durante el episodio agudo, IgG anti-ADAMTS13 detectable.
    - Tx: recambio plasmático (antes de la concentración de ADAMTS13), corticoides. El rituximab puede considerarse en casos graves o resistentes al tratamiento.
  - PTT congénita (síndrome de Upshaw-Schulman).
    - Se presenta en el período neonatal hasta la adolescencia.
    - Enf de aparición temprana asociada a un mayor riesgo de recurrencia (hasta el 80%).
    - Lab: ADAMTS13 indetectable, IgG anti-ADAMTS13 negativa, PAD negativa, esquistocitosis, ↑ LDH, ↑ bilirrubina, ↓ haptoglobina.
    - Confirmar el diagnóstico con pruebas genéticas.
    - Tx: perfusión de plasma para reponer ADAMTS13, diálisis si es necesario. Los neonatos pueden requerir exanguinotransfusión por hiperbilirrubinemia.

Coagulación intravascular diseminada (CID) (*Blood.* 2018;131:845–854)

- Se caracteriza por coagulación sistémica, trombosis en vasos pequeños/medianos. Se producen hemorragias debido al consumo de factores de coagulación y a la trombocitopenia consuntiva.
- Causada por un desencadenante subyacente, como:
  - Infección grave, neoplasias malignas (en especial leucemia promielocítica aguda), traumatismos, enf obstétricas (desprendimiento prematuro de placenta, embolia de líquido amniótico), malformaciones vasculares, reacciones inmunitarias graves.
- La hemorragia se observa en una minoría de ptes. Las anomalías de lab incluyen:
  - TP, TTPa, INR prolongados.
  - Trombocitopenia.
  - ↑ dímero D o productos de desdoblamiento de la fibrina.
  - ↓ fibrinógeno (puede estar enmascarado por reactantes de fase aguda elevados).
  - Frotis periférico: esquistocitos, trombocitopenia.
- Tx: tratar la enf subyacente.
  - En caso de hemorragia: transfusión de plaquetas (trombocitopenia), plasma fresco congelado (PFC) (TP/TTPa prolongados), crioprecipitado (hipofibrinogenemia).
  - En caso de coagulación o púrpura fulminante: anticoagulación terapéutica.
  - Sin hemorragia/trombosis: considerar anticoagulación profiláctica.

Trombocitopenias congénitas (*Hematol Oncol Clin North Am.* 2009;23(2):321–331)

- Trombocitopenia amegacariocítica congénita:
  - Autosómica recesiva, mutación secundaria del receptor de TPO c-mpl.
  - Se presenta al nacer con trombocitopenia grave, sin anomalías congénitas.
  - Riesgo ↑ de mielodisplasia, LMA. Progresa a insuficiencia de MO.
  - Dx: ↑ TPO, biopsia de MO con ↓ o ausencia de megacariocitos, por lo demás normal. Plaquetas con tamaño y granularidad normales.
  - Tx: sintomático, transfusión de plaquetas, TCMH profiláctico.
- Trombocitopenia con ausencia de radios (TAR):
  - Varios patrones de herencia, base molecular desconocida. Mujer > hombre.
- Definición: trombocitopenia al nacer + aplasia bilateral de los radios, pulgares presentes.
  - A menudo asociado a otras anomalías congénitas.
  - El recuento de plaquetas a menudo se recupera a casi lo normal al año de vida. Sin progresión a insuficiencia medular.
- Dx: clínico, ↑ TPO, biopsia de MO con ↓ tamaño y ↓ # de megacariocitos. Plaquetas con tamaño y granularidad normal.
- Tx: sintomático mientras se recupera la médula.

Trastornos de la función plaquetaria

(*Pediatr Rev*. 2000;21(3):95–104; *Thromb Haemost*. 2008;99(2):253–263)

Enfermedad	Manifestaciones clínicas	Función plaquetaria
Sx de Wiskott-Aldrich/trombocitopenia ligada al X	• Herencia ligada al X • Eccema • Infecciones recurrentes	• Plaq 20-100 • Plaq muy pequeñas en frotis con bajo VPM
Sx de Bernard-Soulier	• Autosómico dominante • Equimosis • Sangrado gingival/digestivo	• ↓ plaq, ↓ adhesión plaq • Plaq grandes en frotis (puede ser > linfocitos)
Insuficiencias de MYH9	• Autosómicas dominantes • Espectro de hemorragias, cataratas, hipoacusia neurosensorial y anomalías renales	• Plaq gigantes en frotis • Cuerpos de inclusión en los leucocitos (cuerpos de Dohle)
Sx de la plaqueta gris	• Suele ser una hemorragia leve Mielofibrosis precoz	• Plaq agrandadas, pálidas y ovaladas en frotis
Trombastenia de Glanzmann	• Herencia y gravedad variables • Fracaso en la adhesión	• ↓ adhesión plaq

(Adaptada de *Pediatr Rev*. 2000;21(3):95–104).

TRASTORNOS LEUCOCITARIOS

Leucocitosis

- El patrón de elevación es útil para indicar la causa subyacente junto con el contexto clínico.

Linaje de los leucocitos	Trastornos asociados
Basófilos	Alergias, leucemias
Eosinófilos	Trast alérgicos, trast cutáneos, esofagitis eosinofílica, síndrome hipereosinofílico idiopático, neoplasias, reacción a medicamentos, infección parasitaria
Linfocitos	Leucemias agudas/crónicas, reacción de hipersensibilidad, infecciones (virales, tos ferina)
Monocitos	Recuperación de la MO, enf autoinmunitarias, infecciones (VEB, hongos, protozoos, rickettsias, tuberculosis), esplenectomía
Neutrófilos	Estimulación de MO, inflamación crónica, causas congénitas, infecciones, inducida por medicamentos (p. ej., corticoides), reactiva, esplenectomía

(Reproducida con autorización de *Am Fam Physician*. 2015;92(11):1004–1011).

Neutropenia

(*Pediatr Rev*. 2003;24(2):52–62; *Pediatr Rev*. 2013;34(4):173–184; *Pediatr Rev*. 2008;29(1):12–24)

Definición

- Disminución del recuento absoluto de neutrófilos (RAN) = (%neutrófilos + % bandas) × recuento de leucocitos.
  - Leve: RAN 1.0-1.5 × 10^9/L; moderada: RAN 0.5-1.0 × 10^9/L; grave: RAN < 0.5 × 10^9/L.
  - Aunque la gravedad predice el riesgo de infección ante una neutropenia prolongada, el mecanismo de la neutropenia es el que más predice el riesgo. Por ejemplo, la neutropenia autoinmunitaria suele ser benigna, mientras que la inducida por quimioterapia es de alto riesgo.

Manifestaciones clínicas

- Muchos casos son asintomáticos/incidentales. Cuando son sintomáticos, suelen presentar complicaciones infecciosas, más comúnmente de piel/tejidos blandos (celulitis, absceso, furunculosis), neumonía, bacteriemia.
- Úlceras bucales recurrentes, gingivitis, estomatitis, inflamación/infección perirrectal, OMA.
- Patógenos más frecuentes: *S. aureus*, gramnegativos (especialmente entéricos), *S. epidermidis*, estreptococos, enterococos.
- Sxs: fiebre, eritema, dolor, calor. ↓ neutrófilos → ↓ formación de exudado, ↓ formación de absceso, ↓ ganglios.

Etiología

- Infección:
  - Mecanismo: marginación de neutrófilos, consumo en el sitio de la infección, ± supresión de MO (especialmente ptes prematuros con reservas ↓ de MO).
  - La infección viral es una causa frecuente de neutropenia en los niños.
    - Ocurre en las primeras 24 a 48 h de la enf, dura 3 a 7 días (período de viremia), pero puede persistir durante semanas tras la infección.
- Inducida por fármacos: mediada por numerosos mecanismos:
  - Inmunitaria: destrucción mediada por Ac.
    - Inicio agudo (a menudo sintomático), días a sem después del inicio. Estudios de Ac (+).
  - Tóxica: toxicidad neutrofílica directa.
    - Inicio gradual (a menudo asintomático), sem o meses después del inicio.
  - Hipersensibilidad:
    - Aparición de sem a meses después del inicio, puede ser con sxs sistémicos (fiebre, erupción cutánea, ganglios) y afectación de órganos terminales.
- Inmunomediada (aloinmunitaria, autoinmunitaria).
- Insuficiencia de MO (anemia aplásica, sustitución con neoplasia).
- Mielopoyesis ineficaz, en general 2.° a deficiencia nutricional grave (B_{12}, folato, Cu, Zn).
- Hiperesplenismo.
- Trastornos intrínsecos (neutropenia cíclica, neutropenia congénita grave, síndrome de Shwachman-Diamond, disqueratosis congénita).

Estudios

- Antecedentes: sxs constitucionales, infecciones, exposición a medicación, antecedentes médicos y familiares.
- Exploración: estatura, nutrición, anomalías esqueléticas como pulgar/antebrazo, piel (albinismo, eccema, verrugas), uñas, pelo, linfadenopatías, HEM.
- Laboratorio:
  - Inicial: HC con diferencial, frotis periférico con morfología de neutrófilos, y la evaluación de blastos/neutrófilos inmaduros. Reticulocitos para evaluar la función de la MO.
    - Repetir HC después de la enfermedad para asegurar la mejoría.
    - HC semanal o bisemanal con diferencial si se sospecha neutropenia cíclica.
  - El seguimiento depende de la sospecha del trastorno:
    - *PAD*: evaluar AHAI, presente en trast autoinmunitarios (p. ej., Evans, LES), puede ver ↑ monocitos.
    - ANA, Ac anti-ADNbc: si se sospecha LES.
    - *IgM, IgG, IgA, subconjuntos de linfocitos*: si se sospecha inmunodeficiencia subyacente (p. ej., inmunodeficiencia combinada grave, insuficiencia de IgA, IDVC, síndrome de hiper-IgM).
    - *Ac antineutrófilos*: si se sospecha neutropenia autoinmunitaria, pero alto riesgo de falso negativo.
    - *Vit B_{12}, folato sérico/eritrocitario*: si se sospecha insuficiencia nutricional.
  - Examen de MO en caso de neutropenia grave o persistente, pancitopenia, o para descartar neoplasias y síndromes de insuficiencia de MO.

Neutropenia inmunitaria

Trastorno	Mecanismo	Manifestaciones clínicas	Diagnóstico/ tratamiento
Neutropenia neonatal aloinmunitaria	Transferencia transplacentaria de aloanticuerpos maternos contra los neutrófilos del niño	• Sxs en 1-2 sem • Neutropenia grave • Sxs: retraso en la separación del cordón, fiebre, infección (celulitis, neumonía)	• Ac antineutrófilos (+) • Tx: sintomático con Abx • Los neutrófilos suelen recuperarse a las 7 sem
Neutropenia autoinmunitaria de la infancia y la niñez	Ac. antineutrófilos autorreactivos Puede ser 2.° a «mimetismo molecular» después de infección viral	• Dx entre 5 y 15 meses • La neutropenia puede ser muy grave • El 90% sin infección recurrente	• Ac antineutrófilos (+) (puede ser necesario repetir) • Tx: sintomático con Abx, corticoides, G-CSF • El 95% de los lactantes presentan remisión en 7-30 meses
Neutropenia inmunitaria secundaria	Ac antineutrófilos autorreactivos 2.° a trast autoinmunitario subyacente	• Asociada a síndrome de Evans, LES, AR, esclerosis sistémica • Puede presentar pancitopenia	• Ac antineutrófilos (+) • Tx: sintomático con Abx, tratar la enf subyacente • Puede necesitar G-CSF

Neutropenia cíclica
- Autosómica dominante, incidencia 0.6-1/1 000 000.
- Causada por la mutación del gen de la elastasa de neutrófilos (*ELA2*), el mismo gen que produce la neutropenia congénita grave.
- Se caracteriza por episodios cíclicos de neutropenia grave.
  - El período oscilatorio promedio es de 21 ± 4 días; la neutropenia dura de 3 a 6 días.
- Sxs: úlceras bucales, estomatitis, infecciones cutáneas (o infecciones pulmonares, GI, bucales, vaginales o rectales más graves) en caso de neutropenia.
- Dx: HC con diferencial semanal durante 2 meses para establecer el patrón; confirmar con pruebas genéticas.
  - Los monocitos suelen ciclar de forma recíproca (es decir, ↑ mono cuando ↓ neutrófilos).
  - A menudo también muestran trilinaje hematopoyético leve.
  - Tx: G-CSF.
  - Si el objetivo es un nadir de > 500 por ciclo, ajustar el G-CSF para que tenga efecto.
  - ↓ riesgo de muerte por *C. perfringens*, infección por gramnegativos.

Neutropenia congénita grave
- Autosómica dominante o recesiva (enf de Kostmann), incidencia de ~ 1/1 000 000.
- Sxs: neutropenia sintomática con infección. Infecciones graves (en especial neumonía, abscesos profundos) frecuentes.
- Lab: neutropenia profunda ($< 0.2 \times 10^9$/L), ↑ mono, ↑ eos, trombocitopenia leve, anemia leve por inflamación crónica.
- Dx: MO (detención en estadio promielocítico), pruebas genéticas (puede presentar mutaciones de la elastasa de neutrófilos).
- Tx: G-CSF. TCMH si se desarrolla SMD/LMA.
- ↑ ~10% riesgo de SMD y LMA.

Neutropenia no patógena
- **Genotipo Duffy ausente.**
- Los ptes de determinados orígenes étnicos presentan recuentos de neutrófilos más bajos que no son patológicos y sugieren intervalos de referencia inadecuados. Antes se conocía como *neutropenia étnica benigna*.

TRASTORNOS DE LA COAGULACIÓN

Diátesis hemorrágicas

Manifestaciones clínicas (*Pediatr Rev*. 2016;37(7):279–291)
- Hemostasia defectuosa primaria (afectación de plaquetas): hematomas fáciles, petequias, sangrado de mucosas, hemorragias tras traumatismos o intervenciones. Hematomas, hemartrosis infrecuentes.
- Hemostasia defectuosa secundaria (factores de coagulación): hemorragias tardías (cirugía, traumatismos, laceraciones profundas), hemartrosis, hematomas musculares y de tejidos blandos.
- Neonatos: exudado del muñón umbilical, exudado de venopunción/pinchazo en el talón, hemorragia tras circuncisión, cefalohematoma grande o *caput succedaneum* sin traumatismo al nacer, HIC (si es de término o casi de término).

Estudios
- Antecedentes:
  - Edad de inicio.
  - Antecedentes, frecuencia y gravedad de hemorragias previas no provocadas/espontáneas.
  - Antecedentes de sangrado después de procedimientos/cirugías (p. ej., circuncisión, extracción de dientes).
  - Menorragia, sangrado mucoso.
  - Antecedentes familiares de hemorragias, transfusiones, intervenciones periparto.
- Exploración física: presencia y distribución de hematomas (considerar traumatismos no accidentales), hemorragia mucocutánea, presencia de linfadenopatías, esplenomegalia, hematomas, inflamación articular.
- Laboratorio:
  - Inicial: HC c/diferencial, frotis periférico, TP, TTPa, antígeno/actividad de von Willebrand, FVIII.
  - Secundaria: fibrinógeno, tiempo de trombina, concentraciones de factores según indicación.
  - TP/TTPa pueden ser erróneamente prolongados por procesamiento (cantidad inadecuada, retraso en la prueba), así como anticoagulante lúpico (a menudo sigue a infección viral).

Hemorragia por insuficiencia de Vit K (HDVK) (*Blood Rev*. 2009;23(2):49–59)
- Transferencia placentaria deficiente de Vit K, intestino estéril, bajo contenido de leche materna, hígado inmaduro.

- HDVK clásica: se produce en los días 1 a 7 de vida. Sxs: hemorragias digestivas, del muñón umbilical, epistaxis, hemorragias de la circuncisión, hemorragias cutáneas.
- HDVK temprana: primeras 24 h, asociada a fármacos perinatales (warfarina, anticonvulsivos, antituberculosos). Sxs: hemorragia subperióstica, cutánea, intracraneal, intratorácica o intraabdominal.
- HDVK tardía: se produce después de 1 sem (pico entre 3 y 8 sem); alto riesgo de hemorragia digestiva e intracraneal.
- El Tx 1.° es la prevención con Vit K parenteral al nacer.
- Administrar Vit K y PFC en caso de hemorragia; añadir concentrado de complejo de protrombina si es grave.

Hemofilia A y B (*Pediatr Rev.* 2013;34(7):289–295; *Pediatr Rev.* 2016;37(7):279–291)

- Herencia recesiva ligada al X.
- La hemofilia A es una insuficiencia del FVIII; afecta a 1/5000 varones y en ~1/3 de los casos se debe a una mutación espontánea.
- La hemofilia B es una insuficiencia de FIX que afecta a 1/30 000 varones.
- La gravedad de la enf depende de la actividad del factor de coagulación.
    - Leve (actividad > 5%): hemorragia con traumatismo o cirugía (leve).
    - Moderada (actividad 1%-5%): hemorragia con traumatismo o cirugía (significativa).
    - Grave (actividad < 1%): hemorragia espontánea y hemorragia con traumatismo, cirugía.
- El 90% de los casos se presentan en el primer año de vida, generalmente por hemorragia por circuncisión o aumento de la movilidad.
- Sxs: hematoma excesivo, hematoma i.m., sangrado mucoso, hemartrosis (rodilla > codo > tobillo > hombro > muñecas > caderas).
    - Síntomas de hematoma i.m.: edema, calor, ↓ AdM, dolor. Puede desarrollar «articulaciones en diana» c/hemorragias recurrentes, lo que provoca disfunción articular crónica y artritis.
    - La hemofilia leve puede presentarse solo después de cirugías importantes.
- Diagnóstico:
    - Los lab mostrarán inicialmente ↑ TTP, con TP, tiempo de trombina normales.
    - Estudio de mezcla → TTP se normaliza.
    - Medición de los factores VIII y IX (y XI si está indicado) con confirmación genética.
        - La actividad del FVIII es similar entre adultos y lactantes. La actividad de FIX es ↓ en lactantes (solo puede determinarse después de 6 meses si la hemofilia B es leve).
- Tratamiento:
    - Prevención: antes era necesario un Tx de por vida con factor sustitutivo profiláctico, ahora se está sustituyendo por emicizumab (imita la función del factor VIII uniéndose a los factores IX y X).
    - Hemorragia: reposición de factores en función de la gravedad de la hemorragia.
        - Hemorragia leve por hemofilia A: puede tratarse con DDAVP (↑ FVIII, ↑ FvW) y antifibrinolíticos si se demuestra que responde, no todos responden.
- Complicaciones:
    - Inhibidores: IgG contra factor de sustitución, tratar con infusión prolongada de factor a dosis altas o cambiar a emicizumab.
    - Artropatías: 2.° a hemartrosis repetidas, pueden necesitar intervención quirúrgica.
    - El riesgo de infección ha ↓ con la reducción de la necesidad de transfusiones, la mejoría del procesamiento y el uso de terapias recombinantes en lugar de derivados del plasma.

Enfermedad de Von Willebrand (*N Engl J Med.* 2016;375:2067–2080)

- Trastorno hemorrágico más frecuente, afecta del 0.6% al 1.3% de la población.
- Tres tipos:
    - Tipo 1: el 70% a 80% de los casos, autosómico dominante, ↓ cantidad de FvW.
    - Tipo 2: ~20% de los casos, autosómico dominante o recesivo, FvW disfuncional.
        - 2A: ensamble defectuoso del multímero FvW → ausencia de multímeros de alto peso molecular → ↓ adhesión plaquetaria.
        - 2B: ↑ afinidad de FvW por GPIb, unión espontánea y depuración de plaquetas → ↑ y unión espontánea a plaquetas. Uso prudente de DDAVP debido al riesgo de empeoramiento de la trombocitopenia.
        - 2M: ↓ adhesión plaquetaria del FvW o unión al colágeno.
        - 2N: ↓ unión de FvW a FVIII → FVIII (puede diagnosticarse erróneamente como hemofilia).
    - Tipo 3: < 5% de los casos, autosómico recesivo, ausencia total de FvW circulante con hemorragias graves.
- Sxs: sangrado mucoso, menorragias, hemorragias tras intervenciones quirúrgicas o extracciones dentales.
    - Las hemartrosis son infrecuentes (excepto en el tipo 2N).
- Dx: antecedente personal de hemorragia ± antecedente de hemorragia con lab congruentes.
    - Lab: ↓ FvW, actividad de FvW (análisis de nivel de adhesión plaquetaria dependiente de FvW), actividad de FVIII (frecuentemente ↓).

* La concentración de FvW se ve afectada por edad, ejercicio, inflamación (reactante de fase aguda), embarazo y ciclo menstrual.
* Tratamiento:
  * Pérdidas menstruales: ACO, DIU.
  * Antifibrinolíticos (ác. tranexámico o ác. aminocaproico).
  * Tipo 1: desmopresina.
  * Tipo 2: concentrado de FvW-FVIII o FvW recombinante.
  * Tipo 3: concentrado de FvW-FVIII o FvW recombinante.

Trastornos trombóticos

(*Pediatr Clin North Am*. 2013;60(6):1443–1462)

* La trombosis en niños se produce en distribución bimodal: períodos neonatal y adolescente.

Manifestaciones clínicas
* Las trombosis en los niños son casi siempre secundarias o provocadas; las vías venosas centrales están implicadas en la mayoría de los coágulos.
* La trombosis se presenta con múltiples manifestaciones: trombosis venosa/arterial, embolia pulmonar, ACV isquémico arterial, trombosis venosa del seno cerebral.

Etiología
* Factores de riesgo adquiridos (tríada de Virchow: estasis, estado hipercoagulable, lesión vascular):
  * Estasis:
    * Neonatos: CVC, cardiopatía congénita.
    * Niños mayores: anomalías vasculares congénitas, síndrome de May-Thurner (v. ilíaca izquierda comprimida por a. ilíaca común derecha), Sx de Paget-Schroetter (síndrome de la abertura torácica superior), inmovilidad.
  * Lesión vascular (neonatos y niños mayores): CVC.
  * Estados hipercoagulables:
    * Neonatos: CVC, cardiopatía cianótica, sepsis, deshidratación, APT, Ac antifosfolípidos maternos.
    * Niños mayores: síndrome antifosfolípidos, neoplasia, síndrome nefrótico, APT, deshidratación, sepsis, infección por varicela, enfermedad autoinmunitaria.
  * **Síndrome antifosfolípido:**
    * Debido a Ac contra complejos fosfolípido-proteína → ↑ riesgo ACV, TEV, trombosis arterial.
    * Presenta trombosis, pérdida recurrente del embarazo o trombocitopenia.
    * Puede ser primario o secundario (enf autoinmunitaria, infección).
    * Dx: trombosis y anticuerpos (+) (anticoagulante lúpico, anticardiolipina, β2GP); deben ser (+) en la repetición de la prueba ≥ 12 sem después.
    * Tx: warfarina.
* **Síndromes hereditarios de trombofilia:** defecto de prot C, defecto de prot S, defecto de ATIII, mutación del factor V de Leiden (homo/hetero), mutación del gen de la protrombina.

Estudios
* La prueba está indicada en los niños con trombosis no provocada, espontánea y recurrente, rara vez indicada cuando el primer episodio es provocado (p. ej., relacionado con catéter).
* Lab: prot C, prot S, antitrombina, mutación del factor V de Leiden.
* La prot C, la prot S y la AT pueden disminuir en el contexto de una trombosis aguda → repetir una vez fuera de la anticoagulación.

Trombofilia hereditaria
* **Insuficiencia de proteínas C y S:**
  * La proteína C activada se une a la proteína S → FVa y degradación del FVIIIa.
  * Puede ser heterocigoto, homocigoto. La enf homocigota es potencialmente mortal en el primer día de vida.
    * Deficiencia homocigota de proteína C → púrpura fulminante con CID. Puede presentar trombosis de vasos principales (vena renal, vena cava).
    * La enf heterocigota rara vez se presenta en el período neonatal.
  * Dx: medir la actividad de las proteínas C y S. Puede ser ↓ por edad (comprobar después de 6 meses), trombosis aguda (consuntiva) y anticoagulación. Volver a comprobar una vez que se esté sin anticoagulantes.
  * Tx: profilaxis con factor sustitutivo, heparina de bajo peso molecular, warfarina.
* **Insuficiencia de antitrombina (AT):**
  * La AT inactiva la trombina y el FXa (también IXa, XIa, XIIa, FVIIa). Dx: actividad de AT (↓ en recién nacidos especialmente prematuros, trombosis, anticoagulación).
  * Tx: anticoagulación a largo plazo, antitrombina recombinante.

- **Resistencia a la proteína C activada (mutación del factor V de Leiden):**
  - Trombofilia congénita: trastorno más frecuente (en el 3%-8% de las etnias blancas).
  - Mutación del FVL → resistente a la escisión por AT, autosómica dominante.
  - ↑ riesgo de TEV (hetero ↑ 3×, homo ↑ 30×), ACV (OR 3.26). ACO ↑ riesgo 30-60×.
  - Los coágulos son infrecuentes, por lo general no hay TEV a menos que existan factores de riesgo adicionales.
  - Dx: pruebas genéticas.

PANCITOPENIA

(*Pediatr Rev*. 2016;37(3):101–113)

Definición
- ↓ ≥ 2 líneas celulares; puede ser aguda (sepsis, CID, hemólisis) o crónica (*véase* abajo).
- Los sxs dependen de la enf subyacente y de la presencia de anemia, trombocitopenia, leucopenia (*véase* antes).

Etiología
- ↓ función de la MO:
  - Congénita: anemia de Fanconi, disqueratosis congénita, Sx de Schwachman-Diamond, trast de almacenamiento, trast mitocondriales.
  - Adquirida: leucemia, anemia aplásica, insuficiencia nutricional, neoplasia metastásica/invasión de médula, SMD, sepsis, infecciones congénitas TORCH.
- ↑ destrucción celular:
  - Congénita: Sx linfoproliferativo autoinmunitario, linfohistiocitosis hemofagocítica congénita (HLH), otras inmunodeficiencias congénitas.
  - Adquirida: HPN, HLH, síndrome de activación macrofágica.
- Secuestro de células secundario a esplenomegalia.

Estudios
- HC con diferencial, frotis periférico, reticulocitos, AST, ALT, bilis, LDH, ácido úrico.
- Aspiración/biopsia de MO con citogenética indicada para evaluar leucemia, otras enf.
- Pruebas adicionales indicadas por anamnesis/contexto.
  - Insuficiencia nutricional: ácido fólico, Vit B_{12}, cobre, ceruloplasmina, cinc.
  - Infección: VHA, VHB, VHC, CMV, VEB, parvovirus, VHS, VVZ, VHH-6, VIH, adenovirus.
  - Citometría de flujo para HPN si se sospecha.
  - Subgrupos de linfocitos, inmunoglobulinas.
  - Prueba de embarazo.
  - Estudio autoinmunitario si se sospecha.

Anemia aplásica (AA) (*Pediatr Clin North Am*. 2013;60(6):1311–1336; *Pediatr Rev*. 2016;37(3):101–113)
- Enf poco frecuente (~ 2/1 000 000 en Norteamérica), aunque potencialmente mortal, secundaria a destrucción inmunomediada de células madre hematopoyéticas.
  - Necesidad de descartar otras causas de pancitopenia antes del diagnóstico.
- Diagnóstico:
  - Biopsia de MO con celularidad disminuida:
    - AA moderada/leve (AAML): ↓ celularidad de MO, citopenias periféricas.
    - AA grave (AAG): celularidad de MO < 25% + 2/3 (neut < 500 × 10^6/L, plaq < 20 000 × 10^6/L, reticulocitos < 60 000 × 10^6/L).
    - AA muy grave (AAmG): criterios de AAG + neutófilos < 200 × 10^6/L.
- Tratamiento:
  - Sintomático con Tx de la neutropenia febril, Abx profilácticos. Limitar las transfusiones para evitar la aloinmunización.
  - El Tx precoz mejora los resultados: Tx inmunosupresor (TIS) < 4 semanas, TCMH < 12 sem.
    - Si hay un hermano con HLA idéntico, proceder con TCMH (> 90% de supervivencia a 5 años).
    - TIS: globulina antitimocitos + ciclosporina + corticoides. Comprobar la respuesta en la 12.ª sem.
    - TCMH: si no hay respuesta a la TIS en la 12.ª sem y se dispone de un donante no emparentado.

Anemia de Fanconi (AF) (*Pediatr Rev*. 2016;37(3):101–113; *Pediatr Clin N Am*. 2013;60:1291–1310)
- Enf multiorgánica infrecuente (1/100 000) 2.° a mutación del gen en la vía AF (≥ 18 genes).
- Sxs: presentación variable, la AF puede afectar el desarrollo de todos los órganos.
  - Insuficiencia progresiva de la MO, el momento varía.
  - Anomalías congénitas: baja estatura, anomalías esqueléticas, VACTERL, manchas café con leche, malformaciones urogenitales.
    - ~1/3 de los ptes no presentan anomalías en el desarrollo.

* Riesgo de cáncer a lo largo de la vida del 20% (LMA el más frecuente).
* Dx: prueba de rotura cromosómica positiva, confirmar con pruebas genéticas.
* Tx: vigilancia/sintomático. TCMH una vez que haya insuficiencia de MO dependiente de transfusión o LMA.

Síndrome de Shwachman-Diamond (*Pediatr Rev.* 2016;37(3):101–113; *Pediatr Clin N Am.* 2013;60:1291–1310)

* Sx infrecuente (~ 1/76 000) 2.° a mutación de *SBDS*, pancitopenia asociada a insuficiencia pancreática exocrina, anomalías esqueléticas, retraso del desarrollo.
* Sxs: los más frecuentes son la diarrea crónica (malabsorción) y el retraso del desarrollo.
  * Insuficiencia progresiva de la MO en la primera infancia, anomalías óseas de gravedad variable con disostosis metafisaria, anomalías palatinas y dentales.
* Dx: clínico, confirmar con pruebas genéticas.
* Tx: vigilancia expectante y sintomático con transfusiones, enzimas pancreáticas. TCMH cuando se desarrolla SMD/LMA dependiente de transfusión.

REACCIONES TRANSFUSIONALES

(*Blood.* 2019;133(17):1831–1853)

Reacción febril no hemolítica a la transfusión

* Causa: puede ser no inmunitaria (liberación de citocinas durante el almacenamiento del hemoderivado) o inmunitaria (anticuerpos del receptor frente a antígenos del donante).
* Presentación: fiebre, escalofríos, rigidez.
* Momento: durante o inmediatamente después de la transfusión.
* Dx: exploración física, lab para descartar hemólisis e infección.
* Tx: suspender la transfusión, antipiréticos.
* Prevención: leucorreducción de los productos sanguíneos de los donantes.

Reacción alérgica/anafiláctica a la transfusión

* Causa: reacción de hipersensibilidad de tipo 1 a las proteínas plasmáticas del donante.
* Presentación: urticaria, prurito, angioedema, dificultad respiratoria, anafilaxia.
* Momento: en las 4 h siguientes a la transfusión.
* Dx: exploración física, lab para descartar hemólisis.
* Tx: suspender la transfusión, administrar antihistamínicos y epinefrina si es necesario.
* Prevención: uso de componentes sanguíneos lavados.

Reacción hemolítica aguda a la transfusión

* Causa: transfusión de eritrocitos o plasma incompatibles por ABO (por lo general, debido a un error administrativo) o aloinmunización no identificada.
* Presentación: varía de asintomática a hemólisis rápida con fiebre, dolor, hematuria, CID, hipotensión, muerte.
* Plazos: en las 24 h siguientes a la transfusión.
* Dx: PAD.
* Tx: suspender la transfusión, sintomático con líquidos i.v.

Reacciones hemolíticas tardías a la transfusión

* Causa: aloinmunización no detectada por transfusiones previas o embarazo.
* Presentación: ictericia, fiebre.
* Plazos: días a semanas después de la transfusión.
* Dx: PAD, HC que muestran anemia, bilirrubina elevada.
* Tx: sintomático.

Daño pulmonar agudo relacionado con la transfusión (DPART)

* Causa: los anticuerpos del donante activan los neutrófilos del receptor en los pulmones.
* Presentación: dificultad respiratoria, hipoxia, **sin** afectación cardíaca.
* Plazos: en las 6 h siguientes a la transfusión.
* Dx: RxT con edema.
* Tx: asistencia respiratoria.

Sobrecarga circulatoria asociada a la transfusión (SCAT)

* Causa: sobrecarga de volumen tras una transfusión.
* Presentación: dificultad respiratoria, hipoxia, edema, PVY elevada.
* Plazos: en las 6 h siguientes a la transfusión.
* Dx: RxT con edema, Eco con función disminuida, NT-pro BNP elevado.
* Tx: diuresis, asistencia respiratoria.

LINFADENOPATÍAS

(*Pediatr Rev.* 2008;29(2):53–60; *Pediatr Rev.* 2013;34(5):216–227)

Definiciones
- Las linfadenopatías (LAD) son ganglios linfáticos (GL) de tamaño, número y consistencia anómalos.
- Tamaño normal: GL cervical y axilar ≤ 1 cm, GL inguinal ≤ 1.5 cm.
- Las *LAD generalizadas* se definen como ≥ 2 grupos de GL en sitios separados.

Diagnóstico diferencial
- Después de la biopsia, los Dx suelen ser: hiperplasia reactiva 50%, enf granulomatosa 30% (enf por arañazo de gato, escrófula [*M. tuberculosis* o micobacterias no tuberculosas]), neoplasia 13% (el 67% de las neoplasias son linfomas de Hodgkin).
- El Dx general incluye infecciones, neoplasias, inflamación/autoinmunidad o medicamentos.

Estudios
- Anamnesis/exploración:
  - Antec de sxs constitucionales (fiebre, sudores nocturnos, pérdida de peso, anorexia, cansancio), exposición, medicamentos.
  - Edad: si es < 5 años, es más probablemente infeccioso; el linfoma es una mayor consideración en los adolescentes.
  - Duración de las LAD (hay ↑ preocupación si está presente o no hay cambios en 4-6 sem).
  - Un GL palpable puede ser normal (el 44% de los niños sanos < 5 años tienen GL palpables).
  - Un GL sensible suele indicar infección (especialmente si está caliente, indurado, eritematoso y fluctuante). Las neoplasias pueden ser dolorosas 2.° a hemorragias intraganglionares.
  - Los GL blandos y móviles suelen ser benignos. Los GL duros, firmes, elásticos e inmóviles causan preocupación por posible neoplasia.
  - La hepatoesplenomegalia es menos frecuente en la infección.
- Lab:
  - HC con diferencial, VSG, LDH.
  - Los infecciosos dependen de los sxs: prueba cutánea de tuberculina (PCT; evaluación de la escrófula), títulos *monospot*/VEB, VIH, CMV, *Bartonella*.
- Imágenes:
  - RxT si las LAD son crónicas y generalizadas o si hay sxs respiratorios (tos, disnea, dolor torácico) para evaluar la presencia de LAD mediastínicas.
  - Eco (menos sens, más espec) o TC pueden ayudar al Dx de un absceso. La TC evalúa los espacios profundos del cuello.
- Si se sospecha linfadenitis bacteriana: Tx adecuado. Si fracasa el Tx, realizar PCT.
- Obtener *biopsia por resección* (la biopsia por aspiración con aguja fina tiene alta tasa de falsos [–], sin detalle arquitectónico) si:
  - LAD supraclavicular.
  - Tamaño: > 2 cm, ↑ a lo largo de 2 sem, no ↓ después de 4 sem.
  - LAD dura, elástica, inmóvil/fusionada.
  - Sxs ↑ sospecha de malignidad: sxs constitucionales, fiebre > 1 sem, ↓ peso, ↑ VSG, citopenias, ↑ LDH, ensanchamiento mediastínico en RxT (LAD), LAD cervical sin infección asociada, hepatoesplenomegalia.
- Vigilar a lo largo del tiempo. Pueden ser necesarias biopsias ulteriores para establecer el Dx.
- Evitar corticoides antes del Dx definitivo (pueden ocultar leucemia, linfoma y retrasar el Dx).

LEUCEMIA

LEUCEMIAS AGUDAS

(*Pediatr Rev.* 2019;40(7):319–331; *Nathan and Oski's Hematology and Oncology of Infancy and Childhood.* 8th ed. 2015:1527–1613)

Sxs y evaluación inicial
- Difícil diferenciar los subtipos de leucemia al principio.
- **Presentación:**
  - Sxs: constitucionales, palidez, hemorragias, hematomas, infección, dolor óseo (en el 25% de los casos 2.° a infiltración de MO), cojera, dolor de espalda. Puede presentar compromiso respiratorio 2.° a LAD mediastínica (en general, con LLA de linfocitos T).
    - Puede tener sxs de leucocitosis (cefaleas, disnea) si ↑↑ leucocitos.
  - Exploración: palidez, petequias, equimosis, hepatoesplenomegalia, LAD; puede presentar signos y sxs de infección.
    - Examinar la afectación testicular (sitio santuario).

- **Estudios:**
  - HC con diferencial, reticulocitos, frotis periférico, LDH, ácido úrico, QS, PFH, estudios de coagulación.
    - HC con dif y frotis pueden revelar citopenias, ↓ reticulocitos, presencia de blastos.
    - Puede presentarse con CID en la leucemia promielocítica aguda (LPA).
    - ↑ recambio celular → ↑ LDH, ↑ ácido úrico.
    - Puede haber ↑ BUN/Cr 2.° a daño tubular mediada por urato e infiltración leucémica renal.
    - La presencia de blastos en el frotis sugiere el Dx, pero no siempre se observa.
  - Cuando se sospeche leucemia, se debe obtener una biopsia de MO, aspirado y citometría de flujo.
  - Una vez establecido el Dx, PL para evaluar la enf del SNC.

Leucemia linfoblástica aguda (LLA) (*N Engl J Med*. 2015;373:1541–1552; *Pediatr Clin North Am*. 2015;62(1):61–73)

- **Epidemiología/factores de riesgo:**
  - Incidencia anual 30/1 000 000 en ptes < 20 años. Incidencia máx. a los 3-5 años, H > M (55%:45%); representa el 80% de las leucemias infantiles.
  - El riesgo genético primario es la trisomía 21, síndromes de predisposición; de forma infrecuente 2.° a radiación o exposición química.
  - Los individuos de ascendencia latina corren más riesgo.
- **Factores pronósticos:**
  - Manifestaciones clínicas:
    - Edad (1 a < 10 años: riesgo estándar, < 1 o > 10: riesgo elevado), Leuco (< 50 000/mm^2 riesgo estándar, > 50 000/mm^2 riesgo elevado), sexo (mujer favorable).
    - Estratificación del riesgo por edad y número de Leuco útiles para determinar LLA de linfo B, pero no para LLA de linfo T.
  - Citogenética:
    - Favorable: t(12;21) críptico, hiperdiploidía elevada.
    - Malo: cromosoma Filadelfia (Ph) t(9;22), hipoploidía (< 44 crom), 11q23, amplificación intracromosómica del cromosoma 21.
  - Enf residual mínima (ERM) durante/final de inducción: baja (< 0.01%) o indetectable es favorable, ERM ≥ 0.01% es desfavorable (peor pronóstico con ↑ ERM).
    - La ERM es el factor pronóstico más importante utilizado para la estratificación del riesgo.
    - Afectación de «sitios santuario» (difíciles de penetrar con quimioterapia): SNC o testículos.
  - Cumplimiento del Tx de mantenimiento: si cumplimiento terapéutico < 90% → 4× riesgo de recidiva.
- **Diagnóstico:**
  - Definido como > 25% de linfoblastos en la MO en la biopsia (< 25% = linfoma linfoblástico no hodgkiniano de estadio IV).
  - El ~20% de los niños tendrán blastos visibles en el LCR centrifugado, la mayoría asintomáticos.

LINFOMA

(*Nathan and Oski's Hematology and Oncology of Infancy and Childhood*. 8th ed. 2015: 1626–1672.e15)

- **Tratamiento:**
  - La supervivencia libre de eventos difiere entre subgrupos, y el Tx debe adaptarse en consecuencia.
  - El uso de inhibidores de la tirosina-cinasa mejora los resultados en la LLA Ph(+).
  - Enf recidivante: la inmunoterapia con el anticuerpo blinatumomab, el inotuzumab anti-CD22 y los linfocitos T-CAR pueden usarse como opciones.
- **Pronóstico:**
  - La supervivencia a los 5 años actual es del 85% (sin eventos) y del 90% (supervivencia global [SG]).

Leucemia mielógena aguda (LMA) (*Hematol Oncol Clin North Am*. 2010;24(1):35–63)

- **Epidemiología/factores de riesgo:**
  - Incidencia anual de 5-7/1 000 000, con pico de incidencia a los 2 años (11/1 000 000).
    - Incidencia trimodal: 2 años, adolescencia, adultos ~55 años.
  - Solo el 15% a 20% de los casos de leucemia aguda, pero responsable del 30% de las muertes.
  - Sin predominio por sexo.
  - Factores de riesgo: la mayoría de los niños con LMA no tienen un FRi identificable.
    - Radiación o quimioterapia (quimioT) previas, especialmente alquilantes e inhibidores de la topoisomerasa II.

- Trastornos genéticos: trisomía 21 (en especial en pacientes con antecedentes de mielopoyesis anómala transitoria), síndrome de Fanconi, neutropenia congénita grave, síndrome de Shwachman-Diamond, anemia de Diamond-Blackfan, neurofibromatosis 1, síndrome de Noonan, disqueratosis congénita, trastorno plaquetario familiar, trombocitopenia amegacariocítica congénita, ataxia-telangiectasia, síndrome de Klinefelter, síndrome de Li-Fraumeni, síndrome de Bloom.
- Insuficiencia adquirida de la MO: anemia aplásica, Sx mielodisplásico (SMD), hemoglobinuria paroxística nocturna.

- **Presentación:** algunos factores de presentación difieren de la LLA.
  - Los niños con LPA tienen más probabilidades de padecer CID.
  - Trisomía 21 y LMA: trombocitopenia aislada.
  - Tumores cloromatosos (sarcomas granulocíticos, mieloblastomas), tumores de mieloblastos: más frecuentes en órbita y espacio epidural. Pueden ocurrir en cualquier parte.
  - Leucemia *cutis*: nódulos subcutáneos, manchas en «panqué de arándanos».
  - Afectación del SNC más frecuente: ~15%.
- **Diagnóstico y clasificación:**
  - Definida como > 20% de mieloblastos en la MO o presencia de blastos con LMA con translocaciones conocidas.
  - Clasificación FAB: M0 (LMA con diferenciación mínima), M1 (LMA s/maduración), M2 (LMA c/maduración), M3 (LPA), M4 (leucemia mielomonocítica aguda), M5 (leucemia monocítica aguda), M6 (leucemia eritrocítica aguda), M7 (leucemia megacarioblástica aguda).
- **Factores pronósticos:**
  - Clínicos: (a ↑ edad, ↓ supervivencia), carga tumoral (Leuco, hepatoesplenomegalia), etnia (niños blancos con ↑ supervivencia en comparación con niños latinos y afroamericanos); los niños con sobrepeso y bajo peso tienen peor pronóstico, y los pacientes con síndrome de Down tienen resultados más favorables.
  - Citogenética:
    - Favorable: t(8;21), inv (16), NPM1 y mut de *CEBPA*.
    - Mala: monosomía 5, del(5q), monosomía 7, mut de *FLT3-ITD*.
    - La ERM tiene importancia pronóstica.
- **Tratamiento:**
  - Inducción: basada en dosis acumulativas altas de antraciclina o citarabina, terapia multifármaco pendiente de protocolo.
  - Sin Tx posremisión, casi todos los pacientes recaerán.
  - La clasificación del riesgo y la respuesta a la inducción determinan el abordaje terapéutico.
  - LPA: Tx con *ácido transretinoico total* (ATRA), trióxido de arsénico y quimioT intensiva.
  - Cuidados sintomáticos importantes en la LMA; alto riesgo de complicaciones infecciosas, incluida la sepsis por *Streptococcus viridans*.
- **Pronóstico:** remisión completa obtenida en el 80% a 90% con una SG del 60%.
  - Efectos tardíos del Tx de la leucemia.
  - Neuropsicológicos: relacionados con el metotrexato intratecal, problemas con la velocidad de procesamiento, atención, deterioro del funcionamiento ejecutivo.
  - Pruebas antes de entrar en el jardín de infancia/enseñanza secundaria/bachillerato/universidad.
  - Osteonecrosis como resultado de corticoides, obesidad, síndrome metabólico, anomalías endocrinas, neoplasias malignas secundarias.

Linfoma de Hodgkin (LH)

(*Mayo Clin Proc.* 2015;90(11):1574–1583)

Epidemiología/clasificación

- Infrecuente, incidencia de 9000/año en niños y adultos.
- Dos entidades clínicas diferenciadas: el linfoma de Hodgkin clásico y el linfoma de Hodgkin nodular con predominio linfocitario (LHNPL).

Linfoma de Hodgkin clásico (LHC)

- **Definición**: presencia de células de Hodgkin/Reed-Sternberg (aspecto de ojo de búho).
  - A menudo, las células malignas son minoritarias en un infiltrado inflamatorio (linfa, eosinófilos, PMN, plasmocitos) con formación de colágeno y fibroblastos.
- **Epidemiología:** el 92% al 95% de los ptes con LH; incidencia bimodal (15-34 años, > 60 años) con pico a los 15 a 20 años. H > M (2-3:1) en enf infantil, H = M en ptes mayores.
- **Factores de riesgo:**
  - LHC infantil: ↑ tamaño de la familia, ↓ estado socioeconómico.
  - LHC en adolescentes, adultos: ↓ tamaño de la familia, ↑ estado socioeconómico.
  - VEB asociado en el 40% de los casos.

- **Presentación clínica:**
  - Sxs: GL persistentemente agrandados (supraclaviculares o cervicales), cansancio y anorexia son frecuentes.
    - El 30% presenta sxs constitucionales en los 6 meses previos. *Fiebre de Pel-Ebstein* = fiebre vespertina que ↑ con el tiempo.
    - Puede presentar prurito intenso (puede preceder a las LAD).
    - Dolor en los sitios con GL con ingesta de alcohol, mecanismo poco claro.
    - Los GL pueden ↑ o ↓ en tamaño, pero los Abx no tienen ningún efecto.
  - A menudo se extiende a GL/sitios contiguos, las LAD pueden ser un hallazgo incidental en 2/3 de los ptes con adenopatías cervicales, > 2/3 tienen enf intratorácica (puede causar obstrucción de las vías respiratorias).
  - Sitios extraganglionares: bazo, hígado, pulmones, MO.
- **Diagnóstico:**
  - Lab: HC con dif, VSG, QS, ALP, albúmina, LDH.
    - HC inespecífico (puede tener anemia leve, ↓ linfa, ↑ PMN, ↑ monos, ↑ eosinófilos), ↑ VSG y CRP, ↑ ferritina, ↑ Cu. En caso de afectación ósea, ↑ ALP. ↑ LDH.
  - Imagen inicial: RxT (evaluar LAD mediastínicas, que ↑ riesgo de la anestesia general).
  - Biopsia por resección.
  - Estadificación: TC/Tx de cuello, TC o Eco o RM de abd y pelvis, PET (más sens que la imagen convencional).
    - Puede ser necesario repetir la biopsia.
    - Biopsia de MO (poco usada desde el uso de la PET).
- **Estadificación:** basada en los criterios de estadificación de Ann Arbor.
  - Designación: A (sin sxs B), B (sxs B [+]), como fiebre > 38 °C durante al menos 3 días, sudores nocturnos abundantes, ↓ de peso en un 10% en 6 meses.
  - Estadio I: una sola región de GL (I) o un solo órgano o localización extralinfática (I_E).
  - Estadio II: ≥ 2 regiones de GL en el mismo lado del diafragma (II) o un único órgano o sitio extralinfático y su GL original en el mismo lado del diafragma (II_E).
  - Estadio III: regiones de GL a ambos lados del diafragma (III). Si III afecta al bazo (III_S), si afecta contiguamente a un órgano o sitio extralinfático (III_E) o afecta a ambos (III_{SE}).
  - Estadio IV: afectación difusa de ≥ 1 órgano o tejidos extralinfáticos ± afectación del GL.
- **Tratamiento:**
  - Indicadores de mal pronóstico: ↑ estadio, sxs B (+), enf voluminosa, anemia, ↑ VSG, VEB latente, hombres.
  - Tx determinado por estratificación de riesgo usando estadio ± factores clínicos, dependiendo del protocolo.

Linfoma de Hodgkin nodular de predominio linfocítico
- **Definición:** neoplasia monoclonal de linfocitos B caracterizada por un pequeño infiltrado linfocítico con una red dendrítica folicular asociada a células linfocíticas e histiocíticas.
- **Epidemiología:** ocurre en el 5% al 8% de los ptes con LH, incidencia máxima a los 13 años. H > M (3:1). No asociado al VEB.
- **Presentación:** en general más asintomático, LAD periféricas localizadas. Afectación mediastínica infrecuente. A menudo se extiende en un patrón no contiguo. El 5% al 12% se transforman en linfomas no hodgkinianos (LNH).
- **Diagnóstico y estadificación:** similares a los del LHC.
- **Tratamiento:**
  - Pocos datos. La enf en estadio bajo puede ser susceptible de resección curativa sin quimioterapia.
  - A menudo se usan regímenes de menor intensidad que dan un pronóstico favorable, baja carga de enfermedad.
  - Investigación en curso con fármacos específicos.

LINFOMAS NO HODGKINIANOS

(*J Clin Oncol.* 2015;33(27):2963–2974)

Definición y clasificación
- Neoplasias malignas de origen linfoide no clasificadas como LH.
- Grupo heterogéneo de neoplasias malignas con distintos sistemas de clasificación.
- Clasificación de la OMS del 2008 es la más utilizada, aunque existen otras (Rappaport, Lukes-Collins, Kiel).

Epidemiología y factores de riesgo
- El 7% de todos los cánceres en ptes < 20 años (4.° más frecuente).
- Distribución diferente de los subtipos en comparación con los adultos. Mayoritariamente de linfocitos B, de alto grado.
- La incidencia en los niños varía según la edad, el subtipo y la localización. En los EE.UU., la incidencia anual por edad es:

  - > 5 años: 5.9/1 000 000; 5-14 años: ~10/1 000 000; adolescentes: 15/1 000 000.
  - Incidencia más alta en blancos que en afroamericanos.
- El subtipo también varía con la edad:
  - < 3 años: LNH muy infrecuente.
  - Niños pequeños: linfoma de Burkitt, leucemia de Burkitt.
  - > 15 años: linfoma difuso de linfocitos B grandes (LDLBG), linfoma anaplásico de células grandes (LACG).
- 2× más probable en mujeres (varía según el subtipo).
- Factores de riesgo:
  - La inmunodeficiencia (adquirida o hereditaria) es un fuerte FRi para el LNH.

Presentación
- Más frecuente: LAD indoloras.
- Localizaciones más frecuentes: GL cervical, abd (incluidos hígado, bazo), mediastino, cabeza y cuello (p. ej., amígdalas, senos paranasales, estructuras óseas). Puede afectar huesos, tejidos blandos, riñones, piel.
- Los signos y sxs dependen del sitio:
  - Enf intraabdominal: obstrucción intestinal, distensión abdominal, N/V, hemorragia digestiva.
  - Enf mediastínica: obstrucción de las vías respiratorias, tos, apnea, ortopnea.
  - Enf del SNC: cefaleas, cambios en la visión, parálisis de nervios craneales (NC), paresia, ↑ PIC.

Diagnóstico
- Lab: HC con dif, LDH, QS, PFH, coag.
- RxT para evaluar enf mediastínica.
- Biopsia por resección con estudios inmunocitoquímicos y de citometría de flujo.
- Evaluación de afectación de órganos/metástasis:
  - TC de tórax, TC/RM de abd (pendiente de presentar sxs).
  - Imágenes craneoespinales y PL en caso de enf del SNC.
  - PET para la estadificación.

Estadificación
- Sistema de estadificación de St. Jude:
  - Estadio I: tumor extraganglionar único o 1 zona ganglionar anatómica (excluye mediastino y abdomen).
  - Estadio II: tumor extraganglionar único con afectación de GL regionales o ≥ 2 áreas ganglionares en el mismo lado del diafragma o 2 tumores extraganglionares únicos ± afectación de GL regionales en el mismo lado del diafragma o tumor GI ± afectación de GL que sea completamente resecable.
  - Estadio III: 2 tumores extraganglionares únicos en lados opuestos del diafragma, ≥ 2 áreas de GL en ambos lados del diafragma, cualquier tumor intratorácico, enf intraabdominal extensa o cualquier tumor paraespinal o epidural.
  - Estadio IV: cualquiera de los anteriores + afectación del SNC o la MO.

Linfomas de linfocitos B maduros
- **Linfoma de Burkitt (LB)** (*Lancet.* 2012;379:1234–1244):
  - Epidemiología: > 80% de los LNH de linfocitos B en los niños.
  - Localización más frecuente: abd (60%-80%), cabeza/cuello (más a menudo LB endémico).
  - Etapa avanzada (enf de MO o del SNC) en el 20% al 25% de los niños.
    - Si > 25% de blastos en MO = leucemia de Burkitt.
  - Tumor de crecimiento más rápido (tiempo de duplicación 24-48 h).
  - Clasificaciones de la OMS: endémico (90% asociado al VEB), esporádico, relacionado con la inmunodeficiencia.
- **Linfoma difuso de linfocitos B grandes:**
  - El LDLBG representa el 10% al 20% de los LNH de linfocitos B en los niños.
  - La mayoría de las veces se presenta con enf ganglionar (periférica, mediastínica, intraabd).
  - Suele presentarse en un estadio avanzado; la afectación simultánea de la MO y del SNC es infrecuente.
- **Indicadores pronósticos:**
  - Malo: enf de SNC (blastos en LCR, parálisis de NC, masa IC), enf mediastínica, mala respuesta al Tx de reducción, presencia de enf mínimamente diseminada en MO, genética desfavorable [+7q, del(13)q].
- **Sxs:** dependen del sitio de presentación.
  - Rara vez el LB causa punto de fijación → intususcepción.
- **Tx:** LB y LDLBG tratados de forma similar.
  - Estratificación del riesgo: importante para la planificación. Implica estadio, LDH, afectación del SNC.
  - Enf localizada: resección quirúrgica + 2 ciclos de quimioterapia de intensidad moderada (p. ej., ciclofosfamida, vincristina, prednisolona, doxorrubicina).

    - Enf avanzada: requiere un Tx más intensivo.
    - Uso de terapias dirigidas; rituximab.
- **Pronóstico:**
    - Generalmente excelente con supervivencia libre de eventos (SLE) > 90% para los estadios I-III e incluso IV sin afectación del SNC.
    - Los pacientes con enf del SNC o leucemia de Burkitt tienen peor pronóstico.
        - Leucemia de Burkitt: SLE y SG casi del 80%.
        - Enf del SNC: SLE del 70% al 75%.
- Supervivencia similar entre LB y LDLBG, salvo que el LDLBG puede recidivar hasta 3 años después.
    - La recidiva es infrecuente, aunque con resultados desalentadores (tasa de curación < 30%).

Linfoma linfoblástico (LL)
- Subtipos de linfocitos T y B, morfológicamente indistinguibles de la leucemia.
- Se distingue de la LLA por < 25% de linfoblastos en MO (menos propensos a tener citopenias).
- **LL de linfocitos T:**
    - El 80% al 90% de los LL.
    - Presentan tumor mediastínico (90%) en estadio avanzado (III-IV en > 90%).
        - MO implicada en ~30%, SNC implicado en ~5%.
- **LL de linfocitos B:**
    - El 10% al 20% de los LL.
    - Se presenta con estadio limitado: GL aislado, hueso o piel (cuero cabelludo).
- Los sxs dependen de la localización y del grado de afectación.
- **Tx:** suele basarse en protocolos similares a los de la LLA.
- **Pronóstico:** estadio bajo > 90%, estadios III-IV ~80%.
    - Recidiva, enf refractaria en el 10% al 20% (linfo T con enf mediastínica), pron desalentador.

Linfoma anaplásico de células grandes (LACG)
- El 10% al 15% de los casos de LNH en pediatría.
- Dos formas:
    - LACG sistémico: afectación de los GL (periféricos, mediastínicos, intraabdominales), en general con síndrome constitucional y afectación extraganglionar.
    - LACG cutáneo: permanece confinado en la piel, pronóstico excelente.
- **Presentación:**
    - Sxs: casi todos los casos con LAD, asintomático, los GL pueden ↑ y ↓ en tamaño, fiebres, sxs B.
    - El 60% se presentan con enf extraganglionar (piel/tejidos blandos, hueso, pulmón).
        - Piel/tejidos blandos (más frecuente): 1 o más lesiones cutáneas (nódulos azulados, lesiones ulceradas o papilomatosas rojo-amarillentas) o tumores subcutáneos/musculares de tejidos blandos.
        - Hueso: las lesiones varían desde lesiones osteolíticas hasta grandes tumores óseos.
    - Enf del SNC infrecuente (1%-1%).
- **Tx:** no hay consenso sobre la terapia óptima.
    - La SLE es del 70% al 76% en diversos protocolos de transmisión.
    - De forma única, la recurrencia del LACG es sensible a la quimioT.

TUMORES DEL SNC

(*Nathan and Oski's Hematology and Oncology of Infancy and Childhood*. 8th ed. 2015: cap. 57, 1779–1885.e42; *Pediatr Rev.* 2022;43(1):3–15; *Pediatr Clin North Am.* 2015;62(1):167–178; *Nelson Textbook of Pediatrics*. 20th ed. 2015:2453–2460.e1)

Epidemiología
- 2.ª neoplasia maligna más frecuente en los niños (después de la leucemia), representan el 25% de las neoplasias malignas pediátricas. El tumor sólido es el más frecuente.
- Principal causa de muerte infantil por cáncer.
- Cada año se diagnostican ~4100 tumores malignos del SNC.
- Incidencia (malignos y no malignos) de ~5/100 000 (~3/100 000 malignos).
    - Máximo de 0 a 4 años (5.77/100 000), mínimo de 10 a 14 años (4.78/100 000).
    - Ligero predominio masculino.
- Tasa de mortalidad ajustada por edad 0.6/100 000 → 500 muertes/año.
- La localización del tumor varía con la edad:

- < 1 año: supratentorial (tumores del complejo del plexo coroideo, teratomas).
- 1-10 años: infratentorial (astrocitoma pilocítico juvenil, meduloblastoma).
- >10 años: supratentorial (astrocitoma difuso más frecuente).

Síntomas y presentación

- Los sxs más frecuentes son cefalea, N/V.
- Aumento de la PIC en la ½ de los ptes en el momento del Dx.
- Cefalea progresiva, N/V (puede ser temprano por la mañana), desequilibrio de la marcha.
  - Más frecuente en los tumores de la fosa posterior.
  - Niños pequeños: macrocefalia (40%), emesis (30%), irritabilidad (25%), letargia (20%).
- Los sxs pueden indicar la localización del tumor:
  - Supratentoriales: defectos lateralizados (debilidad, sensitivos), alteraciones del lenguaje, convulsiones, déficits neurológicos focales. Los bebés tendrán preferencia prematura por las manos.
  - Infratentoriales y de línea media: cefaleas, N/V, papiledema.
  - Infratentoriales: ataxia, cambios en la coordinación y la marcha, visión borrosa, diplopía, nistagmo.
  - Tronco del encéfalo: parálisis de la mirada y de NC, marcha y coordinación anómalas, cefalea menos frecuente.
  - Vía óptica: alteraciones visuales, alteraciones de la vía oculomotora, nistagmo.
  - Supraselar/3.er ventrículo: déficits neuroendocrinos (obesidad, crecimiento ↓, diabetes insípida, galactorrea, pubertad retrasada/precoz, hipotiroidismo).
  - Síndrome diencefálico: RdC y emaciación a pesar de una ingesta calórica normal en un lactante feliz.
  - Región pineal: síndrome de Parinaud = paresia de la mirada hacia arriba, las pupilas reaccionan a la acomodación y no a la luz, nistagmo a la convergencia o a la retracción, retracción de los párpados.

Estudios y diagnóstico

- Exploración neurológica completa: estado mental, NC, motora, sensitiva, reflejos, coordinación.
- **TC:** más rápida. Si AEM, cambios de comportamiento, ↓ cognición con cefaleas, N/V, ataxia. TC sin contraste (el contraste rara vez es necesario, a menos que el absceso esté en el diferencial).
  - La TC puede detectar sangre y calcificación, pero puede pasar por alto tumores del tronco encefálico, cerebelosos y supraselares, así como tumores infiltrantes.
- **RM ± gadolinio:** estándar de atención, modalidad más sensible. Tiene limitaciones (requiere sedación, poca sens a la sangre, los aparatos dentales afectan las imágenes).

TUMORES DE LA FOSA POSTERIOR

Tumor (incidencia relativa)	Presentación de los sxs	Diagnóstico	Pronóstico
Meduloblastoma (35%-40%)	2-3 meses de cefaleas, N/V, ataxia troncal	Masa del 4.° ventrículo con realce heterogéneo u homogéneo; puede estar diseminada	Supervivencia del 65%-85%, dependiendo del estadio/tipo. Peor en lactantes (20%-70%)
Astrocitoma cerebeloso (35%-40%)	3-6 meses de ataxia de las extremidades, cefaleas, N/V	Masa en el hemisferio cerebeloso, en general con componentes quísticos y sólidos	90%-100% de supervivencia en el tipo pilocítico totalmente resecado
Glioma del tronco encefálico (10%-15%)	1-4 meses diplopía, inestabilidad, debilidad, parálisis de NC	80%: masa difusamente expandida, con realce mínimo o parcial; 20%: lesión más focal o cervicomedular	> 90% de mortalidad en tumores difusos; mejor en los localizados
Ependimoma (10%-15%)	2-5 meses inestabilidad, cefaleas, diplopía, asimetría facial	Masa del 4.° ventrículo en general con realce con predilección por la cerebelopontina	> 75% de supervivencia en lesiones totalmente resecadas
Teratoide/rabdoide atípico (TTRA) (> 5%, 10%-15% de los tumores malignos infantiles)	Como en el meduloblastoma, principalmente en niños, asociado a debilidad facial, estrabismo	Como en el meduloblastoma, pero a menudo más extendido lateralmente	SG a 3 años del 25%

(Adaptada de *Pediatr Clin North Am*. 2008;55:121–145.)

Meduloblastoma

Epidemiología

- Tumor cerebral maligno más frecuente. Representa el 15% de todos los tumores cerebrales pediátricos, 1/3 de los tumores de la fosa posterior.
- Distribución bimodal (picos a los 3-4 y 8-9 años). El promedio de la edad de Dx es de 5-7 años.
- H > M (~2:1).

Presentación y diagnóstico

- **Sxs:**
  - A menudo presente con sxs 2.° a hidrocefalia obstructiva (cefaleas, N/V [en especial por la mañana]) que ocurren en el mes antes del Dx.
  - Ataxia troncal (50%-80%), cambios de personalidad/irritabilidad, ↓ notas escolares, letargia, diplopía, inclinación de la cabeza/tortícolis (parálisis de NC VI 2.° a ↑ PIC; también puede ser un signo de hernia de amígdala cerebelosa), ataxia troncal.
- **Exploración:** esotropía, papiledema, ataxia, dismetría, parálisis de NC.
- **Imagen:** inicial con TC o RM de secuencia rápida para evaluar la presencia de tumor obstructivo. Requerirá RM completa ± gadolinio del cerebro y la columna vertebral.
  - RM: masa sólida en la línea media de la fosa posterior. Surge del cerebelo, ocupa el 4.° ventrículo. Realce variable y heterogéneo.
- Dx metastásico en el 20% al 30% de los niños en el momento del Dx (visualizado en RM o análisis de LCR).
- PL debe aplazarse si existe posibilidad de ↑ PIC; realizar tras resección.
- Considerar biopsia de MO, especialmente si hay citopenia.
- **Estratificación del riesgo:**
  - Riesgo estándar (promedio): resección total o casi total (con ≤ 1.5 cm^2 residuales) sin metástasis, histología clásica.
  - Alto riesgo: tumor residual > 1.5 cm^2, presencia de metástasis, histología anaplásica de células grandes, niño < 3 años.

Tratamiento

- Aumento de la PIC:
  - Puede necesitar ventriculostomía del 3.er ventrículo urgente (preferible a la derivación VP).
  - Corticoides i.v.
- El Tx inicial es la resección quirúrgica.
  - La resección total o casi total se asocia a una mejor supervivencia.
  - Puede ser un síndrome de la fosa posterior (mutismo cerebeloso) en el 10% al 20% de los niños: incapacidad para hablar ± otros déficits; se produce ~72 h después de la operación. Recuperación limitada.
- Radioterapia (radioT): terapia dirigida con radiación craneoespinal. ↑ dosis de radiación a medida que aumenta el riesgo.
- QuimioT: terapia multifármaco durante o después de la radioT.

Pronóstico

- Riesgo estándar: supervivencia a 5 años del 70%.
- Alto riesgo: supervivencia a 5 años del 40% al 60%.
- El Tx tiene secuelas a largo plazo: ↓ coeficiente intelectual 2.° a radioT, anomalías endocrinas (carencia de GH, disfunción tiroidea, pubertad precoz/tardía) y déficits neurológicos permanentes.

Gliomas de alta malignidad (GAM)

Epidemiología

- Los GAM más frecuentes son el glioblastoma, el astrocitoma anaplásico y el glioma pontino intrínseco difuso (GPID).
- Incidencia anual de 0.8/100 000.
- Promedio de edad en el momento del Dx: 9-10 años (GAM), 6-7 años (GPID).

Presentación y diagnóstico

- A menudo se presentan rápidamente con sxs relacionados con la localización: ↑ PIC, convulsiones, debilidad, desequilibrio de la marcha.
  - GPID asociado a parálisis de NC, ataxia, dismetría, disartria, signos de tracto largo (déficit de la motora neurona superior).
- Estrategia de imagen con TC y RM como antes.
  - Los GAM suelen ser masas heterogéneas con márgenes mal definidos ± efecto de masa. A menudo edema, hemorragia y necrosis asociados.

Tratamiento
- Tratar ↑ PIC con corticoides. Resección/reducción de masa urgente.
- Tx inicial con resección quirúrgica:
  - Objetivo de la resección macroscópica (RMS); la naturaleza infiltrativa la dificulta.
  - El GPID no es susceptible de resección quirúrgica, aunque puede obtenerse biopsia.
- RadioT:
  - Pilar del Tx del GPID. No se ha demostrado que la quimioT mejore los resultados.
  - QuimioT: papel poco claro de la quimioT; el régimen ideal sigue en investigación.

Pronóstico
- El pronóstico global es malo, pero mejor que el de los adultos.
- Astrocitoma anaplásico: SLP a 5 años del 44% con RMS, del 22% con otra cirugía.
- Glioblastoma: SLP a 5 años del 26% con RMS, del 4% con otra cirugía.
- GPID: mediana de SG de 6 a 16 meses.

TUMORES ÓSEOS

(*Pediatr Rev.* 2010;31(9):355–363)

Epidemiología
- 6.ª neoplasia más frecuente, representan el 6% de los tumores malignos infantiles.
- Incidencia máxima de los 15 a los 19 años.
- Los tumores malignos más frecuentes son el osteosarcoma (más común en adolescentes) y el sarcoma de Ewing (más común en < 10 años).

Presentación
- Sxs: dolor, edema, ↓ amplitud de movimiento (AdM), cojera/rechazo a usar la extremidad afectada, masa palpable (puede ser dolorosa).
- Fractura patológica en el 5% al 10% de los casos.

Estudios
- La prueba inicial es la Rx del área afectada.
- Las lesiones líticas hacen temer un tumor maligno.
  - Si hay reacción perióstica, TC/RM para detectar posible osteosarcoma frente a sarcoma de Ewing frente a osteomielitis (el triángulo de Codman es la elevación perióstica que se observa en el osteosarcoma y el sarcoma de Ewing).
  - Las lesiones benignas (osteocondroma, osteoma osteoide, osteoblastoma, fibroma) suelen aparecer radiolúcidas con márgenes nítidos. Puede necesitar biopsia a menos que los hallazgos radiográficos sean clásicos para la lesión benigna.

OSTEOSARCOMA

(*Nathan and Oski's Hematology and Oncology of Infancy and Childhood.* 8th ed. 2015: 2018–2055.e11; *Pediatr Rev.* 2022;43(5):256–265)

Epidemiología
- Tumor óseo maligno más frecuente: el 15% de todos los tumores óseos.
- Incidencia máxima entre los 15 y 19 años (asociado al estirón).
- Ligero predominio en varones (1.5:1) y blancos.
- Sitios más frecuentes: rodilla (fémur distal > tibia proximal) > húmero proximal > fémur medio/proximal (mayor probabilidad de encontrarse en el esqueleto apendicular).
- Factores de riesgo: exposición a radiación, trastornos óseos (enf de Paget, encondromatosis, exostosis hereditaria múltiple, displasia fibrosa), síndromes de predisposición al cáncer (retinoblastoma hereditario, síndrome de Li-Fraumeni).

Diagnóstico
- **Sxs:** el 25% presenta edema localizado/masa palpable y dolor (en general sordo, punzante). El dolor es el único sxs en el 70% de los casos. Fractura patológica (8%). Los sxs constitucionales son infrecuentes.
- **Exploración:** puede presentar masa palpable, dolorosa, blanda. ↓ AdM, derrame articular (+).
- **Lab:** ↑ LDH (30%), ↑ ALP (40%), ↑ VSG (aunque las pruebas pueden estar elevadas, no tienen utilidad diagnóstica específica).
- **Imágenes:**
  - Rx tiene aspecto «en rayos de sol», patrón mixto de esclerosis y lisis ósea, acompañado de masa de tejido blando.
  - RM/TC para estadificación local, planificación quirúrgica.

- Metástasis presentes en el 10% al 20% en el momento del Dx inicial: pulmonares y óseas (61% pulmonares, 16% óseas, 14% ambas).
  - La RM puede detectar > 80% de las «metástasis saltadas» óseas, que son sincrónicas con el tumor primario.
- TC torácica para detectar metástasis pulmonares.
- **Biopsia:** abierta o histopatológica percutánea.
- **Estadificación** (sistema de Enneking): incluye el grado tumoral, la localización/extensión del tumor, la presencia de metástasis.

Tratamiento
- Mejor indicador pronóstico: extensión de la necrosis con quimioT neoadyuvante.
- Indicadores de mal pronóstico: edad < 14 años, volumen tumoral > 200 mL, mala respuesta a la quimioT o márgenes quirúrgicos inadecuados, presencia de metástasis.
- Resección quirúrgica y reconstrucción de extremidades con quimioT neoadyuvante y adyuvante.

Pronóstico
- Osteosarcoma no metastásico: 60% a 70% de supervivencia a largo plazo.
- Osteosarcoma metastásico: 25% de supervivencia a largo plazo (si las metástasis pulmonares son limitadas, el 50% puede curarse con una resección total de todos los nódulos tumorales conocidos).

SARCOMA DE EWING

(*Nathan and Oski's Hematology and Oncology of Infancy and Childhood*. 8th ed. 2015: 1983–2017.e15; *Pediatr Rev*. 2010;31(9):355–363)

Epidemiología
- Segundo tumor óseo más frecuente: el 2% a 3% de todos los cánceres pediátricos.
- ~250 nuevos casos diagnosticados/año.
- El promedio de la edad del Dx es de 14 años. Incidencia máxima en la adolescencia (15-19 años; 4.6/1 000 000).
- Predominio masculino (1.3-1.5:1), principalmente en blancos.
- Localización más frecuente: huesos largos (30% [metadiáfisis en el 59%, diáfisis en el 35%]), pelvis (26%), columna vertebral (11%) (más frecuente en el esqueleto axial).
- Factores de riesgo: ambientales y parentales.
- El 90% al 95% de los casos tienen la translocación característica t(11;22)(q24;a12).

Diagnóstico
- **Sxs:** dolor (hasta 89%) y masa palpable.
  - Puede presentar fiebre (15%-20%) y otros trastornos constitucionales.
  - Otros sxs dependen del sitio, p. ej., compresión de la médula con tumor espinal u obstrucción urinaria con tumor pélvico. Las fracturas patológicas se ven en el 15% de los ptes.
- **Lab:** ↑VSG, ↑ LDH (30%), ALP típicamente no elevada. Las citopenias pueden indicar metástasis en la MO; sin embargo, los análisis no tienen una utilidad diagnóstica específica.
- **Imagen:** la Rx inicial tiene un patrón de «piel de cebolla». RM (o TC) para evaluación adicional del tumor primario.
  - Presencia metastásica en ~25% en el momento del Dx, principalmente en los pulmones (50%-60%), hueso (~25%), MO (~25%); < 10% tienen afectación de GL.
    - TC de tórax.
    - PET de cuerpo entero o gammagrafía ósea.
    - Aspirado y biopsia de la MO (biopsias bilaterales de la cresta ilíaca).
- Biopsia: abierta o histopatológica percutánea.

Tratamiento
- Factores de mal pronóstico: localización (primario pélvico, axial), edad avanzada en el momento del Dx, presencia de metástasis, tumor > 200 mL, presencia y número de lesiones óseas, mala respuesta a la quimioT, diámetro mayor > 8 cm, afectación de la MO, afectación del esqueleto axial.
- Tx de enf no metastásica: resección quirúrgica con quimioT de enf metastásica; el Tx implicará una combinación de quimioT sistémica con control local (radiación o quirúrgico) y radioT de las metástasis. El TCMH (quimioT a dosis altas con rescate con células madre autólogas) puede ser una opción.

Pronóstico
- Enf no metastásica: > 70% de supervivencia.
- Enf metastásica: supervivencia prolongada hasta el 30%.

TUMOR DE WILMS (TW O NEFROBLASTOMA)

(*Pediatr Rev*. 2013;34(7):328–330; *Nathan and Oski's Hematology and Oncology of Infancy and Childhood*. 8th ed. 2015:1714–1746.e8)

Epidemiología

- Representan el 5% de los tumores malignos pediátricos, ~500 nuevos casos/año. Tumor renal más frecuente.
- Incidencia anual de 7.5/1 000 000 para ptes < 15 años.
- El promedio de la edad de Dx es de 3 años (esporádica) o 2 años (hereditaria).
- Asociado a varios síndromes genéticos:
  - WAGR: tumor de Wilms, aniridia, anomalías genitourinarias, retraso intelectual.
  - Síndrome de Beckwith-Wiedemann: trast de sobrecrecimiento c/agrandamiento de lengua, hígado, riñón, otras vísceras, hipoglucemia neonatal; algunos tienen hemihipertrofia.
- El 5% de los niños presentan tumor de Wilms bilateral.

Presentación

- A menudo lo diagnostica el pediatra o el cuidador al detectar una masa abdominal.
- Signos y sxs más frecuentes: masa abd (75%), dolor abd (28%), HTA (26%), hematuria macro- o microscópica (18%, 24%), fiebre (22%).
  - HTA (puede ser grave) 2.° a compresión de la arteria renal → ↑ renina, producción ectópica de renina, producción ectópica de ACTH.
  - Hematuria 2.° a invasión de la pelvis renal.
- Puede tener metástasis (diseminación local o hematógena): GL abdominales > pulmones > hígado.

Diagnóstico

- Diferenciales para masa abdominal en un niño pequeño: neuroblastoma, hepatoblastoma, sarcoma, linfoma, tumores de células germinales. Imagen inicial con Eco abdominal.
- La aniridia puede sugerir susceptibilidad subyacente o tumor de Wilms.
- Dx por imagen/estadificación:
  - Evaluación radiográfica formal: RM o TC de abdomen/pelvis.
  - Eco con Doppler para evaluar trombo tumoral (vena renal, VCI).
  - TC tórax para evaluar metástasis pulmonares.

Tratamiento

- **Tx quirúrgico:** todos los pacientes considerados para cirugía inmediata.
  - Indicaciones de quimioT preoperatoria: TW bilateral, trombo tumoral de VCI por encima de las venas hepáticas, tumores que invaden órganos adyacentes (excepto suprarrenales), procedimiento quirúrgico mórbido, enf respiratoria significativa 2.° a metástasis.
  - Resección tumoral en bloque (el derrame ↑ riesgo de recidiva).
  - Biopsia de GL.
  - Resección (o biopsia) de metástasis.
- **RadioT:** puede ser necesaria en los estadios III-IV de la enfermedad.
- **QuimioT:** protocolo determinado por el estadio.

Pronóstico

- Estadios I-II: tasa de curación del ~90%.
- Estadio III: tasa de curación del ~85%.
- Estadio IV o histología desfavorable: tasa de curación del ~66%.

NEUROBLASTOMA

(*Hematol Oncol Clin North Am*. 2010;24(1):65–86; *Nathan and Oski's Hematology and Oncology of Infancy and Childhood*. 8th ed. 2015:1675–1713.e14)

Epidemiología

- Definición: tumor del sistema nervioso simpático.
- Representa el 7% de todos los cánceres infantiles.
- Incidencia de 10.5/1 000 000/año en los ptes < 15 años.
  - Incidencia máxima en niños < 4 años; la mediana de la edad en el momento del Dx es de 10 meses; el 40% de los que presentan sxs tienen < 1 año.
  - Ligero predominio masculino (1.2:1), sin predominio racial.
- **Factores de riesgo:**
  - Exposiciones: parental a campos electromagnéticos, exposición prenatal a EtOH, pesticidas, fenobarbital.

- Trastornos genéticos: algunas anomalías cromosómicas, síndrome de Turner, síndrome de Noonan, síndrome de Beckwith-Wiedemann.

Presentación

- Los neuroblastomas pueden aparecer en cualquier punto de la cadena simpática, en cualquier ganglio simpático. Pueden ser asintomáticos.
  - Localización más frecuente: abdomen (65%, más de la mitad en la glándula suprarrenal), tórax, cuello, pelvis. El 1% no tiene tumor detectable.
  - Tumor abdominal: masa indolora, dolor/plenitud abdominal. HTA 2.° a compresión de la vena renal.
    - Los tumores abd y pélvicos pueden causar edema de los miembros inferiores 2.° a compresión y obstrucción venosa/linfática.
  - Tumor torácico: puede causar síndrome de VCS, síndrome de Horner.
  - Tumor de los ganglios parasimpáticos: puede provocar la compresión de la médula espinal.
- El 40% presentan enf localizada; la metástasis es vía linfática o hematógena.
- Sitios más frecuentes de metástasis: hueso, MO, hígado. Rara vez pulmones, cerebro.
- **Síndromes paraneoplásicos:**
  - Síndrome opsoclono-mioclono (SOM): movimientos oculares rápidos y aleatorios, espasmos mioclónicos, ataxia, problemas de conducta. Ocurre en el 2% a 3% de los niños con neuroblastoma.
  - Síndrome del péptido intestinal vasoactivo: diarrea acuosa crónica intratable, RdC.

Diagnóstico

- El tumor puede diagnosticarse incidentalmente en una exploración abd o RxT.
- Lab: ↑ catecolaminas en orina o suero o metabolitos de catecolaminas (dopamina, ácido vanililmandélico, ácido homovanílico).
- Biopsia y aspirado de MO para evaluar metástasis.
- Imágenes:
  - TC/RM para extensión del tumor y presencia de metástasis.
  - La gammagrafía con metayodobencilguanidina (MIBG, que se concentra en el sistema nervioso simpático), marcada con yodo radioactivo, es esencial para la estadificación inicial (y el seguimiento).
  - Considerar la gammagrafía ósea para detectar enf ósea cortical (especialmente si la MIBG es negativa).
- Múltiples sistemas de estadificación que incorporan hallazgos quirúrgicos, hallazgos de imagen, extensión/localización de la metástasis, edad.

Tratamiento

- La estratificación del riesgo determina la estrategia de Tx.
  - En función de la edad en el momento del Dx (más joven más desfavorable), histología del tumor, ploidía, estado de amplificación del MYCN.
  - El estadio IV-S (niños < 1 año, tumor primario localizado con metástasis limitadas a la piel, el hígado o la MO) puede observarse en la mayoría de los casos con regresión espontánea.
- **Riesgo bajo:** resección quirúrgica; la quimioT puede omitirse en algunos pacientes.
- **Riesgo intermedio:** resección quirúrgica + quimioT multifármaco a dosis moderadas.
- **Riesgo alto:** inducción, control local, consolidación, TCMH autólogo, agentes biológicos.
  - Tx de inducción: quimioT intensiva y radioT.
  - Control local: puede incluir cirugía y radioT, ya que un tumor primario grande es difícil de tratar solo con quimioT.
  - Terapia de consolidación: quimioT mieloablativa con TCMH autólogo.
  - Biológico: usa ácido *13-cis* retinoico e inmunoterapia.

Pronóstico

- Riesgo bajo: > 95% de supervivencia a largo plazo.
- Riesgo intermedio: > 90% de supervivencia a largo plazo.
- Riesgo alto: 30% a 40% de supervivencia a largo plazo.

HEPATOBLASTOMA

(*Nathan and Oski's Hematology and Oncology of Infancy and Childhood.* 8th ed. 2015: 1886–1905.e7; *Nelson Textbook of Pediatrics.* Cap. 504, 2479–2480.e1)

Epidemiología

- Los tumores hepáticos representan el 1.1% de las neoplasias malignas infantiles.
  - Incidencia de todos los tumores hepáticos: 11/10 000 000 en ptes < 1 año, 6/1 000 000 en ptes de 1 a 4 años.
  - 100 a 150 nuevos casos de cáncer de hígado/año.
- El hepatoblastoma representa el ~43% de los cánceres hepáticos pediátricos.
- El hepatoblastoma tiene una incidencia bimodal, con picos de 0 a 1 y 16 a 20 meses.
- El promedio de la edad de Dx es de 1 año.

- Factores de riesgo:
  - Síndromes de sobrecrecimiento: síndrome de Beckwith-Wiedemann, hemihiperplasia.
  - Síndrome de Li-Fraumeni, atresia biliar primaria.
  - Prematurez y bajo peso al nacer (↑ riesgo ante ↓ peso).

Presentación
- En general, como una masa abdominal asintomática.
- Sxs: constitucionales (fiebre, pérdida de peso, cansancio, anorexia), emesis, dolor abd.
- Rara vez puede romperse → hemorragia espontánea o 2.° a traumatismos.
- Rara vez causa pubertad precoz en varones 2.° a ↑ gonadotropina coriónica.

Diagnóstico
- Imagen inicial: Eco abd.
- **Lab:** HC con dif (puede tener ↑ plaq 2.° a ↑ liberación de TPO), QS, PFH (en general normales), ↑ alfafetoproteína (90%).
- **Imágenes:**
  - TC o RM del abdomen para evaluar la extensión, planificación quirúrgica.
  - TC torácica para evaluar metástasis.
- **Biopsia:** resección total o confirmación del Dx con biopsia si no es posible la resección total.

Tratamiento
- **Si es susceptible de resección mediante lobectomía estándar:** resección seguida de quimioT (puede ser innecesaria si la histología es bien diferenciada).
- **Si no se puede resecar completamente:**
  - QuimioT neoadyuvante: basada en platino y doxorrubicina c/otros fármacos incorporados.
  - Si es susceptible de resección tras la quimioT: resección quirúrgica seguida de quimioT.
  - Si no se puede resecar: trasplante hepático seguido de quimioT.
  - Las metástasis pulmonares aisladas pueden resecarse.

Pronóstico
- La supervivencia es > 90% en los tumores en estadio bajo.
- Si no es resecable en el momento del Dx, la supervivencia es del ~60%.
- La supervivencia disminuye con la enf metastásica a ~25%.

URGENCIAS ONCOLÓGICAS

(*Hematol Oncol Clin North Am.* 2017;31(6):959–980; *Nathan and Oski's Hematology and Oncology of Infancy and Childhood.* 8th ed. 2015: cap. 68, 2267–2291.e4)

Fiebre y neutropenia

(*J Clin Oncol.* 2017;35(18):2082–2094; *Clin Infect Dis.* 2011;15;52(4):e56–e93; *Hematol Oncol Clin North Am.* 2017;31(6):981–993)

Definiciones y epidemiología
- Definiciones:
  - Fiebre: *T* oral única ≥ 38.3 °C o *T* oral ≥ 38 °C durante 1 h (2 mediciones separadas por ~1 h).
  - Neutropenia: recuento absoluto de neutrófilos (RAN) < 500/mm^3 o se espera que disminuya a < 500/mm^3.
- Evitar las tomas de temperatura rectales, ya que pueden sembrar los tejidos o el torrente sanguíneo con microbiota rectal.
- Complicación frecuente del Tx del cáncer y del TCMH.
- Patógenos más habituales:
  - Grampositivos: *Staph* con coagulasa negativa, SARM/SASM, *Enterococcus* spp., estreptococos del grupo *viridans*, *S. pneumoniae*, *S. pyogenes*.
  - Gramnegativos: *E. coli*, *Klebsiella* spp., *Enterobacter* spp., *Pseudomonas aeruginosa*, *Citrobacter* spp., *Acinetobacter* spp., *Stenotrophomonas maltophilia*.
  - Menos frecuentemente causada por hongos (p. ej., *Candida* y *Aspergillus* spp.) o mohos.
  - Virus.

Diagnóstico y estudios
- **Anamnesis y exploración física:**
  - Anamnesis: antec de cáncer, antec de Tx, exposiciones, contactos enfermos.

- Exploración: SV, oxigenación, exploración específica de la fuente.
- Evaluación de fuentes potenciales: bucofaríngea (dolor de garganta, eritema), respiratoria (tos, disnea, sibilancias, crepitaciones, roncus), GI (dolor abd; puede no tener signos peritoníticos), piel/tejidos blandos (dolor, eritema, induración, ± fluctuación, incluida el área perineal), urogenital (disuria, dolor abd inferior, dolor del ángulo costovertebral), neurológica (cefaleas, AEM; puede no tener meningismo).

- **Lab/cultivos:** hemocultivos de todos los lúmenes de CVC y periféricos. HC con dif. QS (determinar función renal), PFH (evaluar hepatitis, enf colestásica), coagulación si es tóxica.
  - Considerar AO y cult de orina si hay sxs urinarios, antec de IU previa o instrumentación de las vías urogenitales.
  - Considerar *C. difficile* si hay diarrea (cult de bacterias y parásitos en heces menos valioso).
  - Realizar PL y obtener LCR si se sospecha meningitis o encefalitis.
  - PCR en busca de virus respiratorios en caso de sxs respiratorios.
- **Imágenes:**
  - RxT si hay sxs respiratorios.
  - Si el dolor abd es importante (especialmente en el CID), Rx o TC de abd para evaluar presencia de tiflitis (enterocolitis neutropénica).

Tratamiento

- Características de alto riesgo: LMA, LLA de alto riesgo, leucemia aguda recidivante, TCMH alogénico, neutropenia prolongada, dosis altas de corticoides, RAN < 100/mm^3.
- Administración rápida de Abx de amplio espectro, idealmente tras cultivo sanguíneo. No retrasar la realización de estudios complementarios (p. ej., urocultivo).
  - Tx inicial con cobertura antiseudomónica (cefalosporina de 4.ª generación de 1.ª elección en pacientes de alto riesgo). Se suele usar la cefepima.
  - Añadir cobertura adicional contra gramnegativos (p. ej., aminoglucósidos) o Tx con glucopéptidos (p. ej., vancomicina) si está clínicamente inestable, se sospecha infección resistente o existen altas tasas de resistencia local.
  - En caso de fiebre prolongada, considerar estudio micológico y un Tx antimicótico empírico.
  - Considerar la suspensión una vez que haya un cultivo de sangre negativo durante 48 h **y** se encuentre afebril durante 24 h + recuperación de la médula.

Síndrome de lisis tumoral (SLT)

Antecedentes y fisiopatología

- Definición: síndrome de alteraciones metabólicas (↑ K, ↑ urato, ↑ fosfatos, ↓ Ca, ↑ BUN/Cr) 2.° a destrucción de células tumorales.
- Urgencias pediátricas más frecuentes. Mortalidad en SLT clínico del 17.5%.
- Neoplasias malignas con ↑ recambio y alta carga tumoral. Más frecuentemente LLA y LNH de alto grado (p. ej., LB).
- A menudo en introducción de la terapia, pero puede ocurrir espontáneamente.
  - Mayor riesgo 12 a 72 h después del inicio. Puede ocurrir hasta 7 días después.
- Factores predictivos de SLT: enf voluminosa, LAD, HEM, ↑ leucocitos.
- Mecanismo: ↑ destrucción de leucocitos → liberación de purinas, potasio, fósforo.
  - Purinas → ácido úrico por xantina-oxidasa → hiperuricemia → precipitación de ácido úrico.
  - Hiperfosfatemia → precipitación de fosfato cálcico → hipocalcemia → calambres/espasmos, arritmias cardíacas, hipotensión, tetania, convulsiones.
  - Precipitación de ácido úrico y fosfato cálcico en túbulos renales → insuficiencia renal.
  - Lisis celular + insuficiencia renal → hipercalemia → arritmias cardíacas.

Diagnóstico

- Sxs: náuseas, anorexia, calambres, oliguria, AEM, arritmias, convulsiones, oliguria/anuria.
- Definición de Hande-Garrow de SLT de laboratorio: ↑ del 25% en fosfatos, K, ácido úrico, BUN, o ↓ del 25% en Ca a partir de los valores previos al Tx.
- Definición de Hande-Garrow de SLT clínico: ↑ > 2.5 mg/dL en Cr, K > 6 mmol/L, Ca < 6 mg/dL, arritmia potencialmente mortal, muerte.
- El sistema de gradación de Cairo-Bishop es clínicamente más relevante, incorpora grado de ↑ de Cr, tipo de arritmia, presencia de convulsiones.

Prevención y tratamiento

- **Prevención:** hidratación intensiva (2-4× mantenimiento) ± diuresis para mantener producción de orina, vigilancia (análisis cada 6-8 h).
- **Anomalías electrolíticas:** *véase* «Líquidos, electrólitos, nutrición».
- **Hiperuricemia:**
  - Hiperhidratación.

- Alopurinol 300 mg/m^2 al día v.o. cada 8 h (máx 800 mg/día) o 200-400 mg/m^2 al día i.v. c/8 o 24 h (máx 600 mg/día).
  - Inhibe la xantina-oxidasa, bloqueando la formación de ácido úrico.
  - Tardará de 2 a 3 días en disminuir las concentraciones de ácido úrico.
- Rasburicasa 0.15-0.2 mg/kg i.v. según la necesidad diaria hasta 5 días.
  - Urato-oxidasa recombinante: descompone directa y rápidamente el ácido úrico.
  - Contraindicada en caso de insuficiencia de G6PD.
- **Insuficiencia renal:** vigilar diuresis, evitar nefrotoxinas, puede necesitar terapia renal sustitutiva.

Hiperleucocitosis y leucostasis

Definición y epidemiología
- Definición: leucocitos = 100 × 10^9/L.
- El 5%-20% de las leucemias infantiles. Se asocian a LLA, LMA, leucemia mielógena crónica infantil.
- Mortalidad del 20% al 40%.
- Fisiopatología: estasis de células leucémicas y migración de blastos a los tejidos → agregación y formación de trombos → obstrucción circulación. Cualquier órgano con vasos pequeños puede verse afectado.

Presentación
- **Pulmones:** disnea, taquipnea. Puede haber hipoxia, SDRA, insuficiencia respiratoria.
- **SNC:** cefaleas, confusión, ataxia, ACV/déficits neurológicos focales, ataxia, hemorragia intracraneal.
- **Urogenital:** priapismo.
- **Renal:** insuficiencia renal.
- **Cardíaco:** isquemia, infarto agudo de miocardio, insuficiencia cardíaca.
- **Ojos:** visión borrosa, papiledema, distensión de arteria o vena retiniana.
- **Piel:** plétora, cianosis.

Tratamiento
- Tx agudo: hidratación i.v. intensiva con D5 en SSN al 0.45% con profilaxis para SLT (alopurinol).
- Coagulopatía: riesgo de hemorragia 2.° a proteasas liberadas por los blastos y consumo de factores de coagulación → transfundir con PFC y crioprecipitado.
- El Tx definitivo es la quimioT de inducción.
- Ya no se prefiere la leucaféresis debido a que retrasa la terapia definitiva.
  - Evitar eritrocitos sedimentados, que ↑ viscosidad. Puede recurrirse a la transfusión de plaq.

Síndrome mediastínico superior (SMS)

Definición y etiología
- Masa mediastínica anterior que causa obstrucción de la VCS (síndrome de la VCS) o compresión traqueobronquial.
- Masas mediastínicas anteriores con SMS en los niños: LNH, LLA, LH. Con menor frecuencia neuroblastoma, paraganglioma, tumores de células germinales, timoma.

Presentación
- Puede tener inicio gradual o repentino.
- Sxs: edema facial, plétora, congestión venosa (cara, cuello, miembros superiores), disnea, tos, sibilancias, estridor, cianosis, ortopnea, AEM, síncope y choque.
- El 40% al 60% de los niños con masas mediastínicas anteriores presentan trastornos respiratorios.
- Puede haber derrame pleural asociado.
- Los sxs a menudo empeoran en posición supina.

Diagnóstico
- RxT.
- Se puede considerar la TC (solo si el paciente tolera la posición supina). Puede intentarse en decúbito supino.
- Iniciar el estudio menos invasivo de la neoplasia subyacente: HC con dif, frotis periférico, aspirado/biopsia de MO, pleurocentesis, biopsia de GL, biopsia percutánea de la masa.

Tratamiento
- Los pacientes con sxs respiratorios tienen ↑ riesgo anestésico. La TC (área transversal traqueal < 50% = alto riesgo) y la espirometría (tasa de flujo de espiración prevista < 50% = alto riesgo) pueden ayudar a evaluar el riesgo.
- La sedación y la anestesia pueden precipitar la obstrucción de las vías respiratorias; deben evitarse si es posible.

- Si es grave, los procedimientos de Dx pueden ser demasiado arriesgados. Tx empírico con corticoides i.v. (pueden reducir el tamaño por sí solos), radioT, quimioT combinada.
- El Tx definitivo depende de la neoplasia subyacente.

Compresión de la médula espinal (CME)

Definición y epidemiología
- Definición: déficit neurológico 2.° a la compresión externa de un tumor.
- Se presenta en hasta un 5% de los niños con cáncer. La mayoría de los casos (67%) se observan en la presentación inicial del cáncer.
- La mayoría de los casos de CME son causados por tumores extradurales (71%).
- > 50% causados por neuroblastomas y sarcomas de tejidos blandos (incluidos el sarcoma de Ewing y el rabdomiosarcoma).

Presentación
- **Anamnesis:** el dolor de espalda es el sxs más frecuente (94%), seguido de debilidad, trastornos de la marcha, retención urinaria, estreñimiento.
- **Exploración:** dolor a la palpación y a la percusión. Depende del nivel de compresión con ↓ fuerza, ↑ y ↓ reflejos, ↓ sensibilidad.
- **Localización:**
  - Médula espinal: progresión rápida de debilidad profunda simétrica, reflejos ↑ o ausentes, respuesta de Babinski del extensor, pérdida sensitiva simétrica, función esfinteriana preservada precozmente.
  - Cono medular: inicio variable (puede ser rápido); reflejos: ↑ rodilla y ↓ tobillo, Babinski del extensor, anestesia en silla de montar simétrica, pérdida precoz de función de esfínteres.
  - Cauda equina: aparición variable (puede ser lenta) de debilidad asimétrica y déficit sensitivo, ↓ reflejos asimétricos, Babinski plantar, la función del esfínter puede estar preservada.

Diagnóstico
- **RxT:** sens solo del 30%, pero puede proporcionar información útil (lesiones líticas/escleróticas, ensanchamiento interpeduncular, ensanchamiento de los agujeros neurales, calcificación intratumoral).
- **RM urgente:** la mejor prueba para ayudar en el Dx, la evaluación de la extensión del tumor y la planificación quirúrgica. La RM también puede visualizar la compresión y el desplazamiento de la médula, así como el edema.

Tratamiento
- El Dx y Tx urgentes son importantes, ya que *la CME puede provocar déficits permanentes si se retrasa el Tx.*
- Combinación de corticoides, cirugía, quimioT y radioT.
  - Laminectomía, extirpación quirúrgica de la lámina vertebral (± biopsia y citorreducción).
    - Ventajas: descompresión rápida para estabilizar/mejorar la función neurológica, Dx tisular.
    - Contras: ↑ riesgo de cifosis o escoliosis (la laminotomía osteoplástica puede tener ↓ efectos adversos).
  - Corticoides: se recomienda la administración rápida de dexametasona i.v. 1-2 mg/kg cuando haya alta sospecha de CME inducido por tumor con cualquier compromiso neurológico.
    - No demorar la obtención de imágenes, certeza diagnóstica.
    - Puede interferir en el Dx de una neoplasia linfoproliferativa.
  - La radioT reducirá el tamaño de la mayoría de los tumores pediátricos, a veces con respuesta rápida. Puede interferir en el Dx.
  - La quimioT depende del Dx.

TRASPLANTE DE CÉLULAS MADRE HEMATOPOYÉTICAS

(*Ped Rev.* 2016;37(4):135–145)

Definiciones
- TCMH: perfusión de células madre de la sangre de un donante en un receptor.
- Tipos de donantes de CMH:
  - Autólogo: receptor y donante son la misma persona.
  - Alogénico: receptor y donante personas diferentes.
  - Singénico: receptor y donante son gemelos idénticos.
  - Haploidéntico: donante compatible a la mitad o parcialmente.
- Fuentes de CMH: sangre periférica, MO, sangre de cordón umbilical (SCU).
- Preparación: régimen de quimioT, inmunoterapia o radioT administrado antes del TCMH. Puede ser:

- Mieloablativo: Tx intensivo suficiente para causar aplasia de MO sin el TCMH.
- Intensidad reducida: no mieloablativo y menos intenso.

- Enf injerto contra huésped (EICH): inflamación inducida por linfo T del donante en el receptor.
- Injerto contra tumor: efecto deseado de las células del donante que atacan a las células malignas del huésped.

Indicaciones del TCMH alogénico

- **Neoplásicas:** LLA de muy alto riesgo o en recidiva, LMA con características de alto riesgo o LMA en recidiva, SMD, LNH en recidiva o resistente, ciertos subtipos de LNH, LH recidivado tras TCMH autólogo o LH resistente.
- **No neoplásicas:** inmunodeficiencias graves, hemoglobinopatías graves (talasemia mayor, enf drepanocítica), síndromes hereditarios de insuficiencia de MO, osteopetrosis infantil, ciertas mucopolisacaridosis, ciertas leucodistrofias y otras.

Células madre hematopoyéticas

- **Selección de donantes:**
  - Las CMH alogénicas pueden ser compatibles según 10 locus principales de histocompatibilidad; a > compatibilidad, se reduce el riesgo de EICH.
  - Los antígenos menores de histocompatibilidad también influyen en el riesgo de EICH.
  - Preferencia de donantes: donante hermano compatible > donante relacionado compatible > donante no relacionado compatible > donante no compatible.
- **Fuentes de CMH:**
  - MO: alta tasa de injertos, baja tasa de EICH crónica. Difícil de cosechar.
  - Sangre periférica: altas tasas de injerto, mayor rendimiento de CMH. Mayores tasas de EICH, por lo que rara vez se usa en los niños.
  - SCU: puede obtenerse rápidamente. Baja tasa de EICH (permisiva de la incompatibilidad por HLA). Alta tasa de fracaso del injerto, retraso en el injerto e infecciones virales (retraso en la recuperación de la función inmunitaria).

Preparación

- En general se administra 4-7 días antes de la perfusión de CMH. Necesario para evitar el rechazo.
- Consiste en una combinación de quimioT (puede estar dirigida a la enf) ± inmunoterapia (globulina antitimocítica o alemtuzumab [anti-CD52]) ± radioT.
- **Mieloablativa:** sustituir todas las líneas celulares por células del donante. Estándar de Tx en caso de enfermedad maligna.
- **Intensidad reducida:** se usa cada vez más para tratar enfermedades no malignas, en las que el quimerismo mixto de la MO es tolerable. Tiene mayor perfil de seguridad, aunque mayor riesgo de fallo del injerto → sustitución por recuperación de las CMH receptoras.
- **Profilaxis de la EICH:** los inhibidores de la calcineurina (p. ej., tacrólimus) iniciados 1 día antes de la perfusión de CMH son los más frecuentes. También se suele añadir metotrexato a dosis bajas y de corta duración durante los primeros 10 días tras la perfusión de CMH.

Complicaciones y riesgos

- **Infección:**
  - Las infecciones bacterianas y la bacteriemia son frecuentes. Riesgo de infección micótica oportunista, infección viral respiratoria.
  - Puede tener infección primaria o reactivación de VEB o CMV (puede afectar al injerto). Está justificado el seguimiento con PCR.
  - La viremia por virus BK puede causar cistitis hemorrágica, disfunción renal.
- **Mucositis:** se produce en casi todos los casos con condicionamiento mieloablativo. Ocurre con neutropenia, resuelve con reconstitución. Tx con control del dolor con opiáceos. ↑ riesgo de translocación bacteriana.
- **Citopenias:** necesidad de apoyo transfusional antes del injerto.
- **Síndrome obstructivo sinusoidal:** se observa en el 1% al 10% de los pacientes de TCMH; el riesgo ↑ con hepatopatía preexistente, TCMH alogénico, neuroblastoma de alto riesgo, busulfano, ciclofosfamida, traumatismo cerebral.
  - Fisiopatología: microtrombos obstruyen vénulas sinusoidales → edema hepático, dolor, retención de líquidos, síndrome hepatorrenal.
  - Lab: colestasis con elevación variable de las enzimas hepáticas.
- **Pulmonares:** infección, neumonitis inducida por radioT o quimioT, EICH crónica. La intubación y ventilación mecánica se asocian a una alta mortalidad.
- **EICH:**
  - Aguda: afecta piel, tubo digestivo, hígado. Puede tener efecto injerto contra tumor.
  - Crónica: imita enfermedad autoinmunitaria. Afecta la piel, el tubo digestivo, el hígado, los pulmones y los músculos y articulaciones.

NÁUSEAS Y VÓMITOS

(*Nathan and Oski's Hematology and Oncology of Infancy and Childhood*. 8th ed. 2015: 2349–2396.e14).

N/V inducidos por la quimioT (NVIQ)

- NVIQ agudos (también conocidos como post-Tx): N/V en las 1.as 24 h después de la quimioT.
- NVIQ tardíos: N/V 24 h después de la quimioT, dura hasta 5 días.
- Factores de riesgo: NVIQ previa, náuseas o ansiedad previas a la quimioT, mujer, antecedentes de cinetosis, estado funcional bajo, función social baja.
- Profilaxis:
  - Prevención de NVIQ agudos → reducción de NVIQ tardíos.
  - NVIQ agudos de riesgo alto: agonista de los receptores 5-HT (ondansetrón o granisetrón), dexametasona, aprepitant (si es > 12 años), lorazepam. Se puede añadir escopolamina, metoclopramida o dronabinol, según la necesidad.
  - NVIQ de riesgo bajo a moderado: agonista de los receptores 5-HT, dexametasona ± lorazepam. Se puede añadir escopolamina, metoclopramida o dronabinol, según la necesidad.
  - NVIQ tardíos: ondansetrón, aprepitant, dexametasona. Se puede añadir metoclopramida o canabinoide, según la necesidad.
  - NVIQ anticipatorios: lorazepam, medidas no farmacológicas.
- Tx de las N/V intercurrentes: usar los mismos medicamentos que para la profilaxis. Puede ser necesario administrar antieméticos programados si son persistentes.

TOXICIDAD AGUDA

(*Harriet Lane Handbook*. 21st ed. 2017:607–627)

Agentes quimioterápicos	Toxicidad
Asparaginasa	Reacción de hipersensibilidad, pancreatitis, coagulopatía, hiperamonemia; la PEG-asparaginasa puede presentar toxicidad prolongada
Bleomicina	Hipersensibilidad, neumonitis, fibrosis pulmonar
Busulfano	Mielosupresión significativa, convulsiones, daño pulmonar agudo, fibrosis ante dosis acumulativa alta
Carboplatino	Mielosupresión, trombocitopenia; menos N/V, neuropatía, daño renal, ototoxicidad que el cisplatino
Ciclofosfamida	N/V intensos, cistitis hemorrágica, SIADH, cardiotoxicidad ante dosis altas
Cisplatino	N/V agudos y tardíos, neuropatía, toxicidad renal (glomerular y tubular), ototoxicidad, ↓ Mg, ↓ fosfatos
Citarabina (ara-C)	Fiebre y erupción cutánea, N/V, conjuntivitis, mielosupresión prolongada, mucositis, toxicidad del SNC
Clofarabina	N/V, síndrome de filtración capilar, fiebre, erupción cutánea, taquicardia, hepatotoxicidad, nefrotoxicidad, mielosupresión prolongada
Corticoides	Retención de Na, hiperglucemia, HTA, gastritis, cambios del edo. de ánimo
Dactinomicina	N/V, estomatitis, erupción cutánea, dermatitis por radiación
Daunorrubicina y doxorrubicina	N/V, mucositis, hepatotoxicidad, cardiotoxicidad tardía ante dosis acumulativas (ICC, miocardiopatía), enrojece las secreciones corporales
Etopósido	N/V, hipotensión, ceguera cortical transitoria
Ifosfamida	Igual que la ciclofosfamida, también rara vez toxicidad en el SNC (convulsiones, somnolencia, puede progresar hasta la muerte)
Melfalán	N/V, hipersensibilidad, leucopenia prolongada, mucositis, cataratas
Mercaptopurina	N/V, hepatotoxicidad, nefrotoxicidad, cefaleas
Metotrexato	N/V, mucositis, hepatotoxicidad, nefrotoxicidad, neurotoxicidad (encefalopatía, convulsiones, cefaleas, ventriculitis), diarrea
Mitoxantrona	N/V, fiebre, hepatotoxicidad, mielosupresión con mucositis grave, orina azul verdosa
Temozolomida	N/V, cefaleas, mielosupresión, estreñimiento, convulsiones
Tiotepa	Neurotoxicidad (deterioro cognitivo), deterioro cutáneo, mielosupresión
Tioguanina	Hepatotoxicidad, mucositis
Vincristina	Estreñimiento (e íleo paralítico), neuropatía periférica, dolor mandibular, hepatotoxicidad

EFECTOS TARDÍOS DE LA QUIMIOTERAPIA

(*Pediatr Rev.* 2006;27(7):257–263)

Aparato o sistema	Fármaco específico	Efectos comúnmente asociados
Nervioso central y periférico	QuimioT intratecal	Disfunción cognitiva
	Quimioterápicos a base de platino (p. ej., cisplatino)	Neuropatía periférica, pérdida de audición
Respiratorio	Bleomicina es el más descrito, pero se observa con muchos otros fármacos	Fibrosis pulmonar
Cardíaco	Inhibidores de la topoisomerasa II (daunomicina, doxorrubicina)	Miocardiopatía, insuficiencia cardíaca congestiva, arritmias
Renal	QuimioT por platino	Daño glomerular o tubular, insuficiencia renal
Reproductor	Mayor riesgo con múltiples fármacos	Hipogonadismo, infertilidad, menopausia precoz
Esquelético	Metotrexato, corticoides	Osteopenia, osteoporosis, necrosis avascular
Psicosocial	Cualquier experiencia con el cáncer	Depresión, ansiedad, estrés postraumático, retraimiento social, aislamiento, limitaciones en la asistencia sanitaria y los seguros
Hemático	Mayor riesgo ante polifarmacia	Neoplasia secundaria (a menudo LMA/SMD)

(Adaptada de *Pediatr Rev.* 2006;27(7):257–263.)

INMUNOTERAPIA

(*Cancer Metastasis Rev.* 2019;38(4):573–594)

Definiciones
- Alternativa a la quimioT tradicional en la que se usa la estimulación del sistema inmunitario para atacar las células cancerosas.
- A menudo se usa en la enf recidivante/resistente.
- Más utilizada para las neoplasias hemáticas.

Beneficios
- Menor carga tóxica que la quimioT tradicional.
- También puede combinarse con quimioT cuando la enf es de alto riesgo o no responde a las terapias iniciales.

Tipos
- Hay varios tipos, muchos aún en fase de investigación en los pacientes pediátricos.
- **CAR-T:**
  - Las linfocitos T se obtienen del paciente, se expanden y se modifican para expresar receptores de antígenos quiméricos para redirigir los linfocitos T a los antígenos tumorales.
  - Toxicidad potencial: síndrome de liberación de citocinas (SLC): fiebre, taquicardia, hipotensión, hipoxia. Neurotoxicidad que va desde somnolencia hasta edema cerebral o muerte.
- **Terapia con inhibidores de puntos de control inmunitarios:**
  - Modifica las respuestas de los linfocitos T antitumorales. Las dianas suelen ser CTLA-4 y PD-1.
  - Complicaciones: efectos adversos relacionados con el sistema inmunitario (EARI), derivados de una activación excesiva del sistema inmunitario.
  - La gravedad varía en función del fármaco utilizado y de las características específicas del paciente.
  - Puede afectar cualquier aparato o sistema (neumonitis, hepatitis, neurotoxicidad, colitis, miocarditis).
  - Tx para EARI: corticoides o, si es resistente, otros agentes biológicos.
- **Terapia con anticuerpos monoclonales:**
  - Pueden provocar directa o indirectamente la muerte de células cancerosas a través de vías de unión a receptores de anticuerpos (blinatumomab, inotuzumab).
  - Efectos colaterales: reacción anafiláctica aguda, reacción a la perfusión, enf del suero.

ESTUDIOS Y DIAGNÓSTICOS PRENATALES

Estudios de portadores

(*Obstet Gynecol.* 2017;129:e41–55)

- Los estudios de portadores pueden realizarse en cualquier momento del embarazo; lo ideal es hacerlos antes de la concepción.
  - Solo deben realizarse una vez en la vida.
- Para todos los progenitores: atrofia muscular espinal (deleción del gen *SMN1*), fibrosis quística (pruebas de mutaciones CTFR), hemoglobinopatías (mediante HC con índices de eritrocitos).
- Cribado para portadores de X frágil: recomendado para mujeres con antecedentes familiares (AFam) positivos e insuficiencia ovárica inexplicada antes de los 40 años.
  - Evaluar la premutación por el número de repeticiones de trinucleótidos del gen *FMR1*.
- Cribado de la enf de Tay-Sachs: se ofrece cuando alguno de los progenitores es descendiente de judíos asquenazí, francocanadienses o cajún.
  - Evaluación de mutaciones genéticas autosómicas recesivas o medición de la actividad enzimática de la hexosaminidasa.
- Si un pte tiene AFam de alguna de las enf mencionadas, se debe tener cuidado al interpretar los resultados, ya que las pruebas de portador solo detectan determinadas mutaciones y no son exhaustivas.

Detección de aneuploidías fetales

(*Obstet Gynecol.* 2016;127:e123–137; *Genet Med.* 2016;18(10):1056–1065)

Cribado del 1.er trimestre

- Se ofrece a todas las mujeres y puede realizarse a las 10 0/7 a 13 6/7 sem de gestación.
- Incluye la medición de la translucencia nucal, β-hCG libre en suero o concentraciones totales de hCG + analito de proteína A plasmática asociado al embarazo.
- Las estimaciones de riesgo específicas para las trisomías 13, 18 y 21 se calculan usando estos resultados, así como factores maternos, como edad materna, antecedentes de aneuploidías, peso, etnia y número de fetos.

Prueba cuádruple

- Puede realizarse a las 15 0/7 a 22 6/7 sem de gestación: en caso de riesgo adicional de aneuploidía, ofrece información sobre el riesgo de defectos fetales abiertos.
- Incluye: *1*) hCG, *2*) alfafetoproteína (AFP), *3*) inhibina A dimérica y *4*) estriol no conjugado en combinación con factores maternos como edad, peso, etnia, presencia de diabetes y pluralidad de fetos para calcular la evaluación del riesgo.

«Ecografía genética» del 2.° trimestre

- Se usa para detectar el síndrome de Down mediante hallazgos ecográficos específicos: la combinación de ecografía y cribado sérico mejora las tasas de detección.

Análisis de ADN libre de células

- El cribado puede realizarse a partir de las 10 sem hasta el término: evalúa segmentos cortos de ADN en la sangre materna liberados por las células placentarias que sufren apoptosis.
- Se ofrece a las madres con riesgo de aneuploidía (debido a una prueba de cribado positiva, edad materna avanzada), pero puede realizarse de forma electiva.
- Puede detectar la aneuploidía fetal y el sexo fetal, los fetos Rh (+) en una madre Rh (−) y algunas anomalías genéticas autosómicas dominantes de origen paterno.
- Dado que el ADN libre de células es una prueba de cribado que puede dar resultados falsos positivos y falsos negativos, no puede considerarse una prueba diagnóstica.
  - Sensibilidad (sens) y tasa de falsos positivos (TFP):
    - Trisomía 21 (sens 99.5%, TFP 0.05), trisomía 18 (sens 97.7%, TFP 0.04%), trisomía 13 (sens 96.1%, TFP 0.06%).
- La prueba no permite distinguir el ADN fetal del materno; un valor (+) puede representar un mosaicismo placentario confinado, un gemelo reabsorbido, una neoplasia maligna materna o una aneuploidía materna.

Detección genética preimplantacional

- Para la fertilización *in vitro*, el cribado de aneuploidías fetales antes de la implantación representa una opción; el cribado de aneuploidías sigue ofreciéndose durante el embarazo, ya que pueden producirse falsos negativos con el cribado genético preimplantacional.

Pruebas diagnósticas

(*Obstet Gynecol.* 2016;127:e108–e122)

Muestreo de vellosidades coriónicas

- En general se realiza a las 10 a 13 sem de gestación.
- El muestreo de vellosidades placentarias puede usarse para varias pruebas según el contexto clínico, como cariotipo, análisis FISH o microarreglos.

Amniocentesis

- Se obtiene una muestra de líquido amniótico. Contiene células fetales procedentes de diversas fuentes, como la piel y el cabello.
- Suele realizarse a las 15 a 20 sem de gestación, pero también en cualquier momento posterior.
- Las muestras de líquidos pueden enviarse para diversas opciones de análisis en función del escenario clínico. Estos incluyen cariotipo, análisis FISH o microarreglos.

TRASTORNOS GENÉTICOS

Trastornos por aneuploidía

(*Nelson Textbook of Pediatrics*. 20th ed. 2016: cap. 81; *Lancet.* 2003;361:1281)

Trisomía 21 (síndrome de Down; *véase* p. 19-4)

- Encontrará más información en el capítulo sobre cuidados complejos y transición.

Trisomía 13 (síndrome de Patau)

- 0.85:10 000 nacidos vivos, un gran porcentaje interrumpidos antes del nacimiento.
- Supervivencia > 6 meses del 5%.
- **Signos/sxs:** labio leporino, polidactilia, dedos superpuestos, holoprosencefalia, orejas de implantación baja, microftalmia, defectos cardíacos (~70%), ausencia de costillas, anomalías viscerales y genitales.

Trisomía 18 (síndrome de Edwards)

- 1.29:10 000 nacidos vivos, un gran porcentaje interrumpidos antes del nacimiento.
- Supervivencia a 1 año del 5%.
- **Signos/sxs:** puños cerrados con dedos superpuestos, pies en mecedora, labio leporino/paladar hendido, microcefalia, micrognatia, hernia inguinal/abd, anomalías cardíacas/renales.

Síndrome de Turner

- Monosomía del X (cariotipo 45,X) o mosaicismo de los cromosomas sexuales; 1/5000 nacidos vivos de sexo F.
  - **Signos y sxs:** orejas deformes o rotadas, línea de implantación posterior del pelo baja, cuello palmeado, tórax ancho con pezones muy separados y cúbito valgo, 4.° metacarpiano acortado, luxación rotuliana.
  - Asociado a linfedema congénito, anomalías renales (60%, riñón en herradura), pérdida de audición, osteoporosis, hipotiroidismo, diabetes, daltonismo, EII, enf celíaca, CC (~40%).
    - CC: típicamente coartación de la aorta o válvula aórtica bicúspide (puede ser más grave, como Sx de hemicardio izquierdo hipoplásico) → riesgo de dilatación progresiva de la raíz o disección aórtica.
  - Coeficiente intelectual normal, aunque puede tener dificultades con las habilidades no verbales, sociales y psicomotoras.
  - Casi todos los afectados son estériles.
- **Diagnóstico** (*Nat Clin Pract Endocrinol Metab.* 2005;1:41):
  - Considerar en las niñas con baja estatura (2 DE por debajo de la estatura promedio para la edad), amenorrea primaria, falta de desarrollo mamario, pubertad tardía.
  - Considerar en feto con hidropesía, ↑ translucencia nucal, higroma quístico o linfedema.
  - Dx con cariotipo → análisis cromosómico de 30 linfocitos periféricos.
  - El 50% tiene X ausente en todas las células estudiadas, otros con mosaico 45,X/46,XX.
- **Tratamiento** (*Endocrine.* 2012;41(2):200–219):
  - Tratar la baja estatura con terapia de GH hasta los 14 años.
  - Estrógenos en la adolescencia para ayudar al desarrollo puberal y la prevención de la osteoporosis con Ca + Vit D. Continuar durante toda la vida.
  - Pruebas de cribado de anomalías asociadas: audiograma, derivación a oftalmo, EcoCG, PA en todos los miembros, Eco renal, cribado celíaco, pruebas anuales de función tiroidea, cribado anual de diabetes.
  - Si el Y está presente, hay un 12% de riesgo de gonadoblastoma; derivar para extirpación.

Síndrome de Klinefelter *(Int J Endocrinol.* 2012;2012:324835)

- El 80% presenta fenotipo masculino (genotipo 47,XXY), el resto puede ser mosaico o variedad de aneuploidías cromosómicas sexuales múltiples (48,XXYY; 49,XXXXY).
- **Signos/sxs:**
  - Muchos ptes pasan desapercibidos hasta la pubertad o la adultez temprana.
  - Casi todos los hombres son infértiles (3% de toda la infertilidad masculina).
  - Defecto de testosterona, testículos pequeños, ↓ vello facial, ginecomastia, ↓ vello púbico, pene pequeño.
  - Alto y delgado con piernas largas y torso corto.
  - Puede desarrollar osteoporosis.
  - Trastornos leves del neurodesarrollo (pueden ser más graves).
- **Diagnóstico:**
  - La pubertad tardía o incompleta debe ser motivo de estudio.
    - FSH y LH ↑ a partir de la pubertad media con ↓ testosterona.
  - Cariotipo para el Dx (evaluar 50 o más células dado el posible mosaicismo).
- **Tratamiento:**
  - Evaluación del neurodesarrollo en el momento del Dx.
  - Terapia hormonal ante valores bajos de testosterona o en caso de hipergonadotropismo.
  - La ginecomastia predispone a los hombres al cáncer de mama; ↑ 20-50× el riesgo.

Síndrome del cromosoma X frágil

(*Nelson Textbook of Pediatrics*. 20th ed. cap. 81; *Curr Genomics*. 2011;12:216; *Clin Pediatr (Phila)*. 2005;44:371)

- La *fragilidad* se refiere a los sitios cromosómicos con propensión al daño (Xq27.3).
  - Síndrome del cromosoma X frágil: brazo largo de Xq27.3.
- Causa más frecuente de discapacidad intelectual (DI) hereditaria (~3% de DI masculina).
- **Signos/sxs:**
  - Tríada clásica: macroorquidia, orejas grandes y en copa, cara larga y estrecha; también se asocia a paladar alto y arqueado, laxitud articular, escoliosis, convulsiones, estrabismo, prolapso de la válvula mitral.
  - Las alteraciones cognitivas pueden incluir DI y trastornos del espectro autista.
    - El 20%-30% tiene espectro autista, el 80% TDAH y el 70%-100% trastornos de ansiedad.
    - Sospechar en cualquier lactante o niño pequeño con retraso del desarrollo (en particular del habla) o AFam maternos de DI.
- **Diagnóstico:**
  - Pruebas de ADN que muestran una repetición de trinucleótidos en el gen *FMR1* > 200 copias.
    - ↑ repeticiones → ↑ DI (anticipación genética).
- **Tratamiento:**
  - Gestión de las manifestaciones neuropsiquiátricas según la necesidad (es decir, estimulantes para el TDAH, anticonvulsivos para las convulsiones).
  - Vigilancia de posibles valvulopatías cardíacas.
  - En la edad adulta, vigilar la aparición de un trastorno neurodegenerativo progresivo (síndrome de temblor-ataxia asociado al X frágil).
  - Esperanza de vida normal.

Síndromes de deleción

(*Nelson Textbook of Pediatrics*. 20th ed. cap. 81)

- Pérdida de material cromosómico, clasificada por el área de deleción (*p* = brazo corto, *q* = brazo largo).
- Dx mediante preparación cromosómica sistemática, técnicas de bandeo de alta resolución (FISH), estudios moleculares (aCGH).
- **Síndromes de deleción más frecuentes + signos/sxs:**
  - 5p, síndrome de *cri-du-chat*: hipotonía, llanto estridente, microcefalia, sutura metópica prominente, hipertelorismo, DI.
  - 4p, síndrome de Wolf-Hirschhorn: glabela prominente, protuberancia frontal, hipertelorismo (facies de «casco»), anomalías oculares, nariz en pico, anomalías cardíacas/urogenitales.
  - Microdeleción 22q11.2, síndrome de DiGeorge: anomalías cardíacas, paladar hendido, hipoplasia paratiroidea (hipocalcemia), hipoplasia tímica (inmunodeficiencia).
  - Microdeleción 20p12, síndrome de Alagille: hipoplasia de las vías biliares, estenosis de la arteria pulmonar, vértebras en mariposa, anomalías oculares.
  - Microdeleción 15q11-q13: Prader-Willi si es paterno, Angelman si es materno:
    - Prader-Willi: hipotonía profunda, apetito que ↑ obesidad, manos/pies pequeños, hipogonadismo, DI, estatura ↓ (puede tratarse con suplemento de GH).
    - Angelman: DI grave, hipotonía, convulsiones, piel/pelo claros, risa.
  - Microdeleción 11p13, Sx WAGR: tumor de Wilms, aniridia, anomalías genitourinarias, DI.

TRASTORNOS AUTOSÓMICOS

Síndrome de Ehlers-Danlos (SED) (*Eur J Hum Genet.* 2007;15:724)

- Trastornos heterogéneos del tejido conjuntivo que afectan piel, órganos y articulaciones.
- Patrones de herencia autosómica dominante, recesiva o ligada al X.
- Afecta a H y M de todos los orígenes raciales y étnicos.
- Clasificación de Villefranche con 6 subtipos; muchas formas infrecuentes y poco comunes.
  - **SED clásico:** mutaciones AD del colágeno tipo 1 α-1.
    - Dx confirmado por AFam y características clínicas.
    - Signos/sxs: hiperextensibilidad cutánea, RCIU, nacimiento prematuro, hipermovilidad articular, pliegues cutáneos redundantes, cicatrices cutáneas, divertículos congénitos de la vejiga, hernias inguinales (hombres), hipotonía muscular, retraso del desarrollo motor grueso.
    - Asociación con prolapso de válvula mitral (PVM) e insuficiencia.
  - **Hipermóvil:**
    - AD, tipo más frecuente.
    - No hay genes conocidos y el Dx es por exploración clínica y confirmado por AFam.
    - Signos y sxs: piel lisa y aterciopelada, fácil aparición de hematomas, hipermovilidad articular con AdM inusual, hernias inguinales (hombres), luxación articular recurrente, dolor crónico en articulaciones y extremidades.
    - Asociación con PVM e insuficiencia.
  - **Vascular:**
    - Mutaciones AD de *COL3A1* con > 320 variantes de mutación; responsable del procolágeno, que proporciona fuerza en el tejido conjuntivo.
    - Dx confirmado por biopsia cutánea.
    - Signos y sxs: piel fina y translúcida en tórax y abdomen, acrogeria (pérdida de grasa s.c. y colágeno en manos y pies), orejas sin lóbulos, estatura baja, hematomas extensos, hipermovilidad de las articulaciones pequeñas.
- **Pronóstico:** según el tipo; puede producirse muerte súbita por rotura vascular o perforación.
  - Los niños con ACV deben ser evaluados en busca de SED.
- **Tx: revisión cardíaca periódica (dilatación de la raíz aórtica), reducir al mínimo la tensión articular.**
- Medir la raíz en el momento del Dx para la línea de base, y luego a intervalos regulares en función de los hallazgos.

Enfermedad de Marfan (*Heart.* 2011;97:1206; *Eur J Hum Genet.* 2007;15:724; *J Med Genet.* 2010;47:476)

- **Definición:** enf del tejido conjuntivo 2.° a mutación de la fibrilina (*FBN1*) que afecta corazón, ojos y huesos.
- Herencia AD variable, fibrilina 1 en el cromosoma 15 hasta en el 91% de los casos.
- 1:9800 nacimientos; el 27% son de una nueva mutación.
- **Signos/sxs por aparatos y sistema:**
  - **CV:** evaluación del diámetro aórtico mediante ETT; usar nomograma pediátrico.
    - La dilatación de la raíz aórtica aumenta el riesgo de disección o rotura.
    - Dilatación del VI → insuficiencia cardíaca.
    - PVM → insuficiencia.
  - **Oftalmo:** miopía, desprendimiento de retina, subluxación del cristalino.
  - **Esquelético:** pecho hundido, signos en la muñeca/pulgar, escoliosis (~60%), envergadura del brazo: estatura > 1.05.
    - Hipermovilidad articular en el 85% de los < 18 años y en el 56% de los adultos.
    - Artralgias, mialgias y lesiones ligamentosas.
  - Pulmonar: neumotórax espontáneo en el 4% al 11% de los ptes.
- **Diagnóstico:**
  - Sospechar si es alto, delgado, extremidades largas, aracnodactilia, deformidad torácica o escoliosis; usar los criterios de Gante (*J Med Genet.* 2010;47:476–485).
  - AFam de aneurisma aórtico o aneurismas aórticos torácicos familiares.
- **Tx:** causa más frecuente de muerte → disección aórtica (*N Engl J Med.* 2008;358:2787).
  - Bloqueadores β si la aorta está dilatada; los ARA-II/IECA pueden ralentizar la dilatación.
  - Seguimiento del diámetro aórtico con ETT periódica (anual), y considerar cirugía si > 5 cm.
  - La cirugía suele consistir en sustituir la válvula y la aorta (procedimiento de Bentall).
  - Evitar la actividad de alta intensidad.

ERRORES INNATOS DEL METABOLISMO

CONCEPTOS BÁSICOS DE LOS ERRORES INNATOS DEL METABOLISMO

(*Pediatr Rev.* 2016;37(1):3–15)

- Mutación de enzima en el metabolismo → exceso o falta de ciertos metabolitos.
- Cuándo sospechar un error innato del metabolismo (EIM).

- Enf grave en el período neonatal (sepsis sin fuente evidente de infección), vómitos, acidosis metabólica con brecha aniónica, cetosis masiva, hipoglucemia, AEM, convulsiones, hipotonía, olor inusual de la orina, dermatosis excesiva, neutropenia, trombocitopenia, pancitopenia, retraso del desarrollo (en especial regresión), hepatoesplenomegalia, colestasis, insuficiencia hepática, miocardiopatía.
- La mayoría de los ptes desarrollan síntomas en las primeras 72 h de vida.
- Los EIM pueden dividirse en dos grandes categorías:
  - Trastornos relacionados con la degradación de las fuentes de energía.
    - Lípidos:
      - Defectos en la betaoxidación de los ácidos grasos.
      - Defectos en el transporte de carnitina.
    - Proteínas:
      - Aminoacidopatías (no se puede metabolizar todo el aminoácido).
      - Acidemias orgánicas (en general debidas a defectos en la desaminación de los aminoácidos).
      - Trastornos del ciclo de la urea (dependiendo del grado del defecto, pueden presentarse más tarde en la vida).
    - Hidratos de carbono:
      - Enfermedades por almacenamiento de glucógeno.
      - Galactosemia.
  - Disfunción de orgánulos:
    - Trastornos por almacenamiento lisosómico.
    - Trastornos peroxisómicos.
    - Trastornos mitocondriales.
- **Presentación neonatal:**
  - Sxs a las 24 a 72 h de vida; el metabolismo previo de la madre elimina los intermediarios metabólicos.
  - Lactante enfermo con sxs inespecíficos: letargia, alimentación difícil, vómitos, respiración anómala, hipotonía y convulsiones; *véase* la tabla del diferencial de la presentación aguda.
  - Olor corporal o urinario anómalo:
    - EOJA: la orina huele a jarabe de arce o azúcar quemado.
    - Acidemia isovalérica y acidemia glutárica de tipo II → olor acre, a «pies sudorosos».
- **Presentación tardía:** > 28 días de vida; vómitos recurrentes, letargia o ↓ ingesta → coma, disfunción hepática; considerar trastornos del ciclo de la urea.
- **Presentación en adolescentes/adultos** (*J Inherit Metab Dis.* 2007;30:631):
  - Trastorno psiquiátrico, a menudo con rabdo recidivado, mioglobinuria, miocardiopatías.
    - Confusión cíclica aguda: defecto del ciclo de la urea, porfiria, defecto de la homocisteína.
    - Sxs psicológicos crónicos: homocistinuria, enf de Wilson, adrenoleucodistrofia, trastorno lisosómico.
    - DI y cambios de personalidad: homocistinuria, hiperglucemia no cetósica.
- **Desencadenantes específicos de la descompensación** (*Vademecum Metabolicum.* 2004:3):
  - Vómitos, ayuno, infección, fiebre, vacunas, cirugía, accidente/lesión, cambios en la dieta → trastornos del metabolismo de proteínas/hidratos de carbono.
  - Dieta hiperproteínica o estado catabólico → aminoacidopatías, acidemia orgánica, trastornos del ciclo de la urea.
  - Frutas, azúcares (sacarosa), medicamentos líquidos → intolerancia a la fructosa.
  - Lactosa → galactosemia.
  - Trastornos de la oxidación de ácidos grasos → alto contenido en grasas.
  - Fármacos → porfiria, insuficiencia de glucosa-6-fosfato–deshidrogenasa.
  - Ejercicio intenso → trastornos de la oxidación de ácidos grasos, glucólisis, cadena respiratoria.

Dx diferencial de los EIM basado en los hallazgos de laboratorio		
Hallazgo principal	**Hallazgos secundarios**	**Trastorno potencial**
Acidosis	± ↓ glucosa, ± ↑ lactato, ± cetosis, ± ↑ NH_3, ↑ brecha aniónica (BA)	Diversos trastornos de ácidos orgánicos
	↑ significativo de lactato, glucosa normal	Trastorno mitocondrial, insuficiencia de piruvato-deshidrogenasa, insuficiencia de α-cetoglutarato–deshidrogenasa, insuficiencia de piruvato-carboxilasa
	↑ lactato, ↓ glucemia	Trastornos del almacenamiento de glucógeno de tipo I, insuficiencia de fructosa-1-6–bifosfatasa
	BA normal, ↑ lactato, sin cetosis	Acidosis tubular renal

(*continúa*)

Hiperamonemia	Alcalosis o pH normal, lactato normal	Trastornos del ciclo de la urea
	↓ glucemia, ↑ PFH, cetonas normales	Defectos de oxidación de los ácidos grasos
	↓ pH con ↑ BA ± ↑ lactato, ± cetosis, ± ↓ glucemia	Diversos trastornos de ácidos orgánicos
Hipoglucemia	↓ pH con ↑ BA, ± cetosis, ± ↑ lactato, ± ↑ NH_3	Diversos trastornos de ácidos orgánicos
	Hepatomegalia, ± ↑ lactato	Trastorno por almacenamiento de glucógeno
	Sin cetosis ni acidosis, lactato normal	Hiperinsulinemia Defectos de oxidación de los ácidos grasos
	↓ Na, ↓ presión arterial	Insuficiencia suprarrenal
	Insuficiencia hepática	Tirosinemia, trastorno por almacenamiento de glucógeno de tipo IV, galactosemia, Niemann-Pick de tipo C

(*Pediatr Rev*. 2009;31:131)

Urgencias metabólicas

(*Pediatr Rev*. 2016;37(1):3–15; *Nelson Textbook of Pediatrics*. 20th ed. cap. 84; *Pediatr Rev*. 2009;30:131; *Nat Rev Nephrol*. 2020;16:471–482)

- Análisis de laboratorio inicial: *Stat D-stick*, prueba de glucemia, HC con dif, QS, gasometría en sangre, NH_3, lactato, plasma y aminoácidos en orina, AO, sustancias reductoras en orina, cetonas en orina, ácidos orgánicos en orina, VSG, CRP, CK, ALT, AST, coags.
  - Almacenar muestras de plasma para aminoácidos, acilcarnitina y papel de filtro (tarjeta «Guthrie»).
- Tx inicial antes del Dx: consultar especialista en metabolismo; suspender todas las proteínas, grasas, galactosa y fructosa.

Hiperamonemia

- **Puede producir encefalopatía aguda; si no se trata puede causar lesiones cerebrales permanentes o la muerte**.
- **Causas:** defectos del ciclo de la urea, acidemias orgánicas (metilmalónica, propiónica, isovalérica, déficit de β-cetotiolasa, hiperamonemia transitoria del recién nacido).
  - Los trastornos del ciclo de la urea son los EIM más frecuentes.
  - Otros: error de lab debido a una mala manipulación de la muestra (debe colocarse en hielo y procesarse en el laboratorio en 1 h), hepatopatía, ácido valproico, APT, asfixia perinatal.
  - Precipitado por ↑ ingesta de proteínas → ↑ producción de amoníaco **o** ingesta deficiente → catabolismo y ↑ proteólisis.
  - **Deficiencia de ornitina-transcarbamilasa (DOT):** defecto más frecuente del ciclo de la urea, ligado al X.
    - Puede presentarse desde 1 mes de edad hasta la infancia con enf grave; ↑ ácido orótico en la orina.
- **Signos/sxs:** emesis grave, taquipnea, edema cerebral, letargia, coma, convulsiones.
  - Las formas graves pueden presentarse horas después del nacimiento; las formas menos graves pueden presentarse como episodios recurrentes de letargia y vómitos, RdC, encefalopatía aguda, aversión a las proteínas.
- **Diagnóstico:**
  - Repetir el amoníaco prestando atención a la correcta manipulación de las muestras.
  - Gases en sangre, PFH, electrólitos séricos para BA, ácidos orgánicos en orina (↑ DOT y otros trastornos del ciclo de la urea), análisis de aminoácidos en plasma.
    - Una ↑ BA sugiere acidemia orgánica (sobreproducción de ácidos orgánicos → disociación para convertirse en H^+ y anión → ↑ BA.
    - Una BA normal sugiere un defecto en el ciclo de la urea.
    - Las pruebas de lab pueden ser triviales en los casos de defectos del ciclo de la urea (BUN ↓ frecuente).
    - Amoníaco ↑ en período neonatal, verdadera enf con valor > 200 μmol/L.
- **Tratamiento:**
  - Detener la producción de amoníaco.
    - Interrumpir la ingesta de proteínas y proporcionar una fuente de energía no proteínica con D10 en SSN + lípidos i.v.
    - Aportar aminoácidos esenciales para evitar el catabolismo; requiere la orientación de un experto en metabolismo, ya que existen contraindicaciones absolutas para la arginina-HCl, el acetato de Na-fenilo y el Na-benzoato; el Tx típico incluye arginina-HCl + acetato de Na-fenilo + Na-benzoato (por CVC).

- Eliminar el amoníaco.
  - Obtener acceso venoso central, consulta urgente al especialista en metabolismo.
  - Controlar el efecto del Tx anterior (la arginina sola puede ↓ amoníaco en caso de defectos del ciclo de la urea).
  - Iniciar la hemodiálisis (HD) si el coma o el amoníaco no mejoran con lo anterior (hemofiltración o HD continuas venovenosas preferibles a HD intermitente).
- Evitar la hiponatremia (mantener Na > 135) por el riesgo de edema cerebral.
- El tiempo en coma se correlaciona con el pronóstico.
- Trasplante de hígado → ↓ episodios de hiperamonemia.

Acidosis metabólica con brecha aniónica (AMcBA) elevada grave

- Cuando el 1.er episodio de AMcBA grave se presenta en la infancia, sugiere **acidemia orgánica**.
  - **Tipos:** acidemias propiónica, glutárica, metilmalónica, isovalérica.
    - Todos son autosómicos recesivos.
- **Signos/sxs:** ↓ ingesta, taquipnea, vómito, letargia, coma; puede evolucionar a ACV y muerte.
- **Dx:** ácidos orgánicos en orina, perfil de acilcarnitina, análisis de carnitina.
  - Muchos se detectan en el cribado neonatal, pero el episodio inicial puede producirse antes de obtener los resultados.
- **Tratamiento:**
  - Detener toda ingesta de proteínas.
  - Suplementos de carnitina en altas dosis.
  - Inducir estado anabólico con líquidos que incluyan dextrosa, lípidos i.v., insulina si es necesario.
  - Iniciar Tx con ácido carglúmico para la hiperamonemia.
  - HD para acidosis profunda, sxs graves, hiperamonemia.
  - Bicarbonato i.v. para corregir la acidosis.
  - Administrar cofactores/Tx apropiados adaptados si es posible (p. ej., B_{12} para la acidemia metilmalónica).
- **Específicos por trastorno:**
  - **Acidemia propiónica:** presente en el período neonatal con AMcBA grave + cetosis + amoníaco marcadamente elevado. Las complicaciones incluyen colapso cardiorrespiratorio 2.° a acidosis, pancitopenia, pancreatitis, ACV, miocardiopatía/arritmias cardíacas.
    - Tx a corto plazo: tratar con ác. carglúmico → desintoxicación rápida del amoníaco.
    - Tx prolongado: restricción dietética, B_{12}, carnitina, trasplante de hígado/riñón o hígado.
  - **Acidemia metilmalónica:** se presenta de forma similar a la acidemia propiónica con hallazgos de laboratorio similares pero con Dx basado en el panel del neonato (PN) o AO y el perfil de acilcarnitina en plasma.
    - Tx a corto plazo: tratar con ác. carglúmico → desintoxicación rápida del amoníaco.
    - Tx prolongado: B_{12}, restricción dietética, trasplante de hígado/riñón o hígado.
  - **Acidemia glutárica:** enf febril leve en la infancia → devastación neurológica (hematomas subdurales y daño permanente de los núcleos basales → trastornos del movimiento y distonía); daño grave poco probable después de los 6 años.
    - No hay un marcador directo, el Dx es clínico basado en el sexo/exploración (macrocefalia).
      - Probado en PN, pero algunos son «excretores bajos» con panel normal.
    - Tx agudo con perfusión de dextrosa a altas dosis; prolongado con restricción dietética.

Acidosis con brecha aniónica y lactato elevado

(*NeoReviews*. 2017;18:4)

- **Causas:** error de lab, isquemia tisular, sepsis, acidosis láctica metabólica primaria (infrecuente).
  - Causas metabólicas de la acidosis láctica primaria:
    - Defecto del met del piruvato: déficit de piruvato-carboxilasa o piruvato-deshidrogenasa.
    - Defectos de oxidación de los ácidos grasos.
    - Acidopatías orgánicas.
    - Defectos de la cadena de transporte de electrones (enf mitocondrial).
  - La acidosis láctica 2.° debida al EIM también puede producirse en los lactantes enfermos.
- **Evaluación:**
  - 1.er paso: repetir siempre el ác. láctico con extracción correcta y manipulación adecuada de la muestra.
  - Comprobar la relación piruvato:lactato: ↓ ante defecto del piruvato, ↑ en todas las demás causas de acidosis láctica.
  - Perfil de acilcarnitina: anómala en casos de trastornos de la oxidación de ácidos grasos.
  - Ácidos orgánicos en orina: anormales en las acidopatías orgánicas.
  - Pruebas moleculares: necesarias para determinar el Dx de defectos en la cadena de transporte de electrones.
- Sxs asociados de diversos trastornos:
  - Defecto metabólico del piruvato → se presenta con enf a las ~24 h de vida, anomalías cerebrales estructurales, rasgos faciales similares al alcoholismo fetal.
  - Defectos de la cadena de transporte de electrones → miocardiopatía hipertrófica, anomalías estructurales, opacidad del cristalino o cataratas, RCIU.
- Tx inicial: corregir la acidosis independientemente de la causa.

- Calcular el déficit de bicarbonato, reponer el 50% en 1.ª h y el resto en 24 h como HCO_3.
  - Cálculo: (24 – [HCO_3 sérico]) × (peso en kg) × 0.5 = déficit de HCO_3 en mEq.
- Detener el catabolismo, infundir dextrosa para mantener la normoglucemia (aunque cabe esperar que la glucólisis produzca ác. láctico adicional); alimentación enteral preferible si está estable.
- Ante causa desconocida de acidosis láctica, puede proporcionar cofactores para defectos conocidos:
  - Tiamina para déficit de piruvato-deshidrogenasa, biotina para el de piruvato-carboxilasa.
- Puede ser necesario un trasplante cardíaco por miocardiopatía.

- **Pronóstico:** para la acidosis láctica neonatal 1.ª, el pronóstico es en general muy malo.

Hipoglucemia

(*Pediatr Rev*. 2017;38:4; *NeoReviews*. 2014;15:3)

- **Causas:**
  - Trastornos de intolerancia a las proteínas, del metabolismo de los hidratos de carbono o de la oxidación de los ácidos grasos.
  - Almacenamiento hepático de glucógeno (excepto Pompe); sin glucogenólisis (peor en ayunas).
  - En neonatos, hay que descartar sepsis, PEG, diabetes materna, adaptación lenta.
  - Con hipoglucemia neonatal persistente, considerar hiperinsulinemia o hipopituitarismo.
- **Diagnóstico:**
  - Determinar el tiempo transcurrido desde la última comida, drogas, hepatomegalia, signos de insuficiencia hepática, genitales pequeños, hiperpigmentación, estatura baja.
- Lab: insulina, péptido C, cortisol, lactato, ác. grasos libres, 3-OH-butirato, cetonas en orina.
  - Perfil de acilcarnitina para el trastorno de oxidación de ácidos grasos y acidurias orgánicas.
  - Ácidos orgánicos en orina.

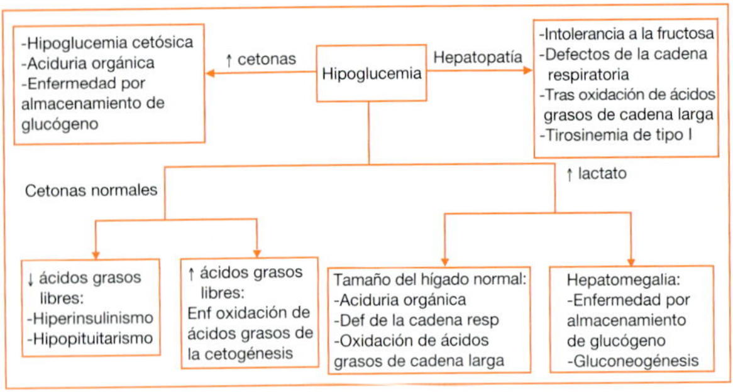

- **Tratamiento:**
  - D10 (con electrólitos) a partir de 3 mL/kg por hora (5 mg/kg/min de glucosa) en general es suficiente para tratar la hipoglucemia.
    - Mantener glucemia > 100; si las necesidades de glucosa son > 10 mg/kg/min → probable hiperinsulinismo.

Galactosemia (*Pediatrics*. 2006;118:E934)

- **Definición:** deficiencia AR de las enzimas necesarias para descomponer la lactosa → glucosa + galactosa → acumulación de galactosa-1-fosfato y galactitol.
- **Tipos:**
  - «Galactosemia clásica»: insuficiencia de galactosa-1-fosfato–uridiltransferasa (GALT).
  - Menos frecuentes: déficits de galactocinasa (GALK), galactosa-4′–epimerasa (GALE).
- **Signos/sxs:**
  - Ictericia progresiva y disfunción hepática, HEM, intolerancia alimentaria, hipoglucemia.
  - Primeras 2 sem de vida: vómitos, diarrea, ↓ aumento de peso, cataratas, ↑ bilirrubina indirecta (hemólisis).
- **Diagnóstico:**
  - La mayoría de los estados realizan pruebas de detección en el PN; si se detectan en < 5 días, se puede evitar la morbimortalidad aguda.
  - Galactosa (total) 20-30 mg/dL; sin receta, revisión ambulatoria.
  - Repetición del cribado de la mancha de sangre seca, galactosa, actividad de GALT.
  - Galactosa (total) 30-40 mg/dL; repetir.
  - Empezar a tomar leche sin lactosa, revisión de orina, repetir lab de seguimiento.
  - Galactosa (total) > 40 mg/dL; hospitalización, dieta sin lactosa.
  - Evaluación de la función hepática y renal, coagulación y Eco.
  - Comprobar galactosa, galactosa-1-fosfato, actividad de GALT.

- **Tratamiento:**
  - Dieta sin lactosa ni galactosa.
  - Para la enf aguda: cuidados sintomáticos, Vit K y PFC (disfunción hepática), cobertura con Abx para gramnegativos, fototerapia.
  - Comprobar los medicamentos después del Dx (muchos contienen galactosa).
- **Pronóstico:**
  - A pesar del Tx dietético, los ptes desarrollan DI, dispraxia verbal, anomalías motoras e hipogonadismo hipergonadotrópico.
  - La complicación más temida es la sepsis causada por *E. coli* u otros microorganismos gramnegativos.

Aminoacidopatías

(*Pediatr Rev*. 2016;37(1):3–15)

- Insuficiencia de enzimas para el metabolismo de aminoácidos (AA) → productos tóxicos se acumulan en cerebro, hígado, riñones.
- Si hay un trastorno conocido del metabolismo de AA y el pte está enfermo → llamar a equipo metabólico; a menudo con acidosis.
- Comenzar la terapia con dextrosa, suspender ingesta de proteínas, mantener [Na] normal para prevenir edema cerebral; se pueden requerir HD, vitaminas y carnitina dependiendo del Dx.

Fenilcetonuria y fenilalaninemia

- AR; ↑ aminoácido fenilalanina (Phe) en sangre.
- Insuficiencia de Phe-hidroxilasa → incapacidad para convertir Phe en tirosina (Tyr).
- Si hay > 20 mg/dL, acumulación de fenilcetonas.
- Fenilcetonas en orina (fenilcetonuria) → olor corporal a moho.
- Espectro de gravedad según el grado de función enzimática residual.
  - Si no se trata: daño cerebral grave, RM, convulsiones, espasticidad.
- Más frecuente en poblaciones turcas e irlandesas.
- **Dx:** positivo; PN: comprobar el valor cuantitativo de las concentraciones de Phe y Tyr.
- **Tratamiento:**
  - Es importante un Dx precoz, hospitalizar; relación inversa entre tiempo de terapia y coeficiente intelectual.
  - Proporcionar fuentes de proteínas bajas en Phe; ajustar la [Phe] a 1 a 6 mg/dL durante los primeros 10 años de vida.
  - Dar seguimiento a las concentraciones de Phe.
  - A pesar de la terapia, los ptes todavía tienen ↑ complicaciones neuropsicológicas.

Tirosinemia

- Acumulación de tirosina en los líquidos y tejidos.
- **Tipos:**
  - El tipo I es el más grave: insuficiencia hepática, crisis neurológicas, raquitismo, hepatocarcinoma.
    - Déficit de fumarilacetoacetato-hidrolasa (FAH).
    - Si no se trata, muerte antes de los 2 años por insuficiencia hepática.
  - Tipo II: déficit de tirosina-aminotransferasa (TAT).
    - Presenta placas hiperqueratósicas en manos y plantas de los pies y fotofobia secundaria a cristales de tirosina en la córnea.
  - Tipo III: infrecuente; 2.° a insuficiencia de 4-hidroxifenilpiruvato–dioxigenasa.
- **Tx:** terapia urgente con nitisinona (bloquea la acumulación de metabolitos tóxicos).
  - Prolongado: dietas restringidas en Phe y Tyr, posible trasplante hepático.

Enfermedad de la orina con olor a jarabe de arce (EOJA) (*Pediatrics*. 2006;118:e934)

- Deficiencia en la actividad del complejo α-oxoácido–deshidrogenasa de cadena ramificada → acumulación de leucina, isoleucina y valina.
- La leucina produce la neurotoxicidad asociada; la isoleucina y la valina no.
- AR; más frecuente en poblaciones menonitas.
- **Signos/sxs:**
  - Presentación neonatal: letargia, problemas de alimentación, edema cerebral, coma.
  - Orina con olor a jarabe de arce/azúcar quemada. Si hay lactancia materna, se ve en la 2.ª semana (↓ aporte proteínico).
- **Dx:** ↑ valina, leucina y orina.
  - Orina con oxo/hidroxiácidos de cadena ramificada.
  - La enf intermitente puede pasar desapercibida hasta los 5 meses a 2 años de edad; se diagnostica durante una enf leve.
  - Enf intermedia: deterioro neurológico progresivo → DI; entre los 5 meses y 7 años.
- **Tratamiento:**
  - Agudo: se utilizan líquidos isotónicos, perfusión de glucosa e insulina, restricción estricta de leucina.

- Prolongado: seguimiento a los AA plasmáticos, evitar las carencias de isoleucina y valina.
  - Debe tener una concentración baja de estos AA para crecer y desarrollarse.
  - Se recomienda probar un suplemento de tiamina de 50 a 300 mg/día × 3 sem.
- Hacer un PN precoz antes del 1.er episodio mejora los resultados; sin embargo, puede tener ataques a lo largo de la vida.

DEFECTOS DE LA OXIDACIÓN DE ÁCIDOS GRASOS

(*Pediatrics*. 2006;118:E934; *Pediatr Rev*. 2016;37(1):3–15)

- **Definición:** incapacidad para usar y descomponer la grasa almacenada durante el ayuno.
- La presentación típica es hipoglucemia hipocetósica y acidosis metabólica.
  - Hay ↑ de transaminasas e hiperamonemia ± hepatomegalia.

Insuficiencia de acil-CoA–deshidrogenasa de cadena media (MCAD)

- Trastorno más frecuente de la oxidación de ácidos grasos; AR.
- Defecto en la betaoxidación mitocondrial; incapacidad para convertir las grasas en cetonas → hipoglucemia.
- **Signos/sxs:**
  - Hipoglucemia hipocetósica, vómitos, letargia tras **ayuno** en un niño de 3 a 15 meses.
    - Puede desarrollar coma (2.° a hipoglucemia + toxicidad de ácidos grasos y metabolitos).
  - Mayoría diagnosticada < 4 años, mortalidad no diagnosticada ~20-25%.
- **Dx:** detectado en PN.
  - Confirmar Dx con análisis de acilcarnitina plasmática y ác. orgánicos urinarios.
  - Puede ser necesaria una biopsia cutánea para la evaluación enzimática de los fibroblastos con el fin de identificar el defecto enzimático preciso.
- **Tratamiento:**
  - Evitar el ayuno o la disminución de la ingesta de grasa en la dieta.
  - Suplemento con L-carnitina (**especialmente durante los episodios de enfermedad**).
  - Tx intensivo durante los episodios de enf (incluso las leves) con glucosa y carnitina i.v.

TRASTORNOS DEL ALMACENAMIENTO LISOSÓMICO

(*Eur J Pediatr*. 2004;163:58; *Curr Opin Pediatr*. 2005;17:519)

Enfermedad de Gaucher

- Insuficiencia AR de glucocerebrosidasa → acumulación de glucocerebrósido en el lisosoma de los macrófagos.
- Acumulación de glucocerebrósidos → hepatoesplenomegalia, anemia, trombocitopenia, RdC, enf ósea.
- **Tipos:**
  - **No neuronopático (tipo 1):**
    - Afectación visceral, hemática y ósea.
    - Se desarrolla en la infancia/adultez; 1:40 000-60 000 (↑ prevalencia en judíos asquenazí).
    - Supervivencia: 6-80 años; Dx precoz y Tx con restitución enzimática → mejor pronóstico.
  - **Neuronopático agudo (tipo 2):**
    - Afectación visceral + compromiso del hemo con curso neurodegenerativo.
    - Se desarrolla en la infancia; <1:100 000; supervivencia < 2 años.
    - Estrabismo, defectos de iniciación sacádica, posturas de descerebración, parálisis bulbar/paresia en primeros 6 meses de vida.
    - No hay datos que apoyen la restitución de enzimas.
  - **Neuronopático subagudo (tipo 3):**
    - Se desarrolla en la infancia; < 1:100 000; supervivencia: 20 a 40 años.
    - Defectos de iniciación sacádica en los primeros 3 meses de vida seguidos de enf progresiva del SNC.
    - No hay datos que apoyen la restitución de enzimas.

Enfermedad de Fabry (*Pediatr*. 2004;144:S20)

- Insuficiencia de α-galactosidasa A (descompone los glucoesfingolípidos → los glucoesfingolípidos se acumulan en el endotelio vascular → enf vascular → isquemia/infarto).
- Promedio de la edad de Dx: ~29 años; esperanza de vida: ~50 años.
- Recesivo ligado al X; las mujeres portadoras pueden mostrar manifestaciones leves.
- No se asocia a DI ni a anomalías físicas.
- **Signos y sxs según la edad:**
  - **4 a 16 años:**
    - Dolor neuropático (quemazón/hormigueo) que suele comenzar en manos y pies.
    - Hipohidrosis (los síntomas pueden desencadenarse por estrés, calor, cansancio, ejercicio).
    - Angioqueratomas (telangiectasias violáceas/rojas no blanquecinas); ↑ en tamaño y # con la edad.
    - Ojos con opacidad corneana espiralada.
    - Puede haber fiebre + VSG alta, diarrea, dolor abd, N/V, RdC.

- **Adolescentes/adultos: secuelas de enf vascular crónica.**
  - Complicaciones renales → uremia + HTN → nefropatía avanzada.
  - Puede presentar IAM, anomalías valvulares, arritmias, HVI, ACV precoces y disnea.
- **Dx:** actividad de la α-galactosidasa A deficiente o ausente.
  - Puede diagnosticarse prenatalmente con vellosidades coriónicas o amniocitos cultivados.
- **Tx:** restitución de α-galactosidasa A (*J Inherit Metab Dis.* 2012;35:227).
  - Evitar los desencadenantes del dolor, como calor, frío, estrés o esfuerzo.
  - Algunos se benefician con carbamazepina, gabapentina, difenilhidantoína y AINE.
  - Los sxs digestivos mejoran con pancrelipasa o metoclopramida.
  - Prevención secundaria: ECG/Eco regulares para detectar secuelas cardíacas.
  - Comprobar la RM renal, cardíaca y cerebral de referencia antes de la administración de enzimas para realizar el seguimiento de la enf.
  - Seguimiento: HC, bioquímica, AO, creatinina:albúmina, depuración de Cr.
    - Adolescentes: cada 2 años, Eco y ECG para detectar anomalías cardíacas.

Enfermedad de Pompe (enfermedad de almacenamiento de glucógeno de tipo II, insuficiencia de maltasa ácida) (*J Pediatr.* 2004;144:S35)
- Considerada una miopatía neuromuscular, metabólica y enf por almacenamiento de glucógeno.
- Trastorno muscular causado por insuficiencia de α-glucosidasa ácida → acumulación de glucógeno lisosómico en células musculares cardíacas, esqueléticas y lisas.
- **Tipos:**
  - **Inicio infantil:**
    - Muerte en 1.er año de vida; presente en 1.er mes → bebé flácido.
    - Hipotonía, debilidad muscular, MCH → muerte por insuficiencia cardiopulmonar.
  - **Inicio juvenil y adulto:**
    - Puede sobrevivir hasta la edad adulta tardía.
    - Problemas cardíacos menos graves.
    - Disfunción progresiva del músculo esquelético, seudohipertrofia de músculo de pantorrilla.
    - Signo de Gower → usar manos y brazos para levantarse desde una posición tumbada.
    - Requieren silla de ruedas y ventilación artificial eventual → insuficiencia respiratoria.
- **Diagnóstico:**
  - Síndrome clínico + biopsia muscular; comprobar la actividad de la α-glucosidasa ácida en fibroblastos de piel y músculo.
  - Otros miembros de la familia deben someterse a pruebas; se recomienda asesoramiento genético.
- **Tx:** cuidados sintomáticos.

Trastornos por mucopolisacáridos (MPS) (*Pediatr Rev.* 2009;30:e22; *J Pediatr.* 2004;144:S27)
- Insuficiencia de la enzima de degradación de los glucosaminoglucanos.
- Acumulación de glucosaminoglucanos en lisosomas → disfunción de células, tejidos y órganos.
- **Signos/sxs:**
  - Normal al nacer, curso crónico progresivo con afectación multisistémica.
    - Facies anómala, organomegalia.
    - Pérdida de las capacidades de desarrollo, neumonías frecuentes, miocardiopatía.
- **Diagnóstico:**
  - Análisis enzimáticos específicos para cada tipo.
  - 7 tipos: I-IV, VI, VII, IX; III y IV tienen subtipos.
  - Recomendar asesoramiento genético.
- **Síndrome de Hurler:** forma más grave (MPS I).
- AR:
  - Deficiencia de α-L-iduronidasa → sulfato de dermatano y sulfato de heparano almacenados.
  - En general normal al nacer; muerte antes de los primeros 10 años.
  - Se presenta en la infancia o la niñez con enfermedad neurológica grave, opacidad corneal, insuficiencia mitral progresiva.
  - El trasplante de MO es útil, también existe la restitución enzimática.
- **Síndrome de Hunter (MPS II):**
  - Ligado al X, se observa en los hombres.
  - Insuf de iduronato-sulfatasa → sulfato de dermatano y sulfato de heparano almacenados.
  - Mayor supervivencia, ausencia de opacidad corneal.
  - Tx sintomático.

TRASTORNOS MITOCONDRIALES

(*Pediatr Rev.* 2016;37(1):3–15)

- Trastorno de una enzima o complejo enzimático implicado en la producción de ATP a través de la fosforilación oxidativa.
  - Las enzimas implicadas son el complejo piruvato-deshidrogenasa, el ciclo del ácido tricarboxílico, la cadena respiratoria y la ATP-sintasa.
- Afecta órganos que requieren mucha energía → cerebro, músculo esquelético, corazón, riñón y retina.
- La herencia puede ser recesiva, dominante, ligada al X o materna con penetrancia variable.

- **Signos/sxs:**
  - Sospechar ante sxs neuromusculares o no neuromusculares combinados.
    - Curso progresivo, órganos o tejidos no relacionados pero implicados en el proceso de la enfermedad.
  - Presentación neurológica: trastornos centrales o periféricos, convulsiones, hipotonía, movimientos anómalos, dificultad respiratoria, encefalopatía, coma, control deficiente de la cabeza en la infancia, ataxia cerebelosa, DI, desarrollo psicomotor deficiente, pérdida de habilidades.
  - Presentación muscular: puede variar desde miopatía infantil mortal → debilidad muscular progresiva; debilidad generalizada, dificultad respiratoria, ↑ lactato, intolerancia al ejercicio, rabdo.
    - Forma mortal, provoca muerte antes de 1 año.
  - Enfermedad multisistémica:
    - Anemia, RdC, disfunción hepática, diarrea, baja estatura, DM, miocardiopatía, glomeruloesclerosis focal y segmentaria, retinopatía, pérdida de audición, dificultades de alimentación.
- **Diagnóstico:**
  - Evaluación completa de la función muscular, CK, electromiografía, exploración neurológica con electroencefalograma.
  - Ác. láctico, lactato en LCR, ác. orgánicos en orina, aminoácidos en plasma y LCR, proteínas en LCR.
  - RM, considere la espectroscopia por RM.
  - Biopsia quirúrgica muscular en centro mitocondrial → microscopia electrónica para cuantificar mitocondrias y morfología, histo enzimática, inmunohisto, estudios genéticos, estudios enzimáticos y microscopia óptica.
- **Tratamiento:**
  - Líquidos, electrólitos, restringir la glucosa, evitar fármacos que afecten la cadena respiratoria (valproato, tetraciclinas, cloranfenicol).
  - Tratar la acidosis; considerar cofactores: coenzima q10, biotina, creatina.

COVID-19

(*COVID-19 Treatment Guidelines Panel*. National Institutes of Health; 2022)

- **Sxs:** el SARS-CoV-2 tiene manifestaciones predominantemente respiratorias y puede presentarse como crup, bronquiolitis y neumonía.
  - Menos niños infectados con COVID-19 requerirán hospitalización en comparación con los adultos, pero los niños internados requieren UCI con la misma frecuencia que los adultos.
- **Factores de riesgo de enf grave:** obesidad, dependencia tecnológica, alteración de la limpieza de la vía aérea, enfermedad pulmonar crónica grave, cardiopatía grave o múltiples enfermedades asociadas.
- **Tx:** depende del riesgo, los sxs, las cepas circulantes de SARS-CoV-2 y las terapias disponibles/aprobadas. *Véanse* las directrices de los CDC para obtener las recomendaciones actualizadas.
  - El remdesivir está disponible para niños $>$ 28 días.
  - El ritonavir-nirmatrelvir está disponible para niños $>$ 12 años.
- **Prevención:** vacunación de todos los niños $>$ 6 meses; *véanse* las recomendaciones actuales de los CDC (*Pediatrics*. 2022;150: e2022058700).

Síndrome inflamatorio multisistémico en niños (SIM-N)

- Complicación poco frecuente de la COVID-19 aguda o asintomática que se desarrolla entre 2 y 6 sem después de la infección. Puede producir una disfunción orgánica grave y se trata con IGIV y corticoides.

ESTREPTOCOCOS DEL GRUPO B EN NEONATOS

(*Pediatrics*. 2019;144:e20191881)

EGB	Inicio del episodio	Manifestaciones típicas	Notas
Inicio precoz	1-6 días de vida	Neumonía, meningitis	Más propensos a presentar fisiología de choque
Inicio tardío	7-89 días de vida	Bacteriemia, meningitis	La bacteriemia sin foco es la más frecuente
Inicio tardío	$>$ 3 meses	Bacteriemia, meningitis e infección musculoesquelética localizada	Frecuente en lactantes $<$ 28 sem de gestación

- La evaluación inicial incluye todos los lactantes con sepsis, sin embargo, la punción lumbar es necesaria en los neonatos con bacteriemia por EGB.
- El Tx definitivo de la bacteriemia por EGB sin foco es la penicilina G durante 10 días. La ampicilina es una alternativa aceptable.
- En caso de meningitis no complicada (sin ventriculitis abscedada), la duración aumenta a 14 días como mínimo y puede prolongarse en el caso de las infecciones complicadas. Las infecciones osteoarticulares deben tratarse durante 3 a 4 sem y las ventriculitis durante un mínimo de 4 sem.

MENINGITIS/ENCEFALITIS

Meningitis (*Pediatr Rev*. 2015;36:514)

- Infección grave y potencialmente mortal de las leptomeninges, el tejido que rodea el SNC.
- Las vacunas antineumocócica y contra *Haemophilus influenzae* de tipo b (Hib) han reducido drásticamente la incidencia de meningitis bacteriana en los niños mayores de 2 meses.
- **Sxs:**
  - **Lactantes:** inespecíficos con fiebre, emesis y mala alimentación; pueden incluir convulsiones y fontanela abultada.
  - **Niños mayores:** fiebre, cefalea, letargia, confusión, fotofobia, emesis y rigidez de nuca. Las convulsiones son una manifestación tardía.

Edad	Microorganismos habituales de la meningitis
Neonatos	EGB, *E. coli*, *Listeria*, otras bacterias entéricas, VHS
1-3 meses	EGB, *S. pneumoniae*, *N. meningitidis*, bacilos gramnegativos
3 meses-3 años	*S. pneumoniae*, *N. meningitidis*, EGB
3-10 años	*S. pneumoniae*, *N. meningitidis*
≥ 10 años	*N. meningitidis*, *S. pneumoniae*

- La meningitis por VHS puede dar lugar a encefalitis y producir edema cerebral y lesiones destructivas con predilección por los lóbulos temporales. Las convulsiones son frecuentes.

Encefalitis (*Pediatr Rev.* 2021;42:68)

- Alteración del estado mental durante > 1 día acompañada de signos de inflamación del parénquima cerebral.
- Los sxs son similares a los de la meningitis, pero las alteraciones de la consciencia son un signo más precoz y primario.
- Las causas infecciosas más frecuentes son virales (enterovirus, VHS y arbovirus).
- **Encefalitis autoinmunitaria:** término colectivo para una variedad de enf en las que existe una respuesta anómala del sistema inmunitario contra las células neuronales.
  - Cuatro categorías: manifestaciones de enfermedades autoinmunitarias sistémicas como lupus, manifestaciones paraneoplásicas de neoplasias malignas primarias, mediadas por anticuerpos contra proteínas intracelulares y mediadas por anticuerpos contra proteínas de la superficie celular.
  - El Tx consiste en la inmunosupresión, pero deben excluirse las causas infecciosas.

Diagnóstico y tratamiento

- Cultivo en sangre, HC con dif, tinción de Gram y cultivo en LCR, recuento celular y diferencial en LCR, glucosa y proteínas totales en LCR, PCR en LCR, considerar PCR en sangre para detectar VHS y enterovirus.
  - La PL está contraindicada en los niños con aumento de la PIC.
  - Considerar la TC en los niños con déficit neurológico focal, papiledema o antecedentes de afecciones del SNC, como derivación de LCR, hidrocefalia, traumatismo del SNC, neurocirugía o lesiones con efecto de masa antes de la PL para evaluar el aumento de la PIC.
- Para los casos de encefalitis, la RM de cerebro puede ser útil.
- Si se descartan las causas infecciosas y existe preocupación por una posible encefalitis autoinmunitaria, se deben considerar las pruebas para encefalitis autoinmunitaria en suero y LCR.

Análisis del LCR	Glucosa (mg/dL)	Proteína (mg/dL)	Leucocitos
Normal	50-80	15-45	0-5
Bacterias	< 45	> 250	> 100 (predominio de neutrófilos)
Virus	Normal	> 50, < 150	< 250 (predominio de linfocitos)

- El **Tx empírico** debe iniciarse inmediatamente después de la PL; si la PL no puede realizarse o si se está a la espera de la TC, iniciar el Tx antes de la PL.
  - **Neonatos (< 30 días):** ampicilina + cefotaxima, aciclovir.
  - **Niños mayores:** ceftriaxona y vancomicina.
  - Añadir aciclovir en caso de sospecha de meningoencefalitis por VHS en los niños mayores.
  - El Tx puede reducirse una vez identificado el patógeno.
- La dexametasona se recomienda para la meningitis neumocócica en los adultos, pero su uso en poblaciones pediátricas es controvertido; si se utiliza, debe iniciarse con Abx.
- Si se confirma la meningitis por Hib, está indicada la profilaxis con rifampicina durante 4 días para los contactos familiares si al menos uno de ellos es < 4 años.
- Si se confirma la meningitis por *Neisseria*, está indicada la quimioprofilaxis de los contactos estrechos con rifampicina durante 2 días.
- El Tx de las encefalitis virales distintas de la causada por el VHS es principalmente sintomático y, en caso de convulsiones, se recomiendan antiepilépticos.

OTITIS MEDIA AGUDA Y EXTERNA

Otitis media aguda (OMA) (*Pediatrics.* 2013;131:e964)

- **Dx:** abombamiento mod-grave de las membranas timpánicas (MT) o abombamiento leve **y** aparición reciente de otalgia o eritema intenso de la MT.
- Los patógenos más habituales son *S. pneumoniae*, *Haemophilus*, *Moraxella* y *S. pyogenes*.
- **Tratamiento:**
  - Para toda OMA grave (otalgia grave o temperatura > 39 °C) y OMA bilateral en niños < 24 meses, se recomienda Tx con Abx.

- Para el resto de las OMA en niños > 6 meses, es adecuado el Tx con Abx o la observación durante 48 a 72 h e iniciar Abx si el niño empeora o no mejora.
- El Tx de 1.ª línea es una dosis alta de amoxicilina 80-90 mg/kg al día c/12 h.
- El Tx con amoxicilina-clavulanato de 90 mg/kg al día c/12 h está justificado si el niño ha sido tratado con amoxicilina en los últimos 30 días, presenta conjuntivitis purulenta concurrente o tiene antecedentes de OMA recurrente que no responde a la amoxicilina.
- Duración: 10 días en niños < 2 años, 7 días en los de 2-5 años y 5-7 días en > 5 años.

- **Prevención:** además de la vacunación sistemática, la timpanostomía está indicada si se producen 3 episodios de OMA en 6 meses o 4 episodios en 1 año.

Otitis externa aguda (*Am Fam Physician.* 2023;107:145)

- Afección inflamatoria del conducto auditivo externo. Los sxs comunes incluyen dolor en el trago o el pabellón auricular, que es desproporcionado a la exploración visual.
- Frecuente tras la exposición al agua, comúnmente con *Pseudomonas aeruginosa* y *S. aureus*.
- **Dx:** dolor en el pabellón auricular o el trago con el movimiento o edema difuso del conducto y enrojecimiento con sxs asociados.
- **Tratamiento:**
  - Si se extiende fuera del conducto auditivo externo o el pte está inmunodeprimido, considerar Tx parenteral.
  - Si no, tratar con gotas de Abx tópico (p. ej., ciprofloxacino) +/− gotas de corticoides durante 7 a 10 días; evitar aminoglucósidos en caso de rotura de la MT.
  - Si el pte no mejora en 24 a 48 h, considerar la eliminación de restos del conducto o la colocación de un drenaje auricular.

FARINGITIS Y SUS COMPLICACIONES

- La mayoría de las faringitis son virales, benignas y autolimitadas.
- El VEB y el CMV son comunes; el patógeno bacteriano más frecuente es *Streptococcus*.

Faringitis estreptocócica del grupo A (EGA) (*Clin Infect Dis.* 2012;55:1279)

- **Dx:** requiere una prueba rápida de detección de antígeno de EGA positiva o un cultivo faríngeo.
- Las pruebas de antígenos positivas no requieren un cultivo positivo para confirmarse. En los niños, las pruebas de antígenos negativas deben confirmarse con cultivo negativo.
  - Las pruebas de detección del EGA no suelen estar indicadas cuando existen sxs o factores epidemiológicos que sugieren una causa viral (tos, rinorrea, ronquera y úlceras bucales).
  - Las pruebas de detección del EGA no están indicadas en la mayoría de los niños < 3 años.
- **Tx:** se realiza para prevenir las complicaciones de la infección (abscesos, meningitis, fiebre reumática aguda y cardiopatía, glomerulonefritis postestreptocócica), controlar el sida y evitar el contagio a otras personas.
  - Penicilina V v.o. 250 mg cada 8 a 12 h en niños < 27 kg, 500 mg cada 8 a 12 h en niños > 27 kg × 10 días.
  - Penicilina G benzatínica i.m. 600 000 U en niños < 27 kg y 1.2 millones U en niños > 27 kg por 1 dosis.
  - Amoxicilina v.o. 50 mg/kg al día dividido en 2 dosis; dosis máxima 1000 mg/día × 10 días.
  - Alergia a la PCN: considerar cefalosporinas, macrólidos o clindamicina.
- La prueba de curación no se recomienda de forma rutinaria.

Fiebre reumática aguda (*Pediatr Rev.* 2021;42:221)

- Complicación de la faringitis por EGA no tratados, se produce 2-5 sem después de la infección.
- **Dx:** 2 criterios mayores de Jones o 1 mayor y 2 menores junto con evidencia de infección precedente por EGA (*Circulation.* 2015;131:1806).
- Evidencia de infección previa por EGA: cultivo de garganta (+) para EGA, prueba de antígeno anti-EGA (+), títulos altos de antiestreptolisina O (ASO) o antidesoxirribonucleasa B.

Criterios de Jones (enumerados para poblaciones de bajo riesgo en los Estados Unidos)

Criterios mayores	Criterios menores
Carditis clínica o subclínica	Poliartralgia
Poliartritis	Fiebre > 38.5 °C
Corea	VSG > 60 mm/h o CRP > 30 mg/L
Eritema marginado	Intervalo PR prolongado para la edad
Nódulos subcutáneos	

- Una vez diagnosticada la IRA, se hace EcoCG para evaluar las alteraciones valvulares, ya que la IRA puede derivar en una cardiopatía reumática que cause una valvulopatía crónica.
  - La insuficiencia mitral es la manifestación valvular más frecuente de la cardiopatía reumática.

- **Tx:** Abx profilácticos para prevenir la enf estreptocócica recurrente. En general, penicilina G benzatínica mensual o penicilina V oral c/12 h. También AAS.

Abscesos periamigdalinos y retrofaríngeos

- Una de las complicaciones más habituales de la faringitis estreptocócica, aunque todavía infrecuente.
- Con la formación del absceso, se vuelve polimicrobiano con bacterias anaerobias.
- **Sxs:** odinofagia, sialorrea, trismo, voz apagada, desviación uvular hacia el lado opuesto, linfadenopatías.
- **Tx:** drenaje y cultivo del drenaje en consulta con ORL.
  - Abx de amplio espectro que cubran estreptococos y anaerobios: ampicilina-sulbactam o penicilina y metronidazol/clindamicina.

Síndrome de Lemierre (*Laryngoscope*. 2009; 119:1552)

- Tromboflebitis supurativa de la vena yugular 2.° a una lesión bucofaríngea primaria. A menudo también puede haber bacteriemia y émbolos sépticos.
- Clásicamente causada por *Fusobacterium necrophorum* (también *Prevotella* spp., *Bacteroides* spp., estreptococos e infección polimicrobiana).
- El síndrome similar al Lemierre (por *S. aureus*) es una causa emergente, en especial en < 2 años (*Infect Dis (Lond)*. 2020;52(3):143–151).
- **Tx:** ampicilina-sulbactam o penicilina y metronidazol/clindamicina.

CELULITIS PERIORBITARIA/ORBITARIA

	Celulitis periorbitaria (preseptal)	Celulitis orbitaria
Definición	Infección de la parte anterior del párpado y del tabique orbitario	Infección del contenido de la órbita (grasa y músculo), excluido el globo ocular
Patología	Un traumatismo (leve o grave, como una picadura de insecto o un arañazo) en la piel suele preceder a la infección	La sinusitis es una de las principales causas de celulitis orbitaria, aunque también puede tener un origen odontógeno
Signos y sxs	Típicamente no hay dolor con el movimiento ocular o deterioro del movimiento, aunque puede ser subjetivo	Dolor con el movimiento ocular, alteración del movimiento ocular, proptosis, pérdida de agudeza visual
Patógenos	Especies de estafilococos y estreptococos	Estafilococos, estreptococos, anaerobios de vías respiratorias superiores, *Prevotella*, *Fusobacterium*
Tratamiento	Ampicilina-sulbactam En caso de SARM: clindamicina o TMP-SMX	Ampicilina-sulbactam, piperacilina-tazobactam o ceftriaxona Si se sospecha SARM, añadir vancomicina
Complicaciones	Poco frecuente, la celulitis preseptal también puede derivar rara vez en una celulitis orbitaria	Absceso subperióstico, absceso orbitario, trombosis del seno cavernoso, extensión intracraneal

ENDOCARDITIS

(*Circulation*. 2015;132:1487)

- La endocarditis infecciosa (EI) es rara en pediatría en comparación con los adultos, pero ha ido en aumento debido a la mayor supervivencia de los niños con cardiopatías congénitas.
- Más frecuente en los niños con cirugía cardíaca previa.

Diagnóstico

- Se usan los criterios de Duke, más recientemente los Duke-ISCVID (*Clin Infect Dis*. 2023;77(4):518–526).
- **Criterios mayores:**
  - Criterios microbiológicos:
    - Microorganismos típicos compatibles con EI de 2 conjuntos de hemocultivos separados: *S. aureus*, *S. lugdunensis*, enterococos, estreptococos excepto *S. pneumoniae* y *S. pyogenes*, microorganismos HACEK (*Haemophilus*, *Aggregatibacter*, *Cardiobacterium*, *Eikenella*, *Kingella*), *Granulicatella*, *Abiotrophia* y *Gemella*. Otros microorganismos típicos cuando hay

material protésico son los estafilococos con coagulasa negativa, *Corynebacterium*, *Serratia*, *Pseudomonas*, *C. acnes*, micobacterias no tuberculosas y *Candida*.
    - Microorganismos atípicos en 3 juegos de hemocultivos separados.
    - PCR en sangre positiva para *Coxiella burnetii*, *Bartonella* ssp. o *Tropheryma whipplei*.
    - Un único cultivo positivo en sangre para *C. burnetii* o título de anticuerpos IgG de fase > 1:800.
    - Título de anticuerpos IgG contra *Bartonella* > 1:800.
  - Criterios de imagen:
    - Ecocardiograma (EcoCG) o TC cardíaca que muestre vegetación, perforación valvular, aneurisma valvular, absceso, seudoaneurisma o fístula intracardíaca.
    - Nueva insuficiencia valvular grave (no basta con un cambio en el soplo preexistente).
    - Nueva dehiscencia parcial de válvula protésica.
    - Actividad metabólica anómala en una válvula nativa o material cardíaco protésico (> 3 meses después de la implantación) en imágenes de PET/TC.
  - Criterios quirúrgicos:
    - Evidencia intraoperatoria de endocarditis infecciosa.
  - **Criterios menores:**
    - Predisposición: consumo de drogas i.v., antecedentes de endocarditis o cardiopatía predisponente.
    - Fiebre > 38 °C.
    - Fenómenos vasculares: émbolos arteriales mayores, infartos pulmonares sépticos, absceso cerebral o esplénico, aneurisma micótico, hemorragia intracraneal, hemorragias conjuntivales, lesiones de Janeway o púrpura purulenta.
    - Fenómenos inmunitarios: glomerulonefritis, nódulos de Osler, manchas de Roth o factor reumatoide positivo.
    - Pruebas microbiológicas: hemocultivos positivos que no cumplan los criterios principales o pruebas basadas en ácidos nucleicos positivas para un microorganismo compatible con endocarditis procedente de un sitio corporal estéril.
    - Pruebas de imagen: actividad metabólica anómala que afecta el material cardíaco protésico (< 3 meses después de la implantación) por PET/TC.
    - Evidencia de la exploración física: nuevo soplo por insuficiencia si no se dispone de EcoCG.
- **Endocarditis infecciosa confirmada:** criterios patológicos **o** clínicos.
  - **Criterios patológicos:** microorganismos en cultivo o histología consistente en vegetación, émbolo o absceso cardíaco de tejido o dispositivo cardíaco.
  - **Criterios clínicos:** 2 criterios principales, 1 criterio principal y 3 criterios secundarios, o 5 criterios secundarios.
- **Endocarditis infecciosa posible:** 1 criterio principal y 1 criterio secundario o 3 criterios secundarios.
- **Endocarditis infecciosa descartada:** Dx alternativo firme, o resolución de los sxs con ≤ 4 días de terapia antibiótica, sin evidencia patológica de endocarditis en la autopsia con ≤ 4 días de terapia Abx, o no cumple posibles criterios de EI.

Tratamiento
- **Tx empírico de la endocarditis de válvula nativa:** ampicilina-sulbactam + gentamicina.
- **Tx empírico de la endocarditis intrahospitalaria:** vancomicina + gentamicina + cefepima/ceftazidima.
- La terapia definitiva se adaptará al microorganismo y el antibiograma específico.
- La terapia comienza el 1.er día del cultivo sanguíneo negativo y será de al menos 4 a 6 sem, dependiendo del microorganismo y de si está afectando una válvula nativa o artificial.
- Un Tx de 4 sem puede ser adecuado en ciertos casos si el patógeno no es virulento y se trata de una infección de una válvula nativa.

NEUMONÍA

(*Pediatr Rev*. 2017;38:39)

- Se trata de la invasión de las vías respiratorias inferiores por un microorganismo patógeno.
- La mayoría de las neumonías en ptes pediátricos son causadas por virus respiratorios, pero diferenciar entre neumonías bacterianas y virales es difícil.
- Los patógenos bacterianos más frecuentes son *S. pneumoniae*, *S. pyogenes* y *S. aureus*, *H. influenzae* no tipificable y *M. catarrhalis*.
- En los niños de 3 sem a 3 meses, debe considerarse la posibilidad de transmisión materna de *Chlamydia trachomatis* (tos entrecortada, taquipnea, hiperinsuflación).
- *Mycoplasma pneumoniae* afecta a niños en edad escolar y se presenta en ciclos.

Diagnóstico

- **Sxs:** fiebre, tos, disnea y taquipnea.
- **Signos:** hipoxia, crepitaciones, roncus y aumento del trabajo respiratorio.
- El Dx por imagen puede mostrar opacidad focal en la RxT.
- El Dx se basa en los sxs, los hallazgos de la exploración física y los resultados de las pruebas de imagen.
- Estudios: RxT, hemocultivo, HC, marcadores inflamatorios y PCR viral nasofaríngea (NF).

Tratamiento

- Considerar la hospitalización de los niños con hipoxemia, taquipnea, dificultad respiratoria, deshidratación o disminución de la ingesta oral, aspecto tóxico, enf subyacentes, complicaciones que incluyan derrame o empiema, imposibilidad de mejorar con el Tx ambulatorio. Considerar también hospitalización en niños < 6 meses con sospecha de neumonía bacteriana.
- **Tx oral ambulatorio:** amoxicilina 45 mg/kg c/12 h, dosis máxima 4 g/día.
- **Tx parenteral inicial:** ampicilina i.v. 150 a 400 mg/kg al día c/6 h, dosis máxima 12 g/día.
- Si hay riesgo de SARM, añadir clindamicina o vancomicina.
- En caso de patógenos atípicos, considerar la adición de azitromicina.
- La duración del Tx con Abx suele ser de 5 a 7 días.

Complicaciones

- La neumonía puede dar lugar a derrames paraneumónicos (líquido de inflamación), que pueden infectarse de forma secundaria dando lugar a empiema.
- Evaluación adicional con TC o Eco del derrame, toracocentesis para análisis del líquido y cultivo.
- El empiema o derrame complicado puede requerir toracocentesis y colocación de tubo de tórax. Si está loculado y es grave, puede requerir cirugía toracoscópica videoasistida para romper las loculaciones.
- Aumento de la duración del Tx a 2 a 4 sem.

TOS FERINA

(*Epidemiology and Prevention of Vaccine-Preventable Diseases*. 14th ed. 2021: cap. 16)

- Infección muy contagiosa, mediada por toxinas 2.° a *Bordetella pertussis*.
- El 50% de < 1 año hospitalizados; complicaciones: convulsiones, apnea, encefalopatía, muerte.
- **Antecedentes/exploración:** tos incontrolable y violenta > 2 sem; tras los ataques de tos, los afectados suelen respirar profundamente con un sonido «ferino», apnea en lactantes.
  - Período de incubación: 7 a 10 días, con un intervalo de 4 a 42 días.
  - Fase catarral (1-2 sem): coriza, estornudos, fiebre baja, tos leve.
  - Fase paroxística (1-10 sem): ataques de tos numerosos y rápidos con dificultad para expulsar la mucosidad espesa; más frecuente por la noche; emesis postusígena.
  - Fase de convalecencia (de sem a meses): recuperación gradual.
- **Dx:** hisopado o aspirado NF para cultivo, PCR o ensayo fluorescente directo.
- **Tx:** apoyo y Abx (azitromicina, eritromicina o TMP-SMX).
  - Los Abx erradican el microorganismo de las secreciones; pueden modificar el curso (si se administran precozmente).
- **Prevención:** vacuna incluida en la serie infantil como DTaP, Tdap, administradas a una edad ≥ 7 años.
  - Los niños no vacunados corren mayor riesgo que los vacunados.
  - Las bolsas geográficas de personas subvacunadas suponen un riesgo para toda la comunidad.

GASTROENTERITIS

- **Definición:** frecuencia de deposiciones ≥ 3/día o ↑ cantidad habitual de frecuencia de deposiciones típicamente por ≥ 2× (*J Infect Dis*. 2013;208:790).
- Los vómitos suelen ser el síntoma inicial.
- En el mundo desarrollado o la población vacunada, la mayoría de los casos son virales.
  - Norovirus > rotavirus (especialmente en no vacunados).
  - Considerar parásitos (*Giardia*, amebas) en caso de viaje o exposición positivos.

Gastroenteritis bacteriana (*Brit Med J*. 2007;334:35)

- **Sxs/signos:** edad > 2 años, sangre macroscópica o mucosidad en las heces, fiebre alta (> 40 °C), tenesmo, dolor abd intenso, bandemia y exposiciones conocidas.
- **Patógenos:** *E. coli*, *Campylobacter*, *Shigella*, *Salmonella*.

- **Dx:** PCR bacteriana en heces o coprocultivo.
- **Complicaciones:** deshidratación, alteraciones electrolíticas y, en casos graves, choque hipovolémico.
- **Tx:** sintomático con reanimación con líquidos mediante terapia de rehidratación oral o líquidos parenterales. Los Abx no se utilizan de forma rutinaria, ya que pueden aumentar el riesgo de SUH.
  - Sin embargo, los Abx pueden estar justificados si hay infección confirmada **y** enf grave como diarrea intensa, fiebre alta o persistente y necesidad de hospitalización (*Pediatr Neonatol.* 2013;53:193).

OSTEOMIELITIS

(*J Pediatr Infect Dis Soc.* 2021;10:801)

- En pediatría, la osteomielitis suele ser causada por una diseminación hematógena aguda.
- Alternativamente, la inoculación directa por traumatismos/procedimientos o la propagación de una infección de tejidos blandos adyacentes puede conducir a una osteomielitis.

Diagnóstico

- **Sxs:** varían, pero pueden ir desde una infección bien localizada en una única metáfisis hasta una infección multifocal y choque sistémico. Los sxs más frecuentes son fiebre y dolor, aunque los niños muy pequeños pueden presentar un uso reducido de la extremidad afectada (la llamada *seudoparálisis*).
- Los niños con sospecha de osteomielitis hematógena aguda deben recibir hemocultivos antes de la administración de Abx junto con CRP y procalcitonina.
- La Rx simple es la prueba inicial recomendada, aunque tiene una sens baja; si no confirma el Dx, puede considerarse RM, gammagrafía ósea, TC o Eco.
- Debe realizarse una aspiración o biopsia del hueso infectado para aislar el patógeno.
- *Staph* es la causa más frecuente de osteomielitis hematógena aguda junto con los EGB. *E. coli*, otros gramnegativos y *Kingella kingae* son otras consideraciones.
- Las enf preexistentes pueden predisponer a los niños a ciertos patógenos, p. ej., hemoglobinopatías, que predisponen a los niños a infecciones osteoarticulares por *Salmonella*. En los casos de episodios múltiples de presunta osteomielitis, debe considerarse una causa no infecciosa, como la osteomielitis multifocal recurrente crónica.

Tratamiento

- **Tx empírico:** debe cubrir *Staph* y oxacilina para SASM, o vancomicina/clindamicina para SARM son regímenes adecuados.
- Para los < 3 años, añadir una cefalosporina para cubrir la osteomielitis por *K. kingae*.
- El Tx final debe guiarse por la identificación del patógeno y el antibiograma.
- En los niños con osteomielitis por *S. aureus* no complicada, puede ser óptimo el Tx con Abx de 3 a 4 sem. A menudo se utilizan períodos más largos, de hasta 6 a 8 sem

ARTRITIS SÉPTICA

(*Pediatric Health Med Ther.* 2017;8:65)

- Por diseminación hematógena, traumatismos o diseminación contigua de la osteomielitis.
- Patógenos más frecuentes: *Staphylococcus aureus*, patógenos respiratorios.
  - En los niños de 6 a 36 meses, *K. kingae* es frecuente.
  - En los neonatos, *E. coli* y otros entéricos son habituales.
- Pueden observarse infecciones poliarticulares con *N. gonorrhoeae*.
- La artritis de Lyme puede confundirse con la artritis séptica.
- Las articulaciones de los miembros inferiores, cadera, rodilla y tobillo constituyen las más afectadas.

Diagnóstico

- **Sxs:** inflamación aguda, eritema, dolor articular con limitación del movimiento y fiebre.
- **Lab:** CRP, VSG, HC con dif, hemocultivo.
- Si los marcadores inflamatorios son elevados, está indicada la aspiración articular terapéutica y Dx para recuento celular y cultivo (el lavado quirúrgico sigue siendo necesario para evitar la destrucción articular).
  - El recuento de leucocitos en líquido sinovial > 50 000 con predominio de neutrófilos sugiere artritis séptica, incluso con cultivo sinovial negativo.
- Detección de infecciones de transmisión sexual en adolescentes sexualmente activos.

Tratamiento

- **Antibióticos empíricos:**
  - Si la prevalencia local de SARM es baja: cefalosporina de 1.ª gen o clindamicina.
  - Si la prevalencia local de SARM es alta: clindamicina o vancomicina.
- Si se sospecha *Kingella* (< 3 años), considerar añadir una cefalosporina.
- Si se sospecha *Neisseria*, considerar añadir ceftriaxona.

INFECCIONES DE PIEL Y TEJIDOS BLANDOS (IPTB)

(*Clin Infect Dis*. 2014;59:147)

Impétigo

- Infección frecuente caracterizada por costras de color miel o dorado en la piel. Colonización de la piel por estreptococos betahemolíticos o *S. aureus*.
- **Dx:** la tinción de Gram de la pus o el exudado puede ayudar a identificar el microorganismo causal.
- **Tx:** 5 días de mupirocina tópica, o 7 días de Abx oral si es grave.

IPTB purulenta

- IPTB con presencia de pus, incluidos furúnculos, ántrax cutáneo y abscesos.
- Es más probable por estafilococos, incluido el SARM.
- **Dx:** clínico. Se recomienda Gram y cultivo de pus tras incisión y drenaje.
- **Tratamiento:**
  - Infecciones leves: los abscesos pequeños (< 1-2 cm) pueden tratarse solo con drenaje.
  - Infecciones moderadas: TMP-SMX (8-12 mg/kg al día, máx. 320 mg de TMP) o doxiciclina (2 mg/kg al día máx. 100 mg c/12 h).
  - Infecciones graves: vancomicina.
  - Duración 7 días dependiendo de la respuesta clínica.

IPTB no purulenta

- IPTB sin presencia de pus, incluidas la celulitis (infección de la piel que afecta la dermis y los tejidos s.c.) y la erisipela (infección cutánea superficial que solo afecta la epidermis).
- Es más probable que se trate de estreptococos.
- **Dx:** clínico. Se recomiendan hemocultivos en los ptes inmunodeprimidos.
- **Tratamiento:**
  - Infecciones leves: cefalosporina de 1.ª gen, dicloxacilina (12.5 mg/kg dosis máx. 500 mg c/ 6 h) o clindamicina (10 mg/kg dosis máxima 600 mg c/ 8 h).
  - Infecciones mod que requieren Tx i.v.: ceftriaxona (50 mg/kg al día, dosis máxima 2 g/día), cefazolina (50-100 mg/kg al día divididos c/8 h, dosis máxima 1 g/dosis) o clindamicina.
  - La duración es de 5 días, pero puede prolongarse si la infección no ha mejorado en ese período.

IPTB necrosante (incluye fascitis necrosante, mionecrosis, gangrena gaseosa)

- Infección grave de los tejidos blandos, a menudo polimicrobiana, que puede causar pérdida de tejido caracterizada por necrosis tisular.
- La presentación grave de una IPTB no purulenta debe llevar a la evaluación de una infección necrosante.
- Los EGA y especies clostridiales suelen estar implicados.
- **Dx:** diagnóstico clínico apoyado por hallazgos quirúrgicos.
- **Tx:** requiere desbridamiento quirúrgico urgente y a menudo recurrente. Se recomienda una terapia Abx de amplio espectro, con recomendación de piperacilina-tazobactam, vancomicina y clindamicina (por su presunto efecto antitoxina).

Linfadenitis (*Am Fam Physician*. 2008;78:1097)

- Inflamación de un ganglio linfático (GL) en ptes pediátricos; puede deberse a una infección; las localizaciones más frecuentes son los GL cervicales, periauriculares y occipitales.
- **Etiología:**
  - Más frecuentemente por virus, *S. aureus* o EGA.
  - Menos comúnmente debido a la enf por arañazo de gato (*Bartonella henselae*), micobacterias atípicas, tuberculosis, enf de Kawasaki o neoplasia maligna.
  - Puede ocurrir 2.° a abscesos dentales donde los patógenos tienden a mezclarse.
- **Diagnóstico:**
  - La mayoría de los casos se resuelven en 4 a 6 sem y pueden controlarse con seguridad.
  - Si no hay regresión, linfadenopatía unilateral, drenaje cutáneo de material purulento, dolor, fiebre o un GL > 3 cm, es apropiado realizar una aspiración con aguja fina para cultivo y Dx.

- **Tratamiento:**
  - **Tx empírico:** cefalexina, amoxicilina-clavulanato o clindamicina.
  - La elección final del Abx debe guiarse por cultivos y el antibiograma.
  - La duración es de 10 días para los patógenos bacterianos típicos.

INFECCIONES URINARIAS

(*Pediatrics*. 2011;128:595)

- Las infecciones urinarias (IU) son una causa frecuente de enf febril en los niños > 2 años.
- La cistitis es una infección limitada a la vejiga.
- La pielonefritis es una infección con afectación de los riñones, que presenta una mayor morbilidad.
  - Las complicaciones pueden incluir abscesos y cicatrices renales.
- Los niños no circuncidados tienen un mayor riesgo (~1% más) de presentar IU durante el 1.er año de vida. Durante este período, los niños no circuncidados tienen más IU que las niñas.
- Patógenos más frecuentes: *E. coli*, *Klebsiella*, *Proteus*, *Pseudomonas* (recurrente y con antecedentes de hospitalización) y *Enterobacter*.
  - Considerar enterococos en lactantes con vías urinarias anómalas, instrumentación reciente.
  - *S. saprophyticus* es más frecuente en las mujeres jóvenes sexualmente activas.
  - *S. aureus* rara vez causa IU primaria; por lo tanto, si se aísla en la orina, está justificado buscar la fuente primaria de la infección.
  - Con disuria y cultivos estériles, considerar la clamidia en los ptes sexualmente activos.
- Las causas virales de IU, como el adenovirus, son menos frecuentes, pero deben tenerse en cuenta en caso de sxs positivos pero urocultivos negativos, junto con microorganismos atípicos e ITS como la gonorrea.

Diagnóstico

- AO y cultivo de muestra de orina estéril (catéter o aspiración suprapúbica en niños < 2 años).
- **Niños de 2 a 24 meses:** resultados del análisis de orina compatibles con IU (piuria o bacteriuria) y cultivo con ≥ 50 000 UFC de un uropatógeno.
- **Niños mayores:** sxs de vías urinarias inferiores (disuria, poliuria, polaquiuria) y resultados del AO compatibles con IU (piuria, bacteriuria o hematuria) y cultivo con ≥ 100 000 UFC de un uropatógeno.

Tratamiento

- El Tx empírico puede iniciarse antes de obtener los resultados del cultivo.
- **Para la cistitis leve no complicada**, el Tx oral es razonable con opciones como la amoxicilina-clavulanato, la TMP-SMX y las cefalosporinas.
- **En caso de pielonefritis o infección grave**, se justifica un Tx i.v. con ceftriaxona.
- El Tx final debe adaptarse a los resultados de los cultivos y el antibiograma.
- La duración suele ser de 7 a 14 días.

Gestión

- Eco renal y vesical tras la primera IU en los niños > 2 años o en los ptes con IU recurrente.
- El cistouretrograma miccional está indicado si la Eco revela hidronefrosis o cicatrices y puede estar indicada en caso de infección recurrente.

INFECCIONES DE TRANSMISIÓN SEXUAL

(*MMWR Recomm Rep*. 2021;70(4):1–187)

Chlamydia

- *C. trachomatis* es un gramnegativo intracelular obligado causante de una amplia gama de enfermedades, como la enf oculogenital, el linfogranuloma venéreo y las infecciones por tracoma.
- **Sxs:** incluyen exudado uretral y disuria, úlceras genitales, linfadenopatías y dolor escrotal o pélvico. Sin embargo, a menudo es asintomática, por lo que el cribado es importante para su detección.
- **Dx:** cultivo o prueba de amplificación de ácidos nucleicos (PAAN) de hisopados de tejido o muestra de orina sucia.
- **Tratamiento:**
  - Se prefiere doxiciclina 100 mg c/12 h × 7 días para la clamidia de transmisión sexual.
  - Azitromicina 1 g en dosis única, que también puede servir en adultas embarazadas.
  - Las fluoroquinolonas y la amoxicilina también pueden utilizarse en caso de alergia.

- Las parejas sexuales deben ser derivadas para evaluación, pruebas y Tx presuntivo.
- **Complicaciones:** enf pélvica inflamatoria (EPI), epididimitis, prostatitis, artritis reactiva y esterilidad.

Gonorrea
- *Neisseria gonorrhoeae* es un diplococo gramnegativo que puede causar infección local urogenital, faríngea o anal, así como infección diseminada.
- **Sxs:** exudado uretral y vaginal, faringitis en las infecciones faríngeas, secreción y hemorragia anorrectal; puede ser asintomática en las mujeres.
  - La infección diseminada puede provocar artritis, tenosinovitis y dermatitis.
- **Dx:** cultivo o PAAN a partir de hisopados de tejido o muestra de orina sucia.
- **Tratamiento:**
  - Ceftriaxona 500 mg o 1 g en ptes < 50 kg en dosis única.
  - Si no se ha descartado la infección por clamidia, el Tx también debe hacerse de forma empírica.
  - Los regímenes alternativos incluyen gentamicina, azitromicina y cefixima.
  - Hay una tasa creciente de gonococos resistentes a los Abx.
- Las parejas sexuales deben ser derivadas para evaluación, pruebas y Tx presuntivo.
- **Complicaciones:** infección gonocócica diseminada, EPI, endometritis, salpingitis, abscesos tuboováricos y esterilidad.

Sífilis
- *Treponema pallidum* es una espiroqueta que se transmite por vía sexual y perinatal.
- Existen 3 etapas distintas de la sífilis con sus propias manifestaciones y sxs.
  - La sífilis 1.ª se caracteriza por una úlcera indurada indolora o chancro en la piel o las mucosas, y suele aparecer a las pocas semanas de la exposición.
  - La sífilis 2.ª se observa más tarde y puede caracterizarse por erupción cutánea, en palmas de las manos y plantas de los pies, lesiones mucocutáneas y linfadenopatías.
  - La sífilis 3.ª se ve mucho más tarde y puede presentarse con afectación cardíaca, lesiones nodulares en diversos tejidos (sífilis gomatosa) o afectación del SNC (neurosífilis).
  - La infección de los aparatos visual o auditivo puede producirse en cualquier fase de la infección.
- **Dx:** combinación de pruebas treponémicas y no treponémicas.
  - Si se sospecha neurosífilis, debe realizarse una PL para establecer el Dx.
  - Si existe preocupación por la afectación ocular, el pte debe recibir una exploración oftalmológica completa.
- **Tratamiento:**
  - Se prefiere la penicilina G benzatínica i.m. 1 dosis para las enf primarias y secundarias.
  - Se prefiere la penicilina G benzatínica i.m. semanal durante 3 sem para la enf tardía.
  - Doxiciclina 100 mg c/12 h × 14 días puede servir en los casos de alergias.
  - La neurosífilis y la enf ocular u ótica deben tratarse durante 2 sem con penicilina i.v.
  - Las mujeres embarazadas deben ser tratadas con penicilina G con desensibilización si son alérgicas.
- Las parejas sexuales deben ser remitidas para evaluación y estudios.
- **Sífilis congénita:** todo lactante nacido de una madre con serologías positivas para la sífilis debe someterse a una evaluación de los antecedentes de Tx materno y a su propio título de RPR para evaluar la presencia de sífilis congénita.

Enfermedad pélvica inflamatoria (EPI) (*Am J Obstet Gynecol.* 1992;166:519)
- Las ITS no tratadas pueden producir EPI, el 40% por *Chlamydia* y *N. gonorrhoeae*.
  - La vaginosis bacteriana puede facilitar el ascenso de otros microorganismos patógenos por las vías urogenitales.
  - *Mycoplasma genitalium* es infrecuente.
- Los factores de riesgo incluyen las conductas sexuales de alto riesgo, tener relaciones sexuales sin protección, tener múltiples parejas sexuales, abuso de drogas o alcohol y actividad sexual precoz.
- **Criterios mínimos:** ptes sexualmente activos que presentan dolor pélvico o abd bajo; si se cumple uno de los criterios mínimos, debe iniciarse un Tx empírico. Los criterios mínimos son dolor uterino, anexial y al movimiento cervical.
- **Criterios adicionales:** pueden ayudar a apoyar el Dx de EPI, p. ej., fiebre, exudado cervical/vaginal mucopurulento, Dx de lab de infección por gonorrea o clamidia, aumento de los marcadores inflamatorios (CRP, VSG), leucocitos en la microscopia de las secreciones vaginales.
- **Criterios definitivos:** biopsia endometrial con evidencia histopatológica de endometritis, Dx por imagen definitivo (RM, Eco) o presentar anomalías laparoscópicas compatibles con EPI.

- **Tratamiento:**
  - Si se teme que el pte no pueda completar el Tx ambulatorio, se recomienda hospitalización.
  - Parenteral: cefotetán o cefoxitina + doxiciclina, **o** clindamicina + gentamicina.
  - Ambulatorio: ceftriaxona + doxiciclina +/− metronidazol.
- **Complicaciones:** perihepatitis (síndrome de Fitz-Hugh-Curtis), abscesos tuboováricos y esterilidad.

Virus de inmunodeficiencia humana (VIH)

- Gracias al cribado generalizado y a la terapia antirretroviral, la incidencia del VIH en la población pediátrica está disminuyendo.
- Debe prestarse especial atención a los ptes pediátricos que no han tenido cuidados prenatales, refugiados, inmigrantes o cualquier pte cuyos factores de riesgo significativos se basen en los antecedentes.
- En los ptes ≤ 12 años, su clasificación sintomatológica se basa en la presencia de hallazgos en la exploración y también en la presencia de infección.
- El Dx del VIH debe realizarse con pruebas de confirmación. Una vez confirmado el Dx, el estudio inicial debe incluir la investigación de la coinfección con otros virus, el genotipado del virus y la carga viral.

Clasificación del VIH en pediatría

VIH en ptes ≤ 12 años	VIH en ptes ≥ 13 años
Categoría N: asintomático Categoría A: sxs leves Categoría B: sxs moderados Categoría C: sxs graves	Definición de VIH/sida VIH (+) con recuento de CD4 < 200 VIH (+) con enf definitoria de sida

Véase la lista específica de infecciones en el sitio web de los CDC.

- En los ptes VIH (+), las infecciones oportunistas incluyen neumonía por *Pneumocystis jirovecii*, infecciones por micobacterias, CMV, toxoplasmosis, leucoencefalopatía multifocal progresiva y criptosporidiosis.
- El Tx se adapta específicamente a la sensibilidad del virus y requiere una combinación de diferentes clases (terapia antirretroviral combinada [TARc]).
- Los ptes con inmunosupresión grave por VIH con una infección subyacente que inician Tx antirretroviral corren el riesgo de sufrir un Sx inflamatorio de reconstitución inmunitaria (SIRI).

TUBERCULOSIS

(*Pediatrics*. 2021;148:e2021054663)

- Más frecuentemente causada por el bacilo acidorresistente *Mycobacterium tuberculosis*.
- La exposición se produce cuando hay un intercambio significativo de aire entre un pte y una persona con tuberculosis infecciosa.
- La infección por *M. tuberculosis* se produce cuando la bacteria ha invadido los pulmones pero no ha dado lugar a signos/sxs. Una infección tuberculosa latente (ITBL) puede tratarse para reducir la probabilidad de que evolucione a enf activa.
- La enf tuberculosa se produce cuando hay signos/sxs intra- o extratorácicos causados por la bacteria.
- Los sxs de la enf pulmonar activa pueden incluir lesiones pulmonares, tos, hemoptisis, pérdida de peso.
- La TB extrapulmonar puede presentarse como osteomielitis, pericarditis, meningitis, gastroenteritis y nefropatía.
- **Diagnóstico:**
  - La ITBL puede diagnosticarse mediante la prueba cutánea de la tuberculina (TST) o de liberación de interferón γ (IGRA).
  - La tuberculosis activa también puede diagnosticarse mediante cultivos acidorresistentes de esputo o tejido.
- También se recomienda la prueba del VIH en los ptes con sospecha de TB o que se sometan a la prueba de la TB.
- El Tx debe adaptarse al perfil de susceptibilidad del patógeno y a si hay enf activa o ITBL. También se debe contactar e informar a las autoridades locales de salud pública.
  - Los fármacos de 1.ª línea para la ITBL son isoniazida, rifapentina y rifampicina.
  - Los fármacos de 1.ª línea para la TB incluyen rifampicina, isoniazida, pirazinamida y etambutol.

HERPESVIRUS HUMANOS

	Enfermedad	Tratamiento/gestión
VHS 1 y VHS 2	Genital, mucocutánea, queratoconjuntivitis, encefalitis	Aciclovir, valaciclovir
Virus varicela zóster	Varicela	Vacunación, de apoyo; el aciclovir debe considerarse en caso de compromiso inmunitario
Virus de Epstein-Barr (VHH 4)	Mononucleosis	De apoyo, puede requerir autorización deportiva debido a la esplenomegalia
Citomegalovirus (VHH 5)	CMV congénito, mononucleosis	El ganciclovir está aprobado para su uso en determinadas enf; en la mononucleosis es sobre todo de apoyo
VHH 6/7	Roséola	De apoyo
Asociado al sarcoma de Kaposi (VHH 8)	Sarcoma de Kaposi, enf de Castleman multicéntrica, linfoma	Ninguno

HEPATITIS VIRAL

(*Pediatr Rev.* 2016;37:426)

Hepatitis A

- El virus de la hepatitis A (VHA) es un hepatovirus de la familia *Picornaviridae*.
- El VHA causa una infección autolimitada del hígado caracterizada por hepatitis, fiebre, dolor abd, náuseas, cansancio, pérdida del apetito e ictericia.
- **Transmisión:** fecal-oral.
- **Dx:** Ac específicos del VHA; IgM implica infección reciente.
- **Tx:** de apoyo.
- **Prevención:** vacunación.

Hepatitis B

- El virus de la hepatitis B (VHB) es un hepadnavirus de ADN prooncogénico.
- La enfermedad aguda se caracteriza por ictericia, hepatitis, disminución del apetito, emesis y fiebre.
- La enf crónica puede producir reactivación, cirrosis y carcinoma hepático.
- **Transmisión:** puede ser percutánea, sexual o perinatal.
- **Dx:** serología basada en el cuadro.
- HBs-Ag: Ag de superficie del VHB; anti-HBs: Ac del Ag de superficie del VHB; IgM anti-HBs: Ac IgM contra el Ag de superficie del VHB; anti-HBc: Ac del núcleo del VHB.

	HBs-Ag	Anti-HBs	IgM anti-HBs	Anti-HBc
Infección aguda	+	−	+	+
Infección crónica	+	−	−	+
Infección pasada, recuperado	−	+	−	+
Vacunados (inmunes)	−	+	−	−

- **Tx:** sintomático para la enf aguda; no hay cura para la hepatitis B crónica, pero existen opciones de Tx, incluidos interferón α, lamivudina, emtricitabina, tenofovir y adefovir.
- **Prevención:** la vacunación ha sido eficaz para reducir la transmisión; las mujeres embarazadas deben someterse a un cribado en su visita prenatal.

Hepatitis C

- El virus de la hepatitis C (VHC) es un flavivirus de ARN prooncogénico.
- Existen múltiples genotipos del virus, y la prevalencia varía en función de la geografía.
- **Transmisión:** sangre y exposición perinatal.
- La infección aguda puede ser asintomática, aunque muchas progresan a infección crónica, que puede conducir a cirrosis y carcinoma hepático.
- **Dx:** los Ac del VHC confirman la exposición, y una PAAN puede confirmar la infección en curso. Los bebés nacidos de madres seropositivas al VHC deben ser evaluados a los 18 meses tanto con Ac como con PAAN.

- **Tx:** los avances recientes con antivirales de acción directa permiten tratar a niños de tan solo 3 años con VHC crónico (*Hepatology*. 2019;71:686).
- **Prevención:** el reconocimiento y el Tx rápido de las personas infectadas (en especial las madres) pueden evitar la transmisión a otras personas.

Otros virus
- El virus de la hepatitis D puede causar infección en personas ya infectadas por el VHB.
- El virus de la hepatitis E se propaga de forma similar y la enf es parecida a la infección viral por VHA; las infecciones son poco frecuentes en los Estados Unidos.
- El VEB y el CMV también pueden causar hepatitis. El Dx se realiza mediante combinación de serología y PAAN; sin embargo, ambos virus pueden reaccionar en momentos de estrés.

ENFERMEDADES TRANSMITIDAS POR GARRAPATAS

Enfermedad de Lyme (*Pediatrics*. 2022;149:e2021054980)
- Causada por espiroquetas del género *Borrelia*, sobre todo *B. burgdorferi*.
- Se propaga por picadura de garrapatas del género *Ixodes*.
- **Eritema migratorio (EM):**
  - **Sxs:** erupción con aclaramiento central y aspecto característico con forma de diana.
  - Los ptes que presenten EM en una zona endémica deben ser tratados según los hallazgos clínicos, ya que la serología suele ser negativa en las fases iniciales de la enf de Lyme.
  - **Tx:** doxiciclina (2.2 mg/kg, dosis máxima 100 mg c/12 h, preferible en todos los ptes), amoxicilina o cefuroxima durante 10 a 14 días.
- **Artritis de Lyme:**
  - **Sxs:** puede ser artritis monoarticular (la más frecuente) o poliarticular.
  - **Dx:** serología para Lyme.
  - **Tx:** doxiciclina (preferible en todos los ptes, aunque los datos de seguridad son limitados en los $<$ 8 años cuando se usa durante $>$ 21 días), amoxicilina o cefuroxima durante 28 días.
- **Carditis de Lyme:**
  - **Sxs:** puede presentarse con disnea, edema, palpitaciones, aturdimiento, dolor torácico o síncope.
  - **Dx:** bloqueo cardíaco: desde bloqueo AV de primer grado hasta bloqueo cardíaco completo; serologías para Lyme.
  - **Tx:** empezar con ceftriaxona (50-75 mg/kg, dosis máxima 2 g/día) hasta que haya mejoría del intervalo PR seguido de doxiciclina, por lo general durante 14 a 21 días.
- **Lyme con afectación neurológica:**
  - **Sxs:** puede presentarse con neuropatía craneal, meningitis o síndrome seudotumoral.
  - **Dx:** serología, puede requerir PL para estudios de LCR.
  - **Tx:** el Tx de 1.ª línea es la doxiciclina durante 14 a 21 días. La ceftriaxona está indicada si los ptes tienen encefalomielitis de Lyme.
- **Prevención:**
  - Evitar las garrapatas es el principal método de prevención.
  - Doxiciclina profiláctica tras la picadura de garrapatas si es de la especie *Ixodes*; la picadura se produce en una zona endémica y la garrapata ha estado adherida durante al menos 36 h.

Fiebre maculosa de las Montañas Rocosas (*MMWR Recomm Rep*. 2016;65:1)
- El agente causal es *Rickettsia rickettsii*, un bacilo gramnegativo intracelular obligado.
- **Transmisión:** la picadura de garrapata, el perro americano y las garrapatas de las Montañas Rocosas son los principales vectores en los EE.UU.
- La mayoría de los casos se ven en Arkansas, Misuri, Carolina del Norte y Tennessee; sin embargo, se han notificado casos en los 48 estados continentales de los EE.UU.
- La infección causa vasculitis de pequeños vasos que da lugar a lesiones orgánicas generalizadas.
- **Sxs:** suele desarrollarse entre 3 y 12 días después de la picadura, con aparición de fiebre, cefaleas, escalofríos, malestar general, mialgias y N/V. Una erupción maculopapular aparece típicamente 2 a 4 días después del inicio de los sxs y clásicamente progresará a una erupción petequial que incluye palmas de las manos y plantas de los pies.
  - La erupción no siempre está presente durante la enfermedad.
  - Los sxs tardíos graves incluyen meningoencefalitis, insuficiencia renal, SDRA, necrosis cutánea, choque, arritmia y convulsiones.
- **Hallazgos de lab:** trombocitopenia, enzimas hepáticas elevadas e hiponatremia.
- **Dx:** el método estándar es la serología aguda y de convalecencia, pero cada vez se dispone de más PCR y tinciones inmunohistoquímicas.
- El Tx no debe retrasarse mientras se confirma el Dx para evitar la morbimortalidad.
- **Tx:** doxiciclina, ciclo típico de 5 a 7 días.

Erliquiosis

- El agente causal más frecuente es *Ehrlichia chaffeensis*.
- **Transmisión**: picadura de garrapata; *E. chaffeensis* es transmitida por la garrapata estrella solitaria.
- Habitual en el área de distribución de la garrapata estrella solitaria, incluido el sudeste y medio oeste de los EE.UU. y la región de Nueva Inglaterra.
- *E. chaffeensis* es una bacteria intracelular obligada que infecta a los monocitos periféricos.
- **Sxs:** suelen aparecer entre 5 y 14 días después de la picadura, con fiebre, cefaleas, malestar general, mialgias, náuseas, vómitos y diarrea. Puede aparecer una erupción de carácter variable unos 5 días después del inicio de la enfermedad.
  - Los sxs graves incluyen meningoencefalitis, insuficiencia renal, insuficiencia hepática, SDRA, choque y coagulopatías.
- **Hallazgos de lab:** leucopenia, trombocitopenia y elevación de las enzimas hepáticas.
- **Dx:** serología aguda y de convalecencia, PCR, inmunohistoquímica.
- El Tx no debe retrasarse por el Dx.
- **Tx:** doxiciclina, ciclo típico de 5 a 7 días.

Anaplasmosis

- El agente causal es *Anaplasma phagocytophilum*.
- **Transmisión:** picadura de garrapata; *Ixodes* son los principales vectores.
- La incidencia es mayor en los estados del noreste y del medio oeste superior de los EE.UU.
- *A. phagocytophilum* es una bacteria intracelular obligada que infecta a los granulocitos periféricos.
- **Sxs:** suelen aparecer entre 5 y 14 días después de la picadura, con fiebre, cefalea, malestar general, mialgias, escalofríos, náuseas, vómitos y diarrea. Las erupciones cutáneas son menos frecuentes.
- **Hallazgos de lab:** trombocitopenia, leucopenia, enzimas hepáticas elevadas, bandemia y anemia.
- **Dx:** serología aguda y de convalecencia, PCR, inmunohistoquímica.
  - Al compartir el mismo vector, debe considerarse la posibilidad de coinfección con la enf de Lyme o babesiosis.
- El Tx no debe retrasarse por el Dx.
- **Tx:** doxiciclina durante 10 días.

INFECCIONES MICÓTICAS

Candidiasis oral (*Pediatr Rev.* 2007;28:15)

- Causada por una variedad de especies de *Candida* que pueden colonizar la cavidad bucal normal.
- **Sxs:** placas blancas o blanco-amarillentas y eritema en la lengua, el paladar blando y la mucosa bucal. Puede venir acompañado de dolor bucal, ardor o disfagia.
- Se ve en lactantes sanos debido a la inmadurez del sistema inmunitario. La candidiasis bucal en los niños mayores o la infección recurrente o persistente en los lactantes debe hacer pensar en inmunocompromiso.
- **Dx:** clínico, puede confirmarse o apoyarse con identificación de *Candida* de la cavidad bucal, aunque el aislamiento sin sxs puede ser simplemente una colonización normal.
- **Tx:** preferiblemente suspensión de nistatina, terapia sistémica con fluconazol para infección persistente o si hay esofagitis.

Hongos dimórficos endémicos (*Pediatr Rev.* 2010;31:e40)

- **Coccidioidomicosis:** infección endémica en el suroeste de los EE.UU., Centroamérica y Sudamérica.
  - **Presentación:** infección de las vías respiratorias inferiores, lesiones cutáneas, adenopatías, enf osteoarticular y del SNC.
  - **Dx:** serología.
- **Histoplasmosis:** endémica en los valles de los ríos Ohio/Misisipi, América Central.
  - **Presentación:** infección de las vías respiratorias inferiores, lesiones cutáneas, adenopatías, enf intestinal y del SNC.
  - **Dx:** serología, antígeno en orina o suero.
- **Blastomicosis:** endémica en los valles de los ríos Ohio/Misisipi.
  - **Presentación:** infección de las vías respiratorias inferiores, lesiones cutáneas, osteoarticulares, urogenitales y enf del SNC.
  - **Dx:** serología, cultivo, histopatología.
- **Esporotricosis:** dispersa en Norteamérica, común en Sudamérica.
  - **Presentación:** úlcera cutánea subaguda o crónica, enf pulmonar, osteoarticular y del SNC.
  - **Dx:** cultivo.

FIEBRE DE ORIGEN DESCONOCIDO

- La *fiebre de origen desconocido* (FOD) en la población pediátrica se define como la presencia de fiebre ≥ 38.3 °C en varias ocasiones, de 3 sem de duración, y un Dx incierto tras 1 sem de evaluación intensiva.
- La mitad de los niños derivados por FOD no cumplen los criterios de fiebre y exclusión.
- Como ocurre con todas las enf, el FOD requiere una evaluación cuidadosa de la anamnesis y la exploración física, que guiarán las pruebas de lab y de imagen o la biopsia adecuadas.
- Las posibles causas no infecciosas, los patógenos y los procesos generales de la enf que pueden simular una FOD se enumeran en el cuadro y deben descartarse antes de realizar el Dx de FOD (*Principles and Practice of Pediatric Infectious Diseases*. 5th ed. 2018:120).

Causas no infecciosas	Patógenos específicos	Enfermedades
Enfermedad de Kawasaki	*Salmonella* spp.	Paludismo
Enfermedad de Kikuchi-Fujimoto	*Bartonella* spp.	Endocarditis
Enfermedad de Castleman	*Mycobacterium* spp.	Absceso intraabdominal
Fiebre mediterránea familiar (FMF)	*Leptospira* spp.	Absceso retroperitoneal
Fiebre periódica, estomatitis aftosa, faringitis y adenitis cervical	*Rickettsia, Ehrlichia, Anaplasma*	Osteomielitis
Enfermedad intestinal inflamatoria	*C. burnetii*	Infecciones odontógenas
Sarcoidosis	*Yersinia enterocolitica*	Histoplasmosis
Neoplasia	VEB, CMV, VIH	Blastomicosis
Trastornos autoinmunitarios	Enterovirus	Toxoplasmosis
Hipertiroidismo	Arbovirus	Leishmaniasis
Embolia pulmonar		
Reacción a medicamentos		
Munchausen por poder		

TABLA DE ANTIMICROBIANOS

Clase	Abx	Patógeno tratado	Notas
Antibacterianos			
Penicilina	Penicilina G (i.v., i.m.) Penicilina V (v.o.)	La mayoría de los estreptococos, sífilis	
Aminopenicilinas	Ampicilina (i.v.) Amoxicilina (v.o.)	*Streptococcus, Enterococcus, Listeria*, algunos gramnegativos susceptibles	
Penicilina antiestafilocócica	Oxacilina, nafcilina (i.v.) Dicloxacilina (v.o.)	*Strep*, SASM	
Betalactámicos + inhibidores de la betalactamasa	Ampicilina-sulbactam (v.o.) Amoxicilina-clavulanato (i.v.)	SASM, muchos gramnegativos (*Proteus, Klebsiella, E. coli*), anaerobios	
	Piperacilina-tazobactam (i.v.)	SASM, muchos gramnegativos (*Proteus, Klebsiella, E. coli*), anaerobios, *Pseudomonas*	
Cefalosporinas	Cefazolina (i.v.) Cefalexina (v.o.)	SASM, *Strep, E. coli, Proteus, Klebsiella*	
	Cefuroxima (v.o./i.v.)	SASM, *Strep, E. coli, Proteus, Klebsiella, Haemophilus, Neisseria*	
	Ceftriaxona, cefotaxima (i.v.) Cefpodoxima (v.o.)	SASM, *Strep, E. coli, Proteus, Klebsiella, Haemophilus* y *Neisseria*	Mejoría de la cobertura de los gramnegativos en comparación con la cefuroxima
	Cefepima (i.v.)	SASM, *Strep, E. coli, Proteus, Klebsiella, Haemophilus, Neisseria*, productores de AmpC y *Pseudomonas*	Cobertura anaerobia deficiente, preferible para fiebre neutropénica
	Ceftarolina (i.v.)	SARM, SARV, *Strep*	Sin cobertura para *Pseudomonas*

(*continúa*)

Carbapenémicos	Imipenem-cilastatina, meropenem (i.v.)	*Strep*, SASM, gramnegativos, *Pseudomonas*, betalactamasa de espectro extendido (BLEE), anaerobios	Sin cobertura frente a SARM El ertapenem no cubre *Pseudomonas*
	Ertapenem (i.v.)	*Strep*, SASM, gramnegativos, BLEE, anaerobios	
Monobactámicos	Aztreonam (i.v.)	Gramnegativos incluyendo *Pseudomonas*	Escasa cobertura de grampositivos y anaerobios
Macrólidos	Claritromicina, azitromicina (v.o., i.v.)	*Chlamydia*, *Mycoplasma*, *Legionella*, *Helicobacter*, *Bordetella*	
Tetraciclinas	Doxiciclina (v.o., i.v.)	SASM, SARM, rickettsiosis, *Borrelia*, *Vibrio*, *Francisella*, *Brucella*, *Coxiella*	
Lincosamidas	Clindamicina (v.o., i.v.)	SASM, SARM, *Strep*, anaerobios	No tan buena para los anaerobios digestivos
Aminoglucósidos	Gentamicina, tobramicina, amikacina (i.v.)	Aerobios gramnegativos, *Pseudomonas*	No tienen actividad contra grampositivos por sí solos, pero pueden utilizarse para sinergia
Fluoroquinolonas	Ciprofloxacino (v.o., i.v.)	Gramnegativos, *Pseudomonas*, *Bacillus*	Escasa cobertura de grampositivos
	Levofloxacino (v.o., i.v.)	SASM, *Strep*, gramnegativos, *Pseudomonas*, atípicos	
	Moxifloxacino (v.o., i.v.)	SASM, gramnegativos, atípicos, anaerobios	Sin cobertura frente a *Pseudomonas*
Sulfamidas	Trimetoprima-sulfametoxazol (v.o., i.v.)	SASM, SARM, *Strep*, *Pneumocystis*, *Nocardia*, *Toxoplasma*, gramnegativos	
Lipoglucopéptidos	Vancomicina (i.v.), daptomicina (i.v.)	SASM, SARM, *Enterococcus*, *Clostridioides* (v.o.)	No tan eficaces para SASM como los betalactámicos
Oxazolidinonas	Linezolid (v.o., i.v.)	SASM, SARM, *Enterococcus*, ERV	Interacciones y efectos colaterales significativos
Nitroimidazoles	Metronidazol (v.o., i.v.)	*C. difficile*, *Helicobacter*, anaerobios, algunos protozoos (*Trichomonas*, *Entamoeba*)	
Betalactámicos + inhibidores de la betalactamasa avanzados	Ceftolozana-tazobactam, ceftazidima-avibactam, meropenem-vaborbactam, imipenem-cilastatina-relebactam (i.v.)	Cobertura extremadamente amplia de gramnegativos, incluyendo *Pseudomonas*, BLEE y ERC	Reservados en general para microorganismos multirresistentes

Antimicóticos

Azólicos	Fluconazol (v.o., i.v.)	Preferido para infecciones por *Candida* susceptibles
	Itraconazol (v.o., i.v.)	Preferido para histoplasmosis
	Voriconazol (v.o., i.v.)	Preferido para aspergilosis
Equinocandinas	Caspofungina (i.v.)	Preferida para infecciones graves por *Candida*
Poliénicos	Anfotericina B (i.v.)	Hongos dimórficos endémicos, *Candida*

EPILEPSIA

(*Pediatr Rev.* 2013;34:333–342; *Pediatr Rev.* 2020;41(7):321–347)

Definición

- Se considera que un individuo padece epilepsia cuando se presenta alguna de las siguientes circunstancias (*Epilepsia.* 2014;55(4):475–482):
  - ≥ 2 convulsiones no provocadas con > 24 h entre ellas.
  - 1 crisis no provocada con factores de riesgo significativos de recurrencia (> 60%) en los próximos 10 años (EEG anómalo, hallazgos focales en la RM, afección genética subyacente).
  - Dx de un síndrome epiléptico.
- **Tipos de crisis:** inicio generalizado (ausencia, atónica, mioclónica, tónica, clónica, tónica-clónica), inicio focal (consciente/deterioro de la consciencia, inicio motor/no motor), inicio desconocido (espasmos epilépticos, detención del comportamiento, tónico-clónico).

Diagnóstico diferencial

- Espasmos psicógenos (no epilépticos), síndrome de Sandifer, mioclonía benigna del sueño, espasmo del sueño, tics, migraña compleja, ataque de escalofríos, síncope, estereotipias, comportamiento autoestimulante, parasomnias.

Diagnóstico

- **Antecedentes:**
  - Detalles del comportamiento antes, durante y después de un episodio (es útil tener una videograbación del suceso).
  - Antecedentes del desarrollo.
  - Antecedentes del embarazo.
  - Antecedentes familiares (AFam).
- **Exploración física:** prestar especial atención a:
  - Perímetro cefálico.
  - Ojos (defectos oculares congénitos, alteraciones retinianas).
  - Piel (estigmas de trastornos neurocutáneos).
  - Abdomen (hepatoesplenomegalia que sugiera glucogenosis).
  - CV (posible causa cardiógena de los episodios).
- **EEG:** debe ser EEG despierto + dormido, hiperventilación y estimulación fótica para desencadenar descargas/convulsiones.
- **Neuroimagen:** útil en los niños < 3 años o si se sospecha una anomalía estructural debido a una convulsión de inicio focal +/− hallazgos focales en el EEG; se prefiere la RM del protocolo de epilepsia.
- **Pruebas de lab:** si las pruebas anteriores son negativas, considerar la posibilidad de consultar a un especialista para evaluar si existen trastornos metabólicos, genéticos, inmunomediados o neurodegenerativos subyacentes.

Tratamiento

- **Inicio de la medicación:** espectro amplio (tanto focal como generalizado): levetiracetam, ác. valproico, topiramato, lamotrigina; espectro estrecho (focal): carbamazepina, oxcarbazepina.
- **Tipos específicos de crisis:** etosuximida para crisis de ausencia; valproato para epilepsia mioclónica juvenil; ACTH/prednisolona para espasmos infantiles.
- **Fármacos de rescate:** diazepam (v.r., i.n.), midazolam (i.n., bucal, i.m.), clonazepam (tab buc).
- *Véase* el capítulo «Servicio de urgencias» para conocer el Tx del estado epiléptico.

PRIMERA CONVULSIÓN NO PROVOCADA

¿Qué probabilidad hay de que se repitan las convulsiones?	• La mayoría de las recurrencias se producen en el 1.er o 2.° año • Solo ~10% de los niños llegan a experimentar > 10 convulsiones
¿Qué factores aumentan el riesgo de recurrencia?	• Etiología subyacente • Idiopática: riesgo de recurrencia del 30%-50% a los 2 años • Sintomático remoto (dolor torácico, insuf mitral, traumatismos): riesgo de recurrencia > 50% a los 2 años • EEG anómalo
¿Y si la 1.ª crisis se prolonga?	• El 10%-12% de las primeras convulsiones no provocadas se presentan en estado epiléptico • El riesgo de recurrencia después de un estado epiléptico no es diferente al de un ataque breve, pero es más probable tener un estado que un ataque breve en el futuro
¿El Tx previene la recurrencia tras una 1.ª crisis no provocada?	• El Tx con FAE después de una 1.ª crisis ↓ el riesgo de recurrencia de crisis (aunque no hay evidencia pediátrica), pero probablemente no cambia el pronóstico a largo plazo • Necesidad de sopesar la probabilidad de recurrencia con los posibles efectos colaterales de los medicamentos

DEBILIDAD

(*Fenichel's Clinical Pediatric Neurology*. 7th ed. 2013:170–194)

Definición

- Debilidad: disminución de la capacidad para mover voluntaria y activamente los músculos contra una resistencia.

Diagnóstico diferencial

- **Debilidad aguda:** infección (EGB, miositis), bloqueo neuromuscular (botulismo, parálisis por garrapatas), ACV (isquémico, hemorrágico), parálisis periódica, enf metabólica, parálisis de Todd (posconvulsión).
- **Debilidad progresiva proximal:** atrofia muscular espinal (AME), distrofia muscular, miastenia, miopatía inflamatoria (dermatomiositis, polimiositis), gangliosidosis GM2 (insuficiencia de hexosaminidasa A), miopatía metabólica, miopatía endocrina.
- **Debilidad progresiva distal:** enf de la motoneurona, neuropatía, miopatía.

Diagnóstico

- **Antecedentes:** momento, traumatismos, cefaleas, convulsiones, fiebre, dieta, meds/toxinas.
  - Enf neuromuscular → desarrollo motor lento, cansancio fácil, caídas frecuentes, marcha anómala (andar de puntillas, de pato), discapacidad específica (elevación de brazos, subir escaleras, prensión de manos, levantarse del suelo).
- **Exploración física:**
  - Exploración neurológica (NC, dolor, coordinación, reflejos tendinosos profundos [RTP]), levantarse de la posición de sentado; buscar el signo de Gower, marcha); exploración musculoesquelética (masa muscular, tono, fuerza).
- **Neuroimagen:**
  - Cualquier debilidad focal que sugiera daño del SNC justifica TC/RM inmediata.
- **Estudios de electromiografía (EMG)/conducción nerviosa.**

Tratamiento

- El tratamiento depende de la causa; debe vigilarse la función respiratoria (algunas causas pueden estar asociadas a debilidad diafragmática).

	Motoneurona superior	Motoneurona inferior			
	SNC	**Células del asta anterior**	**Nervio periférico**	**UNM**	**Músculo**
Fuerza	Normal/↓	↓	↓	↓	↓
Tono	↑/↓	↓	↓	Normal/↓	↓
RTP	↑/clono	↓	↓	Normal/↓	Ausentes/↓
Masa muscular	Normal (puede tener atrofia)	Atrofia proximal	Atrofia distal	Normal o atrofiada	Atrofia proximal, seudohipertrofia distal
Fasciculaciones musculares	Ausentes	Presentes	Ausentes	Ausentes	Ausentes
Sensibilidad	Normal	Normal	↑/↓	Normal	Normal

LACTANTE HIPOTÓNICO

(*Fenichel's Clinical Pediatric Neurology*. 7th ed. 2013:147–169; *Pediatr Rev*. 2009;30:e66–e76)

Definición

- Hipotonía: disminución de la resistencia de los músculos al estiramiento pasivo.
  - Debilidad: reducción de la capacidad para mover los músculos contra resistencia.
  - Los bebés hipotónicos pueden tener una fuerza normal.

Diagnóstico diferencial

- **Causas centrales:** encefalopatía isquémica tóxica, hemorragia intracraneal, infección intracraneal, trastornos genéticos/cromosómicos (trisomía 21, Prader-Willi), hipotiroidismo congénito, errores innatos del metabolismo, enf metabólica.

- **Causas periféricas:**
  - **Células del asta anterior:** AME infantil, mielopatía traumática.
  - **Nervio periférico:** CMT.
  - **Unión neuromuscular (UNM):** miastenia congénita, botulismo infantil, tox por Mg, tox por aminoglucósidos.
  - **Músculo:** miopatía congénita.

Diagnóstico

- **Antecedentes:** prenatales/perinatales, del desarrollo y familiares.
- **Exploración física:** evaluar el tono (retroceso cefálico, suspensión horizontal/vertical, tono apendicular); exploración neurológica completa (prestar atención a los rasgos dismórficos y a los reflejos, que pueden ayudar a diferenciar una causa central de una periférica).
- **Lab:** electrólitos, pruebas de función pulmonar, amoníaco, glucosa, CK, títulos de TORCH, detección de errores congénitos del metabolismo (aminoácidos plasmáticos, ác. orgánicos en orina, lactato, piruvato, perfil de acilcarnitina), cariotipo/pruebas de genética molecular, estudios de LCR (proteínas, glucosa, cultivos).
- **Neuroimagen:** la RM es una herramienta valiosa si se sospecha una anomalía del SNC.

Tratamiento

- Tx adaptado a la causa subyacente; en general, la terapia es de apoyo.

Abordaje esquemático de la hipotonía

(*Paediatr Child Health*. 2005;10:397–400)

Anamnesis
- **Antecedentes prenatales/neonatales:** ¿infec por TORCH?, ¿consumo materno de drogas o alcohol?
- **Antecedentes neonatales:** ¿complicaciones en el parto?, ¿parto prematuro?, ¿convulsiones?
- **Antecedentes generales:** ¿presentación inicial de hipotonía?, ¿síntomas asociados?, ¿síntomas de enfermedad sistémica?, ¿progresión de los síntomas?
- **Antecedentes del desarrollo:** ¿retraso en el logro de los hitos?, ¿falta de hitos?, ¿incongruencia en los hitos?
- **Antecedentes de alimentación:** ¿cansancio al comer?, ¿atragantamiento/aspiración?, ¿pérdida de peso?
- **Antecedentes familiares**

→ **Exploración física**
- **General:** mala nutrición, calidad del llanto, microcefalia, rasgos dismórficos, hepatoesplenomegalia, anomalías esqueléticas
- **Neuro:**
  - **NC:** músculos extraoculares, ptosis, expresión facial
  - **Tono:** postura, suspensión horizontal/vertical, espasticidad
  - **Reflejos:** hipo-/hiperreflexia, clono, simetría
  - **Músculos:** atrofia, simetría

→ **Lab/imagen**
- **General:** TSH/T_4 libre, electrólitos
- **Sospecha de disfunción del SNC:** TC/RM de cabeza, EEG, considerar cariotipo, consultar neurólogo
- **Sospecha de enfermedad de MNI:** CK, consultar neurólogo para estudios especializados
- **Sospecha de enfermedad metabólica:** aminoácidos en orina/suero, ácidos orgánicos en orina, amoníaco sérico, PFH

ENFERMEDADES DESMIELINIZANTES

Síndrome de Guillain-Barré (SGB)

(*Pediatr Rev*. 2012;133:164–171)

- **Epidemiología:** la polineuropatía desmielinizante inflamatoria aguda es el subtipo más habitual de SGB (el 90% de los casos) y la causa más frecuente de parálisis flácida aguda en los lactantes y niños sanos.
- **Patogenia:** infección previa → respuesta inmunitaria → reacción cruzada con vaina de mielina debido al mimetismo molecular.
  - *Campylobacter* es el precipitante más frecuente (el 30% de los casos en los EE.UU.).
- **Sxs:** parestesias en los dedos de los pies seguidas de debilidad de MI (dificultad para andar o rechazo a caminar) que asciende durante horas o días hasta incluir brazos, cara y diafragma.
- **Exploración física:** RTP disminuidos o ausentes.
- **Evaluación:**
  - **PL:** concentración elevada de proteínas en el LCR (> 45 mg/dL) sin recuento elevado de leucocitos (disociación albuminocitológica).
  - **Neuroimagen:** realce con gadolinio de las raíces nerviosas espinales en la RM.
  - **EMG:** bloqueo de la conducción (evidencia de desmielinización).
- **Tx:** IGIV lo antes posible; los corticoides no están indicados.
- **Pronóstico:** la mayoría de los ptes alcanzan el nadir de la función en 2 a 4 sem, seguido de una recuperación gradual en las siguientes sem a meses; mortalidad del 3% al 4%, en general debida a insuficiencia respiratoria.

Encefalomielitis diseminada aguda (EMDA)

(*Pediatr Rev.* 2020;41(7):313–320)

- **Epidemiología:** 0.2-0.6/100 000/año; el 80% de los casos se presentan en niños menores de 10 años.
- **Patogenia:** infección viral → genera respuesta autoinmunitaria por mimetismo molecular.
  - Precipitante más frecuente: IRA viral, algunos casos son posvacunación.
- **Sxs:** encefalopatía de aparición brusca (confusión, irritabilidad excesiva, AEM) +/− fiebre, rigidez de nuca, hemiparesia, ataxia, neuropatías craneales o disfunción de la médula espinal.
- **Dx:** encefalopatía/sxs multifocales + hallazgos de RM descritos más adelante.
- **Evaluación:** Lab: suele mostrar leucocitosis y ↑VSG/CRP.
  - **PL:** los estudios del LCR pueden mostrar pleocitosis o proteínas elevadas.
  - **Imágenes:** la RM puede mostrar lesiones difusas, mal delimitadas y grandes (> 1-2 cm), principalmente en la sustancia blanca cerebral; las lesiones hipointensas en T1 son infrecuentes (más indicativas de EM).
- **Tx:** dosis altas de metilprednisolona i.v. (30 mg/kg × 3-5 días, máximo 1 g); la IGIV puede ser beneficiosa para los ptes que no responden a los glucocorticoides i.v.
- **Pronóstico:** la mayoría de los niños se recuperan totalmente, en general de forma lenta, durante 4 a 6 sem.

Mielitis transversa (MT) aguda

(*Pediatr Rev.* 2020;41(7):313–320)

- **Epidemiología:** ~0.2/100 000 casos/año, los niños tienden a ser mayores (9-12 años), sin predominio claro por sexo.
- **Patogenia:** infección viral → genera respuesta autoinmunitaria por mimetismo molecular.
- **Sxs:** aparición brusca de cambios sensitivos o debilidad en los MI, disfunción intestinal/vesical que progresa a lo largo de 2 a 4 días.
- **Diagnóstico:**
  - **Exploración:** reflejos de los MI en general enérgicos, pueden tener déficits sensitivos +/− nivel sensitivo, dedos de los pies apuntando hacia arriba.
  - **PL:** LCR: 50% tienen pleocitosis o proteínas elevadas.
  - **Neuroimagen:** lesiones hiperintensas en T2 en la médula espinal con o sin realce. Pueden observarse lesiones > 3 segmentos vertebrales en la neuromielitis óptica/enf por Ac anti-MOG; las lesiones por EM suelen afectar < 3 segmentos vertebrales.
- **Tx:** dosis altas de metilprednisolona i.v. (30 mg/kg × 3-5 días, máx. 1 g) +/− IGIV.
- **Pronóstico:** la mayoría muestra recuperación significativa en las primeras 2 sem; el entumecimiento es el síntoma persistente más común. Sxs persistentes en el 17%-30% de los ptes.

Esclerosis múltiple (EM)

(*J Child Neurol.* 2012;27:1378–1383)

- **Epidemiología:** infrecuente en pediatría, ~5% de los casos a los 18 años, < 1% presentes antes de los 10 años; más frecuente en mujeres (M:H = 2:1).
- **Patogenia:** desregulación del sistema inmunitario → lesión del SNC en individuos genéticamente susceptibles; inflamación, desmielinización y degeneración axonal son los principales mecanismos patológicos que causan las manifestaciones clínicas.
- **Sxs:** inespecíficos, pero los sxs más frecuentes incluyen trastornos sensitivos, debilidad, pérdida de visión, trastornos de la marcha, vértigo, disfunción intestinal/vesical. Es más probable que los niños presenten una neuritis óptica aislada, un síndrome aislado del tronco encefálico o sxs encefalíticos (evidencia limitada).
- **Diagnóstico:**
  - **Criterios diagnósticos de McDonald:** necesidad de ver la diseminación de la lesión en el tiempo (DeT) y en el espacio en las RM; se necesitan los 2 criterios indicados a continuación. Las bandas oligoclonales (+) pueden satisfacer los criterios de DeT.
    - 1 o más lesiones en T2 en al menos 2 de las 4 regiones típicas de la EM (periventricular, yuxtacortical, infratentorial o medular).
    - Presencia simultánea de lesiones asintomáticas con y sin realce de gadolinio en cualquier momento, o una nueva lesión en T2 o con realce de gadolinio en la RM de seguimiento.
  - **PL:** presencia de bandas oligoclonales de IgG diferentes de las bandas del suero; aumento del índice IgG (cociente IgG/albúmina en LCR comparada con relación IgG/albúmina en suero).
- **Tratamiento:**
  - Tx agudo: metilprednisolona diaria × 5 días. Considerar IGIV o recambio plasmático si la respuesta a los corticoides es inadecuada.

- Terapia modificadora de la enfermedad (TME): el interferón β y el acetato de glatirámero reducen las tasas de recaída y pueden reducir la progresión de la discapacidad. Datos limitados en pediatría.
- **Pronóstico:** curso recidivante-remitente en > 90% de los casos pediátricos (ataques intermitentes de discapacidad seguidos de recuperación parcial o total de la función basal).

CEFALEAS

(*Pediatr Rev*. 2012;33(12):562; *Pediatr Rev*. 2020;41(4):159–171; *Pediatrics*. 2019;144(5):e20192762)

- Evaluación inicial de las cefaleas en los niños para distinguir entre primarias (migraña, tensional, cefalalgia autonómica del trigémino) y secundarias (tumor cerebral, hipertensión intracraneal idiopática, meningitis, enf febril aguda).
  - **Antecedentes:** duración, patrón temporal, desencadenantes, frecuencia, localización, cualidades, sxs asociados, factores de alivio/exacerbantes.
    - Familiares (las migrañas tienen un componente genético), sociales (factores estresantes, fármacos, EtOH, estado de ánimo).
    - Estilo de vida (dieta, ejercicio, sueño, hidratación): considerar la posibilidad de llevar un diario de cefaleas.
    - Identificar los desencadenantes: meds (p. ej., tetraciclinas), desencadenantes dietéticos (EtOH, drogas, cafeína, chocolate).
  - **Sxs de alerta:**
    - Menor de 3 años.
    - Inicio reciente (< 6 meses) con un patrón de deterioro constante.
    - Despertar de madrugada con cefaleas o vómitos.
    - Visión doble.
    - Cefaleas que empeoran al hacer esfuerzos (tos, defecación).
    - Inicio explosivo.
    - Convulsiones.
    - Estigmas neurocutáneos.
    - Si hay algún síntoma de alerta, considerar RM cerebral; TC si hay riesgo de hemorragia o fractura.
  - **Exploración física:** palpación de la cara, el cuello y los hombros; evaluación de la rigidez nucal, dolor muscular u óseo, puntos desencadenantes y alodinia.
    - Exploración cutánea para detectar enf sistémicas, comportamiento autolesivo o enf neurocutáneas; exploración bucal para detectar enf dentales.
    - Exploración neurológica (incluida la fundoscopia para evaluar el papiledema).
- **Tx básico:** modificaciones del estilo de vida, incluyendo mejorar la higiene del sueño, comidas regulares, ↓ cafeína, hidratación adecuada (> 6 micciones/día), ejercicio regular; gestión del estrés/estado de ánimo, detección del uso excesivo de meds.
  - **Medicación:** en los niños, ibuprofeno, naproxeno o paracetamol de venta libre suelen ser eficaces.
  - **Terapias complementarias:** suplementos vitamínicos (Mg, B_2, CoQ10), biorretroalimentación, Tx cognitivo-conductual, fisioterapia, acupuntura, terapia craneosacra.

MIGRAÑAS

- **Epidemiología:** 1.2% en niños; 23% en adolescentes; M > H.
  - El tipo más frecuente de cefalea que conduce a una evaluación médica.
- **Factores de riesgo:** AFam, estrés, ansiedad, falta de sueño, uso frecuente de meds.
  - La migraña abd, el síndrome de vómitos cíclicos, el vértigo paroxístico benigno y la tortícolis paroxística benigna aumentan el riesgo de migraña.
- **Sxs:** cefalea intensa de 2 a 72 h de duración, unilateral (puede ser bilateral en niños/adolescentes), de carácter pulsátil, agravada por la actividad física +/− fotofobia, fonofobia, N/V.
  - A menudo asociada a mareos, visión borrosa, dolor abd, rubor, sudoración, palidez.
  - **Aura:** sxs visuales (escotomas, visión borrosa transitoria, líneas en zigzag o centelleos), obnubilación, debilidad, disartria, confusión, problemas de coordinación.
  - Suelen aparecer < 30 min antes de la cefalea y duran 5 a 60 min.
  - El aura viene acompañada o seguida de cefalea en un plazo de 60 min.
- **Tratamiento:**
  - **Abortivo:** reposo, hidratación, AINE o paracetamol, triptanos de 1.ª línea (sumatriptán oral tab y zolmitriptán aerosol nasal: más eficaces para el alivio del dolor a las 2 h). Debe tomarse cuando empiecen las cefaleas/auras.
  - **Tx de urgencias:**

- **1.ª línea:** líquidos i.v., ketorolaco i.v., antieméticos i.v. (proclorperazina, metoclopramida), antihistamínico.
- **2.ª línea:** prueba de magnesio i.v., ácido valproico i.v., corticoides i.v.

- **Preventivo:** antihistamínicos (ciproheptadina), antidepresivos (amitriptilina), anticonvulsivos (topiramato) y bloqueadores β (propranolol).
  - Individualizar el Tx según las enf asociadas.
  - No se observó una disminución estadísticamente significativa de la frecuencia de las cefaleas o de la discapacidad al comparar topiramato, amitriptilina, propranolol y placebo.

Cefalea tensional

- **Epidemiología:** tipo de cefalea más frecuente, menos intensa que otros tipos.
- **Sxs:** intensidad leve o mod, descrita como presión u opresión «en banda» en la cabeza bilateralmente, no agravada por la actividad física.
- **Tx:** tratar los desencadenantes subyacentes (factores estresantes, depresión).
  - Tratar el dolor y la tensión muscular.
  - Los AINE también pueden proporcionar alivio.

Cefalalgia autonómica del trigémino

- Incluye cefaleas en racimo, hemicránea paroxística y ataques de cefalea neuralgiforme unilateral de corta duración con inyección conjuntival y lagrimeo.
- **Epidemiología:** poco frecuente en niños.
- **Sxs:** cefalea breve (pocos segundos), unilateral, punzante en 1.ª división del nervio trigémino.
  - Puede asociarse a enrojecimiento ocular ipsilateral, lagrimeo, congestión nasal, edema de párpados, rinorrea, sudoración frontal o facial, miosis o ptosis.
- **Tratamiento:**
  - Puede tener causas secundarias, los niños deben someterse a neuroimagen (la mayoría será normal).
  - Datos escasos y limitados; el O_2 puede ser eficaz como abortivo en los ataques crónicos.

SÍNDROMES NEUROCUTÁNEOS

Esclerosis tuberosa (ET)

(*Pediatr Rev.* 2017;38(3):119)

- **Epidemiología:** 1/6000 en todo el mundo.
- **Causas:** mutación en los genes *TSC1* o *TSC2* (da lugar al mismo fenotipo); penetrancia completa pero expresión variable. El 50% de los casos son nuevas mutaciones.
- **Hallazgos clínicos:**
  - **Máculas hipopigmentadas:** manchas en «hoja de fresno», > 3 en diferentes regiones del cuerpo.
    - Otras lesiones cutáneas son el angiofibroma, las placas colágenas y la mancha grisácea.
  - Retrasos en el desarrollo y discapacidad intelectual.
    - El 57% de los ptes con ET presentan discapacidad intelectual (*Dev Med Child Neurol.* 2020; 62(3):322–329).
      - ~50% de los niños con rabdomioma tienen ET.
      - Las convulsiones se ven a cualquier edad, pero a menudo en los primeros 2 años (las convulsiones en el primer año como espasmos infantiles o convulsiones focales).
- **Dx:** requiere 2 criterios mayores o 1 mayor + 2 menores.
  - **Criterios principales:** máculas hipomelanóticas (≥ 3 de al menos 5 mm de diámetro), angiofibroma (≥ 3), fibroma ungueal, parche de Shagreen, hamartomas retinianos, displasia cortical, nódulos subependimarios, astrocitoma subependimario de células gigantes, rabdomioma cardíaco, linfangioleiomiomatosis.
  - **Criterios menores:** lesiones cutáneas en «confeti», fosetas en el esmalte dental (≥ 3), fibromas intrabucales (≥ 2), mancha acrómica retiniana, quistes renales múltiples, hamartomas no renales.
- **Tratamiento:**
  - Vigilancia para el Dx precoz de complicaciones (convulsiones, lesiones renales y cardíacas, deterioro cognitivo).
    - Anualmente: exploración oftalmológica, control de la TFG, PA, cribado del desarrollo, exploración cutánea, exploración dental (idealmente cada 6 meses).
    - Cada 1-3 años: RM de cabeza, EEG, RM abd.
    - Cada 3-5 años: Eco, ECG.

NEUROFIBROMATOSIS DE TIPO 1 (NF1)

- Epidemiología: **1/3000 personas en todo el mundo; sin predilección étnica, racial o geográfica conocida.**
- **Causa:** mutación AD del gen *NF1*; el 50% de los casos son mutaciones nuevas; penetrancia completa con expresión variable.
- **Criterios diagnósticos** (al menos 2 de los siguientes): ≥ 6 máculas café con leche > 5 mm antes de la pubertad o de 15 mm después de la pubertad, pecas axilares/inguinales, ≥ 2 neurofibromas, displasia esquelética característica (huesos largos o ala del esfenoides), glioma óptico, nódulos de Lisch en el iris, familiar de 1.er grado afectado, síndrome de Noonan.
- **Estudios:** las pruebas genéticas de la NF1 tienen una sensibilidad del 95% al síndrome.
- **Complicaciones:** riesgo de feocromocitoma, síndrome de moyamoya, escoliosis, displasia de huesos largos.
- **Tx:** vigilancia prolongada para detectar complicaciones.
  - RM para evaluar neurofibromas plexiformes en caso de preocupación clínica.
  - Exámenes oftalmológicos anuales para detectar gliomas ópticos hasta los 6 años.
  - Control de la PA (debido al riesgo de estenosis de la arteria renal).
  - Evaluación sistemática del desarrollo.

NEUROFIBROMATOSIS DE TIPO 2 (NF2)

- **Epidemiología:** < 1/30 000.
- **Causa:** mutación AD de *NF2*.
- **Características:** schwannomas vestibulares bilaterales (90%-95%), meningiomas o tumores espinales (hasta 90%), lesiones oculares (cataratas) hasta 81%, lesiones cutáneas (tumores cutáneos).
- **Sxs:** acúfenos, pérdida de audición, alt del equilibrio, a veces problemas del nervio facial.
- **Tx:** puede ser necesaria la cirugía para la resección del tumor.
  - Los hijos de padres afectados deben someterse a un seguimiento audiológico anual y a una RM cerebral a los 12 años, con imágenes anuales a partir de entonces hasta la 4.ª década (*Clin Genet*. 2023;103:540–552).

SÍNDROME DE STURGE-WEBER

- **Epidemiología:** estimada en 1/30 000.
- **Sxs:** mancha de vino de Oporto en la cara, en asociación con angiomatosis leptomeníngea.
  - Riesgo de convulsiones, ACV y glaucoma (mayor riesgo cuando está afectada la división superior del nervio trigémino).
- **Tx:** RM preferiblemente después de 1 año de edad en aquellos con mancha de vino de Oporto.
  - Si hay afectación leptomeníngea → AAS para ↓ riesgo de ACV.

ATAXIA-TELANGIECTASIA

- **Características:** trastorno degenerativo multisistémico caracterizado por ataxia, telangiectasia oculocutánea, inmunodeficiencia y una alta incidencia de neoplasias.
- **Causa:** mutación en el gen *ATM* que ayuda en la reparación del ADN.
- **Síntomas:**
  - **Lactantes:** temblores de la cabeza, inestabilidad de la marcha.
  - **Primeros años escolares:** ataxia global progresiva + habla arrastrada, escandida, disártrica en los primeros años escolares.
  - **< 10 años:** pérdida de los RTP, alteración de la posición y de la sensación vibratoria; manifestaciones cutáneas (telangiectasias).
  - **Adolescencia:** coreoatetosis, posturas distónicas, apraxia de la mirada, demencia progresiva.
- **Complicaciones:** defectos importantes de la inmunidad celular y humoral, gran sensibilidad a las radiaciones ionizantes.

ENFERMEDAD DE VON HIPPEL-LINDAU

(*Nelson Textbook of Pediatrics*. 2016:596, 2874)

- **Epidemiología:** < 1/36 000.
- **Causa:** mutación AD en *VHL* (gen supresor de tumores), el 80% de los ptes tienen un progenitor afectado.
- **Definición:** enf multisistémica que afecta cerebelo, médula espinal, retina, riñón, páncreas y epidídimo.

- **Síntomas:**
  - **Neuro:** hemangioblastomas cerebelosos y angiomas retinianos → sxs de aumento de la presión intracraneal en la edad adulta temprana.
    - Algunos ptes pueden presentar alteraciones de la propiocepción y la marcha o disfunción vesical por hemangioblastomas de la médula espinal.

CONMOCIÓN CEREBRAL

(*Pediatrics.* 2018;142(6):1–24; *Bradley's Neurology in Clinical Practice.* 2016:61, 860)

- **Definición:** traumatismo craneal leve que causa AEM, +/− EdC. ECdG típicamente 14-15, sin déficits neurológicos focales o evidencia de fracturas.
  - Para obtener información sobre otras lesiones traumáticas, *véase* «Traumatismo craneoencefálico» del capítulo «Servicio de urgencias».
- **Epidemiología:** frecuente, ~1 millón de casos/año. Caídas, accidentes de tránsito, peatones y deportes.
  - **Síndrome del 2.° impacto:** infrecuente, edema cerebral difuso debido a un 2.° TCE poco después (unas pocas sem) del 1.er TCE; suele ser mortal.
- **Tx:** regreso gradual al juego, reposo cerebral.
  - Suspender todos los deportes mientras persistan los signos y sxs, evitar la inactividad completa (puede tardar más en recuperarse).
  - Una vez que los sxs mejoran, iniciar el retorno gradual a la práctica deportiva con actividad física de bajo nivel.
    - Si >15 min de sxs inicialmente, debe tener al menos 1 sem sin sxs antes de volver.
  - **Reposo cerebral:** disminución de los estímulos visuales y auditivos y descanso de la actividad física.
- **Síndrome posconmoción cerebral:** sxs prolongados tras la conmoción cerebral inicial.
  - **Sxs variados:** cefaleas, mareos, náuseas, alteraciones de la memoria, cansancio, depresión, problemas de sueño, dificultad para concentrarse y «niebla» mental.
  - **Tx:** sertralina y medicamentos antimigrañosos han demostrado ser eficaces.
    - El pte puede beneficiarse de la biorretroalimentación, la Tx cognitivo-conductual o la psicoterapia para los cambios en la cognición y la memoria.

TRASTORNOS DEL MOVIMIENTO

(*Pediatr Rev.* 2015;36(3):104)

- Definiciones:
  - **Tics:** contracciones musculares no rítmicas, repetitivas e intermitentes que dan lugar a movimientos «estereotipados».
  - **Temblores:** oscilación sinusoidal alrededor de un punto central.
  - **Distonía:** contracciones musculares agonistas y antagonistas concurrentes → torsiones y posturas anómalas. Movimientos a menudo predecibles y que pueden desencadenarse por el movimiento.
  - **Corea:** movimientos irregulares casi continuos con características similares a la escritura o la danza. Los movimientos son aleatorios e imprevisibles, a diferencia de la distonía. **No** están presentes durante el sueño.
  - **Atetosis:** similar a la corea pero con mayor amplitud.
  - **Estereotipia:** movimientos constantes, rítmicos y repetitivos sin propósito claro (p. ej., frotarse los dedos, agitar las manos, sacudir la cabeza, hacer posturas con la boca, vocalizar y mecerse), a menudo asociados a períodos de gran emoción.
  - **Mioclonías:** movimientos bruscos, breves y similares a descargas, que pueden ocurrir de forma aislada o en grupos.

ATAXIA

(*Pediatr Rev.* 2015;36(3):105)

- **Definición:** falta de control muscular durante los movimientos voluntarios.
- **Causa:** disfunción cerebelosa, pero también puede deberse a pérdida propioceptiva (relacionada con enf de un nervio periférico de la columna posterior de la médula espinal).
- **Sxs:** dismetría, dificultad para controlar el ritmo y la amplitud de los movimientos y deterioro de la capacidad para generar movimientos rápidos y alternantes.

- **Diferencial:** ataxia cerebelosa postinfecciosa, cerebelitis aguda, EMDA, ataxia opsoclónica-mioclónica, tumor de la fosa posterior, migraña, intoxicación por meds, conmoción cerebral, vascular (ACV isquémico, ACV hemorrágico, trombosis venosa cerebral), síndrome de Miller Fisher, meningitis, mielitis transversa, laberintitis, ataxia episódica.

TICS Y SÍNDROME DE TOURETTE

(*Pediatr Rev.* 2010;31(6):223)

- **Tipos:**
  - **Tics transitorios:** $<$ 1 año; motores o vocales; en general más leves, no siempre asociados a otros trastornos; pueden ocurrir hasta en un 25% de los niños.
  - **Trastorno de tic crónico:** $>$ 1 año; motor o vocal (pero no ambos); asociado a otros trastornos como el obsesivo-convulsivo (TOC) y el TDAH.
  - **Síndrome de Tourette:** $>$ 1 año; tics fónicos + motores; los tics pueden ser leves y pasarse por alto fácilmente.
- **Epidemiología:** 1%, H:M 4:1.
- **Fisiopatología:** fuerte influencia genética, aunque patrón de herencia poco claro.
  - **Factores ambientales:** falta de sueño y estrés.
- **Dx:** clínico, sin necesidad de pruebas de lab o de imagen.
- **Tx:** educación (revertir ideas erróneas y mitos), Tx de afecciones concomitantes (TDAH, TOC, ansiedad).
  - **Intervención conductual integral para los tics:** estrategia basada en el comportamiento para reducir los tics.
  - **Farmacológico:** si los tics son significativos y molestos para el niño.
    - **Agonistas α_2:** pueden reducir los tics y tratar el TDAH o el insomnio asociados.
    - **Neurolépticos atípicos:** pueden reducir los tics y tratar la agresividad asociada.

MOTIVOS DE CONSULTA RESPIRATORIOS FRECUENTES

MOTIVOS DE CONSULTA RESPIRATORIOS POR SÍNTOMAS

(*Nelson Textbook of Pediatrics*. 20th ed. 2015: caps. 384–385, 391)

Síntoma	Diagnóstico diferencial	Evaluación
Taquipnea Lactante: > 60 Niño pequeño: > 40 Preescolar: > 34 En edad escolar: > 30 Adolescente: > 20	• Compensación del volumen corriente: obstrucción de las vías respiratorias, dolor/respiración antiálgica, enf pulmonar restrictiva, neumotórax • Compensación para desequilibrio O_2:VQ, FiO_2, capacidad de difusión, cortocircuito, anemia • Compensación de la acidosis metabólica: sepsis, ATR, CAD • Mediada por el SNC: fiebre, ansiedad, toxicidad	• Evaluar vías respiratorias, exploración pulmonar, oxigenación, estado metabólico, dolor, fiebre, toxicidad/ingesta, factores de riesgo de TEP • RxT, infección, QS ± GSA, panel de tóxicos (*véase* «UCIP»)

Estridor	• Inspiratorio = extratorácico:
	  • Crup, laringomalacia, traqueítis, epiglotitis, absceso retrofaríngeo, quiste laríngeo, parálisis de las cuerdas vocales, estenosis subglótica, cuerpo extraño (CE), tumor intraluminal, higroma quístico, angioedema, intubación traumática, laringoespasmo, psicógeno
	• Espiratorio = intratorácico:
	  • Imita el asma pero de origen traqueal/bronquial: traqueomalacia, anillos vasculares, broncomalacia, compresión extrínseca, CE, psicógeno
		• Determinar el grado de compromiso de la vía respiratoria
		• RxT ± Rx de cuello, etiología infecciosa (HC, PCR viral), broncoscopia para sxs persistentes o CE, TC si se sospecha compresión extrínseca, tránsito baritado para compresión vascular/tumor, esofagogastroduodenoscopia o sonda de pH para RGE, PFP

Sibilancias	• Agudas: asma/enf reactiva de la vía aérea, bronquiolitis, anafilaxia, inhalación tóxica, aspiración • Compresión extrínseca de las vías respiratorias: anillo vascular, linfadenopatías • Compresión intrínseca: CE, tumor	• Evaluar el estado y las vías respiratorias • Considerar prueba de broncodilatador (albuterol ± antagonistas muscarínicos de acción corta). Si no hay cambios o sxs graves, considerar RxT. Si es más crónico: PFP, sonda de pH, fluoroscopia, broncoscopia
Tos	• Aguda: infección, CE, irritante inhalado • Crónica: asma, goteo posnasal, reflujo, exposición tóxica (humo de cigarrillo), medicamentos (IECA), enf pulmonar inflamatoria (EPI), hábito/tics, trastornos anatómicos • Recurrente con infección: FQ, bronquiectasia, bronquitis bacteriana prolongada, fístula TE, inmunodeficiencia, discinesia ciliar, anemia falciforme	• Evaluar la rinitis alérgica en la exploración • Preguntar siempre por broncoaspiración/CE • Considerar RxT/TC, cultivo de esputo si se sospecha infección • Prueba de antiácido si hay RGE

HEMOPTISIS

(*Pediatr Pulmonol.* 2004;37(6):476–484; *Pediatr Rev.* 1996;17(10):344–348)

- Hemorragia de la circulación pulmonar o bronquial; más grave si es bronquial.
- Hemoptisis masiva (> 240 mL o > 8 mL/kg en 24 h).
- Causas:
  - Frecuentes: infecciones (tuberculosis, aspergiloma, micosis endémicas), bronquiectasias, traqueostomías.
  - Poco frecuentes: traumatismo, CC, HTP, TEP, MAV, síndrome de Lane-Hamilton, catamenial.

- Infrecuentes: tumores, diátesis hemorrágica 1.ª, síndromes renales pulmonares, hemorragia alveolar difusa, hemosiderosis pulmonar idiopática, síndrome de Heiner, hemorragia pulmonar aguda idiopática de la infancia.
- Similares: epistaxis/sangrado bucal, hematemesis.
- **Evaluación:**
  - Antecedentes: sxs muy variables. La hemorragia focal puede sentirse como calor o «burbujeo».
  - Lab/micro: HC, reticulocitos, coags, AO, lab de síndrome renal-pulmonar (ANA/anti-GBM/ANCA), muestra de esputo, PPD.
  - Imágenes: RxT, angiografía por TC.
  - Bronquios (+/− LBA): pueden revelar macrófagos cargados de hemosiderina 3 días a 1 sem después del evento hemorrágico. No se recomienda en caso de hemorragia masiva.
- **Tratamiento:**
  - Tratar la causa subyacente una vez identificada.
  - Proporcionar O_2, decúbito con lado afectado hacia abajo, TXA inhalado, intubación del tronco principal, embolización de la arteria bronquial, broncoscopia, resección quirúrgica.

ENFERMEDADES RESPIRATORIAS

ENFERMEDADES DE LAS VÍAS RESPIRATORIAS SUPERIORES

Laringomalacia (*Pediatr Rev.* 2006;27:e33; *Neoreviews.* 2021;22(10):e653–e659)

- Tejido «blando» por encima de las cuerdas vocales que cae en las vías respiratorias con la inspiración.
- Causa más frecuente de estridor en lactantes (~65%-75% de todos los casos) y puede coexistir con otras malformaciones de las vías respiratorias, como traqueomalacia, broncomalacia, estenosis subglótica y edema laríngeo.
- **Evaluación:**
  - Antecedentes: aparición de sxs (estridor) durante los primeros 2 meses de vida.
    - Puede confundirse con congestión.
    - Sxs empeoran con llanto/agitación/alimentación/IRA y mejoran en decúbito prono.
  - Exploración: estridor inspiratorio agudo con las características descritas; ~10% con obstrucción grave que produce estridor bifásico.
  - Dx: laringoscopia flexible +/− broncoscopia.
- **Tratamiento:**
  - Afección autolimitada que se suele resolver sin Tx en 12 a 20 meses de edad.
  - Derivar al ORL en caso de RdC, dificultad para alimentarse, dificultad respiratoria/apnea/ronquera/cianosis, evolución clínica atípica/estridor persistente o trastornos del sueño.
  - Considerar la supresión de ácidos (RGE presente en el 60% de los casos, pero las pruebas del beneficio son débiles).
  - El Tx quirúrgico incluye la supraglotoplastia (preferible) o la traqueostomía; los estudios del sueño pueden confirmar la necesidad de estas intervenciones.

Obstrucción de vías respiratorias superiores (*Nelson Textbook of Pediatrics.* 21st ed. 2020: cap. 412–416)

- Causas:
  - Infecciosas:
    - Crup (laringotraqueobronquitis): infección viral que cursa con estridor, tos seca y fiebre.
    - Epiglotitis: infrecuente pero potencialmente mortal; fiebres, dolor de garganta, disnea.
    - Otras: laringitis (ronquera), traqueítis bacteriana, absceso retrofaríngeo/periamigdalino.
  - No infecciosas:
    - Aspiración de CE: paroxismos de tos con RxT que muestra atrapamiento de aire.
    - Crup alérgico.
    - Laringoespasmo (laringoespasmo episódico grave en neonatos 2.° a mutación de *SCN4A*).
    - Disfunción de las cuerdas vocales.
  - Obstrucción crónica/persistente:
    - Papilomas (neurofibromatosis e infección por VPH) y neoplasias endobronquiales/endotraqueales.
    - Redes laríngeas/traqueales.
    - Formación de quistes (broncogénicos, laringoceles).
    - Compresión extrínseca: masa mediastínica, anillo vascular, hipertrofia tiroidea.
    - Otras: fístula traqueoesofágica, síndrome de Pierre Robin, síndrome de *cri-du-chat*, traqueomalacia, laringomalacia, estenosis subglótica, hemangiomas congénitos.

ENFERMEDADES DE LAS VÍAS RESPIRATORIAS INFERIORES

Asma *(Directrices GINA, 2022)*

- Enf heterogénea caracterizada por inflamación crónica; antecedentes de sibilancias, disnea, opresión torácica, tos que varía con tiempo e intensidad junto con limitación variable del flujo aéreo espiratorio.
- Fenotipos: alérgico, no alérgico, asociado a obesidad, limitación persistente del flujo aéreo.
- FRi: aparición precoz, antecedentes de alergias/eccema, antecedentes familiares (AFam) (+).
- Enf asociadas: rinitis alérgica, eccema, alergia alimentaria, obesidad, RGE, ansiedad/depresión.
- **Diagnóstico:**
  - Patrón de sxs respiratorios: > 1 sxs respiratorio, varía con tiempo e intensidad, empeora por la noche o al despertarse; desencadenado por el ejercicio, alérgenos, infecciones virales, aire frío o risa.
  - PFP que muestran limitación variable del flujo aéreo espiratorio: cambios en la espirometría en el tiempo, respuesta a broncodilatadores (BD), provocación con metacolina.
  - Más difícil en niños < 5 años debido a sibilancias inducidas por virus y a incapacidad para completar las PFP.
    - Asma más probable si hay > 3 episodios/año, presenta sxs entre episodios de enf, alergias, AFam, eccema.
- DxD: tos crónica de las vías respiratorias superiores, disfunción de las cuerdas vocales, CE, discinesia ciliar primaria, bronquiectasias, FQ, CC, DBP, respiración hiperventilada/disfuncional.
- Gravedad:
  - Leve: controlada con corticoides inhalatorios (CI)-formoterol según la necesidad, o CI a dosis bajas + betaagonistas de acción corta (BAAC) según la necesidad.
  - Moderada: controlada con dosis bajas o medias de CI-betaagonistas de acción prolongada (BAAP).
  - Grave: controlada con dosis altas de CI-BAAP en caso de incumplimiento, Tx inadecuado o enf asociadas.
    - Debe diferenciarse de «difícil de tratar».
- **Tratamiento:**

Vías terapéuticas para niños ≤ 5 años			
Paso	**Opción terapéutica A**	**Opción terapéutica B**	**Rescate B**
1		CI intermitente de corta duración con enf	BAAC según la necesidad
2	Dosis bajas diarias de CI	Antagonistas receptores leucotrienos (ARLT) diario CI intermitente de corta duración con enfermedad	
3	Doble dosis baja de CI	Dosis bajas de CI + ARLT Derivación a un especialista	
4	Seguir controlando Consultar a un experto	+ ARLT Aumentar la frecuencia de CI + CI intermitente	

Vías terapéuticas para niños de 6 a 11 años			
Paso	**Opción terapéutica A**	**Opción terapéutica B**	**Rescate B**
1	Dosis bajas de CI cuando se usa BAAC	Dosis bajas diarias de CI	BAAC según la necesidad o TMR*
2	Dosis bajas diarias de CI	ARLT diario Dosis bajas de CI al usar BAAC	
3	Dosis bajas de CI-BAAP Dosis medias de CI Dosis muy bajas de CI-formoterol (TMR)*	Dosis bajas de CI + ARLT	
4	Dosis media de CI-BAAP Dosis bajas de CI-formoterol (TMR)* Consultar a un experto	+ BAAM (acción media) + ARLT	
5	Dosis altas de CI-BAAP Biológico	+ corticoides orales a dosis bajas	

*TMR: terapia de mantenimiento y rescate.

Vías terapéuticas para adolescentes a adultos (12 años o más)				
Paso	**Opción terapéutica A**	**Rescate A**	**Opción terapéutica B**	**Rescate B**
1	CI-formoterol según la necesidad	Dosis bajas de CI-formoterol según la necesidad	Tomar CI cuando se usa BAAC	BAAC según la necesidad
2			Dosis bajas de CI de mantenimiento	
3	Dosis bajas de CI-formoterol de mantenimiento		Dosis bajas de CI-BAAP de mantenimiento	

4	Dosis medias de CI-formoterol de mantenimiento		Dosis med/altas de CI-BAAP de mantenimiento	
5	+ BAAM (acción media) Dosis altas de CI-formoterol de mantenimiento Biológico		+ BAAM (acción media) Biológico	

- Evaluar el control para ayudar a determinar los ajustes ascendentes y descendentes. Debe controlarse × 2-3 meses y deben estabilizarse las PFP antes de reducir el Tx.
  - Sxs (últimas 4 sem, mediante encuestas): días/sem de sxs, sxs nocturnos, uso de BAAC, nivel de actividad.
  - Riesgo de efectos adversos: exacerbación, efectos colaterales, función pulmonar.
- Exacerbación: episodios definidos por aumento de los sxs y disminución de la función pulmonar.
  - Se desencadenan por infecciones virales, alérgenos, contaminación atmosférica, cambios estacionales, incumplimiento de la medicación.
  - Tx: plan de acción contra el asma: inhaladores, corticoides por v.o. (1-2 mg/kg al día durante 3-5 días, máximo 20-40 mg/día según la edad).

Traqueobroncomalacia *(Nelson Textbook for Pediatrics. 21st ed. 2020: cap. 16)*
- Debilidad del cartílago de las vías respiratorias (pared posterior) que conduce a las vías respiratorias «blandas».
  - Puede haber compresión 2.° a masa mediastínica o anillos/cabestrillos vasculares.
- **Evaluación:**
  - Antecedentes: las sibilancias mejoran en decúbito prono; no mejoran con agonistas β_2; los padres informan congestión respiratoria persistente incluso sin infección viral.
  - Exploración: sibilancias espiratorias, centrales, de tono bajo, homófonas con posible estridor; difiere de las sibilancias del asma, que son difusas y de tono alto.
  - Dx: diagnóstico por imagen (RxT, TC con contraste), fluoroscopia de las vías respiratorias, broncoscopia.
- **Tratamiento:**
  - La mayoría mejora espontáneamente a los 18 a 24 meses de edad si es congénita.
  - Tratar enfermedades coexistentes como RGE.
  - Evitar agonistas β_2 si no hay componente asmático, ya que pueden exacerbar los sxs debido a la disminución del tono de las vías respiratorias.
  - Ensayo de bromuro de ipratropio nebulizado (área de debate).
  - La CPAP nasal puede ayudar a mantener la permeabilidad de las vías respiratorias.
  - Control de la bronquitis bacteriana prolongada.
  - Aortopexia o traqueostomía para el alivio prolongado de la obstrucción, así como endoprótesis endobronquiales (alta incidencia de complicaciones).

Bronquiolitis *(Nelson Textbook for Pediatrics. 21st ed. 2020: cap. 418)*
- Episodio de inflamación bronquiolar en niños pequeños causada por virus, que a menudo causa sibilancias, tos y dificultad respiratoria.
  - Desencadenantes virales comunes: VSR (50%-80%), rinovirus (5%-25%), paragripal (tipo III; 5%-25%), coronavirus (5%-10%), metaneumovirus (5%-10%), adenovirus (5%-10%), gripe (1%-5%), enterovirus (1%-5%), y también puede ser causada por infección por micoplasma.
- Factores de riesgo: sexo masculino, exposición al humo de tabaco ajeno, leche artificial, vivir en condiciones de hacinamiento.
- Riesgo de asma asociado desconocido.
- **Evaluación:**
  - Antecedentes:
    - Los sxs típicos incluyen fiebre baja, congestión nasal, rinorrea durante 2 a 4 días, seguidos de sxs respiratorios bajos (pico ~3-5 días).
    - Evaluar factores de riesgo de enf grave como edad temprana (hospitalización < 5 meses), DBP, prematurez, CC (HTP o ICC → incapaz de ↑ GC en respuesta a infección).
  - Exploración: cambios característicos a lo largo del tiempo: sibilancias, roncus, crepitaciones, tos, taquipnea, aumento del trabajo respiratorio, hipoxia.
  - Dx: clínico; no es necesario realizar análisis ni pruebas de imagen a menos que se trate de fiebre tóxica o elevada. Puede considerar la realización de pruebas virales en determinados entornos (oseltamivir en caso de influenza).
- **Tratamiento:**
  - Cuidados sintomáticos: antipiréticos, O_2 suplementario si está hipóxico, líquidos i.v. si está deshidratado, ayuno si está taquipneico para ↓ el riesgo de broncoaspiración, aspiración nasal (no profunda), nebulizaciones con SSN según la necesidad, lavado de manos + precauciones de contacto.
  - El albuterol, la epinefrina nebulizada y los glucocorticoides sistémicos no se recomiendan de forma rutinaria.

- Hospitalizar por mala alimentación/deshidratación, dificultad respiratoria de mod a grave, apnea, Sat $O_2 < 95\%$, RR > 70, o incapaz de recibir cuidados sintomáticos en casa.
- Prevención:
  - El palivizumab (IgG anti-VSR) está indicado durante la temporada del VSR para los lactantes con antecedentes de:
    - Prematuros (< 35 sem de edad gestacional) y que tengan 6 meses o menos al inicio de la temporada del VSR.
    - Ciertos tipos de cardiopatía congénita o displasia pulmonar congénita (DBP) y < 2 años al inicio de la temporada del VSR.

Bronquiectasia *(Nelson Textbook of Pediatrics.* 21st ed. 2020: cap. 430)

- Se caracteriza por la dilatación anómala irreversible y la distorsión anatómica del árbol bronquial debido a ciclos de obstrucción, infección e inflamación crónica.
- Muchas causas posibles, a saber:
  - Fibrosis quística (causa más frecuente en los países industrializados).
  - Discinesia ciliar primaria.
  - Broncoaspiración.
  - Síndromes de inmunodeficiencia.
  - Infección (sarampión, tuberculosis, tos ferina, neumonía grave).
  - Síndromes congénitos como el síndrome de Williams-Campbell y Mounier-Kuhn.
- **Evaluación:**
  - Antecedentes: evaluar los sxs de tos con producción de esputo purulento abundante, hemoptisis, escaso aumento de peso, fiebre con exacerbaciones.
  - Exploración: crepitaciones localizadas en el área afectada, sibilancias, acropaquia, hipoxia.
  - Diagnóstico:
    - La TC de alta resolución es el método de referencia y puede mostrar signos en «anillo de sello» y quistes con predominio del lóbulo inferior.
    - Las PFP muestran un patrón obstructivo, restrictivo o mixto con deterioro de la capacidad de difusión del CO (DLCO) como hallazgo tardío.
    - Deben considerarse y descartarse las posibles causas (indicadas arriba).
- **Tratamiento:**
  - Tratar las afecciones subyacentes (inmunodeficiencia, episodios de broncoaspiración).
  - Técnicas de limpieza de las vías respiratorias (fisioterapia torácica asistida por gravedad, presión espiratoria positiva, nebulizaciones).
  - Abx para las exacerbaciones (v.o. frente a i.v. en función de la gravedad).
  - En caso de sxs graves, resección lobular (enf localizada) o trasplante pulmonar (enf difusa).
  - Se recomienda vacunarse contra la gripe y el neumococo.

Fibrosis quística (FQ) *(Pediatr Rev.* 2021;42(2):55–67)

- Trastorno AR por mutación del gen *CFTR* (7q31.2) que causa disminución o ausencia de la función del canal de Cl, con secreciones deshidratadas, taponamiento por moco y daños en los órganos diana.
  - Afecta múltiples órganos: pulmones, hígado, intestinos, páncreas, senos paranasales, huesos, gónadas.
- > 2000 mutaciones clasificadas en 6 clases; la mutación más frecuente es ΔF508 (84% tienen al menos 1 copia y 44% son homocigotos).
- La supervivencia promedio actual se sitúa en los 50 años.
- **Evaluación:**
  - Antecedentes: infecciones sinopulmonares recurrentes, esteatorrea, RdC, piel salada, acropaquia, pólipos nasales, tos crónica.
  - El 15% al 20% de los neonatos presentarán retraso en la eliminación de meconio, síndrome del tapón de meconio, íleo meconial; el prolapso rectal es posible en los niños no tratados de entre 6 meses y 3 años.
  - Diagnóstico:
    - El algoritmo exacto de las pruebas depende del estado, pero en general implica *1*) un cribado positivo del recién nacido (tripsinógeno inmunorreactivo ↑), *2*) pruebas genéticas, *3*) prueba de cloruro en sudor positiva (≥ 60 mEq/L).
- **Tratamiento:**
  - Ya se dispone de terapias moduladoras de CFTR para el ~90% de los pacientes con FQ.
    - Mejora función pulmonar, ↓ exacerbaciones, ↓ cloruro en sudor, ↑ IMC y mejora CdV.
    - Clases de medicamentos:
      - Potenciadores: ivacaftor.
      - Correctores: lumacaftor, tezacaftor, elexacaftor.
      - Amplificadores: aún no disponibles clínicamente.
    - Medicamentos disponibles:
      - Ivacaftor a partir de 4 meses con determinadas variantes.
      - Lumacaftor/ivacaftor a partir de 1 año + ΔF508 homocigoto.

- Tezacaftor/ivacaftor para > de 6 años + ΔF508 homocigoto u otras variantes.
- Elexacaftor/tezacaftor/ivacaftor para > de 6 años con al menos 1 ΔF508.

- Pulmonar:
  - Despejar las vías respiratorias: ventosas manuales/presión espiratoria positiva/chaleco/metaneb en combinación con nebulizaciones (albuterol, solución salina hipertónica o desoxirribonucleasa) 1-2×/día.
  - Aislamiento para evitar la propagación de microorganismos resistentes (*B. cepacia*, *P. aeruginosa*, SARM).
  - Abx nebulizados (tobramicina, colistina, aztreonam) para erradicación de *Pseudomonas* o la supresión de las exacerbaciones recurrentes.
  - Vigilancia de las exacerbaciones, que consisten en un aumento a intervalos de los sxs (cansancio, tos, producción de esputo, pérdida de peso) con empeoramiento a intervalos de las PFP. En general se trata con limpieza intensiva de las vías respiratorias y Abx. Puede requerir hospitalización para Tx i.v. si es grave.
  - Tx de inflamación crónica con altas dosis de ibuprofeno o azitromicina (CI sin beneficio).
  - Tx de hemoptisis con embolización de la arteria bronquial o lobectomía.
  - Tx de insuficiencia respiratoria con O_2 suplementario +/− BiPAP.
  - En caso de enf grave, puede ser necesario un trasplante de pulmón.
- ORL:
  - Lavados nasales salinos, aerosol nasal de corticoides, antihistamínico/ARLT.
  - Polipectomía nasal/cirugía sinusal para la sinusitis recurrente o grave.
- GI:
  - Laxantes osmóticos, ablandadores de heces, enema de ácido diatrizoico para el estreñimiento; los fármacos procinéticos no suelen ser útiles.
    - Los lactantes pueden requerir resección intestinal por íleo meconial.
  - Enzimas pancreáticas restitutivas, vitaminas ADEK y dieta rica en grasas y proteínas para la insuficiencia pancreática.
  - Ursodiol para la cirrosis biliar.
- Endocrino:
  - La diabetes relacionada con la FQ se trata con insulina.
  - Osteopenia/osteoporosis se tratan con suplementos de Vit D y ejercicio con pesas.
- Reproductor:
  - La infertilidad debida a la ausencia de conductos deferentes (98% de los varones) y la amenorrea/moco cervical espeso se tratan con FIV.

ENF DEL PARÉNQUIMA PULMONAR

ENFERMEDAD PULMONAR DIFUSA (EPD) Y ENFERMEDAD PULMONAR INTERSTICIAL INFANTIL (EPII)

(*Am J Respir Crit Care Med.* 2013;188(3):376–394)

- Definición: término inespecífico que hace referencia a trastornos que se caracterizan por la remodelación de los espacios aéreos pulmonares intersticiales y distales con el consiguiente intercambio anómalo de gases.
  - La EPD incluye FQ, inmunodeficiencia congénita o adquirida, cardiopatía congénita, DBP, infección pulmonar, discinesia ciliar primaria, broncoaspiración recurrente y EPII.
- **Evaluación:**
  - Antecedentes: AFam de enf pulmonar, baja tolerancia al ejercicio, tos, disnea, crecimiento deficiente.
  - Exploración: ruidos pulmonares agregados (crepitantes), hipoxemia, acropaquia.
  - Diagnóstico:
    - En los lactantes < 2 años deben descartarse primero las causas más frecuentes de EPD mediante EcoCG, imágenes pulmonares (TC de alta resolución de tórax), PFP, broncoscopia flexible con LBA +/− biopsia pulmonar.
      - Una vez descartadas las afecciones comunes, un niño es diagnosticado de «síndrome ChILD (EPII)» si cumple 3 de los siguientes 4 criterios:
        - Sxs respiratorios (tos, disnea, intolerancia al ejercicio).
        - Signos respiratorios (taquipnea, ruidos respiratorios agregados, retracciones, acropaquia, RdC).
        - Hipoxemia.
        - Anomalías difusas en las imágenes torácicas.

        - Considerar las pruebas genéticas.
- Trastornos EPII más frecuentes en la infancia (< 2 años):
    - Trastornos difusos del desarrollo (displasia acinar, displasia alveolar congénita).
    - Anomalías del crecimiento (hipoplasia pulmonar, enf pulmonar neonatal crónica, cambios pulmonares debidos a anomalías cromosómicas como trisomía 21).
    - Deficiencias de proteínas surfactantes: B, C, ABCA3.
    - Glucogenosis intersticial pulmonar (GIP): se presenta en las primeras sem de vida con dificultad respiratoria, infiltrados intersticiales difusos e hiperinsuflación dispersa.
        - La GIP difusa tiene un buen pronóstico. La GIP parcheada se asocia a trastornos pulmonares subyacentes y tiene peor pronóstico.
    - Hiperplasia de células neuroendocrinas de la infancia (HCNI): causa desconocida, se presenta en los < 1 año con aumento del trabajo respiratorio e imágenes con hiperinsuflación dispersa. Dx de exclusión pero puede confirmarse mediante biopsia pulmonar.
- Trastornos de EPII más frecuentes en la infancia (2-18 años):
    - Trastornos de un hospedero inmunocompetente (neumonía infecciosa, postinfecciosa, por hipersensibilidad, inhalación tóxica, broncoaspiración, neumonía eosinofílica).
    - Trastornos del hospedero inmunocomprometido (infección oportunista, rechazo de trasplante, daño alveolar difuso).
    - Trastornos relacionados con enf sistémicas (enf de almacenamiento, sarcoidosis, histiocitosis de células de Langerhans, enf reumáticas como el LES).
- Trastornos parecidos a enf intersticial (trastornos linfáticos).
- **Tratamiento:**
    - Intervenciones terapéuticas no estudiadas en ensayos controlados.
    - Considerar ensayo de terapia inmunosupresora (evidencia limitada de efecto beneficioso en los resultados clínicos).
    - Atención sintomática y preventiva con Tx de la hipoxemia, la RdC y las enf asociadas, así como vacunas.
    - En los casos graves y potencialmente mortales, los pacientes deben ser derivados para trasplante pulmonar.

DISPLASIA BRONCOPULMONAR

(*Nelson Textbook of Pediatrics*. 21st ed. cap. 122, 444; *Pediatr Rev*. 2012;33(6):255–264)

- La prematurez causa desarrollo incompleto de la vasculatura pulmonar y de las vías respiratorias, que se observa prácticamente en el 100% de los pacientes nacidos entre las 22 y 24 sem de gestación y en casi el 60% de los nacidos a las 28 sem de gestación o menos.
- «DBP antigua»: enf pulmonar fibroproliferativa diagnosticada en recién nacidos prematuros antes de que se administraran los corticoides prenatales y surfactante posnatal de forma rutinaria.
    - Signos patognomónicos: hiperinsuflación, atelectasia, remodelación de la arteria pulmonar, disminución de la alveolarización, hiperplasia del músculo liso, fibroproliferación.
- «DBP nueva»: enf pulmonar crónica que se produce principalmente en los recién nacidos prematuros a pesar de una ventilación mecánica leve, corticoides y surfactante debido a la detención del desarrollo pulmonar (alveolarización).
    - Signos patognomónicos: fibrosis poco frecuente, menor heterogeneidad regional, desarrollo anómalo de la microvasculatura pulmonar, simplificación alveolar.
- **Evaluación:**
    - Antecedentes: necesidad persistente de O_2, antecedentes de ventilación mecánica prolongada, prematurez, BPN.
        - Entre los factores de riesgo también se incluyen preeclampsia, corioamnionitis, infecciones, RdC, tabaquismo o consumo de drogas por parte de la madre, exposición a ventilación con alto volumen corriente y alta FiO_2.
    - Exploración: taquipnea, aumento del diámetro AP 2.° a atrapamiento aéreo, retracciones, sibilancias, crepitantes gruesos o finos.
    - Dx: prematuro + necesidad persistente de O_2 en los primeros 28 días de vida con la gravedad que se indica a continuación:
        - Nacidos < 32 sem: leve si aire ambiente a 36 sem, mod si FiO_2 < 30%, grave si > 30%.
        - Nacidos > 32 sem: leve si aire ambiente a los 56 días, mod si FiO_2 < 30%, grave si > 30%.
            - Grave de tipo 1: CNAF o terapia PAP; grave de tipo II: ventilación con máscara (VM).
- **Tratamiento:**
    - En general reciben tensoactivos de forma posnatal.
    - Soporte respiratorio: CN, CNAF, PAP, VM. El objetivo de la Sat O_2 no está claro, pero se debe evitar la toxicidad, por lo que probablemente deba estar entre el 91% y el 95%.
    - Aumento de la ingesta calórica debido a mayor consumo por insuficiencia respiratoria crónica.
    - Prevención de infecciones (inmunoprofilaxis VSR).
    - La utilidad de los corticoides v.o. es un área de debate e investigación en curso.

- Agonistas β y CI si hay sibilancias y + efecto con el uso.
- Diuréticos (de asa, tiazidas, espironolactona) para mejorar el cumplimiento. Curso corto para evitar los efectos colaterales.
- Control de secuelas como hipertensión arterial pulmonar, corazón pulmonar, HTA y RdC.

ENFERMEDADES DEL ESPACIO PLEURAL

NEUMOTÓRAX (NTX)

(*Pediatr Rev.* 2008;29(2):69–70; *N Engl J Med.* 2000;342:868; *Pediatr Emerg Care.* 2012;28(7):715–720)

- Filtración de aire en el espacio pleural → presión pleural > presión pulmonar → colapso pulmonar parcial/total.
- Factores de riesgo de neumotórax primario espontáneo: hombre, complexión corporal delgada/alta, hábito tabáquico, edad de 16 a 24 años. También es muy frecuente en recién nacidos (se calcula que 1 de cada 2 nacimientos) pero < 1% sintomático.
- Tipos:
  - Traumático: debido a traumatismo torácico penetrante o cerrado, toracocentesis, barotraumatismo, colocación de CVC.
  - No traumático: primario (sin enf pulmonar predisponente subyacente) o secundario por complicación de FQ, asma, neumonía necrosante, enf del tejido conjuntivo.
  - A tensión: potencialmente mortal al causar colapso pulmonar y desplazamiento mediastínico hacia el lado contralateral; disminución del retorno venoso y del gasto cardíaco que causa hipotensión.
- **Evaluación:**
  - Antecedentes: disnea repentina y dolor torácico pleurítico o dolor en el hombro ipsilateral. Los sxs suelen aparecer en reposo o con un esfuerzo mínimo y pueden venir precedidos de una sensación de chasquido. El dolor suele desaparecer en 24 h aunque persista el NTX.
  - Exploración:
    - Tórax hipertimpánico a la percusión, disminución del frémito, reducción de los ruidos respiratorios. La exploración puede ser normal o destacar únicamente por taquicardia con NTX pequeño (< 15% del hemitórax).
    - Neumotórax a tensión: ausencia de ruidos respiratorios con desplazamiento traqueal del lado afectado, DVY, hipotensión, taquicardia y pulso paradójico.
  - Dx: RxT tomada en posición vertical, decúbito lateral con el lado afectado hacia arriba. La Eco puede mostrar «signo del código de barras». La transiluminación puede servir en lactantes.
- **Tratamiento:**
  - La mayoría se reabsorbe espontáneamente en días o sem; el NTX primario espontáneo puede reaparecer en 6 meses o 2 años.
  - Asintomático o pequeño: observación +/− «lavado de nitrógeno» para acelerar la absorción (O_2 al 100%); no se necesita más Tx si la RxT a las 24 h muestra un tamaño estable/menor.
  - Grande, sintomático o 2.° a otro proceso: tubo de tórax en la línea medioaxilar, 4.°-5.° espacio intercostal (el tubo pasa por encima de la costilla).
  - El NTX a tensión requiere una descompresión inmediata con aguja seguida de la colocación de un tubo de tórax (según la exploración clínica, no debe retrasarse hasta la confirmación por imagen).
  - Se realiza intervención quirúrgica (cirugía torácica videoasistida +/− resección bullosa y pleurodesis) para NTX recurrente o bilateral, NTX que no responde al Tx (filtración de aire > 4 días) o para pacientes de alto riesgo (buzos/pilotos).
  - Se debe aconsejar al paciente que deje de fumar, que evite los viajes en avión durante 1 a 3 sem después de la resolución, que evite el esfuerzo/contacto físico hasta que se resuelva por completo, y que evite el buceo en aguas profundas y los vuelos en aviones pequeños no presurizados.

DERRAME PLEURAL

(*Pediatr Rev.* 2017;38(4):170–181)

- Tipos:
  - Trasudado: debido a la alteración de las fuerzas de Starling.
    - Aumento de la presión venosa pulmonar en casos de ICC o TEP.
    - Disminución de la presión osmótica coloide observada en el síndrome nefrótico o hepatopatías.
  - Exudado: debido a una vasculatura permeable que produce una acumulación densa de líquido.

- Puede deberse a infecciones, neoplasias o trastornos inflamatorios que causan inflamación pleural, aumento de la permeabilidad capilar +/− alteración del drenaje linfático.
  - Los derrames paraneumónicos son el tipo más frecuente y se ven en niños internados con neumonía intrahospitalaria 2.° a *S. pneumo*, *S. aureus* o EGA, pero también pueden verse en neumonías virales o atípicas.
  - En los niños, las metástasis pleurales suelen deberse a nefroblastomas, tumores de Wilms, hepatoblastomas, tumores germinales malignos o rabdomiosarcomas.
  - Quilotórax: debido a causas iatrógenas (postoperatorio), traumatismos del nacimiento (hiperextensión de la columna vertebral) o causas congénitas (síndromes de Noonan, Turner, Down).
- **Evaluación:**
  - Antecedentes: dolor torácico pleurítico, disnea, tos, signos/sxs o antecedentes de neumonía.
  - Exploración: disminución de los ruidos respiratorios, matidez a la percusión, disminución del frémito táctil.
  - Imágenes: RxT (en posición supina y vertical); Eco o TC si se sospecha de loculaciones, absceso o neoplasia.
- Estudios:
  - Toracocentesis con estudios de líquidos: proteínas totales, LDH, glucosa, pH, recuento celular + HC con dif, cultivos.
    - Diferenciar el trasudado del exudado mediante criterios de Light. El líquido es exudativo si el cociente entre derrame proteínico y suero (d:s) > 0.5, LDH d:s > 0.6, o LDH > 2/3 límite normal superior del suero.
    - Si leucocitos > 10 000, glucosa < 50% en sangre, o pH <7.2, considerar empiema.
    - Si Hct > 50% del Hct sérico, el derrame es un hemotórax, sospechoso de neoplasia, infección, TEP o traumatismo.
    - Otros estudios de líquidos incluyen colesterol/TG para quilotórax, amilasa para rotura esofágica, adenosina-deaminasa para tuberculosis y galactomanano para *Aspergillus*.
- **Tratamiento:**
  - Tratar la causa subyacente y considerar evacuar el líquido.
    - El tubo de tórax está indicado en caso de pus/empiema franco, datos de cultivo (+). El tubo de tórax puede retirarse cuando el débito es bajo y los sxs mejoran.
  - El trasudado puede tratarse sin drenaje con diuréticos o repitiendo la toracocentesis para aliviar los sxs.
  - El Tx del hemotórax varía en función del tamaño.
    - Las hemorragias más pequeñas deben evacuarse para evitar las adherencias pleurales.
    - Las hemorragias mayores (transfusión de sangre > 20 mL/kg o pérdida de sangre > 3 mL/kg/h) requieren toracotomía urgente.
  - El quilotórax se trata con dieta de TG de cadena media para disminuir el flujo linfático o APT si es necesario; otras opciones de Tx incluyen la ligadura/embolización del conducto torácico y la pleurodesis química.

ENF DE LA PARED TORÁCICA

TÓRAX EN EMBUDO/EN QUILLA

(*Nelson Textbook of Pediatrics*. 21st ed. cap. 445)

	Definición	Asociaciones	Evaluación	Tratamiento
Tórax en embudo	La depresión del esternón debida a anomalías de crecimiento del cartílago costal causa estrechamiento de la línea media de la cavidad torácica y un aspecto hundido del tórax	Suele ser una anomalía esquelética aislada, pero puede asociarse al Sx de Marfan o al Sx de Ehlers-Danlos (adquirido)	Antecedentes: disnea de esfuerzo/disminución de la tolerancia al ejercicio, cansancio, dolor torácico, palpitaciones Exploración: Rx lateral, TC torácica, imagen óptica torácica en 3D, ECG, pruebas de función pulmonar (suelen mostrar un defecto restrictivo)	Observación, fisioterapia para tratar el compromiso musculoesquelético, cirugía correctiva/estética (procedimientos de Ravitch/Nuss). La reparación quirúrgica mejora la tolerancia al ejercicio y la función cardíaca, pero no la pulmonar
Tórax en quilla	Deformidad esternal con desplazamientos anteriores del esternón medio e inferior y de las costillas adyacentes	Asociado a escoliosis de leve a moderada, valvulopatía mitral y coartación de aorta		Se suele intentar primero con férulas; cirugía si los sxs continúan

Escoliosis

(*Nelson Textbook of Pediatrics.* 21st ed. cap. 445; *Paediatr Respir Rev.* 2006;7(2):152–160)

- Flexión lateral de la columna vertebral que puede causar compromiso respiratorio debido a una reducción de la capacidad pulmonar total (CPT), obstrucción de las vías respiratorias e hipoinsuflación con atelectasia que empeora con el aumento de la curvatura anómala.
- Tipos:
  - Escoliosis primaria:
    - Escoliosis idiopática:
      - Escoliosis congénita: poco frecuente y afecta a M > H en el 1.er año de vida.
      - Forma idiopática del adolescente: es la más frecuente, se caracteriza por una flexión lateral de la columna vertebral y afecta a los niños durante la adolescencia o en períodos de crecimiento rápido.
  - Escoliosis secundaria:
    - Asociada a enf neuromusculares, síndromes vasculares del colágeno, parálisis cerebral, traumatismos, artritis reumatoide.
- **Evaluación:**
  - Dx: mediante exploración física y RxT vertical con ángulo de Cobb > 10°.
  - Pruebas: se deben evaluar las imágenes, los volúmenes pulmonares, la fuerza muscular respiratoria y la capacidad de ejercicio.
    - El ángulo de Cobb ayuda a predecir complicaciones/intervenciones → > 40° recomiendan cirugía, > 90° insuficiencia respiratoria.
- **Tratamiento/gestión:**
  - Tranquilización, observación, refuerzo.
  - Terapia de presión positiva no invasiva en las vías respiratorias +/− oxígeno.
  - No se recomienda la cirugía para ángulos de Cobb inferiores a 40° o en la preadolescencia; el efecto sobre la función pulmonar es controvertido (solo puede preservar la función pero no mejorarla).

Enfermedad neuromuscular

(*Thorax.* 2012;67(Suppl 1):i1–i40)

- Trastornos de la unidad motora (células del asta anterior, nervio periférico, unión neuromuscular y músculo) que causan debilidad muscular y deformidad esquelética secundaria; pueden producir compromiso respiratorio debido a enf pulmonar restrictiva limitante.
- Ejemplos:
  - Miopatías congénitas como la atrofia muscular espinal (AME), la distrofia miotónica y la distrofia muscular de Duchenne/Becker (DMD/DMB).
  - Miopatías mitocondriales como la enf de Pompe.
  - Lesión medular.
  - Disfunción diafragmática.
- **Evaluación:**
  - Antecedentes: debilidad muscular, AFam, disnea o pérdida de la deambulación si es más tardía en el curso de la enfermedad.
  - Exploración: disminución de la fuerza, aumento del tamaño de la pantorrilla (DMD/DMB).
  - Dx: pruebas genéticas, biopsia muscular/EMG, pruebas de lab (CK).
- **Tratamiento:**
  - Terapias dirigidas, si están disponibles (como la terapia génica para la AME o la restitución enzimática para la enf de Pompe).
  - Control regular de la capacidad vital y del flujo máximo de la tos.
  - Terapia de limpieza de las vías respiratorias con técnicas de tos asistida/aumentada, SSN nebulizada y humidificación.
  - Polisomnografía (1 por año).
    - Asistencia respiratoria con ventilación con presión positiva +/− oxígeno.
  - Logopedia/terapia de deglución, fisioterapia y terapia ocupacional.
  - Apoyo nutricional.
  - Consulta con cuidados paliativos tras la toma de decisiones compartida.

ALTERACIONES DE LA RESPIRACIÓN DURANTE EL SUEÑO

APNEA DEL SUEÑO

(*Pediatrics.* 2012;130(3):576–584; *Pediatr Rev.* 2019;40(1):3–13)

- Obstructiva frente a central:
  - Obstructiva (AOS): obstrucción parcial o total intermitente del flujo aéreo superior a pesar del esfuerzo durante el sueño, lo que produce despertares frecuentes o alteraciones en el intercambio gaseoso.
    - La prevalencia alcanza su pico alrededor de los 2 a 8 años, lo que corresponde con el tamaño máximo de las adenoamígdalas; el 27% de los niños roncan habitualmente, pero la AOS solo afecta al 2% a 3 % de los niños (es decir, el 16%-25 % de los niños que roncan también tendrán AOS).
    - FRi: hipertrofia adenoamigdalina, obesidad, ascendencia africana, macroglosia, anomalías craneofaciales, trastornos neuromusculares.
    - **Evaluación:**
      - Antecedentes:
        - Durante el día: dificultad para despertarse, mal humor, RdC, discapacidad del desarrollo, TDAH, problemas de conducta, cefaleas y somnolencia diurna ($<$ en niños porque son más capaces de preservar la arquitectura del sueño a pesar de los episodios apneicos).
        - Durante la noche: ronquidos $\geq 3 \times$ sem (no asociados a IRA), episodios de apnea/resoplidos presenciados, cianosis, sudoración, trastornos del sueño, enuresis, sonambulismo, movimientos periódicos de las extremidades.
      - Exploración: respiración bucal, facies adenoidea, habla hiponasal. Se puede evaluar la puntuación de Mallampati/escala de Brodsky.
      - Dx: polisomnografía (PSG).
        - Apnea: obstrucción del flujo aéreo $\times$ 2 respiraciones con despertar o desaturación del 3%.
        - Hipopnea: reducción del 50% del flujo de aire $\times$ 2 respiraciones con excitación asociada o desaturación del 3%.
        - Índice de apnea-hipopnea (IAH): ayuda a determinar la gravedad, 1-5/h = leve, 6-9/h = moderada, 10+/h = grave.
    - **Tratamiento:**
      - La amigdalectomía y la adenoidectomía pueden ser curativas, pero son menos eficaces en los niños con AOS grave, obesidad y AFam (+) de AOS o asma.
        - Debe controlarse en el paciente postoperatorio ($>$ 24 h) si hay AOS grave, síndrome craneofacial o edad $<$ 3 años.
      - Pérdida de peso en caso de obesidad.
      - Corticoides intranasales + modificadores de los leucotrienos/antihistamínicos.
      - PAP no invasiva.
  - Central: aumento del número de apneas durante el sueño debido a falta de esfuerzo de los músculos que controlan la respiración.
    - Rara vez normal en los lactantes.
  - Relación poco clara con BEIR/SMSI/eventos que amenazan la vida.
  - **Evaluación:**
    - Antecedentes: *véase* «AOS».
    - Exploración: evaluar tono, así como exploración fundoscópica en busca de papiledema.
    - Diagnóstico:
      - PSG caracterizada por reducción del flujo de aire del 90% o más durante al menos 20 s; $\times$ 2 ciclos resp si se asocia a un despertar, una disminución del 3% o más de la saturación arterial de oxígeno o una disminución de la FC a menos de 50 lpm por al menos 5 s; o una FC inferior a 60 lpm por 15 s en los lactantes.
      - DxD incluye:
        - Respiración periódica: máxima a 35 sem de gestación; pausa de 5 a 10 s seguida de 10 a 15 s de taquipnea compensatoria que persiste hasta los 6 meses de edad.
        - Apnea del prematuro: hipoxemia, bradicardia aislada; implica todos los tipos de apnea; responde a cafeína; se resuelve a las 43 sem de edad gestacional.
        - Síndrome de hipoventilación central congénita: debido a mutación de *PHOX2B*; menor respuesta de O_2 y CO_2; trastorno autonómico generalizado; asociado a enf de Hirschsprung y células de la cresta neural.
        - Malformación de Chiari: evaluación con RM.
  - **Tratamiento:**
    - Terapia PAP + terapias específicas adicionales si se conoce la causa (p. ej., cafeína para la apnea de la prematurez, cirugía para la malformación de Chiari).

Véase «Neumonía» y «Tos ferina» del capítulo «Enfermedades infecciosas».

PRUEBAS DE FUNCIÓN PULMONAR

(*Prim Care Respir J*. 2013;22(2):221–229)

- Las PFP suelen incluir espirometría +/− broncodilatación, VPT y capacidad de difusión.
  - Espirometría: evaluación del flujo de aire voluntario y de los volúmenes; ayuda a definir la enf pulmonar obstructiva.
  - Los volúmenes pulmonares ayudan a definir la enf pulmonar restrictiva.
  - Las indicaciones incluyen establecer, dar seguimiento, cuantificar o definir la naturaleza de la disfunción pulmonar.
  - Contraindicaciones relativas: IRA activa, hemoptisis de origen desconocido, NTX, aneurisma, HTA no controlada, cirugía torácica/abdominal/ocular reciente, N/V o AEM.
- Los datos más útiles comienzan a la edad de 4 o 5 años, ya que el niño debe ser capaz de seguir instrucciones para respirar profundamente y exhalar completamente durante al menos 3 s en niños < 10 años y al menos 6 s en niños > 10 años.

Conceptos básicos de la respiración

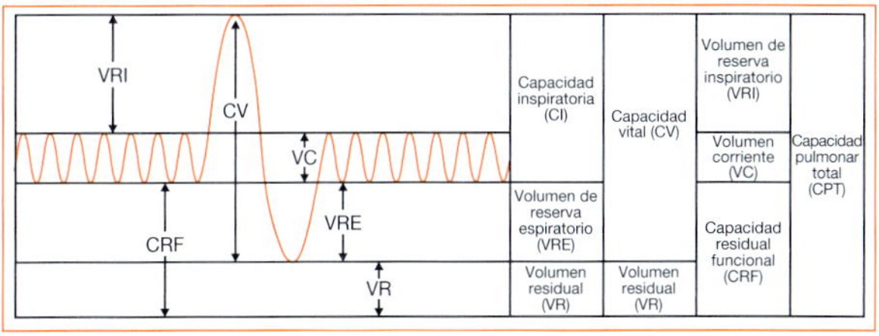

Interpretación de la espirometría (*Eur Respir J*. 2021;1–24)

- Forma de la curva:
  - Los procesos restrictivos tienen flujos relativamente normales pero un volumen ↓.
  - Los procesos obstructivos presentan una ↓ de los flujos y de los volúmenes con aspecto de «pala».

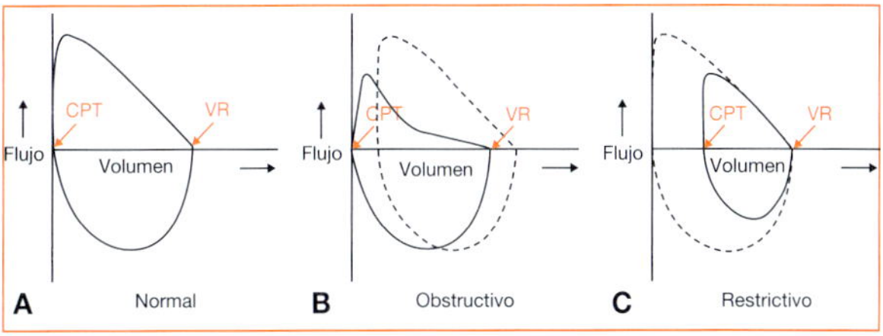

Reproducida con autorización de Krol K, Morgan MA, Khurana S. Pulmonary function testing and cardiopulmonary exercise testing: an overview. *Med Clin North Am*. 2019;103(3):565–576.

- Interpretación del valor:
  - El informe incluirá los valores «real», «LNI», «puntuación Z» y «% previsto».
    - Valores LNI (límite normal inferior) por edad, sexo y estatura; algunas fuentes también incluyen etnia.
  - Evaluar CPT, VEF_1, CVF y relación VEF_1/CVF.
    - Si CPT es < LNI y VEF_1/CVF normal o ↑ → proceso pulmonar restrictivo.
      - Ejemplos: EPI (intersticial), enf neuromuscular, escoliosis.
    - Si CPT normal/↑ y VEF_1/CVF < LNI → enf pulmonar obstructiva.

- Algunos ejemplos son asma, FQ, bronquiectasias.
- Considerar provocación con broncodilatadores. Provocación positiva si VEF_1 o CVF ↑ 10% posterior al uso de broncodilatador.
  - Puede ayudar en el Dx del asma, pero si es negativo no descarta asma.
- Si VEF_1/CVF y CPT ambas < LNI, sugiere deficiencia mixta.
- Gravedad de la deficiencia determinada por puntuación Z.

BRONCOSCOPIA

(*J Thorac Dis*. 2016;8(11):3420–3426)

- Exploración endoscópica de las vías respiratorias que permite una evaluación tanto diagnóstica como terapéutica.
- Las indicaciones incluyen evaluación de las vías respiratorias, obtención de muestras biológicas y aplicaciones terapéuticas (extracción de CE o tapones mucosos, etc.).
- Las contraindicaciones (relativas) incluyen inestabilidad cardiovascular, diátesis hemorrágica y broncoespasmo/hipoxemia graves.
- Tipos:
  - Broncoscopia flexible:
    - Puede realizarse con sedación ligera o anestesia general.
  - Broncoscopia rígida:
    - Bajo anestesia general.
    - Método preferido para la extracción de CE.
- Procedimientos:
  - Lavado broncoalveolar (LBA): toma de muestras mediante inyección de SSN y extracción en posición de cuña.
    - Indicaciones:
      - Sospecha diagnóstica de infección (en especial en niños incapaces de producir una muestra de esputo).
      - Definir infiltrados pulmonares (en especial recurrentes/persistentes).
      - Dx de hemorragia pulmonar, proteinosis alveolar.
      - Trasplante pulmonar (para distinguir entre rechazo e infección, en especial cuando se usa con biopsia).
  - CE, tapón mucoso, coágulo de sangre, extracción de cilindros bronquiales.
  - Biopsia.
  - Apoyo en intubación difícil/complicada.
- Complicaciones:
  - Traumatismo nasal y epistaxis.
  - Desaturaciones/hipoxemia.
  - Tos, broncoespasmo, laringoespasmo.
  - Hemorragias.
  - Neumotórax por biopsia.
  - Fiebre (15% después de LBA debido a bacteriemia transitoria) e infecciones.

REVISIÓN

(*Pediatr Clin North Am*. 2006;53:325; *Pediatric Ann*. 2013;42:45–51)

- Indicaciones para el AO:
  - Hematuria macroscópica.
  - Edema periorbitario y pedio (descartar proteinuria o causa renal).
  - Polaquiuria, disuria y enuresis nocturna secundaria (descartar IU, nefrolitiasis).
  - Poliuria y polidipsia.
  - Sospecha de enfermedades renales (HTA, AFam de enfermedad renal crónica [ERC]).

Resultado de la prueba de tira reactiva en orina	Causas no patológicas	Causas patológicas
Densidad relativa (baja)	Polidipsia	Diabetes insípida, disfunción tubular renal
Densidad relativa (alta)	Deshidratación	Reducción del volumen
pH (bajo)	Dieta rica en proteínas	Acidosis
pH (alto)	Dieta baja en proteínas; comida reciente	ATR (respuesta renal inadecuada); IU (*Proteus*)
Sangre (+) (puede representar eritrocitos, Hb, mioglobina)	Menstruación, cateterismo traumático, ejercicio	Trast glomerular, trast tubular, IU, cálculos, hipercalcemia, traumatismo de vías urinarias, tumor, rabdo, hemólisis
Proteínas (+)	Proteinuria ortostática, fiebre, ejercicio	Trast glomerulares, trast tubulares, IU
Glucosa (+)	Glucosuria renal (defecto del transportador SGLT2)	Diabetes mellitus, anemia de Fanconi
Cetonas (+)	Ingesta restringida de hidratos de carbono	Cetoacidosis diabética, ayuno, EtOH
Bilirrubina (+)	Ninguna	Hepatitis, obstrucción biliar
Urobilinógeno (+)	Cantidades bajas: Abx sistémicos	Hepatitis, hemólisis intravascular
Nitritos (+)	Ninguna	IU (solo *Enterobacteriaceae*)
LE (+) (por PMN)	Fiebre, mala calidad de la muestra	IU, glomerulonefritis, inflamación pélvica, piuria estéril

(*Pediatr Clin North Am*. 2006;53:325)

HEMATURIA

(*Pediatr Ann*. 2013;42:45–51, *Curr Opin Pediatr*. 2008;20:140–144; *Arch Pediatr Adol Med*. 2005;159:353; *Urol Clin J North Am*. 2004;31:559)

- Macroscópica (visible a simple vista): incidencia en SU de 1.3/1000 ptes.
  - Etiología: idiopática 38%, hipercalciuria 22%, nefropatía por IgA 15%, anomalías estructurales 4% (en un estudio de 228 ptes) (*Arch Pediatr Adol Med*. 2005;159:353).
  - Estudios:
    - Antecedentes: sxs de IU, sarpullido/garganta irritada recientes, dolor, traumatismos (incluida automanipulación), AFam, color, duración, en qué parte del torrente está la sangre.
    - Exploración microscópica del sedimento centrifugado para confirmar presencia de eritrocitos (la coloración de la orina puede producirse con bilis, mioglobina, betabel [remolacha], moras, rifampicina, porfirinas, cloroquina y otros).
    - Sin cilindros eritrocitarios o células dismórficas: preocupación por IU/problema urinario; considerar Eco renal/vesical, TC o cistoscopia.
    - La presencia de proteinuria, cilindros eritrocitarios y eritrocitos deformes hace pensar en una enf glomerular; *véase* «Glomerulonefritis/síndromes nefríticos» y «Síndromes nefróticos» de este capítulo.
- Microscópica: 1% a 2% de incidencia en niños de 6 a 15 años.
  - Definición: > 5 eritrocitos/CAP (confirmar siempre con evaluación microscópica).
  - Etiología:
    - Hematuria microscópica asintomática: 342 ptes: idiopática 81%, hipercalciuria 15%, glomerulonefritis postestreptocócica 1% (*Arch Pediatr Adol Med*. 2005;159:353).
    - Algunas causas adicionales se resumen en la tabla de la p. 14-2.

- Estudios:
  - AO con microscopia 2 o 3 veces en el transcurso de varios meses sin ejercicio preprueba; se prefiere la 1.ª muestra de la mañana con microscopia dentro de las 2 h siguientes.
  - Es significativo si 3 AO son positivos para > 5 eritrocitos/CAP.
  - Falsos positivos: agentes oxidantes (como lejía) en la muestra.
  - Falsos negativos: dens ↑ o ác. ascórbico ↑.
  - Señales de alerta: infección reciente de la piel/garganta irritada; edema; HTA; ↓ de la diuresis; erupciones cutáneas; artralgias; sxs constitucionales; pérdida de peso; medicamento actual; AFam de hematuria, cálculos renales o nefropatía.
  - AO de los progenitores en busca de hematuria.
  - En caso de hematuria significativa o antecedentes preocupantes: analizar QS, concentraciones de complemento (C3 y C4), HC y considerar título de ASO, ANA/anticuerpo de unión al ADN, ANCA y pruebas para hepatitis y derivación a nefrología (*véase* «Glomerulonefritis/síndromes nefríticos» de este capítulo).

	Glomerulares	**No glomerulares**
Antecedentes		
Disuria	No	Uretritis, cistitis
Sxs sistémicos	Edema, fiebre, faringitis, erupción cutánea, artralgias	Fiebre con IU
Dolor	Dolor lumbar (nefropatía por IgA)	Cálculos (dolor costovertebral, irradiado a la ingle)
Traumatismos	No	Orina de color rojo brillante
Antecedentes familiares	Sordera (síndrome de Alport), AFam de insuficiencia renal	Antecedentes de cálculos renales
Exploración física		
HTA	A menudo (+)	Improbable
Edema	(+)/(−)	(−)
Masa abdominal	(−)	Tumor de Wilms, riñón poliquístico
Análisis de orina		
Color	Marrón, té, bebida de cola	Rojo brillante
Proteinuria	A menudo (+)	(−) (Los eritrocitos pueden causar algunos problemas; deberían desaparecer al eliminar los eritrocitos)
Eritrocitos dismórficos	(+)	(−)
Cilindros eritrocitarios	(+)	(−)
Cristales	(−)	Pueden estar presentes en los cálculos

(*Pediatr Ann*. 2013;42:45–51)

PROTEINURIA

(*Pediatr Ann*. 2013;42:45–51)

- Toda proteinuria debe reexaminarse para confirmar su resolución o determinar su etiología.
- Etiología:
  - Proteinuria transitoria: fiebre, convulsiones, exposición al frío, administración de epinefrina, ICC, enf del suero.
  - Proteinuria ortostática: benigna, pero puede persistir años.
  - Enf glomerular: cambios mínimos, glomerulonefritis postinfecciosa (GNPI), nefritis por PSH, nefropatía por IgA, glomerulonefritis membranoproliferativa (GNMP), nefropatía membranosa, nefritis lúpica (NL), síndrome de Alport, vasculitis, nefropatía asociada al VIH, drepanocitosis.
  - Enf tubulointersticial: nefritis intersticial, síndrome de Fanconi, nefropatía por reflujo, medicamentos (aminoglucósidos, penicilina, litio), lesión tubular isquémica, hipoplasia renal, displasia.
- Estudios:
  - Antecedentes: enf sistémicas, fiebre previa a proteinuria, IU, AFam de nefropatía, sordera.
  - Exploración: estatura y peso, PA, edema, erupción cutánea, artritis, ausencia de lúnulas ungueales y de rótula (síndrome uña-rótula), exploración ocular (LES/HTA), evaluación genital (Denys-Drash).
  - Evaluación inicial:
    - Comenzar con cociente proteínas:creatinina (~equivalente a las proteínas de 24 h).

- Si proteína:Cr en orina ↑ → AO 1.ª de la mañana con repetición del cociente proteína:Cr en orina ×3 o proteína en orina de 24 h, QS (lípidos, Cr, BUN, albúmina), colesterol.
- Téngase en cuenta que los AO con tira reactiva solo analizan la albúmina y dependen de la concentración; si solo se analiza la orina por la mañana, la muestra estará concentrada y puede «sobrevalorar» la concentración de proteínas. La orina diluida puede pasar por alto la proteinuria.

	Proteína mg/24 h	**mg/m²/h**	**P:Cr (mg/mg) en orina**
Adultos			
Normal	< 150		< 0.2
Intervalo nefrótico	2000-3000		> 2.0
Niños			
Normal < 2 años		< 4	< 0.5
Normal > 2 años		< 4	< 0.2
Intervalo nefrótico		> 40	> 2.0

(*Pediatr Ann*. 2013;42:45–51.)

- Si hay preocupación: el 2.° paso son lab/imágenes, *véase* «Glomerulonefritis/síndromes nefríticos» de este capítulo.
  - C3, C4 en suero, anticuerpos antiestreptolisina; considerar ANA, ADNbc, ANCA, pruebas de hepatitis.
  - Considerar Eco renal y derivación a nefrología.
- Indicaciones de la biopsia renal:
  - Proteinuria en el intervalo nefrótico.
  - AFam de GN crónica o insuf renal inexplicada.
  - Hematuria asociada y cilindros eritrocitarios, excepto en caso de glomerulonefritis postestreptocócica aguda (GNPEA).
  - Baja concentración de C3 (excepto con GNPEA).
  - HTA o concentración elevada de creatinina sérica (excepto con GNPEA).
  - Proteinuria no ortostática persistente durante > 1 año.

LESIÓN RENAL AGUDA

(*Pediatr Nephrol*. 2022;37:2037–2052; *Archive Dis*. 2016;102:37–43; *Pediatr Rev*. 2014;35:1; *Kidney Int*. 2007;71(10):1028–1035; *Kidney Int*. 2012;2(8):1–128)

- Definición:
  - ↓ aguda de la TFG → ↑ creatinina sérica. El ↑ de la Cr puede retrasarse hasta 48 h tras la lesión renal.

Modificaciones KDIGO		
Etapa	**Cambio en Cr estimada**	**Producción de orina**
I	1.5-1.9× la Cr de referencia **o** ↑ > 0.3 mg/dL	< 0.5 mL/kg/h durante 6-12 h
II	2.0-2.9× la Cr de referencia	< 0.5 mL/kg/h durante > 12 h
III	3.0× la Cr de referencia **o** Cr sérica > 4.0 mg/dL **o** inicio de Tx de restitución renal **o** TFG < 35 mL/min/1.73 m²	< 0.3 mL/kg/h durante > 24 h o anuria durante 12 h

(*Kidney Int*. 2012;2(8):1–128)

- Epidemiología (*Pediatr Rev*. 2014;35:1; *Am J Kidney Dis*. 2005;45(1):96–101):
  - Países desarrollados: pérdida de vol y nefropatía primaria (SUH, GN).
  - Países en desarrollo: pérdida de volumen, infección y nefropatía primaria.
  - Ptes hospitalizados en países desarrollados: causas secundarias multifactoriales (cardiopatías, sepsis y exposición a fármacos nefrotóxicos).
  - NOTA: Los neonatos de término tienen el 25% de la TFG adulta y alcanzan la TFG madura a los ~2 años.
- Estimación de la TFG:
  - Los biomarcadores útiles *1*) se producen a un ritmo constante y *2*) tienen una depuración no renal limitada.
  - El biomarcador más utilizado es la creatinina, pero existen biomarcadores emergentes como la cistatina C.

Creatinina	Cistatina C
Características: *1*) se filtra libremente en la membrana basal glomerular (MBG), *2*) no se reabsorbe en los túbulos, *3*) se secreta en los túbulos desde los capilares peritubulares	Características: *1*) inhibidor de la proteasa, *2*) filtrada libremente en el glomérulo, *3*) no secretada por los túbulos, *4*) reabsorbida por los túbulos proximales
Pros: se produce a un ritmo constante, se filtra libremente en el glomérulo Contras: no es un buen marcador de filtración, ya que se producen secreciones tubulares; como la Cr es un producto de desecho del metabolismo muscular, la TFG puede permanecer igual mientras que la Cr se ve afectada	Pros: se produce a un ritmo constante, se filtra libremente en el glomérulo, no es secretada por los túbulos (por lo que es un buen marcador de filtración), el estado estacionario es más fácil de predecir dado que es producida por todas las células nucleadas (que son iguales en todos los individuos) Contras: pruebas recientes sugieren que la cistatina C puede verse afectada por infecciones, estados inflamatorios, masa corporal o dieta; aún no es fácilmente accesible para los profesionales

- Etiología (*Pediatr Nep Rev.* 2022;37:2037–2052):
  - Lesión funcional (antes prerrenal):
    - Reducción del volumen sanguíneo: pérdida gastrointestinal, pérdida renal (diabetes insípida, diuréticos), hemorragia, pérdida insensible (ptes quemados, sudoración excesiva), ingesta oral deficiente.
    - Redistribución del volumen sanguíneo: cirrosis, Sx nefrótico, desnutrición, enteropatía con pérdida de proteínas, aumento de la filtración de los vasos sanguíneos (Sx de respuesta inflamatoria sistémica/sepsis).
    - Vasodilatación sistémica: sepsis/anafilaxia, meds vasodilatadores, neuropatía autonómica.
    - Disminución del aporte sanguíneo a los riñones: ↓ del gasto cardíaco, síndrome cardiorrenal.
    - Aumento de la resistencia al flujo: estenosis de la arteria renal, síndrome compartimental abdominal.
  - Lesión posrenal: obstrucción ureteral bilateral, cálculos renales obstructivos bilaterales o coágulos en la vejiga, vejiga neurógena, retención urinaria 2.° a meds.
  - Lesión renal intrínseca:
    - Lesión tubular: necrosis tubular aguda (por daño isquémico o inducido por meds), Sx de lisis tumoral, inducido por fármacos (anfo B, quimioT, contraste, aciclovir, paracetamol).
    - Lesión glomerular: glomerulonefritis.
    - Lesión intersticial: nefritis intersticial 2.° a reacciones medicamentosas (Abx, IBP, AINE), infecciones, idiopática.
    - Lesión vascular intrarrenal: HTA, estenosis de la arteria renal, trombosis de la vena renal, púrpura trombocitopénica trombótica, SUH (anemia hemolítica microangiopática, trombocitopenia, lesión renal aguda [LRA]) 2.° a *E. coli*, inhibidores de la calcineurina.
- Evaluación diagnóstica (*Pediatr Rev.* 2014;35:1; *Am J Kidney Dis.* 2005;45(1):96–101):
  - Anamnesis y exploración física completas.
  - Lab: AO con microscopia, Na en orina o urea en orina (si toma diuréticos), Cr en orina, QS, HC con dif.
    - Excreción fraccional de sodio (EF_{Na}) = (Na en orina/Na en plasma)/(Cr en orina/Cr en plasma): inexacto si se toman diuréticos (aunque si es < 1 con diuréticos, el pte tiene pérdida de volumen grave).
    - Excreción fraccional de urea (EF_{Urea}) = (urea en orina/BUN)/(Cr en orina/Cr en plasma).
    - Considerar albúmina, colesterol, complemento sérico, ANA, serologías estreptocócicas, exploración toxicológica, Eco, TC.
  - *Véase* **«Algoritmo» de la p. 5.**

Valor de laboratorio	Prerrenal	Intrínseco
Densidad relativa urinaria	> 1.02	≤ 1.01
Na en orina (mEq/L)	< 20	> 40
EF_{Na}	< 1% (neonatos < 2%)	> 2% (neonatos > 2.5%)
EF_{Urea}	< 35%	< 50%
Osmolalidad de la orina (mOsm/kg)	> 500	< 350
Relación BUN:Cr	> 20	10-15

- Tratamiento (*Pediatr Rev.* 2014;35:1; *Am J Kidney Dis.* 2005;45(1):96–101):
  - Depende de la causa:
    - Oliguria, hipotensión o inestabilidad: bolo de 20 mL/kg de líquidos isotónicos salvo en caso de causa cardíaca subyacente.

Lesión renal aguda

Causas no renales de ↑ BUN
- Corticoides, APT, HDA, sepsis

Causas no renales de ↑ Cr
- Rabdomiólisis, TMP-SMX, cimetidina

O_{Na} /(Cr O/P) < 1
FE_{Na} < 1*
O_{Na} < 20
O_{osm} > 500
Cr O/P > 40
Sedimento benigno

Insuficiencia prerrenal
- Disminución del volumen circulatorio efectivo
- Hipovolemia; pérdidas GI (vómitos, diarrea), pérdida de sangre, pérdida cutánea (quemaduras)
- Mala distribución de la sangre, 3.er espacio, choque, anafilaxia, vasoconstricción renal selectiva (ciclosporina, IECA, AINE, SRA)

- Disminución del gasto cardíaco
- CC, disnea valvular, miocardiopatía, choque cardíaco

O_{Na} /(Cr O/P) > 2
FE_{Na} > 2.5
O_{Na} > 60
O_{Osm} < 350
Cr O/P < 20
Puede mostrar sedimento activo

Lesión intrínseca

HTA, anemia hemolítica, ↓ plaq, procedimientos recientes

Lesión vascular:
Daño vascular:
- PTT/SUH; esquistocitos
- PAN: pANCA (+)
- Wegener: cANCA (+)
- Enf de Kawasaki
- Esclerodermia; anti-Scl (+)
- Isquemia renal

HTA, proteinuria, hematuria, cilindros eritrocitarios, eritrocitos dismórficos

Enfermedad glomerular (inmunitaria y no)
- GN postestreptocócica; ASLO (+), DNAsa B (+)
- GN membranosa
- GN de progresión rápida
- Nefritis por PSH/nefritis por IgA
- Nefritis por LES; ANA (+), ADNbc (+)
- Síndrome de Goodpasture; anti-MBG (+)

Toxinas, isquemia, cilindros granulares marrones fangosos

Lesiones tubulares (NTA)
- **Causas isquémicas:** todas las afecciones prerrenales
- **Nefrotoxinas**
- Abx (gentamicina, anfotericina)
- QuimioT (MTX, cisplatino)
- Medio de contraste radiográfico
- Toxinas (etilenglicol, metales pesados)
- Pigmentos: hemoglobina, mioglobina

Toxinas, erupciones, fiebre, Eos en orina, Eos en suero

Lesión intersticial
- Inducida por fármacos (betalactámicos, AINE, diuréticos, etc.)
- Infección (VEB, estreptococos)
- Infiltración (pielonefritis crónica, tumor)
- Idiopática

Anuria o residuos posmiccionales incluidos, Eco renal c/obstrucción (hidronefrosis)

Posrenal
- Estructural: cálculos, válvula uretral posterior
- Funcional: fármacos, vejiga neurógena

Sistema de clasificación de LRA: pRIFLE (*Kidney Int.* 2007;71:1028)
- **R**: riesgo de disfunción Renal; Dep estimada de Cr ↓ en un 25 %, vol orina < 0.5 mL/kg/h por 8 h
- **I**: lesión (*Injury*) en el riñón; eCrCl ↓ en un 50 %, vol orina < 0.5 mL/kg/h por 16 h
- **F**: insuficiencia (*Failure*) renal; Dep estimada de Cr↓ en un 50% o < 35 mL/min/1.73 m², vol orina < 0.3 mL/kg/h por 24 h o anuria × 12 h
- **L**: pérdida (*Loss*) de la función renal; insuficiencia persistente > 4 semanas
- **E**: nefropatía terminal (*End-stage*); insuficiencia persistente > 3 meses

*Otras causas de FE_{Na} < 1%: oclusión vascular, GN, vasculitis, insuficiencia posrenal temprana, nefropatía pigmentaria, nefropatía por radiocontraste, síndrome hepatorrenal

- Considerar diuréticos (literatura contradictoria) tras una reanimación con volumen suficiente, pero no hay pruebas de que alteren el curso de la LRA, la necesidad de restitución renal o la mortalidad. No hay datos que sustenten el uso de la dopamina. Considerar el fenoldopam. El manitol no desempeña ningún papel.
- Paciente reanimado con volumen, pero que sigue oligúrico: administrar líquidos para igualar las pérdidas insensibles; considerar evitar K y fosfato en los líquidos si sigue oligúrico.
- Evitar los fármacos nefrotóxicos y dosificar todos los meds según la depuración (Dep) de Cr.
- Restitución renal (diálisis, HFVVC) para tratar AEIOU: alteraciones **á**cido-base, anomalías **e**lectrolíticas, **i**ngestas de toxinas, s**o**brecarga de volumen y complicaciones de la **u**remia (pericarditis, encefalopatía).
- Pronóstico (*Pediatr Rev.* 2014;35:1; *Am J Kidney Dis.* 2005;45:96–101):
  - Depende de la causa: peor si hay afectación multiorgánica; > 50% de mortalidad si hay ≥ 3 órganos afectados; ~10% de ptes pediátricos con LRA desarrollan ERC en 1 a 3 años.
  - Debe realizarse un seguimiento prolongado con el médico de cabecera o el especialista en caso de LRA grave.

ENFERMEDAD RENAL CRÓNICA

- Definición (*Pediatr Rev.* 2014;35:1):
  - Dos criterios independientes:
    - Daño renal definido por alteraciones estructurales o funcionales del riñón, con o sin disminución de la TFG, manifestadas por anomalías en el AO, imágenes, análisis de sangre o patología.
    - TFG < 60 mL/min/1.73 m^2.
  - Cinco etapas (para > 2 años): **TFG (mL/min/1.73 m^2)**:
    - Etapa 1 (> 90 + hematuria, proteinuria o alteraciones estructurales) → Etapa 2 (60-89) → Etapa 3 (30-59) → Etapa 4 (15-29) → Etapa 5 (< 15).
- Epidemiología (*Pediatr Rev.* 2014;35:1; *Pediatr Nephrol.* 2022;37:1215–1229):
  - ERC: 82 casos/1 millón/año; enf renal en etapa terminal (ERET): 15 casos/millón/año.
- Causas: anomalías congénitas del riñón y de las vías urinarias (ACRVU), GN, trastornos hereditarios.
- Complicaciones/enf asociadas (*Pediatr Rev.* 2014;35:1; *Pediatr Nephrol.* 2022;37:1215–1229):
  - HTA, hiperlipidemia, alteración del metabolismo de la glucosa, obesidad, anemia, electrólitos anómalos, desnutrición, enf ósea, acidosis, deterioro neurocognitivo, estresores sociales, insuf de Vit D e hiper-K secundaria.
  - Eventos cardiovasculares:
    - Arritmias (19.6%), valvulopatía (11.7%), miocardiopatía (9.6%) y muerte cardíaca (2.8%).
  - Las infecciones provocaron hasta el 45% de las hospitalizaciones en una serie.
  - Las afecciones del crecimiento son una complicación grave; el grado coincide con la edad de inicio de la ERC, tal vez debido al efecto sobre el eje GH-IGF-1; Tx con apoyo nutricional +/− terapia con GH.
- Pronóstico (*Pediatr Rev.* 2014;35:1; *Pediatr Nephrol.* 2008;23:705; *J Am Soc Nephrol.* 2005;16:2796):
  - La supervivencia a 10 años de la ERET de inicio en la adolescencia es del 80%.
  - La vida de un pte pediátrico dependiente de diálisis e incapaz de recibir un trasplante se reduce 50 años.
  - Proteinuria, Hct bajo, hipoalbuminemia, hipocalcemia, hiperfosfatemia e hiperparatiroidismo se asocian a la tasa de progresión hacia la ERET, al igual que la edad en el momento del Dx y el propio Dx.
  - Los trastornos glomerulares (incluida la GEFS) incrementan el riesgo de progresión a ERET.
- Tratamiento (*Pediatr Nephrol.* 2022;37:1215–1229; *Pediatr Rev.* 2014;35:1; *Adv Chronic Kidney Dis.* 2017;24:6; *N Engl J Med.* 2009;361:1639; *Curr Opin Pediatr.* 2010;22:170):
  - Ensayo ESCAPE: inh de la ECA de dosis fija + antihipertensivos adicionales: una presión arterial media (PAM) estricta (< percentil 50) ralentizó la ↓ de la TFG en comparación con una PAM objetivo de percentil 50-90.
  - El bloqueo del sistema renina-angiotensina-aldosterona también puede ser de beneficio por ↓ proteinuria, corrección de la acidosis, hiperuricemia.
  - Tratar complicaciones: objetivo de Hb 10-11 g/dL; tratar con Epo, restitución de hierro con objetivo de ferritina > 100 ng/mL o trans sat > 20%, Vit D, GH, quelación de fosfatos, dietas modificadas con aumento de calorías.

- Vacunación:
  - Debe prestarse especial atención a las vacunas contra la hepatitis B y *Streptococcus pneumoniae* (13-valente normal y 23-valente adicional después de los 2 años y un mínimo de 8 sem después de recibir la 13-valente).
  - Evitar las vacunas vivas atenuadas si el pte está inmunodeprimido.
- Restitución renal con diálisis; el objetivo es el trasplante renal.

ACIDOSIS TUBULAR RENAL

- Definición (*Int J Biochem Cell Biol.* 2005;37:1151):
  - Acidosis metabólica 2.° a alteraciones en la excreción renal de ácido.
- Manifestaciones clínicas (*Int J Biochem Cell Biol.* 2005;37:1151):
  - A menudo acidosis metabólica hiperclorémica con BA normal/casi normal y sin diarrea.
  - También puede verse con hipo-K, nefrocalcinosis medular, enf recurrente por cálculos de fosfato cálcico, RdC/raquitismo.
- Etiología:
  - Los defectos tubulares aislados pueden deberse al uso de fármacos, enf autoinmunitarias, nefropatía obstructiva o cualquier causa de nefrocalcinosis medular.
  - Puede ser genética, asociarse a sordera, problemas óseos o anomalías oculares.
- Estudios: QS (acidosis metabólica sin brecha aniónica [AMsBA]) corregida con albúmina, pH urinario, brecha aniónica urinaria (BAU + Na urinario + K urinario − Cl urinario), EF HCO_3.
  - NOTA: BAU solo válida si Na urinario $>$ 25 y no hay evidencia de ↑ aniones urinarios no medidos (CAD, inhalar pegamento, acidosis D-láctica, uso crónico de paracetamol, neonatos).
- Clasificación/Dx/etiología/Tx (*Pediatr Clin N Am.* 2019;66:135–157; *Pediatr Rev.* 2017;38:11; *Pediatr Rev.* 2001;22:8; *Int J Biochem Cell Biol.* 2005;37:1151):
  - **Distal (ATR de tipo 1):** insuficiencia del túbulo distal para secretar H^+ a la luz, lo que causa una ↓ de la excreción de amonio (incapaz de convertir $H^+ + NH_3$ en NH_4^+ para la acidificación de la orina).
    - Presentación del pte: RdC, hipercalciuria, nefrolitiasis o nefrocalcinosis, vómitos, deshidratación, raquitismo o hipo-K.
    - Dx: AMsBA, pH urinario ($>$ 5.5), ↑ BAU con AO normales.
    - Etiología: acidosis tubular distal, primaria, adquirida (litio, anfotericina y drepanocitosis) o debida a enf autoinmunitaria (síndrome de Sjögren/LES).
    - Tx: restitución de bicarbonato, en general 1-3 mEq/kg al día; derivar para audiometría.
  - **Proximal (ATR de tipo 2)**: alteración de la reabsorción de HCO_3 en el túbulo proximal.
    - Presentación: puede presentar síndrome de Fanconi completo (hipofosfatemia, glucosuria renal, aminoaciduria, proteinuria tubular y ATR proximal) con RdC y episodios de hipovolemia y anomalías óseas, puede tener hipo-K, hipofosfatemia.
    - Dx: AMsBA, el pH urinario puede variar y puede haber una diferencia aniónica negativa o positiva en la orina. Probable proximal con BAU positiva, pH urinario $<$ 5.5 y EF de bicarbonato del 5% al 15%. Probable proximal con BAU negativa y EF de bicarbonato $>$ 5% (si la EF de bicarbonato es $<$ 5%, probable pérdida de fuente no renal como diarrea); puede diagnosticarse definitivamente con umbral de bicarbonato $<$ 20 mmol/L.
    - Etiología: síndrome de Fanconi (en general 2.° a cistinosis), inducida por meds (acetazolamida, ifosfamida, quimioT basada en platino, topiramato, aminoglucósidos), intolerancia hereditaria a la fructosa, enf de Wilson.
    - Tx: terapia alcalina (en forma de citrato de Na/K) 5 a 15 mmol/kg al día.
  - **ATR hiper-K (ATR de tipo 4)**: hiper-K 2.° a defecto en la producción de aldosterona o en la sensibilidad del receptor de aldosterona.
    - Presentación del pte: RdC, signos de hipoaldosteronismo (hipotensión, aturdimiento, debilidad, náuseas).
    - Etiología: IECA/ARA, diuréticos ahorradores de K, inhibidores de la calcineurina, TMP-SMX, heparina, pentamidina y AINE. Otras causas son nefropatía falciforme, insuf suprarrenal y nefropatía obstructiva. Otras causas menos frecuentes son genéticas (seudohipoaldosteronismo de tipo I y síndrome de Gordon), amiloidosis y trasplantes.
    - Dx: AMsBA, hiper-K, BAU positiva, pH urinario $<$ 5.5, excreción fraccional de bicarbonato $<$ 5%.
    - Tx: cese del fármaco causal (suspender fármaco causal, aliviar obstrucción, hidratar). Dieta baja en K. Puede tratar el hipoaldosteronismo primario con restitución de mineralocorticoides (fludrocortisona 0.1-0.3 mg/día), diuréticos de asa o resinas de intercambio catiónico.

- Definiciones (*Pediatr Rev.* 2019;40(7):354–358; *Pediatrics.* 2017;140(3):1–72):

Límite superior de la categoría	1-13 años	> 13 años
PA normal	< percentil 90	< 120/< 80 mmHg
PA elevada	> percentil 90 a < percentil 95	120-129/< 80 mmHg
HTA etapa 1	Percentil 95 + 12 mmHg	130-139/80-89 mmHg
HTA etapa 2	Percentil > 95 + 12 mmHg	>140/90 mmHg
HTA de bata blanca	Normotenso fuera del entorno médico pero HTA en la consulta	
HTA enmascarada	Normotenso en consulta pero presenta HTA fuera del entorno médico	

- Factores de riesgo: obesidad, ERC, DM, meds que causan HTA, hombre, hispano o afroamericano, AFam HTA, antecedentes personales de coartación aórtica, evaluación/enf (*Pediatr Rev.* 2019;40(7):354–358; *Pediatrics.* 2017;140(3):1–72).
  - ≥ 3 años: cribado anual o en cada visita si existen factores de riesgo como los anteriores.
  - < 3 años: evaluar si hay antecedentes de prematurez (< 32 sem), PEG o MBPN, ingreso en UCIN, CC, preocupación por nefropatía, AFam de nefropatía congénita, antecedentes de trasplante (órgano sólido, TMO), meds, ↑ PIC.
  - Toda PA elevada (> percentil 90) debe volver a comprobarse con PA manual. Se usa el promedio de 2 mediciones manuales para asignar la categoría de PA según las definiciones.
- Diagnóstico de HTA (*Pediatr Rev.* 2019;40(7):354–358; *Pediatrics.* 2017;140(3):1–72):
  - HTA primaria: más frecuente; sin causa evidente/idiopática.
  - HTA secundaria:
    - Causas: **numerosas** (*véase* tabla luego); las enf renales y renovasculares son las más frecuentes.
    - NOTA: Los niños > 6 años no necesitan un estudio exhaustivo si no tienen AFam, obesidad o antecedente clínico preocupante.

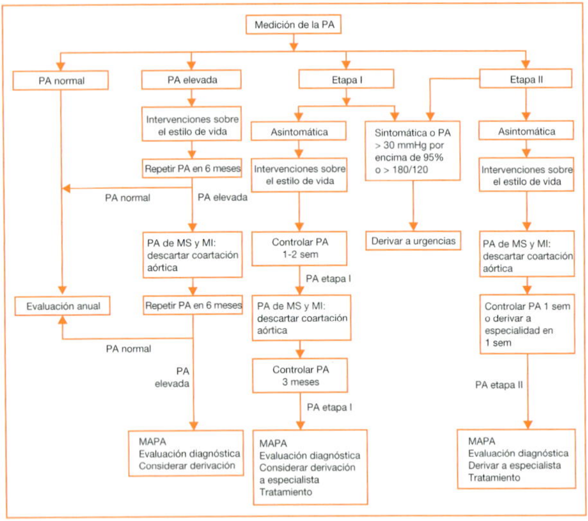

MAPA: monitorización ambulatoria de la presión arterial; MI: miembros inferiores; MS: miembros superiores; PA: presión arterial.

Aparato o sistema	Diagnóstico	Estudios
Cardíaco	Coartación aórtica	Ecocardiograma
Endocrino	Feocromocitoma, hiperplasia suprarrenal congénita, insuficiencia de 11β-hidroxilasa, insuficiencia de 17α-hidroxilasa, hiperaldosteronismo familiar, síndrome de Cushing, exceso iatrógeno de glucocorticoides, hipertiroidismo, hiperparatiroidismo	TSH, T_4 libre Renina/aldosterona sérica Concentraciones de cortisol, corticotropina Imágenes suprarrenales Corticoides en plasma y orina
Renovascular	Estenosis de la arteria renal, displasia fibromuscular, neurofibromatosis, trombosis de la vena renal, tumor de Wilms	Eco Doppler renal Renina/aldosterona sérica ATC, ARM, angiografía Prueba de embarazo en orina
Fármacos Medio ambiente	ACO, estimulantes del SNC, corticoides, seudoefedrina, cocaína, metanfetamina, esteroides anabolizantes, plomo	Análisis de orina Concentraciones de plomo
Parénquima renal	Cicatrización renal (IU recurrente, reflujo vesicoureteral [RVU]), GN, nefropatía poliquística (NPQ), uropatía obstructiva	HC, QS AO, cociente proteínas:Cr en orina Eco renal

- Evaluación diagnóstica (*Pediatr Rev.* 2017;38(8):369–382):
  - Antecedentes: perinatal, nutrición, actividad física, psicosocial y antecedentes familiares.
  - Pronóstico: estatura, peso, IMC; buscar hallazgos compatibles con causas 2.° subyacentes de la HTA. Ejemplos:
    - Taquicardia, proptosis, tiromegalia → hipertiroidismo.
    - Acné, hirsutismo, facies de luna llena → síndrome de Cushing.
    - Masa abdominal → tumor de Wilms, neuroblastoma.
    - Riñones palpables → NPQ.
    - Genitales ambiguos o virilizados → HSC.
    - Soplo epigástrico o en el flanco → estenosis de arterial renal (EAR).
    - Laboratorio (*Pediatr Rev.* 2019;40(7):354–358):
      - AO, QS y lípidos en todo pte con HTA.
      - En ptes con obesidad (IMC > 95%): HbA_1c, ALT/AST y lipidograma en ayunas.
      - Análisis adicionales basados en hallazgos sospechosos de HTA secundaria (tabla).
    - Imágenes (*Pediatrics.* 2017;140(3):1–72):
      - Se recomienda realizar Eco en el momento de iniciar la medicación.
      - Se recomienda Eco renal para < 6 años o > 8 años c/AO o función renal anormales.
      - Se recomienda la Eco Doppler renal para evaluación de EAR en niños ≥ 8 años que no presenten obesidad y tengan otras presuntas causas de HTA renovascular (soplo, HTA diastólica significativa, discrepancia de tamaño renal).
      - NOTA: angiografías por TC/RM son más sensibles y específicas para la EAR y también pueden considerarse.
- Tratamiento de la HTA (*Pediatr Rev.* 2019;40(7):354–358):
  - El objetivo de la terapia es prevenir o ↓ el daño en los órganos diana y la enf CV en la edad adulta.
  - El objetivo de PAS y PAD es < percentil 90 o < 130/80 en adolescentes.
  1. Modificaciones del estilo de vida: dieta DASH, ejercicio 3-5×/sem.
  2. Tx farmacológico: si fracasan modificaciones del estilo de vida, HTA en etapa II, HTA con sxs o HTA con DM/ERC.
     - Empezar con un solo fármaco: IECA, ARA-II, BCC de acción prolongada o tiazidas son las primeras opciones.
     - Si ERC, proteinuria o DM → comenzar con IECA o ARA-II como 1.ª línea.
- Urgencias hipertensivas (*Pediatrics.* 2017;140(3):1–72):
  - Debe preocuparse si PA ↑ > 30 mmHg por encima del percentil 95 (aunque puede tener sxs con PA más baja).
  - Sxs: encefalopatía, convulsiones, alteraciones visuales, dificultad para respirar, edema periférico, hematuria, ↓ vol urinario, temblores, N/V.
  - La HTA aguda y grave es secundaria hasta que se demuestre lo contrario (necesita una evaluación completa).
  - Tx: fármacos anti-HTA de acción corta.
    - HTA grave y potencialmente mortal → esmolol (bloqueador β), hidralazina (vasodilatador), labetalol (bloqueador α y β), nicardipino (BCC), nitroprusiato sódico (vasodilatador).
    - Grave y sin riesgo vital → clonidina (agonista α central), fenoldopam (agonista de los receptores dopaminérgicos), isradipino (BCC), minoxidil (vasodilatador).
    - Objetivo: ↓ no más del 25% de la reducción prevista en 1.as 8 h, el resto en las siguientes 12 a 24 h. El objetivo a corto plazo es ~95 percentil (130/80 mmHg para adolescentes).

SÍNDROME NEFRÓTICO

- Definición (*Pediatr Rev.* 2022;43:87–97; *Pediatr Rev.* 2015;36:117–126):
  - El Sx nefrótico (SN) se caracteriza por proteinuria, hipoalbuminemia, edema e hiperlipidemia debido a ↑ permeabilidad de la barrera de filtración glomerular (BFG).
- Epidemiología (*Pediatr Rev.* 2022;43:87–97): incidencia = 2-7/100 000 niños.
- Patogenia (*Nelson Textbook of Pediatrics.* 2011: cap. 527, 2521–2528).
  - Puede ser idiopática (primaria), 2.° a enf sistémica o genética/hereditaria.
  - Todas las formas → borramiento de los procesos podocitarios en la BFG como resultado de diferentes agresiones inmunitarias y no inmunitarias → proteínas en orina.
- Etiología (*Nelson Textbook of Pediatrics.* 2011: cap. 527, 2521–2528):

Primaria	Edad (años)	¿Progresión a insuficiencia renal?	Patología renal	Remisión después de los corticoides
Cambios mínimos (SNCM) (~75% de los SN pediátricos)	2-6	No	Procesos de los podocitos aplanados o fusionados al microscopio electrónico	90%
Glomeruloesclerosis focal y segmentaria (GEFS)	2-10	Sí (la mayoría antes de los 10 años)	• Fusión de los procesos podocitarios • Lesiones escleróticas focales • IgM, depósito de C3	15%-20%
Nefropatía membranosa (NM)	40-50	Sí (el 50% en 10-20 años)	• MBG engrosada, espículas • IgG granular fina • Depósitos subepiteliales	Resistente
Glomerulonefritis membranoproliferativa (GNMP)	5-15	Sí (la mayoría entre los 5 y 20 años)	Tipo 1 • Depósitos mesangiales y subendoteliales de IgG y C3 a lo largo de la MBG Tipo 2 • Lobulaciones • Depósitos densos de C3 solo en el mesangio	Resistente

Secundaria	Hereditaria
• Infección: endocarditis, hepatitis B y C, VIH, sífilis, toxoplasmosis, VEB, paludismo • Fármacos: captopril, AINE, pamidronato, interferón, litio, heroína, penicilamina • Inmunitaria: vasculitis, alergia alimentaria, enf del suero • Neoplasias: linfoma, leucemia, tumores sólidos	• Síndrome nefrótico congénito • Esclerosis mesangial difusa • Síndrome de Denys-Drash • Enf que pueden incluir el síndrome nefrótico: Charcot-Marie-Tooth, síndrome de Jeune, síndrome de Cockayne, insuf de antitripsina α_1, enf de Fabry, enf por almacenamiento de glucógeno, síndrome de Hurler, drepanocitosis

- Manifestaciones clínicas (*Nelson Textbook of Pediatrics.* 2011: cap. 527, 2521–2528): 4 criterios clínicos mayores:
  - Proteinuria (> 3.5 g/24 h o cociente proteína:Cr en orina > 2 mg/dL).
  - Hipoalbuminemia (< 2.5 g/dL).
  - Edema dependiente de la gravedad; periorbitario, puede progresar a miembros inferiores, ascitis.
  - Hiperlipidemia (colesterol > 200 mg/dL).
- Diagnóstico (*Pediatr Rev.* 2022;43:87–97; *Pediatr Rev.* 2015;36:117–126):
  - Estudios de orina: AO (proteinuria, +/− hematuria), relación proteínas:Cr en orina.
  - Lab: QS, albúmina.
    - En función de la presentación clínica → C3, C4, ANA, anti-ADNbc, HC, serologías infecciosas (VHB, VHC, VIH, etc).
    - Considerar la biopsia renal en caso de SN resistente a corticoides **o** presencia de rasgos atípicos para un SN presumiblemente por SNCM (hipocomplementemia, erupciones cutáneas, artralgias, citopenias, fiebre).
    - Considerar las pruebas genéticas para el síndrome nefrótico 1.° resistente a los corticoides.

- Complicaciones/enf asociadas (*Pediatr Rev*. 2022;43:87–97):
  - Trombosis: pérdida intravascular, pérdida urinaria de factores antitrombóticos, ↑ en la producción hepática de factores procoagulantes (fibrinógeno, factor V, factor VIII).
  - Infección: la pérdida urinaria de inmunoglobulinas (Ig) ↑ riesgo de infección bacteriana con microorganismos encapsulados (*S. pneumoniae*, *H. influenzae*, EGB).
  - Dislipidemia: cambio en la presión oncótica por pérdida de albúmina → ↓ del catabolismo y ↑ en la producción de colesterol y LDL en el hígado.
  - Disfunción renal: hipoperfusión renal 2.° a pérdida intravascular, sepsis o uso de diuréticos.
- Tratamiento:
  - Corticoides:
    - Respuesta a los corticoides: pilar para guiar el Tx y el pronóstico en el SN.
    - Considerar consulta con nefrología y biopsia antes de iniciar corticoides si edad < 1 o > 10 a 12 años o características atípicas (como ya se mencionó).
    - Las directrices de la AAP sugieren: *1*) fase de Tx inicial con prednisolona 2 mg/kg al día × 6 sem, luego *2*) fase de Tx de remisión con prednisolona 1.5 mg/kg al día en dosis alternas × 6 sem sin reducción progresiva del Tx.
    - Las directrices KDIGO sugieren: *1*) fase inicial de Tx con prednisolona 2 mg/kg al día × 4 a 6 sem, luego *2*) fase de Tx de remisión con prednisolona 1.5 mg/kg al día en dosis alternas × 8 a 20 sem con reducción progresiva de la dosis.
  - Intensificación del Tx (*Pediatr Rev*. 2022;43:87–97):
    - Si no hay remisión o es parcial a las 4 sem: añadir inhibidor del SRAA.
    - Si no hay remisión o es parcial a las 6 sem: añadir inhibidor de la calcineurina (ICN).
    - Si la remisión es parcial con SRAA + ICN: suspender ICN + considerar rituximab, ensayo clínico.
  - Tx inmunosupresor (micofenolato de mofetilo, ICN, ciclofosfamida, rituximab) indicado para (*Pediatr Rev*. 2022;43:87–97):
    - SN resistente a los corticoides (SNRC): SN que no responde a los corticoides tras el Tx inicial (8-12 sem).
    - SN sensible a los corticoides (SNSC) con recaídas frecuentes: ≥ 2 recaídas dentro de los 6 meses siguientes al Tx o ≥ 4 recaídas en un período de 12 meses (*Kidney Int*. 2012;2:163–171).
      - Factores de riesgo de recaída frecuente: < tiempo hasta la 1.ª recaída, número de recaídas en los 1.os 6 meses, más joven, hombres, tiempo prolongado hasta la 1.ª remisión, infección en el momento de la 1.ª recaída, hematuria en el momento de la presentación.
    - Dependiente de corticoides (SNDC): recaída durante la reducción de corticoides o en las 2 sem siguientes a su interrupción.
  - Tx de las complicaciones del SN:
    - Diuréticos (para el edema).
    - Perfusión de albúmina.
    - Antihipertensivos.
    - Vacunación antineumocócica.
    - Aconsejar sobre la restricción de líquidos y sodio.
- Pronóstico:
  - SNSC (*Pediatr Rev*. 2022;43:87–97):
    - SNCM con 85% de ptes con remisión total.
    - El curso natural es la recaída y la remisión.
  - SRNS (*Pediatr Rev*. 2022;43:87–97):
    - El 10% al 20% de los Dx de SN.
    - En general, mal pronóstico a largo plazo con mayor progresión a ERET.
    - Hay una supervivencia renal a 10 años del 43% en los ptes con SNRC resistente a varios fármacos (*J Am Soc Nephrol*. 2017;28:3055–3065).

GLOMERULONEFRITIS/ SÍNDROMES NEFRÍTICOS

Definición (*Lancet*. 2005;365:1797–1806)

- Síndrome definido por hematuria, proteinuria, hipertensión, insuf renal causada por la inflamación del glomérulo debida a una amplia gama de trastornos.

Etiología

- Nefropatía membranosa (*Pediatr Nephrol*. 2018;33:463–472):
  - Epidemiología: poco frecuente en niños, prevalencia del 1% al 5%.
  - Enf por inmunocomplejos que suele presentarse como síndrome nefrótico.
  - Histología: engrosamiento de la MBG, depósitos inmunitarios en el espacio subepitelial.

- Primaria: enf autoinmunitaria por Ac contra Ag podocitarios endógenos.
  - PLA_2R1, NEP (neonatal) y BSA (primera infancia).
- Secundaria: hepatitis B/C, VEB, LES, sífilis, paludismo, meds.
- Glomerulopatía por C3 (GC3) (*Pediatr Nephrol.* 2017;32:43–57):
  - Fisiopatología: depósito de complemento debido a un defecto en la vía alterna del complemento.
  - Lab: C3 baja, pero una C3 normal no la descarta.
  - Dx: mediante biopsia renal que muestra tinción IF dominante de C3.
  - Pronóstico: el 50% de los ptes con GC3 evolucionan a ERET en 10 a 15 años.
- GNMP mediada por complejos inmunitarios (*Am J Kidney Dis.* 2015;66:359–375):
  - Dx: realizado por biopsia renal que muestra depósitos de Ig C3 (+) en la tinción IF.
  - Causas: infecciones (hepatitis B/C, tuberculosis, enf protozoarias), autoinmunitarias (LES, crioglobulinemia mixta, Sx de Sjögren), gammapatías monoclonales (GM de significado incierto, mieloma múltiple, leucemia linfocítica crónica), formas genéticas.
  - Lab: C3 baja/normal, C4 baja.
- Nefropatía por IgA (*N Engl J Med.* 2013;368:2402–2414):
  - Epidemiología: más frecuente en los hombres.
  - Patogenia: debido a una glucosilación anómala de la IgA que da lugar a la formación de inmunocomplejos.
  - Sxs: el 75% de los niños y adolescentes presentan hematuria macroscópica en el contexto de infecciones respiratorias superiores/infección GI.
  - Dx: la tinción IF muestra depósitos dominantes de IgA en el mesangio glomerular.
  - Pronóstico: si hay función renal normal en el Dx → 90% de supervivencia renal a 10 años.
- Nefritis de la púrpura de Schönlein-Henoch (PSH) (vasculitis por IgA) (*Pediatr Nephrol.* 2015;30: 245–252):
  - Epidemiología: el 30% al 50% de los ptes con PSH.
  - Patogenia: depósito glomerular de complejos inmunitarios que contienen IgA1.
  - Sxs: púrpura palpable, dolor articular, dolor abd, hematuria.
  - Dx: biopsia renal similar a la nefropatía por IgA, AO seriados (la nefritis puede aparecer hasta 6 meses después de la presentación inicial de la PSH).
- Enf anti-MBG (Goodpasture) (*J Autoimmun.* 2014;48–49:108–112):
  - Epidemiología: 1:1 000 000, infrecuente antes de la pubertad.
  - Fisiopatología: auto-Ac contra cadena $\alpha 3$ del colágeno de tipo IV → vasculitis pequeña de inmunocomplejos que afecta capilares glomerulares o pulmonares.
  - Tx: biopsia renal → depósitos lineales de IgG +/− C3 a lo largo de la MBG mediante tinción IF.
  - Lab: Ac anti-MBG (+) en suero o en biopsia.
  - Pronóstico: malo-rápidamente progresivo; < 33% de los ptes tienen 6 meses de función renal preservada.
- GNPI (*Paediatr Int Child Health.* 2017;4:240–247):
  - Causa frecuente de GN aguda en los niños, clásicamente postestreptocócica pero puede deberse a otras infecciones.
  - Fisiopatología: formación de inmunocomplejos → depósito en glomérulos → daño glomerular.
  - Lab: títulos ASO o títulos anti-ADNsa B (+); C3 bajo; se recupera a las 6 sem.
  - Pronóstico: bueno, la progresión a ERET es infrecuente.
- Vasculitis asociada a ANCA (*Pediatr Nephrol.* 2018;33:25–39): vasculitis de vasos pequeños a medianos caracterizada por inflamación necrosante asociada a autoanticuerpos ANCA.
  - Granulomatosis con poliangitis (GPA):
    - Lab: cANCA (PR3-ANCA) (+).
    - Clínica: afectación multiorgánica, principalmente ORL + pulmonar + renal. También puede afectar aparato locomotor, GI, ojos, piel y sistema nervioso.
    - Patología: vasculitis necrosante con granulomas.
  - Poliangitis microscópica (PAM):
    - Lab: pANCA (MPO-ANCA).
    - Patología: vasculitis necrosante sin granulomas.
    - Clínica: afectación multiorgánica.
    - Vasculitis renal limitada.
      - Ausencia de vasculitis en otros órganos.
      - El 80% tienen ANCA (en general MPO).
  - NL (*Rheum Dis Clin North Am.* 2013;39:833–853):
    - Epidem: 0.72 casos/100 000 niños (la prevalencia de NL varía por etnia y exposiciones).

- Dx: requiere clasificación por biopsia renal (I-VI) mediante anatomopatología.
- Pronóstico: supervivencia renal a 5 años del 77% al 93%; peor en hombres y no blancos.

Presentación clínica

- Síndrome nefrítico agudo → hematuria (cilindros eritrocitarios), proteinuria, insuf renal, HTA (*Arch Intern Med.* 2001;161:25–34).
- Glomerulonefritis rápidamente progresiva (*Lancet.* 2005;365:1797–1806):
  - Sxs de síndrome nefrítico con rápida progresión a insuf renal en días o semanas.
  - La patología suele mostrar una extensa formación de semilunas glomerulares.

Diagnóstico (*Arch Intern Med.* 2001;161:25–34)

- Anamnesis/exploración física: buscar signos de enf sistémica (fiebre, erupción cutánea, artritis, infección, dolor abd, N/V), enf reciente o AFam.
- Lab:
  - QS, C3, C4, anticuerpos anti-ADN, ANA, ANCA, crioglobulinas, hepatitis B/C, anticuerpos anti-MBG, estreptozima, hemocultivos.
  - Orina: AO, cociente proteínas:Cr en orina.
  - Imagen: Eco renal (evaluar el tamaño del riñón, signos de cicatrización o fibrosis).
  - Para el Dx definitivo, se requiere biopsia renal.

Tratamiento (*Lancet.* 2005;365:1797–1806)

- Control de la PA.
- Proteinuria → IECA.
- Corticoides/supresión inmunitaria.
- Diálisis si es necesario.

Pronóstico (*Lancet.* 2005;365:1797–1806)

- La GN es la 3.ª causa más frecuente de ERET en los EE.UU.
- La evolución de la enf y la progresión a ERET varían según la causa.
- Se ha observado que la GN de progresión rápida, la nefropatía por IgA, la GN membranosa y la NL presentan tasas elevadas de progresión a insuf renal.
- El Dx y la intervención precoces son importantes para ralentizar la progresión de la enf.

CÁLCULOS URINARIOS

Definición (*Pediatr Rev.* 2019;40:154–156; *Pediatr Rev.* 2010;31:179)

- Urolitiasis: cálculos en cualquier localización en las vías urinarias (riñón, vejiga, uretra).
- Nefrolitiasis: cálculos en el riñón.
- Nefrocalcinosis: depósito de sales de Ca en el parénquima renal (en general asociados a un trastorno metabólico subyacente).

Epidemiología (*Pediatr Rev.* 2019;40:154–156)

- La incidencia ha aumentado en la población pediátrica.
- FRi: hombre, blanco.

Etiología/patogenia (*Pediatr Rev.* 2010;31:179; *Nelson Textbook of Pediatrics.* 2011: cap. 547, 2600–2604)

Tipo de cálculo	Frecuencia (%)	Etiología	pH de la orina	Imágenes
Oxalato cálcico	45-65	• Hiperoxaluria (oxalato de calcio): hiperoxaluria 1.ª y 2.ª, hiperoxaluria entérica (↑ absorción intestinal) • Hipercalciuria (oxalato y fosfato de calcio): ↑ absorción intestinal, ATR distal, hiperparatiroidismo, diuréticos de asa, exceso de Vit D, sarcoidosis, dieta cetogénica, inmovilización	> 7	Radiopaco

Fosfato cálcico	14-30	• Hipocitraturia (oxalato y fosfato de calcio): dieta cetogénica, hipo-K, acidosis metabólica, diarrea crónica • Hiperuricosuria (oxalato cálcico)	> 7	Radiopaco
Estruvita (fosfato de magnesio y amonio)	13	• IU (*Proteus, Klebsiella, E. coli, Pseudomonas, S. marcescens, Citrobacter, Morganella*) • Cuerpo extraño • Estasis urinaria (p. ej., vejiga neurógena)	> 8	Radiopaco
Cistina	5	• Cistinuria: trastorno AR infrecuente del túbulo renal que impide la absorción de cistina, que precipita y forma cálculos	< 6	Radiolúcido
Ácido úrico	4	• Hiperuricosuria: síndrome de Lesch-Nyhan, G6PD, trastornos mieloproliferativos, quimioT, dieta hiperproteínica, síndrome metabólico, dieta cetogénica	< 6	Radiolúcido

Manifestaciones clínicas (*Pediatr Rev.* 2019;40:154–156)

- Dolor intenso en el costado de tipo cólico con irradiación a la ingle, hematuria macroscópica, disuria, tenesmo vesical, polaquiuria, N/V, presencia de cálculos o sedimentos en la orina.

Diagnóstico (*Pediatr Rev.* 2010;31:179; *JAMA Pediatr.* 2015;169:964–970)

- Antecedentes: sxs de nefropatías o enf digestivas, IC, inmovilización reciente.
  - Medicamentos (Vit D, Ca, Vit C, topiramato, diuréticos).
  - Antecedentes dietéticos: ingesta de Na y Ca, dieta cetogénica, ingesta de líquidos.
- Pronóstico: crecimiento, evidencia de espina bífida o enf metabólica.
- Pruebas diagnósticas:
  - Agudo: AO (hematuria, piuria, cilindros), cultivo de orina, QS.
  - Ambulatorio: lo anterior + Ca, Mg, fosfato y ácido úrico séricos.
    - Orina de 24 h:
      - Volumen, Ca, fosfato, oxalato, ácido úrico, citrato, cistina, pH.
    - Todos los cálculos recuperados deben enviarse al lab para su estudio.
  - Imágenes:
    - TC sin contraste: método estándar, mayor sens. La exposición a la radiación es elevada.
    - Eco: 1.ª opción +/− placa simple (puede evaluar cálculos, obstrucción e hidronefrosis con radiación mínima).

Tratamiento agudo (*Pediatr Rev.* 2019;40:154–156)

- Líquidos i.v. (lavado de los riñones).
- Medicamentos: bloqueadores α (p. ej., tamsulosina) para facilitar el pasaje del cálculo; AINE +/− opiáceos para el control del dolor.
- Hacer que el pte cuele toda la orina para recoger el cálculo y analizarlo.
- Tx quirúrgico (*Pediatr Rev.* 2019;40:154–156; *Nelson Textbook of Pediatrics.* 2011: cap. 547, 2600–2604):
  - Indicaciones: obstrucción total, sepsis, incapacidad o improbabilidad de expulsión (tamaño típico del cálculo > 5 mm), dolor intenso, fracaso del Tx conservador.
  - Opciones de procedimiento: < 20 mm (ureteroscopia, litotricia); > 20 mm (nefrolitotomía percutánea, litotricia con tutor).

Prevención y terapia a largo plazo (*Pediatr Rev.* 2010;31:179; *JAMA Pediatr.* 2015;169:964–970)

- Aumentar la ingesta de líquidos:
  - Objetivo de diuresis > 750 mL/día en lactantes; > 1 L/día en edades de 1 a 5 años; > 1.5 L/día en edades de 5 a 10 años; > 2 L/día en niños > 10 años.
- Dieta: baja en sodio o «sin sal añadida», evitar exceso de proteínas animales, ingesta normal de Ca.
  - Si hay hiperoxaluria, evitar los alimentos ricos en oxalatos, alimentos ricos en grasas, excesos de Vit C.
- Medicamentos (según los resultados de la orina de 24 h):
  - En caso de hipocitraturia, hiperoxaluria, hiperuricosuria o cistinuria → citrato de K.
  - En caso de hipercalciuria → hidroclorotiazida y amilorida.
  - En caso de hiperuricosuria → alopurinol.

MALFORMACIONES RENALES CONGÉNITAS

(*Pediatr Rev*. 2019;40:619–624; *NeoReviews*. 2016;17:e18–e27).

- Incidencia: 0.3-1.6/1000 nacimientos y constituyen el 30% al 50% de todas las ERET pediátricas.
- Clasificación de las malformaciones.

Parénquima renal	Migración embrionaria	Sistema colector urinario
Agenesia renal Disgenesia renal • Displasia • Hipoplasia • Enfermedad quística Riñón supernumerario Disgenesia tubular renal Nefropatía quística genética	Ectopia renal Anomalías de la fusión • Riñón en herradura	Sistemas colectores duplicados Pelvis renal • Obstrucción de unión ureteropélvica Uréter • Megauréter • Uréter ectópico • RVU Vejiga • Extrofia vesical • Síndrome del vientre en ciruela pasa Uretra • Válvulas uretrales posteriores • Atresia uretral

Parénquima renal

- Agenesia renal: no se desarrolla el conducto mesonéfrico → ausencia de riñón, uréter, trígono y conducto deferente (en hombres), malformaciones vaginales/uterinas (en mujeres).
  - Incidencia de la agenesia renal unilateral: 0.05%; la bilateral es incompatible con la vida.
  - Puede asociarse al síndrome VACTERL.
  - Estudios: considerar cistouretrograma miccional (CUGM) porque la incidencia del RVU es mayor en los ptes con agenesia renal.
  - Eco renal seriada, PA, vigilancia de la función renal.
- Disgenesia renal:
  - Displasia: el riñón está formado por tejido indiferenciado con pérdida de la diferenciación corticomedular renal normal.
    - Si hay quistes con displasia, se denomina *displasia quística*.
  - Hipoplasia: riñón pequeño, no displásico, con menos cálices y nefronas.
    - Hipoplasia renal bilateral → ERET durante la 1.ª década de vida.
    - Tx: sintomático, vigilar la función renal, tratar la HTA; los IECA pueden ralentizar la progresión de la enf.
  - Enfermedad quística:
    - Riñón displásico multiquístico (RDMQ): todo el riñón afectado con quistes no funcionales que desplazan el tejido renal.
      - Incidencia: 1 de cada 2000 nacimientos; el bilateral suele ser incompatible con la vida.
      - 2.ª causa más frecuente de masa abd en los recién nacidos.
      - El riñón quístico involuciona c/el tiempo (el 50% desaparece por completo a los 5 años).
      - ↑ riesgo de RVU en el riñón no afectado.
      - Control: Eco renal seriada, control de la función renal, proteinuria y PA.
      - Nefropatía quística genética-nefropatía poliquística.

Migración embrionaria

- Ectopia renal: el riñón no está en su posición normal.
  - Puede localizarse en la pelvis o el tórax o cruzar la línea media y situarse por encima o por debajo del riñón contralateral.
  - Se asocia a ↑ incidencia de anomalías urogenitales, como criptorquidia, hipospadias, agenesia de útero y vagina.
  - Estudios: CUGM, considerar TC o RM para encontrar riñón ectópico, controlar función renal.
- Anomalías de la fusión: riñón en herradura → los riñones están fusionados en los polos inferiores y rotados hacia adelante.
  - Incidencia: 0.4-1.6/10 000 nacimientos.
  - Fisiopatología: el riñón queda atrapado por las arterias mesentéricas inferior o superior a nivel de la columna lumbar.
  - Asociaciones: síndrome de Turner, trisomía 13, trisomía 18 y trisomía 21.
  - Estudios: CUGM (evaluación del RVU), considerar gammagrafía para descartar obstrucción en caso de hidronefrosis sin RVU.

Sistema colector urinario

- Duplicación del sistema colector: anomalía congénita frecuente, más común en las mujeres.
  - Pronóstico: ↑ riesgo de IU, RVU, obstrucción, ureteroceles.
- Anomalías de la pelvis renal:
  - Obstrucción de la unión ureteropélvica: entre la pelvis renal y el uréter.
    - Incidencia: 1/500-1500 nacimientos; H:M 2:1.
    - Sxs: en cualquier momento desde el nacimiento hasta la edad adulta con masa abd, dolor abd o dolor en el costado, hematuria macroscópica, IU recurrente o hidronefrosis en las imágenes.
    - Dx: renografía con diuréticos.
    - Las indicaciones para la reparación quirúrgica son la pérdida de la función renal, las infecciones frecuentes, la nefrolitiasis o el dolor intenso.
- Anomalías del uréter:
  - Uréter ectópico: el uréter desemboca en un sitio diferente de la vejiga.
    - Las localizaciones habituales son la uretra, la vagina en las niñas o las vesículas seminales en los niños.
    - El 80% se asocia a un sistema colector duplicado.
    - M:H 6:1.
    - Dx: mediante Eco, TC o RM, según la necesidad.
  - Ureterocele: abombamiento quístico del uréter que puede causar obstrucción e hidronefrosis.
    - Cuando hay obstrucción, está indicado el Tx quirúrgico.
  - RVU (*véase* «Reflujo vesicoureteral»).
- Anomalías de la vejiga:
  - Síndrome del vientre en ciruela pasa (síndrome de Eagle-Barrett): anomalías de las vías urinarias + ausencia de músculos abd + criptorquidia (hombres).
    - Fisiopatología: escaso desarrollo de los músculos abd → «arrugamiento» del abdomen, ergo el alias «barriga en ciruela pasa».
    - Incidencia: 1/30 000 nacidos vivos; más frecuente en los hombres.
      - Asociado a tetralogía de Fallot, CIV, trisomía 18 y trisomía 21.
    - Las anomalías de las vías urinarias incluyen uréteres grandes, vejiga distendida, RVU.
- Anomalías de la uretra:
  - Válvula uretral posterior (VUP): colgajos delgados de tejido en la uretra posterior → dilatación de la vejiga e hidroureteronefrosis bilateral.
    - Tipo más frecuente de obstrucción de las vías urinarias inferiores.
    - Incidencia: 1/5000-25 000 nacimientos masculinos.
    - Complicaciones: oligohidramnios, hipoplasia pulmonar, ERET, disfunción vesical, IU recurrente.
    - Tx: comienza en el período neonatal con Eco renal, sondaje vesical (para aliviar la obstrucción) y consulta con urología.
      - La intervención quirúrgica fetal es posible, aunque existe una elevada morbilidad materna y fetal asociada.

REFLUJO VESICOURETERAL

- Definición (*Lancet*. 2015;385:9965):
  - «Paso retrógrado de orina desde la vejiga hacia uno o ambos uréteres».

Grado I	El RVU no alcanza la pelvis renal
Grado II	El RVU se extiende hasta la pelvis renal sin dilatación
Grado III	Dilatación leve/mod del uréter y de la pelvis renal. Ausencia o ligero borramiento de los fórnices
Grado IV	Dilatación moderada del uréter, pelvis renal y cálices. Borramiento total del ángulo agudo de los fórnices, pero conservación de la impresión papilar en la mayoría de los cálices
Grado V	Dilatación/tortuosidad macroscópica del uréter, la pelvis renal y los cálices. Impresiones papilares no visibles en los cálices

- Epidemiología (*Lancet*. 2015;385:9965):
  - Afecta del 25% al 40% de los niños, pero no es necesario evaluarla a menos que se trate de una IU con fiebre.
- Diagnóstico (*Pediatrics*. 2011;138:595):
  - Los lactantes febriles de hasta 24 meses con IU deben recibir Eco renal para detectar anomalías anatómicas.
  - No se debe realizar un CUGM a un lactante con IU febril a menos que la Eco renal muestre hidronefrosis, cicatrices u otros signos de RVU de alto grado.

- El CUGM permite la gradación y la evaluación anatómica; la cistografía directa con radionúclidos puede usarse para el seguimiento (menor exposición a la radiación pero peor detalle anatómico).
- Hidronefrosis prenatal: seguimiento con Eco a 1 mes (la disminución relativa del flujo urinario en el 1.er mes puede dar lugar a falsos negativos si se realiza antes), a menos que en el examen prenatal haya una hidronefrosis grave.

- Manifestaciones clínicas (*Pediatrics.* 2011;138:595; *Pediatr Clin North Am.* 2001;48:1505):
  - Consecuencias clínicas: IU, nefropatía por reflujo o cicatrización.
  - La obstrucción congénita de la unión ureteropélvica puede cursar con hidronefrosis y función renal normal en niños asintomáticos.
- Historia natural y complicaciones (*Lancet.* 2015;385:9965; *Pediatr Clin North Am.* 2001;48:1505; *J Urol.* 2002;168:2594):
  - Grado I: el 73% de los niños con reflujo dilatante no tuvieron RVU o solo reflujo de grado I en seguimiento a 10 años.
  - Grados I-II: la mediana de tiempo hasta la resolución espontánea fue de ~38 meses; para el grado III fue de 98 meses y para los grados IV-V fue de 156 meses.
  - Los reflujos de grado I y II se resuelven en > 80% de los ptes (10%-25% de resolución al año); el reflujo de grado III se resuelve en el 50%; el de grado IV se resuelve en ~30%, y el de grado V rara vez se resuelve por sí solo.
  - La nefropatía por reflujo puede producir insuf renal, proteinuria e HTA.
- Tratamiento (*Pediatrics.* 2013;132:e34–e45; *Pediatrics.* 2017;139:5; *Pediatrics.* 2011;138:595; *N Engl J Med.* 2014;370:2367–2376):
  - Directrices de la AAP: la profilaxis con Abx ya no está indicada para las IU recurrentes; los estudios han demostrado que la profilaxis no es eficaz para reducir las cicatrices renales.
    - En el ensayo RIVUR se constató que la profilaxis es beneficiosa para reducir las IU recurrentes, pero no disminuye la cicatrización renal. Puede ser beneficiosa para prevenir infecciones recurrentes mientras se espera la identificación/Tx de la causa subyacente.
  - El reflujo de grado V casi siempre requiere corrección quirúrgica; el reflujo de grado III/IV puede tratarse médicamente a menos que se produzcan IU recurrentes y cicatrización progresiva.

ESTUDIOS DE LABORATORIO

(*Textbook of Pediatric Rheumatology*. 8th ed. 2021: caps. 4 y 10; *Nelson Textbook of Pediatrics*. 21st ed. 2020: parte 16; *Mod Rheumatol*. 2009;19:219–228)

Marcadores inflamatorios

- En general inespecíficos, no indican necesariamente enf; la tendencia en el tiempo puede ser útil.
  - Pueden estar elevados debido a traumatismos o causas infecciosas, malignas o reumáticas.
- Los de uso más habitual son VSG, CRP, complemento, ferritina, haptoglobina, plaq, fibrinógeno.
  - **Velocidad de sedimentación glomerular (VSG):**
    - Mide la velocidad de caída de los eritrocitos en un tubo vertical en mm/h.
    - ↑ inflamación → ↑ fibrinógeno y otros reactantes de fase aguda → ↑ fenómeno de *rouleaux* (eritrocitos en pila de monedas) → sedimentación más rápida → ↑ VSG.
    - Falso ↓ en estados de bajo fibrinógeno, hepato/nefropatía. Falso ↑ en hiper-IgG (incluida IGIV), anemia, embarazo, obesidad. Por lo general, aumenta con la edad.
  - **Proteína C reactiva (CRP):**
    - Sintetizada por el hígado en respuesta a la IL-6, altera la liberación de citocinas y media en la inflamación regulando el comportamiento de los fagocitos.
    - Indica inflamación aguda, aumenta en 4 h, picos a las 24 a 72 h, $t_{1/2}$ ~18 h.
    - La mayoría de las causas reumáticas tienen ↑ leve. ↑ grandes: infección, vasculitis, cáncer.

Complemento (C3, C4, CH_{50})

- Regula la defensa del hospedero y la inflamación; inflamación → ↑ producción o ↑ consumo.
  - Complemento ↑: fase activa de una enf o infección.
  - Complemento ↓: consumo por formación de inmunocomplejos (LES, vasculitis, sepsis) o ↓ síntesis (hepatopatía, deficiencia congénita).

Anticuerpos antinucleares (ANA)

- Por lo general, inmunofluorescencia indirecta. Células fijadas a portaobjetos incubadas con suero para unirse a núcleos → se añaden Ac fluorescentes a Ac del pte → vista al microscopio.
- Títulos determinados por dilución del suero del pte. ↑ título = ↑ presencia de ANA.
  - ≥ 1:160 considerado clínicamente significativo; sin correlación con actividad de la enf.
- El patrón indica un objetivo en el núcleo.
  - Homogéneo (nucleosoma, Mi-2): LES, lupus inducido por fármacos.
  - Moteado (Ro, La, RNP, Smith): LES, síndrome de Sjögren, enf mixta del tejido conjuntivo (EMTC).
  - Nucleolar (Scl-70, U3-RNP): esclerosis sistémica.
  - Centrómero: CREST.
- Sensible para muchas enf autoinmunitarias pero inespecífico:
  - En personas sanas, el ANA es (+) a 1:40 (presente en ~20%-30%); 1:320 en solo ~3%.
  - Los ANA pueden estar presentes en los ptes con tiroiditis de Hashimoto.

Anti-ADN bicatenario (ADNbc)

- Ac que reconocen el ADNbc nativo; los títulos ↑ se correlacionan con la actividad de la enf.
- Asociado a LES: sens ~75%, mientras que la especificidad oscila entre el 75% y el 99%.

Anti-Smith

- Las partículas ribonucleoproteínicas nucleares pequeñas (snRNP) intervienen en el empalme del ARNm precursor en ARN maduro. Las proteínas Smith son fundamentales para la importación de snRNP al núcleo.
- La presencia de Ac anti-Smith es altamente específica para LES (hasta 100%), sens solo ~50%.
- Correlacionados con nefritis, siguen siendo positivos incluso después de la remisión de la enf.

Anti-ribonucleoproteína (RNP)

- Reconocen una snRNP específica denominada U1RNP que interviene en el empalme del pre-ARNm.
- Presente en EMTC (presencia obligatoria para el Dx), LES (~50%), AR y síndrome de Sjögren.

Anti-Ro y anti-La

- Ambos están presentes en muchas enf autoinmunitarias (LES, síndrome de Sjögren, esclerodermia).
- Anti-Ro (SS-A): reconocen dos antígenos «Ro» diferentes.
  - Una añade ubicuitina a las proteínas implicadas en la inflamación; la otra es una chaperona del ARN.
- Anti-La (SS-B): más específico para el LES y el síndrome de Sjögren.

Anticuerpos anticitoplasma de neutrófilos (ANCA)

- c-ANCA: tinción difusa del citoplasma, en general contra la proteinasa-3 (PR3), mayoría de GPA.
- p-ANCA: tiñe la región alrededor del núcleo, artefacto de fijación con EtOH de los neutrófilos, en general contra la mieloperoxidasa (MPO, pero pueden ser otras), la mayoría de las poliangitis microscópicas.

- Asociada a vasculitis: granulomatosis con poliangitis (GPA), poliangitis microscópica, granulomatosis eosinofílica con poliangitis (GEPA) y vasculitis inducida por fármacos.
  - Si es (+) para c-ANCA y p-ANCA o x-ANCA, considerar vasculitis inducida por levamisol.

Factor reumatoide (RF)
- IgM contra la porción Fc de IgG, puede ser (+) en gran variedad de afecciones:
  - AR, artritis idiopática juvenil (AIJ), Sjögren, LES, crioglobulinemia, EMTC, infección (VHB, endocarditis), hepatopatía/enf pulmonar crónica.
- Inespecífica, pero su presencia puede indicar una evolución más agresiva de la poliartritis.

Análisis de líquidos articulares

Análisis del líquido sinovial

Trastorno	Color	Viscosidad	Leuco/mm^3	PMN (%)	Cultivo
Normal	Amarillo, transparente	Alta	< 200	< 25	Negativo
Traumático	Xantocrómico, sanguinolento	Alta	< 2000	< 25	Negativo
Artritis crónica	Amarillo, turbio	Baja	20000	> 50	Negativo
Artritis reactiva	Amarillo, opaco	Baja	20000	> 50	Negativo
LES	Amarillo, transparente	Normal	5000	10	Negativo
Tuberculosis	Blanco amarillento, turbio	Baja	25000	50-60	Bacilos ácido-alcohol resistentes
Artritis séptica	Turbio	Baja	< 50000	> 75	Bacterias

ARTRITIS

- Limitación del movimiento con inflamación + calor, edema, derrame, dolor. Puede asociarse a debilidad muscular y signos sistémicos como fiebre, erupción cutánea, LAD.
- Causas reumáticas asociadas a rigidez matutina, edema, asimetría, cansancio, cojera, rechazo a caminar, discrepancia en longitud de piernas y crecimiento lineal deficiente.
  - Otras causas: infecciosas (inicio agudo, fiebre, traumatismos), oncológicas (masa visible/palpable, despertares nocturnos, HC anómalo) u otras causas musculoesqueléticas (MEsq).
- Evaluación inicial: Rx o Eco de la(s) articulación(es) afectada(s), aspiración articular, HC con dif, VSG, CRP; ANA si se considera AIJ.

NIÑO QUE COJEA O SE NIEGA A CAMINAR

(*Textbook of Pediatric Rheumatology*. 8th ed. 2021: caps. 8, 9 y 50; *Nelson Textbook of Pediatrics*. 21st ed. 2020: parte 16; *Rheumatology Secrets*. 4th ed. 2020: cap. 68).

Evaluación
- **Anamnesis:** los puntos específicos incluyen presencia y momento del dolor, presencia de cojera, enf recientes, antecedentes de fiebre, afectación articular.
- **Exploración:**
  - Edema articular, enrojecimiento, calor, limitación de AdM.
  - Discrepancias en la longitud de las piernas.
  - Atrofia muscular, signo de Trendelenburg para detectar debilidad de cadera o pelvis.
  - Escoliosis.
  - Incapacidad para caminar sobre talones o dedos del pie.
  - Si hay alteración de cadera, la rotación interna suele estar más afectada que las demás.
  - Prueba FABER: afectación de la articulación sacroilíaca.
- **Imágenes:**
  - Rx bilateral (+ vista en patas de rana de caderas), RM si persiste dolor, Eco si hay derrame.
- **Lab:** VSG, CRP, HC, hemocultivos, Ac de Lyme, HLA-B27, antígeno GAS/cultivos basados en sospecha, ± aspiración articular.

Diagnóstico
- Dolor en reposo: «dolor creciente», infección, neoplasia.
- Tras reposo o rigidez matutina: inflamación articular, AIJ.
- Durante/después del ejercicio: causa ortopédica, DECF, osteocondritis disecante, osteocondrosis (enf de Köhler con afectación del navicular tarsiano y enf de Freiberg con afectación del 2.°, 3.° o 4.° metatarsiano), apofisitis (Sever, Osgood-Schlatter, apofisitis por tracción de Iselin de la base del 5.° metatarsiano; apofisitis rotuliana de Sinding-Larsen-Johansson).

- Cojera indolora: discrepancia entre la longitud de las extremidades, AIJ, Legg-Calvé-Perthes.
- Dolor nocturno: tumores óseos, leucemia.
- Fiebre: artritis séptica, osteomielitis, discitis, miositis, leucemia, AIJ.
- IRA previa: sinovitis transitoria, sinovitis aséptica, miositis, PSH, reacción similar a enf del suero.

Tratamiento

- Derivación urgente/hospitalización por artritis séptica, osteomielitis, tumor, niño enfermo.

ARTRITIS IDIOPÁTICA JUVENIL

(*Textbook of Pediatric Rheumatology*. 8th ed. 2021: caps. 16–21; *Nelson Textbook of Pediatrics*. 21st ed. 2020: parte 16; *Pediatr Rev*. 2023;44(3):153–164; *Nat Rev Rheumatol*. 2010;6:477–485; *Lancet*. 2011;377:2138–2149; *J Rheumatol*. 2009;36:642–650; *BMC Pediatr*. 2012;12:29; *Arthritis Care Res*. 2011;63(4):465–482; *Arthritis Rheum*. 2010;62:1824–1828)

- Constituyen los ptes pediátricos con enf reumática más frecuentes.
- Criterios obligatorios: aparición de sxs antes de los 16 años y presencia de estos durante al menos 6 sem; distinción entre subgrupos en función de la expresión de la enf durante los primeros 6 meses.
- La prevalencia en la población es de 1:1000; el riesgo para los hermanos es de 1:100.
- Dx mediante exploración física, Rx y Eco; a veces la RM es de beneficio.
  - Indicadores de actividad de la enf: # articulaciones afectadas, grado de elevación de los marcadores inflamatorios, valoración médica de la actividad de la enf, valoración del pte/padres de la actividad de la enf.
  - Características que indican un peor pronóstico: erosiones o estrechamiento del espacio articular en las imágenes, afectación de la cadera o la columna cervical, duración prolongada de la enf o elevación de los marcadores inflamatorios.
  - Se eleva ~2-4× el riesgo de neoplasia.
- Sin Tx → osteopenia/osteoporosis, deformidad articular, discrepancia en la longitud de las extremidades, dolor crónico/artritis/uveítis, micrognatia.
- **Uveítis (15%-20%):** típicamente lenta y asintomática excepto en la artritis relacionada con entesitis.
  - Lo más probable en los primeros 4 años de enf. El riesgo ↓ cada año tras el inicio de la artritis. Puede preceder a la artritis.
  - La exploración oftalmológica inicial debe realizarse en el plazo de 1 mes desde el diagnóstico.
  - Lámpara de hendidura anual en caso de AIJ sistémica, cada 3 a 6 meses en la AIJ oligo/poli ANA (+) o AIJ oligo/poli ANA (−) si la edad de inicio es < 7 años.
  - **Artritis de la ATM:** puede ser de aparición lenta y causar micrognatia, RM.

Clasificación ILAR de la artritis idiopática juvenil			
Clasificación de la AIJ	**Criterios clínicos**	**Características importantes**	**Hallazgos**
AIJ de inicio sistémico	Artritis en ≥ 1 articulaciones con fiebre ≥ 2 sem (diaria durante ≥ 3 días) y también ≥ 1: serositis, erupción fugaz, LAD, hepatomegalia, esplenomegalia	Menos frecuente, proporción por sexos 1:1, edad máxima: 2-5 años, puede afectar cualquier articulación, puede ser destructiva, puede conducir a SAM	Asociado a SAM (5%-8%), enf pulmonar intersticial (EPI)
Oligoartritis (persistente frente a extendida)	Artritis en 1-4 articulaciones en primeros 6 meses. Tipos: • Persistente: ≥ 4 articulaciones a lo largo del curso • Ampliado: ≥ 4 articulaciones después de los primeros 6 meses	60% del total de casos, ↑ 3× en mujeres, bimodal (2-5 y 9-11 años), rodillas y tobillos en general implicados (↑ riesgo de ≠ longitud de las extremidades), con uveítis	ANA (+) en el 75%-85% de los casos, ↑ riesgo de uveítis si es (+)
Poliartritis, RF (−)	Artritis en ≥ 5 articulaciones en los primeros 6 meses	↑ 3× en mujeres, edad máxima 2-5 años • ANA (+): parecida a AIJ oligo, asimétrica y ↑ riesgo de uveítis • ANA (−): simétrico con afectación de hombro, cadera, art interfalángica distal y columna cervical	ANA (+) en ~40%, fusión carpiana/espinal
Poliartritis, RF (+)	Artritis que afecta ≥ 5 articulaciones en 1.os 6 meses y ≥ 2 pruebas de RF (+) con al menos 3 meses de separación durante 1.os 6 meses	↑ 6× en mujeres, edad máxima 10-18, afectación simétrica de pequeñas articulaciones, posibles hallazgos sistémicos	RF (+) con ligero ↑ en morbilidad

Artritis psoriásica	Artritis + psoriasis **o** Artritis + ≥ 2: dactilitis, psoriasis en un familiar de 1.er grado, punteado de uñas/onicólisis • Puede verse sin antecedentes de psoriasis	Proporción por sexos 1:1, bimodal (1-4 y 7-10 años), oligoartritis pero puede ser entesitis, o artritis poliaxial que afecta la articulación SI (sacroileítis), puede provocar artritis erosiva, inflamación más allá del borde articular → dactilitis	Ninguno
Artritis relacionada con entesitis (ARE)	Artritis + entesitis **o** Artritis o entesitis + ≥ 2: antecedentes o presencia de dolor sacroilíaco o lumbosacro inflamatorio, HLA-B27 (+), inicio de la artritis en un varón > 6 años de edad, uveítis anterior aguda, familiar 1.er grado con: EAnq, ARE, sacroileítis con EII, artritis reactiva o uveítis anterior aguda	↑ 7× en varones, edad máxima > 6 años. El sello distintivo es la entesitis (inflamación de la inserción del tendón/ligamento en el hueso; en general rótula, Aquiles, fascia plantar en calcáneo, trocánter mayor, tuberosidad tibial); puede desarrollar sacroileítis (prueba de Schober anómala)	HLA-B27 (+) en el 80%-90% de los casos, ANA y RF negativos
Indiferenciada	No cumple los criterios en ninguna/≥ 2 de las categorías		

Tratamiento

- En general, el Tx es escalonado en función de la actividad de la enf y de la respuesta al Tx previo; puede saltar escalones si la actividad de la enf sigue siendo alta a pesar de las dosis óptimas de AINE o de fármacos antirreumáticos modificadores de la enfermedad (FAME).
  - Corticoides sistémicos para el control de los sxs graves.
    - Inyecciones articulares de glucocorticoides para las articulaciones grandes.
  - AINE: naproxeno, ibuprofeno, celecoxib.
  - FAME convencionales (con enf persistentemente activa): metotrexato (MTX, más usado con ácido fólico), leflunomida, sulfasalazina, hidroxicloroquina.
  - Otros meds inmunosupresores: micofenolato, azatioprina, ciclosporina.
  - FAME biológicos: inhibidores del TNF-α (etanercept, adalimumab, golimumab, infliximab), abatacept, rituximab, tocilizumab.
  - FAME sintéticos dirigidos (inhibidores de JAK): tofacitinib.
  - Inhibidores de IL-1 (anakinra, canakinumab, rilonacept) e inhibidor de IL-6 (tocilizumab) para la AIJ sistémica.
  - La duración del Tx suele ser de al menos 1 o 2 años tras la remisión de la enf.
  - El 50% presenta persistencia de la enf en la edad adulta.
- Control de la medicación:
  - HC, creatinina, enzimas hepáticas, cribado de tuberculosis cada 1 o 2 años si toma biológicos.
    - AINE: comprobar antes de empezar y cada 6 a 12 meses.
    - MTX: antes del inicio, 1 mes tras inicio/cambio de dosis y cada 3 meses con dosis estables.
    - Biológicos: antes del inicio y cada 6 a 12 meses.
  - Corticoides: vigilar la osteoporosis y el RdC.
  - Considerar siempre fisioterapia, Tx ocupacional y apoyo psicosocial.
  - Garantizar un aporte adecuado de Ca/Vit D en la dieta y ejercicio aeróbico para prevenir la osteopenia.
  - Se puede considerar la cirugía si hay contracturas o dolor importante por sinovitis.
  - Evitar las vacunas de virus vivos mientras se reciba Tx con fármacos biológicos o inmunosupresores.

SÍNDROME DE ACTIVACIÓN MACROFÁGICA (SAM)

(*Textbook of Pediatric Rheumatology*. 8th ed. 2021: cap. 42; *Nelson Textbook of Pediatrics*. 21st ed. 2020: parte 16)

- También conocido como *linfohistiocitosis hemofagocítica 2.°* (suele aparecer en el contexto de una enf reumática).
- Inicio repentino; pancitopenia, ↓ VSG (consumo de fibrinógeno), linfadenopatías, HEM, coagulopatía, púrpura, ↑ triglicéridos, disfunción hepática, fiebres.
- Factor desencadenante desconocido, posiblemente infeccioso; asociación con ↓ función de células NK y baja expresión de perforina.
- Necesita 5 de los 8 criterios siguientes:
  - Fiebre ≥ 38.5 °C.
  - Esplenomegalia.

- Ferritina > 500 ng/mL.
- Citopenia en sangre periférica, con ≥ 2 de: Hb < 9 (para lactantes < 4 sem, Hb < 10), plaq < 100 000, recuento absoluto de neutrófilos < 1000.
- Baja o nula actividad de las células NK.
- Triglicéridos > 256 mg/dL o fibrinógeno < 150 mg/dL.
- Hemofagocitosis en MO, bazo, GL o hígado.
- ↑ CD25 soluble (receptor α soluble de IL-2) 2 desviaciones estándar por encima de la normal ajustada por edad (específica del lab).
  - Las concentraciones del receptor α soluble de IL-2 (sCD25) se correlacionan con la actividad de la enf.
- **Tx:** dosis altas de corticoides, anakinra, tocilizumab, IGIV, recambio plasmático; si se requiere un Tx prolongado, en general se utiliza ciclosporina o etopósido.

ARTRITIS REACTIVA

(*Textbook of Pediatric Rheumatology*. 8th ed. 2021: cap. 46; *Nelson Textbook of Pediatrics*. 21st ed. 2020: parte 16)

- En general, artritis inflamatoria de los MI con conjuntivitis y uretritis (o cervicitis).
- Después de una infección, a menudo GI (*Campylobacter, Salmonella, Shigella, Yersinia*), pero también después de infecciones respiratorias o urinarias (*Chlamydia*).
  - Urogenital (H:M 9:1), GI (proporción por sexos 1:1); general H:M 3:1.
- Distribución por edades: adolescentes a 4.ª década.

Evaluación

- **Anamnesis:** oligoartritis y trastornos constitucionales ~1-4 sem después de la infección.
  - La mayoría de los episodios son monofásicos, pero pueden ser recurrentes.
- **Lab:** ↑ marcadores inflamatorios, serología negativa, ~50% a 60% con HLA-B27 (+).

Diagnóstico

- No hay criterios Dx específicos, es necesario descartar otras causas.
  - Realizar aspirado articular, Rx, Eco, AO, PCR para gonococos y clamidia, estudios de heces, serología de Lyme.

Tratamiento

- AINE, corticoides intraarticulares, fisioterapia, FAME de 2.ª línea para enf resistente.
- Tx de uretritis ↓ riesgo de artritis reactiva, pero Tx de enteritis no.

ENF SISTÉMICAS DEL TEJIDO CONJUNTIVO

(*Textbook of Pediatric Rheumatology*. 8th ed. 2021: caps. 23–30; *Nelson Textbook of Pediatrics*. 21st ed. 2020: parte 16; *Rheumatology Secrets*. 3rd ed. 2015; *Pediatr Rev*. 2018;39(10):501–515)

Anticuerpos asociados a las enfermedades sistémicas del tejido conjuntivo (ESTC)

- LES: ANA, anti-ADNbc, anti-Smith, anti-RNP, anti-Ro, anti-La, anticoagulante lúpico, anticardiolipina, glucoproteína β_2.
- LES inducido por fármacos: ANA, antihistona.
- EMTC: ANA, títulos elevados de anti-RNP.
- Esclerosis sistémica: ANA, anticentrómero, anti-scl70 (topoisomerasa), anti-RNA Pol III.
- Síndrome de Sjögren: ANA, anti-Ro, anti-La.
- Vasculitis: ANCA.
- Dermatomiositis: ANA en el 50%, puede tener uno de los múltiples Ac específicos de la miositis.
- AIJ: ANA, ocasionalmente RF, anti-CCP.

Anomalías de laboratorio en las ESTC infantiles

	AIJs	LES	DMJ	Esclerosis sistémica	Vasculitis
Anemia	++	++++	+	+	++
Leucopenia	–	+++	–	–	–
Trombocitopenia	–	++	–	–	–
Leucocitosis	+++	–	+	–	+++

Trombocitosis	++	–	+	–	+
ANA	–	+++	+	++	–
RF	–	++	–	+	+
Complemento bajo	–	+++	–	–	++
PFH elevadas	++	+	+	+	+
Enzimas musculares elevadas	–	+	+++	++	+
Anomalías en el AO	+	+++	+	+	++

AIJs: AIJ sistémica; DMJ: dermatomiositis juvenil; LES: lupus eritematoso sistémico.

Frecuencia de autoanticuerpos en las ESTC						
	LES (%)	**EMTC (%)**	**Esclerosis sistémica cutánea difusa (%)**	**Esclerosis sistémica cutánea limitada (%)**	**Sjögren (%)**	**AIJ (%)**
ANA	99	100	80	80	> 70	50
Anti-ADNbc	80	0	0	0	0	0
Anti-Smith	30	0	0	0	0	0
Anti-RNP	30	100	20-50	Infrecuente	Infrecuente	Infrecuente
Anticentrómero	Infrecuente	Infrecuente	10	80	0	0
Anti-Ro (SS-A)	30	Infrecuente	Infrecuente	0	70	Infrecuente
Anti-La (SS-B)	15	Infrecuente	Infrecuente	0	60	Infrecuente

CREST: calcinosis, fenómeno de Raynaud, dismotilidad esofágica, esclerodactilia, telangiectasias; EMTC: enf mixta del tejido conjuntivo.

Lupus eritematoso sistémico (LES)

(*Lupus*. 2004;13:829–837; *Pediatr Rev*. 2018;39(10):501–515; *Acta Paediatrica*. 2010;99:967; *Dubois' Lupus Erythematosus and Related Syndromes*. 8th ed. 2013; *Rheum Clin N Am*. 2007;33:267–285; *Ann Rheum Dis*. 2019;78(9):1151–1159; *Textbook of Pediatric Rheumatology*. 8th ed. 2021: cap. 23)

- Suele aparecer después de los 10 años; el 20% de los casos ocurren en la población pediátrica.
  - Predilección femenina en todas las edades, 2:1 en < 10 años, 5-10:1 en > 10 años.
- Suele ser más grave que el LES de inicio en la edad adulta con ↑ incidencia de nefritis, fiebre, corea y HEM. El riesgo de mortalidad también es > con el LES de inicio en la infancia.
- Linfocitos B y T autorreactivos → depósito de inmunocomplejos → activación del sistema del complemento.
- ANA tienen ↑ sens para LES con baja espec. Anti-Smith y ADNbc son espec pero no sens.
- Los títulos de ADNbc se correlacionan con la actividad de la enfermedad y pueden anunciar el desarrollo de nefropatía.
- Un ↓ del complemento puede indicar nefropatía.
- Si se asocia a Ac antifosfolípidos, riesgo de TEV de hasta 6×.
- Criterios Dx: necesidad de ANA positivo, ≥ 1 criterio clínico y ≥ 10 puntos. Los criterios solo deben tenerse en cuenta si el LES es la causa más probable.

Criterios de clasificación EULAR/ACR 2019 para el lupus eritematoso sistémico	
ANA	Título ≥ 1:80 por inmunofluorescencia o un análisis equivalente en cualquier momento. Deben estar presentes
Fiebre	Inexplicable, es decir, sin fuente infecciosa (2 puntos)
Mucocutáneos	Alopecia no cicatricial (2 puntos), úlceras bucales (a menudo indoloras; 2 puntos), lupus cutáneo subagudo **o** discoide (manchas eritematosas elevadas con descamación queratósica, pueden cicatrizar; 4 puntos), lupus cutáneo agudo (antes erupción malar = eritema fijo que no afecta los pliegues nasolabiales, a menudo fotosensible; 6 puntos)
Participación articular	O sinovitis que afecte a ≥ 2 articulaciones, caracterizada por edema o derrame, **o** dolor en ≥ 2 articulaciones y al menos 30 min de rigidez matutina (6 puntos)
Serositis	Derrame pleural o pericárdico (5 puntos), pericarditis aguda (6 puntos)
Trastorno renal	Proteinuria persistente > 0.5 g/día o ≥ 3 si no se realiza cuantificación (4 puntos), nefritis lúpica clase II o V mediante biopsia renal (8 puntos), nefritis lúpica clase III o IV mediante biopsia renal (10 puntos)

(*continúa*)

Trastorno neuropsiquiátrico	Convulsiones (5 puntos), psicosis en ausencia de fármacos agresores o de una alteración metabólica conocida (3 puntos), delírium (2 puntos)
Trastorno hemático	Anemia hemolítica autoinmunitaria (4 puntos), leucopenia (Leuco < 4000; 3 puntos), trombocitopenia (< 100 000; 4 puntos)
Trastornos inmunitarios	Anti-ADNbc: Ac contra ADN nativo en título anómalo **o** anti-Smith: presencia de Ac contra Ag nucleares de Smith (6 puntos) Ac antifosfolípidos positivos: anticardiolipina **o** anti-β 2GP1 **o** anticoagulante lúpico (2 puntos) C3 **o** C4 bajo (3 puntos), C3 **y** C4 bajos (4 puntos)

Tratamiento

- Descanso adecuado, uso de protección solar.
- AINE para sxs MEsq, pero controlar la toxicidad renal.
- Corticoides para sxs agudos.
- La hidroxicloroquina es el pilar; puede necesitar otros fármacos dependiendo de las manifestaciones.
- Inmunosupresión con micofenolato, azatioprina, a veces metotrexato.
  - La ciclofosfamida es utilizada para nefritis grave, afectación del SNC, hemorragia pulmonar.
- Terapias antilinfocitos B con rituximab y belimumab.
- La voclosporina y el anifrolumab son terapias más recientes.

Lupus neonatal

- Paso transplacentario de Ac SS-A/SS-B maternos; si están presentes, riesgo de lupus neonatal del ~2% en un 1.er embarazo, mayor si hay un hijo previo afectado.
- Riesgo del 1% al 3% con SS-A/SS-B (+); del 15% al 18% con hijo previo afectado.
- Manifestaciones clínicas:
  - Ac SS-A: erupción cutánea, disfunción hepática, anemia hemolítica, trombocitopenia.
    - Se resuelve en 2 a 6 meses a medida que se eliminan los Ac maternos.
  - Bloqueo cardíaco congénito asociado a presencia de anti-Ro (SS-A) o anti-La (SS-B) (~85% con bloqueo cardíaco congénito tienen Ac [+]).
    - Eco prenatales seriadas a partir del 2.° trimestre; si aparece bloqueo de 1.er grado o derrame pericárdico, Tx con administración materna de dexametasona o betametasona.
    - La mortalidad fetal puede alcanzar el 20% debido al bloqueo cardíaco y la hidropesía.
    - El bloqueo cardíaco fetal suele ser permanente y requiere implantación de marcapasos.

Lupus inducido por fármacos (LIF)

- Fármacos típicos: hidralazina, minociclina, doxiciclina, procainamida, isoniazida, fenitoína, carbamazepina, etosuximida, antagonistas del TNF-α.
- Suele producir sxs constitucionales, artritis/artralgias, erupción cutánea y serositis.
  - Citopenias, nefritis y afectación del SNC son infrecuentes.
- Asociado a ANA y Ac antihistona; **no** se asocia a ADNbc o complemento ↓.
  - Los Ac antihistona son sens pero no espec para el lupus inducido por fármacos.
    - El ~95% de los ptes con LES tienen antihistona, pero el ~50% con LES activo también tienen antihistona.
- Suele resolverse con la interrupción del fármaco causal. Un ciclo corto de corticoides puede ser útil para los ptes con serositis; AINE para artritis/artralgias.

Dermatomiositis juvenil

(*Autoimmunity*. 2006;39:197–203; *Lancet*. 2008;371:2201–2212; *Curr Rheumatol Rep*. 2011;13:216–224; *Pediatr Rev*. 2018;39(10):501–515; *Pediatric Rheumatology*. 8th ed. 2021: cap. 26; *JAMA Neurol*. 2018;75(12):1528–1537)

- Inflamación de piel, tubo digestivo y músculo estriado; sin asociación con neoplasias en niños.
- Polimiositis muy infrecuente en la infancia.
- 2× más frecuente en las mujeres con edad máxima de 5 a 14 años.

Evaluación

- Múltiples manifestaciones clínicas:
  - Constitucionales: fiebre, cansancio, pérdida de peso.
  - Cutáneas: fotosensibilidad, erupción heliótropa de párpados (75%), pápulas de Gottron (hasta 95%), erupción de superficies extensoras, cambios capilares de pliegues ungueales, telangiectasias de párpados.
  - Musculoesqueléticas (80%-100%): dolor/debilidad muscular proximal simétrica, debilidad de MI > MS. Dificultad para subir escaleras o montar en bicicleta.
  - Respiratorias: debilidad → enf pulmonar restrictiva (hasta 50%), suele manifestarse como ↓ capacidad de difusión del CO (DPCO).
  - También puede presentar disfagia (hasta un 40%) debido a la debilidad bulbar.
  - Puede haber solo afectación cutánea sin afectación muscular.
  - Calcinosis s.c. (hasta el 40%), que puede producir problemas de movilidad y lipodistrofia (hasta el 40%) asociada a síndrome metabólico.
- **Lab:** AST, ALT, CK, LDH, aldolasa elevadas; VSG, CRP, ANA pueden ser normales.

- La presencia de un Ac específico asociado a miositis puede predecir las características clínicas y el pronóstico.
- **Imágenes:** RM puede mostrar fibrosis, atrofia y miositis activa.

Diagnóstico

- El método de referencia es la biopsia muscular, que muestra necrosis inflamatoria o de fibras, atrofia perifascicular y vasculitis de vasos pequeños; a menudo innecesaria dados los hallazgos de lab e imagen.

Tratamiento

- En general, corticoides con MTX como fármaco ahorrador de corticoides. IGIV en caso de enf grave o resistente.

Esclerosis sistémica

(*Textbook of Pediatric Rheumatology*. 8th ed. 2021: cap. 27; *Nelson Textbook of Pediatrics*. 21st ed. 2020: parte 16; *Arthritis Rheum*. 2006;54:3971–3978; *Best Pract Res Clin Rheumatol*. 2008;22:1093–1108; *Arthritis Rheum*. 2013;65:2737–2747; *Pediatr Rev*. 2018;39(10):501–515)

- Depósito anómalo de colágeno y vasculopatía en piel y órganos, engrosamiento de la piel, fenómeno de Raynaud, dismotilidad esofágica; artralgias, calcificaciones, afectación pulmonar y renal.
- M:H 3:1, promedio de edad 8 años, del ~3% al 10% de todos los casos se presentan en niños.

Afectación de órganos no cutáneos

- GI (más frecuente): RGE, disfagia, estreñimiento, diarrea, distensión abd.
- Pulmonar: tos seca, disnea; fibrosis pulmonar e HTP son infrecuentes; PFP muestran ↑ DPCO + restricción; RxT y TC útiles para identificar enf restrictiva, EcoCG para HTP.
- Cardíaca: fibrosis cardíaca → defectos de conducción, arritmias, deterioro de la función ventricular; evaluación mediante Eco.
- Renal: proteinuria, hematuria e insuf renal; la crisis renal esclerodérmica es infrecuente.

Tipos

- **Esclerodermia localizada:** fibrosis dérmica sin afectación de órganos internos.
  - Morfea: lesiones o manchas solitarias en la cara, el cuero cabelludo o las extremidades.
  - Esclerodermia lineal: banda de piel engrosada (por lo general en piernas/brazos), a veces en la cara.
  - El Tx incluye dosis altas de corticoides disminuidas durante meses junto con MTX.
- **Esclerodermia difusa:**
  - **Esclerosis sistémica cutánea limitada:** engrosamiento de piel con **c**alcinosis, fenómeno de **R**aynaud, disfunción **e**sofágica, e**s**clerodactilia y **t**elangiectasias (CREST).
    - La presencia de Ac anticentrómero se asocia a un alto riesgo de desarrollar HTP.
  - **Esclerosis sistémica cutánea difusa:** más aguda y rápidamente progresiva que la forma limitada; estos ptes tienen más enf sistémicas; más probabilidades de tener crisis renales y EPI.
    - El Dx requiere esclerosis proximal/induración de la piel con ≥ 2 de los siguientes:
      - Piel: esclerodactilia.
      - Vascular: fenómeno de Raynaud, anomalías capilares del pliegue ungueal, úlceras digitales.
      - GI: disfagia o RGE.
      - Renal: crisis renal o HTA de nueva aparición.
      - Cardíaco: arritmias o ICC.
      - Pulmonar: evidencia de fibrosis, anomalía de la DPCO o HTP.
        - Presencia de anti-Scl-70 asociada al desarrollo de enf pulmonar intersticial.
      - MEsq: roces tendinosos, artritis o miositis.
      - Neurológico: neuropatía o síndrome del túnel carpiano.
    - Ac: ~80%-100% con ANA (+), ~20%-30% con anti-Scl-70, 15%-40% con anticentrómero.
    - Tratamiento:
      - Fisioterapia/Tx ocupacional, férulas para ayudar a prevenir contracturas, cuidado de la piel con emolientes, evitar temperaturas extremas y exposición al sol.
      - No hay recomendaciones específicas de medicación, pero incluye glucocorticoides, ciclofosfamida (para la enf pulmonar), MTX (para la enf cutánea) e IECA (para la nefropatía).

Fenómeno de Raynaud

- Cambios vasomotores episódicos, autolimitados y reversibles que se manifiestan con cambios de color blanco → azul → rojo en dedos de las manos y de los pies, pero que también alrededor de orejas, nariz, lengua y labios.
  - Inducido por vasoespasmo de las arterias digitales mediado por factores locales y sistémicos.
  - Ocurre espontáneamente o en respuesta al frío ambiental/estrés emocional.
- Puede ser aislado (enf de Raynaud) o asociado a ESTC.
  - Raynaud + úlceras digitales, capilares del pliegue ungueal anómalos, o ANA (+) = ↑ probabilidad de ESTC.
- El Tx consiste en evitar el frío, abrigarse, ± bloqueadores de los canales de calcio.

Enfermedad mixta del tejido conjuntivo (EMTC)

(*Textbook of Pediatric Rheumatology*. 8th ed. 2021: cap. 23; *Pediatr Rev*. 2018;39(10):501–515)

- Tiene características que se sobreponen con esclerodermia, LES y miositis inflamatoria.
- Requiere Ac anti-RNP de título elevado con ausencia de Ac anti-Smith, ADNbc, SS-A, SS-B y centrómero.
- Sxs comunes: fenómeno de Raynaud, sinovitis, edema de manos y dedos, miositis.
- Morbilidad importante por afectación pulmonar como en la esclerodermia.
- Sxs del LES tratados con AINE, antipalúdicos, MTX; sinovitis tratada con corticoides y MTX.

Síndrome de Sjögren

(*Curr Rheumatol Rep*. 2008;10:147–155; *Textbook of Pediatric Rheumatology*. 8th ed. 2021: cap. 29)

- Se caracteriza por una enf autoinmunitaria lentamente progresiva que afecta los órganos exocrinos, causando sequedad ocular y bucal, parotiditis y caries dentales.
- Poco frecuente en niños; suele presentarse con otras ESTC.
- Es necesario diferenciarlo de paperas, linfoma, sarcoidosis, tuberculosis y parotiditis benigna.
- Dx por biopsia de glándula salival labial que muestra un infiltrado linfocítico crónico.

Otros dolores musculoesqueléticos pediátricos

(*Nelson Textbook of Pediatrics*. 21st ed. 2020, parte 16; *Rheumatology*. 2009;48: 466–474; *Pain*. 2011;152:729–2738; *Pediatrics*. 2006;117:840–844; *Textbook of Pediatric Rheumatology*. 8th ed. 2021, cap. 50)

Dolor óseo oncológico

- Señales de alerta: enrojecimiento de articulaciones, fiebre, pérdida de peso, sudores nocturnos, dolor nocturno, dolor óseo.
- Leucemia aguda, neuroblastoma, sarcoma de Ewing y linfoma con dolor óseo.

Síndromes de dolor

Características del dolor musculoesquelético no inflamatorio pediátrico		
	Dolor orgánico	**Dolor no orgánico**
Cronología	Día y noche, fines de sem y vacaciones	Principalmente por la noche y en días lectivos
Ubicación	Típicamente en articulaciones, unilateral	Típicamente entre articulaciones, bilateral
Gravedad	Interrumpe el juego y otras actividades placenteras	Puede realizar actividades normales
Marcha	Cojera o rechazo a caminar	Marcha inusual
Signos sistémicos	Fiebre, sudores nocturnos, pérdida de peso, ± erupción	Niño por lo demás sano

Características de los síndromes pediátricos de amplificación del dolor			
	Dolores crecientes	**Fibromialgia juvenil/ dolor crónico generalizado**	**Síndrome de dolor regional complejo**
Edad (años)	Suele ser a los 4-6 años	Adolescencia	Adolescencia
Proporción por sexo	M = H	M > H	M > H
Sxs	Dolor intermitente y recurrente en los MI. Peor por la noche. Dolores o calambres en reposo	Cansancio, cefaleas, falta de sueño, mareos, parestesias, dolor abd, dolor MEsq generalizado	Dolor superficial y profundo en la parte distal de un miembro. Exacerbado por el movimiento. Más frecuente en los MI que en los MS
Signos	La exploración es normal	Puntos dolorosos	Dolor, edema, cambios térmicos, hiperhidrosis
Laboratorio	Los análisis y las imágenes son normales	Los análisis y las imágenes son normales	Los análisis son normales; las imágenes pueden mostrar osteoporosis
Tratamiento	Tranquilización, masaje, analgesia	Fisioterapia/Tx ocupacional, apoyo psicosocial	Fisioterapia/Tx ocupacional, apoyo psicosocial

VASCULITIS

(*Textbook of Pediatric Rheumatology*. 8th ed. 2021: caps. 32–38; *Nelson Textbook of Pediatrics*. 21st ed. 2020: parte 16; *Rheumatology Secrets*. 4th ed. 2020; *Curr Rheumatol Rep*. 2009;11:402–409; *Rheumatology*. 2000;39:245–252; *Rheum Dis Clin North Am*. 2002;28:625–654)

- Inflamación de los vasos sanguíneos, típicamente erupción con afectación multiorgánica.
- Dx basado en manifestaciones clínicas características, hallazgos de lab de afectación de órganos, imágenes de los vasos y biopsia que muestra vasculitis.
- Vasculitis caracterizada en función del tamaño del vaso afectado.

VASCULITIS DE VASOS GRANDES

(*Rheumatology*. 2010;49:1806–1814; *Textbook of Pediatric Rheumatology*. 8th ed. 2021: cap. 37)

Arteritis de Takayasu

- Inflamación → estenosis de la aorta y sus ramas (especialmente el arco aórtico y la aorta abd). También puede haber afectación de la arteria pulmonar en el 70% de los ptes, lo que produce HTP y afectación cardíaca en el 25%.
- Predominan las mujeres jóvenes (8× más frecuente en mujeres), promedio de edad ~25 años, pero se observa con regularidad en pediatría.
- Frecuente en el sur, sureste y este de Asia.
- **Anamnesis:** sxs constitucionales, cefaleas, HTA, mareos; posible angina/claudicación.
- **Exploración:** evaluación de la PA y del pulso/ritmo en las cuatro extremidades.
- **Lab:** ↑ marcadores inflamatorios.
- **Dx:** angiografía necesaria para el Dx, muestra estenosis de segmentos largos u oclusiones arteriales. La histología presenta panarteritis.
  - El 45% de los ptes desarrollan aneurismas aórticos, por lo que se debe realizar un EcoCG para evaluar a estos y a la afectación cardíaca.
- **Tx:** altas dosis de glucocorticoides con MTX como FAME de 1.ª línea o con azatioprina, micofenolato, ciclofosfamida; biológicos si son resistentes a estos.
  - Otras consideraciones incluyen las terapias antiplaquetarias.

VASCULITIS DE VASOS MEDIANOS

(*Circulation*. 2004;110:2747–2771; *Pediatr Cardiol*. 2008;29:398–301; *Pediatr Rev*. 2008;29:308–316; *Textbook of Pediatric Rheumatology*. 8th ed. 2021: caps. 34 y 35)

Poliarteritis nudosa

- Inflamación necrosante de arterias pequeñas y medianas; sin asociación con glomerulonefritis o ANCA. Las regiones típicamente afectadas incluyen nervios periféricos, piel, abdomen, músculos y riñones.
- Igual distribución por sexos con inicio máximo a los 9 a 11 años en los niños; la mayoría de los casos ocurren en adultos.
- Causa desconocida, puede asociarse a infección por hepatitis B.
- **Anamnesis:** sxs constitucionales y dolor abd inespecífico (vasculitis mesentérica).
- **Exploración:** púrpura palpable, lesiones necróticas, infartos en la punta de los dedos, neuropatía periférica.
- **Lab:** elevación inespecífica de los marcadores inflamatorios; los valores de ANCA y ANA son negativos.
- **Dx:** biopsia con vasculitis no granulomatosa o angiografía con aneurismas/estenosis.
- **Tx:** dosis altas de glucocorticoides y otros inmunosupresores como MTX, ciclofosfamida, micofenolato y biológicos. Antivirales si se asocia a hepatitis B.

Enfermedad de Kawasaki

- Vasculitis febril aguda de causa desconocida, fiebre > 40 °C que dura de 5 a 25 días.
- La mayoría de los casos ocurren en ptes < 5 años, con promedio de edad de 2 años, infrecuente después de los 11 años.
- Causa desconocida, posible desregulación inmunitaria debida a infección.
- Los criterios clínicos incluyen fiebre obligatoria durante ≥ 5 días con 4 de los 5 criterios siguientes:
  - Inyección conjuntival bulbar bilateral indolora, no exudativa (~90%).
  - Eritema labial, labios agrietados, faringitis no exudativa, lengua en fresa (~90%).
  - Exantema polimorfo, afecta a tronco y extremidades (~80%-90%).

- Edema de manos/pies con eritema en palmas y plantas, descamación en las sem 2 a 3 (~70%).
- LAD cervicales, al menos una > 1.5 cm de diámetro (~50%).
- Alternativamente, fiebre + Eco en caso de aneurismas coronarios.
- Otros hallazgos clínicos: irritabilidad extrema, dolor abd, vómitos, diarrea, artritis de pequeñas articulaciones, uveítis, parálisis del nervio facial, meningitis.
- Pruebas que sugieren enf de Kawasaki (pueden servir para Dx de enf de Kawasaki incompleta):
  - CRP ≥ 30 mg/L, VSG ≥ 40, leucocitos ≥ 15 000, anemia, piuria estéril (≥ 10 Leuco/CAP), ALT ≥ 50, albúmina < 3.0, plaq después de 7 días ≥ 450 000.
- Complicaciones cardíacas: trombosis coronaria, aneurismas, arteritis coronaria, miocarditis, insuficiencia valvular, pericarditis/derrame pericárdico.
- **Tratamiento:**
  - IGIV (2.ª dosis necesaria en ~15%-30% si persiste la fiebre > 36 h tras 1.ª dosis), ± corticoides/infliximab si persiste tras IGIV, AAS, warfarina (si aneurisma coronario gigante).

Vasculitis de vasos pequeños

(*Textbook of Pediatric Rheumatology*. 8th ed. 2021: cap. 33; *Nelson Textbook of Pediatrics*. 21st ed. 2020: parte 16)

Púrpura de Schönlein-Henoch (PSH)

- Vasculitis de vasos pequeños mediada por IgA; la vasculitis más frecuente en los niños.
- Edad típica 2 a 7 años, ligero predominio masculino (2:1); la mayoría de los casos son autolimitados, dura ~2 a 6 sem.
- La mayoría con IU viral reciente, algunos con evidencia de exposición a EGA.
- Puede tener afectación multisistémica, con tríada de artritis, dolor abd de tipo cólico, púrpura.
  - Púrpura palpable no trombótica, comienza como urticaria.
    - Suele comenzar en los miembros inferiores, pero puede afectar todo el cuerpo.
  - Poliartritis/poliartralgia migratoria; típicamente tobillos y rodillas, no deformante.
  - Dolor abd de tipo cólico debido a hemorragia y edema del intestino delgado; el dolor es difuso, puede producir diarrea sanguinolenta. Poco frecuente, pero puede causar intususcepción.
  - La nefropatía se manifiesta como glomerulonefritis, la complicación más importante (~60% de los casos).
    - El 5% de todos los niños con PSH evolucionan a insuf renal; suele presentarse en primeros 2 meses.
    - Proteinuria persistente = ↑ riesgo; seguimiento con AO para controlar la proteinuria.
    - Aparición más tardía → peor nefropatía.
  - Inflamación escrotal en los niños.
  - Posible hemorragia pulmonar.
- Factores de mal pronóstico: melena, erupción cutánea persistente durante 2 a 3 meses, hematuria con proteinuria > 1 g/día, síndrome nefrótico.
- **Lab:** ↑ VSG, ↑ IgA, complemento normal, recuento/función plaq normales.
- **Tx:** hidratación/analgesia con AINE; corticoides para insuf renal o pulmonar o de enf grave.
  - Nefropatía grave: azatioprina, ciclofosfamida, ciclosporina, IGIV, plasmaféresis.

Vasculitis por ANCA (+)

(*Textbook of Pediatric Rheumatology*. 8th ed. 2021: cap. 36; *Nelson Textbook of Pediatrics*. 21st ed. 2020: parte 16; *Arthritis Rheum*. 2009;60:3413–3424)

- El aumento de las moléculas de adhesión en las células endoteliales hace que los neutrófilos se unan a ellas y desgranulen, lo que produce lesiones endoteliales y vasculitis.
- c-ANCA (citoplasmática) reconoce PR3 y p-ANCA (perinuclear) reconoce MPO.

Granulomatosis con poliangitis (GPA)

- Se caracteriza por vasculitis granulomatosa de los pequeños vasos de las vías respiratorias superiores e inferiores, glomerulonefritis y asociación con anticuerpos anti-PR3 (c-ANCA).
- Los títulos de ANCA no están asociados a los brotes.
- Nefritis: pauciinmunitaria (vs. depósito de complejos inmunitarios en Goodpasture o LES).
- **Tx:** combinación de dosis altas de corticoides, MTX, ciclofosfamida, plasmaféresis.

Poliangitis microscópica (PAM)

- Vasculitis necrosante sistémica de vasos pequeños sin depósitos inmunitarios, caracterizada por glomerulonefritis necrosante focal y segmentaria y capilaritis pulmonar.

- Glomerulonefritis rápidamente progresiva e infiltrados pulmonares o hemorragia.
- Requiere Tx intensivo con fármacos similares a GPA.

Granulomatosis eosinofílica con poliangitis (GEPA)
- Vasculitis granulomatosa de vasos pequeños y medianos, asociada a eosinofilia.
- Suele verse en ptes con sxs alérgicos (especialmente pólipos nasales).
  - Se sospecha en los ptes con asma, eosinofilia periférica y vasculitis.
- El Dx suele requerir biopsia de tejido; Tx con fármacos similares a GPA.

Vasculitis por ANCA inducida por fármacos
- Propiltiouracilo (PTU), metimazol, hidralazina, minociclina y levamisol (presente en algunas cocaínas).
  - Típicamente asociada a Ac anti-MPO (o p-ANCA); la forma inducida por levamisol clásicamente tiene ambos.

Características de la vasculitis asociada a ANCA

	GPA	PAM	GEPA
Epidemiología	M:H 1:1, rango de edad 5-78 años, ~16% en edad pediátrica	M:H 1:1, rango de edad 30-50 años, pero puede afectar a niños	Infrecuente pero posible en los niños
ORL	Sinusitis crónica, úlceras de la mucosa nasal, epistaxis, perforación del tabique nasal, deformidad de la nariz en silla de montar, úlceras bucales, otitis media, ronquera, estenosis subglótica	Infrecuente	Pólipos nasales, rinitis, pérdida de audición conductiva
Ojos	Escleritis, epiescleritis, trombosis de la arteria retiniana, seudotumor retroorbitario	Infrecuente	Infrecuente
Pulmones	Inflamación granulomatosa crónica → formación de nódulos y fibrosis, también puede haber hemorragia pulmonar	Hemorragia alveolar	Asma, infiltrados en parche, nódulos, enf pulmonar intersticial, la hemorragia alveolar es infrecuente
Riñones	Glomerulonefritis necrosante focal y segmentaria pauciinmunitaria; a menudo presentan un sedimento urinario activo	Glomerulonefritis necrosante focal y segmentaria pauciinmunitaria	Infrecuente
Corazón	Pericarditis más frecuente	Infrecuente	Insuficiencia cardíaca
Nervio periférico	Mononeuritis múltiple	Mononeuritis múltiple	Mononeuritis múltiple (más frecuente que GPA/PAM)
Piel	Púrpura palpable, úlceras, nódulos subcutáneos	Púrpura palpable	Nódulos subcutáneos, púrpura, infarto cutáneo
Eosinofilia	Infrecuente	Ausente	Común (generalmente ≥ 1500)
ANCA (+)	80%-90% con c-ANCA, sens ~75%, con espec para c-ANCA del 98%	70% (p-ANCA)	< 50%, p-ANCA > c-ANCA

Sarcoidosis

(*Textbook of Pediatric Rheumatology*. 8th ed. 2021: cap. 41; *Nelson Textbook of Pediatrics*. 21st ed. 2020: parte 16)

- Granulomas infiltrantes no caseificantes de causa desconocida.
- Distribución igual entre hombres y mujeres, pico entre los 20 y 40 años.
- Antes de la pubertad, blancos; después de la pubertad, predominantemente afroamericanos.

Evaluación

- **Anamnesis/exploración:**
  - Constitucionales: LAD, fiebre, pérdida de peso, anorexia, cansancio.
  - Ojo: uveítis, coriorretinitis, glaucoma, queratopatía en banda, sinequias, nódulos del iris, cataratas.
  - Cutáneo: eritema nodoso, nódulos subcutáneos.
  - Cardiovascular: enf valvular, arritmia.
  - Pulmonar: dolor torácico, tos no productiva, disnea.
  - GI: obstrucción intestinal, hepatoesplenomegalia.
  - Renal: insuf renal, nefrolitiasis.
  - Endocrino: disfunción hipofisaria como la diabetes insípida.
  - Neurológico: cefaleas, convulsiones, parálisis de NC VI, VII, VIII, hidrocefalia obstructiva.
- **Imágenes:**
  - RxT o TC: linfadenopatías hiliares bilaterales, enf pulmonar restrictiva.
  - RM: lesiones por masas, lesiones periventriculares de la sustancia blanca, realce leptomeníngeo.
- **Lab:** ↑ transaminasas, ↑ bilirrubina, ↑ Ca (macrófagos alveolares hidroxilan vit D a forma activa 1,25), ↑ ECA (producida por granulomas, inespecífica), leucopenia, eosinofilia.

Diagnóstico

- Necesidad de biopsia que muestre granulomas no caseificantes sin otra causa.
  - Dx diferencial:
    - Causas infecciosas como tuberculosis, micobacterias no tuberculosas, histoplasmosis, coccidioidomicosis, brucelosis, toxoplasmosis, síndrome de Blau (mutación de *NOD2*).
    - Causas no infecciosas como neumonitis por hipersensibilidad, beriliosis, silicosis.
    - Otras causas inmunitarias como vasculitis, neoplasias malignas.

Tratamiento

- Los glucocorticoides son el pilar; FAME de 2.ª línea.

ENFERMEDAD DE BEHÇET

(*Textbook of Pediatric Rheumatology*. 8th ed. 2021: cap. 38; *Nelson Textbook of Pediatrics*. 21st ed. 2020: parte 16)

- Enf inflamatoria sistémica caracterizada por úlceras bucales/genitales recurrentes y uveítis.
- Proporción por sexo 1:1, mediana de edad 30 años, los hombres resultan afectados más jóvenes y con peor pronóstico.

Evaluación

- **Anamnesis/exploración:**
  - Lesiones ulcerosas bucales y genitales recurrentes.
  - Lesiones oculares: uveítis anterior, uveítis posterior, vasculitis retiniana.
  - Lesiones cutáneas: seudofoliculitis, lesiones papulopustulosas, lesiones de tipo eritema nodoso, lesiones de tipo pioderma gangrenoso.
  - Lesiones vasculares: flebitis, trombosis de grandes venas, aneurismas, trombosis arterial.
    - Los aneurismas de la arteria pulmonar pueden presentarse con sxs similares a la embolia pulmonar; la anticoagulación está contraindicada.
  - Prueba de patergia positiva: hiperreactividad de la piel a la inyección cutánea o al pinchazo con aguja.
  - Patergia, hipopión, aneurismas pulmonares y úlceras genitales cicatriciales son característicos.
  - Complicaciones mayores: afectación del SNC, rotura de aneurismas, perforación intestinal.

Diagnóstico

- Sin auto-Ac característicos; ↑ inespecífico de VSG, CRP e inmunoglobulinas.
  - La EII es la principal causa diferencial, sobre todo si se asocia a anemia ferropénica, VSG muy elevada (> 100 y diarrea). Otras consideraciones son otros ESTC.

Tratamiento

- Manifestaciones mucocutáneas: cremas/elíxires de corticoides locales, tacrólimus tópico, colchicina oral, dapsona, antagonistas del TNF-α, talidomida y azatioprina.
- Manifestaciones oculares: corticoides sistémicos, azatioprina, micofenolato, ciclosporina, tacrólimus, antagonistas del TNF-α.

ENF AUTOINFLAMATORIAS

(*Textbook of Pediatric Rheumatology*. 8th ed. 2021: caps. 39–40; *Nelson Textbook of Pediatrics*. 21st ed. 2020: parte 16; *Rheumatology Secrets*. 4th ed. 2020; *Genet Med*. 2011;13:487–498; *Clin Exp Immunol*. 2012;167:369–404; *J Allergy Clin Immunol*. 2009;124:1129–1138)

Características de las enfermedades autoinflamatorias			
Síndrome	**Edad de inicio**	**Duración (días)**	**Características clínicas**
FMF	< 20	1-3	Erupción similar a la erisipela, monoartritis no destructiva de grandes articulaciones, pleuritis, peritonitis estéril; responde a la colchicina
EIMIN	< 1	Continua	Tríada meningitis aséptica crónica, lesiones cutáneas de aparición neonatal y artropatía; a menudo presenta LAD y hepatoesplenomegalia; aparición tardía con discapacidad visual, pérdida de audición, ronquera y artropatías
APE	< 10	Variable	Artritis piógena estéril, pioderma gangrenoso, acné
FPEAFAC	Primera infancia	3-6	Episodios febriles recurrentes, marcadores inflamatorios elevados, aftas, faringitis, LAD
OMCR	Primera infancia	Variable	Lesiones óseas, anemia, erupción cutánea

APE: artritis piógena estéril; EIMIN: enf inflamatoria multisistémica de inicio neonatal; FMF: fiebre mediterránea familiar; FPEAFAC: fiebre periódica, estomatitis aftosa, faringitis, adenitis cervical; OMCR: osteomielitis multifocal crónica recurrente.

GESTIÓN DE LA SALA DE PARTOS

MONITORIZACIÓN DE LA FRECUENCIA CARDÍACA FETAL

(*Obstet Gynecol*. 2009;114.1:192–202; Basic Pattern Recognition. Sonic Elephant. Consultado el 31 de marzo del 2023. https://ob-efm.com/efm-basics/basic-pattern-recognition/)

- **Variabilidad de la frecuencia cardíaca fetal (FCF):** indicador más sensible del bienestar fetal.
  - **Causas:** hipoxemia/acidosis, ciclos de sueño fetal, fármacos (analgésicos, barbitúricos, tranquilizantes, fenotiazinas, parasimpaticolíticos, anestésicos), prematurez, arritmias, taquicardia fetal, anomalías neurológicas preexistentes, anomalías congénitas.
- **La FCF normal es de 110 a 160 lpm.**
- **Taquicardia:** > **160 lpm.**
- Causas: fiebre materna, hipertiroidismo materno, corioamnionitis, sepsis fetal/hipoxemia/insuficiencia cardíaca, fármacos (atropina, hidroxizina, fenotiazinas, simpaticomiméticos β), taquiarritmias, anemia fetal grave, hidropesía fetal.
- **Bradicardia:** < 110 lpm (causas: hipoxemia, fármacos, hipotensión materna, hipotermia, hipoglucemia materna, bradiarritmias fetales, bloqueo cardíaco completo [LES materno, infección por CMV], bloqueo cardíaco congénito, compresión del cordón umbilical, embolia de líquido amniótico, variante normal).
- **Trazados de FCF:** usar **VEAL CHOP**: variable (compresión del cordón: normal), precoz (compresión de la cabeza: normal), aceleración (ok), tardía (insuficiencia placentaria: preocupante).
  - Causas de insuf uteroplacentaria: hiperactividad uterina, hipotensión materna/trastornos hipertensivos, desprendimiento de placenta/placenta previa, RCIU, DM/anemia/cardiopatía/tabaco maternos, corioamnionitis, gestación postérmino, isoinmunización Rh.
- **Patrones de trazado de la FCF:** reflejo del estado fetal/acidosis. La categoría I es normal. La categoría II es indeterminada. La categoría III es anómala. Los patrones sinusoidales son preocupantes en caso de anemia fetal grave.

REANIMACIÓN NEONATAL (BASADA EN EL ALGORITMO NRP)

(*Textbook of Neonatal Resuscitation*. 8th ed. American Academy of Pediatrics and American Heart Association; 2021)

- En los neonatos, el motivo más frecuente de reanimación es la insuficiencia respiratoria.
- En el parto, es importante conocer las complicaciones/medicaciones maternas del embarazo, los antecedentes prenatales, la edad gestacional y el color del líquido amniótico (transparente o no). Además, se debe diferenciar un pinzamiento del cordón tardío frente a uno inmediato. Tras el parto, evaluar inmediatamente la respiración/llanto, el tono y el color.

Puntuación APGAR			
	0	**1**	**2**
Frecuencia cardíaca	Ausente	< 100 lpm	> 100 lpm
Esfuerzo respiratorio	Ausente	Llanto débil, jadeo, hipoventilación	Grito enérgico
Tono muscular	Flácido	Cierta flexión	Movimiento activo
Irritabilidad refleja	No responde a la estimulación	Muecas	Llanto o retracción activa
Color	Cianótico o pálido	Acrocianosis	Sin cianosis

- Pasos iniciales: calentar, secar y estimular al bebé. Colocar la cabeza en «posición de olfateo». Usar la pera de aspiración para eliminar las secreciones bucales o nasales.
- Si la FC < 100 lpm, iniciar ventilación con presión positiva (VPP) en los primeros 60 s de vida.
- Considerar la presión positiva continua en las vías respiratorias (CPAP) para ayudar a la oxigenación; usar con precaución, en especial en recién nacidos de término. Usar reanimador en «T» o bolsa inflable por flujo (la bolsa autoinflable NO proporciona CPAP).
- Solo realizar compresiones torácicas tras 30 s de VPP efectiva (insuflar los pulmones con elevación adecuada del tórax), idealmente a través de un tubo endotraqueal (TET), y FC < 60 lpm.

Peso (kg)	Edad gestacional (sem)	Tamaño TET (mm)	Tamaño de la rama del laringoscopio
< 1	< 28	2.5	00
1-2	28-34	3.0	0
> 2	> 34	3.5	1

- Si no se puede intubar y el bebé pesa al menos 2 kg, colocar una mascarilla laríngea (ML).
- Si mejora al principio pero empeora después de la intubación, use la mnemotecnia DONE (**d**esprendimiento/**o**bstrucción de la sonda, **n**eumotórax o fallo del **e**quipo).

- Si la FC < 60 lpm tras 60 s de compresiones con FiO_2 al 100%, administrar una concentración de 0.1 mg/mL de epinefrina a 0.02 mg/kg por dosis vía i.v. (preferible) o intraósea (i.o.).
- Cuando se coloca un catéter venoso umbilical (CVU) de urgencia para el acceso en la sala de partos (SP), solo se debe introducir hasta que se consiga el retorno sanguíneo.
- Monitorizar la saturación de O_2: el objetivo a los 5 min es 80%-85% y a los 10 min 85%-95%.

Clasificación por edad gestacional y peso al nacer

(*Pediatrics*. 2004;114(5):1362–1364; *Pediatr Rev.* 2006;27(6):224–229)

Edad gestacional (EG)		Clasificación del peso al nacer (PN)	
Pretérmino	< 37 0/7 sem	Peso extremadamente bajo al nacer (PEBN)	< 1000 g
Prematuro tardío	34 0/7 a 36 6/7 sem	Muy bajo peso al nacer (MBPN)	< 1500 g
Término	37 0/7 a 41 6/7 sem	Bajo peso al nacer (BPN)	< 2500 g
Postérmino/ fechas	≥ 42 0/7 sem		

- Pequeño para la edad gestacional (PEG): peso al nacer en percentil < 10 para la edad gestacional.
  - **FRi:** HTA/enf crónica maternas, preeclampsia, gestaciones múltiples, altitud, hábito tabáquico, anomalías placentarias, infección/anomalías congénitas.
- PEG simétrico: talla, peso y perímetro cefálico en percentil < 10.
  - Afecciones crónicas o daños tempranos, p. ej., infecciones (CMV, toxoplasmosis), anomalías cromosómicas, exposición a alcohol o a fármacos.
- PEG asimétrico: peso en percentil < 10 con PC normal; la talla puede ser variable.
  - Asociado a factores causantes de insuficiencia placentaria.
- Apropiado para la edad gestacional (AEG): peso al nacer en percentil 10 a 90 para la EG.
- Grande para la edad gestacional (GEG): peso al nacer en percentil > 90 para la EG.
  - **FRi:** hombre, lactante con madre diabética, postérmino, hidropesía fetal, ↑ peso materno, constitucional (padres grandes), Sx congénitos (Beckwith-Wiedemann).

GESTIÓN BÁSICA DE LA UCIN

Líquidos, electrólitos y nutrición

(*Pediatr Rev.* 1993;14(3):103–115; *NeoReviews.* 2011;12(3):e130–e140; *NeoReviews.* 2022;23(1):e23–e35; *NeoReviews.* 2010;11(11):e632–e639; *NeoReviews.* 2020;21(1): e14–e29; *NeoReviews.* 2014;15(3):e91–e98; *NeoReviews.* 2021;22(4):e230–e240; *NeoReviews* 2020;21(1):e14–e29)

Crecimiento

- Peso: ↓ hasta 10% del peso corporal durante la 1.ª sem, después debe ↑ 10 a 20 g/kg por día.
- Talla: los prematuros deben ↑ 0.8 a 1 cm/sem; los nacidos de término deben ↑ 0.69 a 0.75 cm/sem.
- PC: 0.5 a 0.8 cm/sem. Puede ↑ en prematuros para ponerse al día, pero no > 1.25 cm/sem.
  - La tasa ↑ puede indicar hidrocefalia o hemorragia intraventricular (HIV).

Necesidades de líquidos

Lactante de término, 39-40 sem 6 días	60 mL/kg por día
Prematuro tardío, 37-38 sem 6 días	60-80 mL/kg por día
Prematuro ~30-34 sem	80 mL/kg por día
Prematuro < 30 sem	90-100 mL/kg por día

- Pérdidas insensibles de líquido (por difusión de agua desde los pulmones y la piel) ↑ con fototerapia, calentadores radiantes, hiperventilación, estrés; ↓ con incubadoras y humedad.

Alimentación parenteral (AP) o alimentación parenteral total (APT)

- Compuesto de dextrosa, aminoácidos, grasas, vitaminas y minerales +/− meds.
- Puede administrarse a través de un catéter central o por vía i.v. periférica (AP periférica, APP).
  - Si es periférica, concentración máxima de dextrosa del 12.5% y de aminoácidos del 3.5%.
  - Si es central, debe añadirse heparina para reducir el riesgo de coagulación.
  - Control de la APT: diario medir peso, Na, K, Cl, CO_2, Ca, fósforo y Mg hasta estabilización (luego 1-2× por sem), y semanalmente medir PC, fosfatasa alcalina, Hct, bilirrubina, BUN, Cr y triglicéridos.

Alimentación enteral (AEnt)

- Los recién nacidos de término o prematuros tardíos que están bien pueden empezar a voluntad.
- Las alimentaciones orales (v.o.) pueden comenzar tan pronto como a las 33 a 34 sem si se demuestra interés, control de la cabeza y coordinación adecuada de succión/deglución/respiración sin ↑ trabajo respiratorio.
- Los recién nacidos prematuros deben comenzar una alimentación trófica (no proporciona una nutrición completa, pero expone el intestino a los nutrientes) de 10 a 20 mL/kg por día tan pronto como estén estables, idealmente dentro de los 3 días de vida.
  - Se pueden ofrecer intervenciones preorales como hisopados de calostro/leche materna extraída para conferir inmunidad, tolerancia a la alimentación y ↓ el tiempo hasta la AEnt total.
  - Requerirá sonda nasogástrica (SNG) u orogástrica (SOG) si no puede tomar v.o.
- Si ↑ vómitos, distensión abd, heces sanguinolentas o apnea/bradicardia con la alimentación, puede requerir estudio de ECN (*véase* sección «Gastroenterología», p. 16-6); ante volúmenes reducidos, cambio a alimentación por SNG/SOG o cambio de leche.

Glucosa (la euglucemia es importante para el neurodesarrollo)

- Las concentraciones de glucosa en plasma son más ↓ durante las primeras 48 h.
- **Velocidad de infusión de glucosa (VIG)** (mg/kg/min) = (% de dextrosa × velocidad de infusión)/(6 × peso en kg); objetivo inicial de 4 a 6 mg/kg/min en niños sanos de término, y hasta 6 a 8 mg/kg/min en niños prematuros, para mantener la euglucemia.
  - Puede incrementarse en 0.5 a 1 mg/kg/min por día hasta el objetivo de 10 a 12 mg/kg/min.
  - Los esfuerzos iniciales deben buscar mejorar la alimentación para mantener normoglucemia.
- **Hiperglucemia:** concentración sérica de glucosa (Glu) en sangre > 150 mg/dL; una Glu sérica > 250 mg/dL requiere Tx.
  - Causas: prematurez, RCIU, estrés, insulina pancreática insuficiente (↓ incretina → ↓ secreción de insulina), falta de alimentación enteral, tasas de infusión temprana/alta de lípidos (los productos metabólicos de los ácidos grasos libres promueven la gluconeogénesis), enf, sepsis, iatrogenia, corticoides.
  - Complicaciones: ↑ morbimortalidad/infección, alteración de la inmunidad, mala cicatrización de las heridas, pérdida de músculo esquelético/cardíaco.
  - Tx: respuesta variable: ↓ VIG i.v., ↓ estrés, ↓ o detención del uso de catecolaminas/corticoides, ↓ tasas de infusión de lípidos (↓ gluconeogénesis y resistencia a la insulina), ↑ tasas de infusión de aminoácidos (↑ síntesis de proteínas/anabolismo/secreción de insulina), insulina si es grave o refractaria.
- **Hipoglucemia:** Glu sérica < 45 mg/dL, luego < 60 después de 48 h de vida.
  - Puede presentarse con irritabilidad, llanto anómalo, nerviosismo, palidez, cianosis, alimentación deficiente, hipotermia, diaforesis → letargia, convulsiones, coma → paro cardiorrespiratorio.
  - Causas: alteración/retraso en adaptación metabólica tras el nacimiento (↑ riesgo con RCIU) (↓ reservas de glucógeno), prematurez, infección, errores innatos del metabolismo), lactantes de madres con DM (↑ concentraciones de insulina), alimentación/ingesta insuficiente, PEG, GEG, hiperinsulinismo, canalopatías, panhipopituitarismo, insuficiencia suprarrenal, galactosemia, policitemia, disfunción hepática.
  - Control/prevención: alimentar lo antes posible; en lactantes hay riesgo ↑, vigilar alimentación y glucemia cada 4 h; comprobar la glucemia posprandial antes de la 2.ª toma.
  - Si glucemia capilar es ↓ (puede ser 11% ↓ a glucemia sérica), repetir con glucemia sérica.
    - Si se alimenta por vía enteral, administrar gel de dextrosa (200 mg/kg) seguido de alimento; aumentar la frecuencia del alimento/calorías.
    - Si la AEnt está contraindicada, administrar bolo de 2 mL/kg (200 mg/kg) de dextrosa al 10% y considerar infusión continua de dextrosa para alcanzar euglucemia si no se recibe AP.
  - Hiperinsulinismo congénito: tratar con diazóxido (mantiene abierto el canal K-ATP de células β para ↓ secreción de insulina) + clorotiazida (para contrarrestar ↑ retención de líquidos del diazóxido); requerir VIG mayores > 15 mg/kg/min).
    - Considerar PET/TC con F-DOPA para localizar la lesión focal antes de realizar una pancreatectomía parcial curativa.

Regulación de la temperatura

(*Avery's Diseases of the Newborn*. 10th ed. N.p. 2018:361–367; *Adv Neonatal Care*. 2021;21(4):297–307)

- El entorno térmico neutro es un componente importante de la gestión de los recién nacidos para mantener el metabolismo y evitar el estrés por frío. Los retos incluyen transporte, inmadurez, peso al nacer y enf (p. ej., dificultad respiratoria, sepsis y asfixia).
- Mecanismos de pérdida de calor: evaporación, irradiación, convección y conducción.
- Métodos de calentamiento: incubadoras, calentadores radiantes, mantas calientes, colchones térmicos, gorros, envoltura en plástico (sin secado), posponer baño y cuidados cutáneos.
- Incubadora: temperatura objetivo del lactante de 36.5 a 37.5 °C. Puede ajustarse manualmente, estableciendo la temperatura del aire o, automáticamente, usando una sonda de temperatura de la piel del bebé.
- Deshumidificador: evita la pérdida de calor por evaporación en los lactantes con PEBN. Empezar con un 70% a 90% de humedad y destetar (uso limitado a la 1.ª sem de vida debido al aumento del crecimiento microbiano).

Síndrome de dificultad respiratoria (SDR)

(*Pediatr Rev*. 2014;35(10):417–429)

- Atelectasia alveolar difusa debida a ↓ surfactante (tensioactivo) en recién nacidos prematuros. En los prematuros tardíos o bebés de término, puede deberse a DM materna, aspiración de meconio o hemorragia pulmonar.
- Corticoides prenatales maternos (24-34 sem) ↑ producción de surfactante y la maduración pulmonar.
- **Manifestaciones clínicas:** insuficiencia respiratoria en 1.ª h de vida que empeora durante los primeros 2 a 3 días.
- **RxT:** ↓ expansión pulmonar con aspecto de «vidrio esmerilado» y broncogramas aéreos.
- **Tratamiento:**
  - Hoy en día se recomienda la CPAP después del nacimiento con administración selectiva de surfactante como alternativa a la intubación/administración rutinaria en los recién nacidos prematuros.
  - Los recién nacidos prematuros < 30 sem que requieren ventilación mecánica 2.° a SDR deben recibir surfactante tras la estabilización inicial.
  - Considerar surfactante para prematuros con alta sospecha de deficiencia.
  - Prematuro tardío o de término: considerar surfactante si no mejora con ventilación mecánica.

Ventilación mecánica (VM) en la UCIN

- Los modos más habituales son VM intermitente sincronizada (VMIS) + EP o VMIS con control de volumen regulado por presión (CVRP).
- Objetivo: ventilación adecuada con ajustes más bajos posibles para prevenir barotrauma y volutrauma; usar la FiO_2 más baja posible para prevenir morbilidad 2.° con el O_2 (RdP).
- El desplazamiento del TET y el taponamiento mucoso son causas de deterioro agudo.
  - Evaluar posición del TET (medición y RxT) si los gases en sangre empeoran o ↓ Sat O_2.
  - Aspiración si la posición del TET es correcta sin elevación del tórax o empeoramiento.

Displasia broncopulmonar (DBP)

(*NeoReviews*. 2019;20(4):e189–e468; *NeoReviews*. 2020;21(7):e442–e453; *NeoReviews*. 2020;21(7):e454–e468)

- La enf pulmonar crónica en prematuros puede tener distintos grados de importancia.
- Complicación crónica más frecuente de la prematurez.
- Prevención: apoyo respiratorio no invasivo, ventilación dirigida al volumen, cafeína, corticoides (controvertido).
- **Tratamiento:**
  - Garantizar una oxigenación adecuada evitando la sobrecirculación pulmonar.
  - El Tx farmacológico puede incluir broncodilatadores, corticoides, diuréticos, Eco periódicas para vigilar la HTP o la IC derecha.
  - Seguimiento neumológico ambulatorio, en especial si se da el alta con O_2 domiciliario.
  - Los ptes con DBP tienen necesidades calóricas ↑ y pueden requerir alimentos fortificados.

Taquipnea transitoria del recién nacido

(*NeoReviews*. 2017;18(3):e141–e148)

- Dificultad respiratoria autolimitada 2.° a retraso en la reabsorción del líquido pulmonar fetal.
- Suele resolverse en 24 a 72 h.
- **FRi:** cesárea (en especial sin labor de parto), parto < 39 sem, PEG, GEG, asfixia perinatal, DM gestacional materna, asma materna.
- **Manifestaciones clínicas:** taquipnea, gruñidos, aleteo nasal, ± retracciones, cianosis.
- **Dx: RxT** con insuflación normal o ↑, estrías lineales perihiliares («patrón en estallido»), líquido en fisura; Dx de exclusión.
- Tx: se resuelve de forma espontánea; cuidados sintomáticos, alimentación/hidratación parenteral si la dificultad respiratoria retrasa la alimentación enteral.

Neumonía

(*Pediatr Rev*. 2014;35(10):417–429)

- **Manifestaciones clínicas:** taquipnea, ↑ trabajo respiratorio, hipoxia.
- **RxT:** insuflación normal o ↑, densidades en estrías uni- o bilaterales. Clásicamente, EGB con aspecto granular difuso + broncogramas aéreos (similar al SDR), aunque también puede tener rasgos de retención de líquido pulmonar. Pueden verse neumatoceles con estafilococos.
- **Tx:** *véase* «Enfermedades infecciosas».

Síndrome de aspiración de meconio (SAM)

(*Pediatr Rev.* 2014;35(10):417–429)

- Aspiración de líquido amniótico teñido de meconio, 2.° a respiraciones jadeantes profundas como resultado de hipoxia fetal o sufrimiento fetal *in utero* o durante el parto.
- Se observa en los recién nacidos de pretérmino tardío a postérmino; ~5% de los nacimientos con líquido teñido de meconio.
- **Manifestaciones clínicas:**
  - Hipoxia 2.° a obstrucción, disfunción/inactivación del surfactante y neumonitis química.
  - 1/3 también desarrollarán HPPRN (*véase* la sección sobre cardiología).
- **RxT:** opacificación parenquimatosa difusa en parches, hiperinsuflación por atrapamiento de aire, puede producir neumotórax.
- **Tratamiento:**
  - Mantener la presión de oxígeno arterial en ≥ 80-90 mmHg para prevenir la HPPRN si recibe O_2 al 100%.
  - Considerar CPAP; si hay hiperinsuflación y atrapamiento de aire en RxT, ↑ riesgo de NTX.
  - Si se requiere intubación, considerar la administración de surfactante.
  - Si se sospecha HPPRN, obtener una Eco y considerar el uso de óxido nítrico.
  - En los casos graves, los lactantes pueden requerir el inicio de OMEC.

Hernia diafragmática congénita (HDC)

(*Pediatr Rev.* 1999;20(10):e79–e87; *NeoReviews.* 2016;17(12):e705–e718)

- Defecto diafragmático con herniación del contenido abd en el tórax; Δ el desarrollo pulmonar.
- Suele diagnosticarse en la Eco prenatal; la gravedad se mide por medio del cociente pulmón:cabeza observado y esperado.
- **Manifestaciones clínicas:**
  - Puede presentar dificultad respiratoria significativa en las primeras horas de vida, HTP.
  - Exploración: abdomen escafoide, ↓ ruidos respiratorios sobre tórax izquierdo.
- **RxT:** gas intestinal en hemitórax, desplazamiento mediastínico contralateral, hipoplasia pulmonar ipsilateral.
- **Tratamiento:**
  - Intubación inmediata con ventilación suave, descompresión intestinal, AP; puede requerir OMEC si HTP grave o insuficiencia de VD. Requiere cirugía, el momento es controvertido.

Apnea del prematuro

(*NeoReviews.* 2018;19(4):e224—e234)

- Cese del flujo de aire respiratorio; patológico si es ≥ 20 s o 2.° a bradicardia, cianosis, palidez o hipotonía.
- Normalmente se resuelve a las 37 sem.
- FRi: **prematurez**, $MgSO_4$/opiáceos/anestésicos, infección, HIV, ECN.
  - Evaluar los problemas clínicos asociados si aumentan repentinamente en número o gravedad.
- **Tratamiento:**
  - Citrato de cafeína (dosis de carga y mantenimiento), CPAP o VM si es necesario.

CARDIOLOGÍA

Conducto arterioso persistente (CAP)

(*Pediatrics.* 2020;146(5):e20201209; *NeoReviews.* 2018;19(7):e394–e402)

- Definido como conducto arterioso abierto ya con > 72 h de vida.
- **FRi:** prematurez, SDR, administración ↑ de líquidos i.v. en la 1.ª sem de vida, sepsis, rotura prolongada de membranas, falta de corticoides prenatales.
- **Manifestaciones clínicas:** soplo continuo/sistólico (BESI, 2.°-3.° espacios intercostales), pulsos saltones, precordio hiperactivo, hipotensión diastólica, presión diferencial amplia, deterioro respiratorio (en horas o días).
- Aumenta el riesgo de DBP, ECN, hemorragia pulmonar y muerte.
- Para más información, consultar el capítulo «Cardiología».

Hipertensión pulmonar persistente del recién nacido (HPPRN)

(*NeoReviews.* 2015;16(12):e680–e692)

- Hipoxia grave 2.° a ↑ RVP; causa cortocircuito D → I a través del agujero oval y el CAP.
- Hipoxemia desproporcionada al grado de enf pulmonar.
- **Manifestaciones clínicas:** dificultad respiratoria con cianosis e hipoxemia, R_2 solo.

- **Dx:** saturación diferencial, aspecto de «pulmón negro» en la RxT, Eco cardíaca.
- **Tratamiento:**
  - Monitorización de la saturación de O_2 preductal y posductal, estimulación mínima (sedación según la necesidad), evitar y corregir la acidosis, mantener la euvolemia, ventilación mecánica, NOi.
  - Objetivos de GSA: $O_2 \geq 60$ mmHg, CO_2 40 a 50 mmHg, pH 7.35 a 7.45.
  - Vasopresores sistémicos, corticoides, bolos de líquido, NO inhalado y otros vasodilatadores pulmonares.

GASTROENTEROLOGÍA

Enterocolitis necrosante (ECN)

(*Pediatr Rev*. 2017;38(12):552–559; *NeoReviews*. 2013;14(3):e113–e120; *NeoReviews*. 2023;24(2):e97–e106)

- Isquemia intestinal generalizada, daño de la mucosa intestinal, invasión bacteriana de la pared intestinal.
- La mortalidad global es del 12.5%; con perforación aumenta al 20%-40%.
- **FRi:** prematurez, alimentación con leche artificial, hipoperfusión, CC, policitemia, sepsis, transfusiones de sangre, Abx previos, bloqueadores H_2.
- **Manifestaciones clínicas:** intolerancia a la alimentación, distensión o dolor abd, decoloración de la pared abd, heces sanguinolentas, apnea, bradicardia, letargia, inestabilidad térmica.
- Los recién nacidos prematuros que reciben AEnt suelen presentarse después de la 2.ª sem de vida; los recién nacidos de término suelen presentarse en la 1.ª sem de vida.

Criterios de estadificación de Bell modificados

Etapa	Signos sistémicos	Hallazgos intestinales	Hallazgos radiográficos
I Sospecha de ECN	Apnea, bradicardia, letargia e inestabilidad térmica	Intolerancia a la alimentación, distensión abdominal, residuos gástricos recurrentes	Normales o inespecíficos
II ECN probada	Signos de estadio I más dolor abd y trombocitopenia	Distensión abd prominente, dolor, edema de la pared intestinal, ausencia de ruidos intestinales, heces con sangre	Neumatosis + gas venoso portal
III ECN avanzada	Acidosis respiratoria y metabólica, insuficiencia respiratoria, hipotensión, disminución de la producción de orina, choque, neutropenia y CID	Abdomen tenso y descolorido con edema de pared abd que se extiende, induración y cambios de coloración	Neumoperitoneo

  - **Dx:** basado en los criterios de Bell modificados (antes).
  - Lab: acidosis, trombocitopenia, coagulopatía.
  - Imagen: Rx abd; Eco abd de urgencia.
- **Tx:** reposo intestinal, APT, descompresión NG/OG; Abx de amplio espectro, con cobertura de anaerobios; drenaje peritoneal frente a lap exploratoria por neumoperitoneo; puede requerir resección intestinal necrótica.

Fístula traqueoesofágica (FTE) y atresia esofágica (AE)

(*NeoReviews*. 2017;18(8):e472–e479; *Am Fam Physician*. 1999;59(4):910–916 & 919–920)

- **Presentación clínica:** polihidramnios, dificultad con las secreciones, distensión abd, dificultad respiratoria. Alimentación con atragantamiento, tos y cianosis.
- **Morbilidad:** ↑↑ riesgo de neumonía/neumonitis aspirativa.
- **Dx:** incapacidad para pasar la SNG al estómago (si FTE con AE). Rx para evaluar infiltrados pulmonares, anomalías óseas; Eco cardíaca para detectar asociación VACTERL/VATER.
- **Tx:** ayuno, sonda/balón de aspiración para lograr la descompresión de la bolsa esofágica, posición vertical de 45° para ↓ reflujo traqueal, estudio VACTERL/VATER como antes.
  - Cirugía: gastrostomía para permitir la AEnt hasta la 1.ª reparación.

Tipo	Descripción	Incidencia (%)
A	AE aislada	10
B	AE con FTE proximal	1
C	AE con FTE distal	85
D	AE con FTE proximal y distal	1
E	FTE aislada (tipo H)	3

Gastrosquisis

(*NeoReviews*. 2020;21(6):e383–e391)

- Defecto central de la pared abd sin saco intestinal o cordón membranoso intacto y situado a la izquierda del defecto; defecto más frecuente de la pared abd.
  - Rara vez asociada a anomalías congénitas.
- **Presentación clínica:** intestino delgado que sobresale a través del defecto, en general < 3 cm.
- **Dx:** visible en el parto, puede verse en la Eco prenatal.
- **Tx:** parto vaginal o cesárea. Cubrir el intestino con una gasa empapada en SSN tibia con una bolsa intestinal encima. Líquidos i.v. para reponer las pérdidas, mantener la normotermia, descompresión NG/OG, APT.
  - Cirugía: reducción (± silo dependiendo de la cantidad de contenido herniado) con o sin cierre quirúrgico de la fascia.

Onfalocele

(*NeoReviews*. 2020;21(6):e383–e391)

- Defecto de la pared abd en la base del cordón umbilical cubierto por saco intestinal. Incapacidad de las asas intestinales para regresar a la cavidad abdominales tras una herniación fisiológica; ~50% están asociados a anomalías congénitas.
- **Presentación clínica:** cantidades variables de intestino que sobresalen a través del defecto; el hígado y el bazo también pueden estar presentes en el defecto, a menudo > 4 cm.
- **Dx:** visible en el parto, puede verse en la Eco prenatal.
- **Tx:** parto vaginal o cesárea. Apósitos regulares para proteger el saco. Líquidos i.v. + descompresión NG/OG siempre que no se rompa el saco: Los niños muestran ↓ pérdida de líquido/calor que en la gastrosquisis, ya que el saco es protector. Evaluar anomalías asociadas.
  - Cirugía: generalmente una reducción por etapas.

Enfermedad de Hirschsprung

(*NeoReviews*. 2018;19(10):e577–e588)

- Obstrucción funcional 2.° a aganglionosis de recto y colon distal; fracaso de la migración de las células de la cresta neural.
- 1 de cada 5000 nacidos vivos.
  - Asociada a la falta de expulsión de meconio en las primeras 24 a 48 h (aunque hasta el 54% expulsan meconio con normalidad).
  - El 10% tiene trisomía 21.
- **Diagnóstico:**
  - **El diferencial del retraso en el paso del meconio incluye tapones de meconio (asociado a FQ), intestino delgado izquierdo (asociado a DM materna), malrotación.**
  - Rx: colon distendido con niveles hidroaéreos.
  - Enema con contraste: áreas de transición con estrechamiento distal y dilatación proximal.
  - Manometría anorrectal: reflejo inhibitorio rectoanal ausente.
  - Método de referencia: ausencia de células ganglionares en la biopsia rectal por aspiración.
- **Tratamiento:**
  - Dilatación +/− irrigación rectal, descompresión colónica para permitir el paso de las heces y evitar la obstrucción intestinal.
  - Cirugía: 1° extracción transanal (la más frecuente) vs. reparación por etapas.
  - **Enterocolitis de Hirschsprung:** ~20% de los casos (fiebre, distensión, diarrea explosiva, sepsis); el Tx comprende reposo intestinal, Abx de amplio espectro, líquidos i.v.

ENFERMEDADES INFECCIOSAS

Sepsis

(*NeoReviews*. 2015;16(4):e221–e230; *NeoReviews*. 2012;13(2):e86–e93; *NeoReviews*. 2010;11(8):e426–e435; *Pediatrics*. 2013;132(1):166–168; *NeoReviews*. 2022;23(11): 738–755; *NeoReviews*. 2022;23(11):756–770)

- Enfermedad sistémica con fuente infecciosa asociada.
- Incidencia global de 1-5 por cada 1000 nacimientos.
  - En los lactantes con MBPN, la tasa de incidencia de sepsis precoz es del 2% y la de sepsis tardía es del 36%.
- La tasa de mortalidad puede llegar al 25% (más alta en caso de prematurez).

- **Tipos:**
  - Inicio precoz: se presenta en los primeros 7 días (primeros 3 días si está hospitalizado desde el nacimiento).
    - FRi: prematurez, BPN, rotura prematura de membranas pretérmino, rotura de membranas ≥ 18 h, madre con EGB (+), fiebre materna, sufrimiento fetal, corioamnionitis, líquido meconial, taquicardia materna o fetal, parto prematuro.
    - Se puede usar la puntuación de riesgo de sepsis de inicio precoz (EG ≥ 34 sem) para orientar la necesidad de ingreso en la UCIN o terapia empírica.
    - Causas más frecuentes: EGB, *E. coli, Listeria, Staph, Strep pneumo, Enterococcus, Haemophilus*.
  - Aparición tardía: después de 7 días de vida.
    - FRi: catéteres permanentes, intubación, prematurez, enf grave.
    - Causas más frecuentes: Estaf coag (−), bacilos gramnegativos, *Staph aureus*, EGB, hongos.
- **Presentación clínica:** inestabilidad térmica, irritabilidad, letargia, mala perfusión, intolerancia a la alimentación, dificultad respiratoria, apnea, ↓ temperatura/perfusión/Glu/PA (signo tardío)/pH (metabólico), ↑ FR/FC.
- **Diagnóstico:**
  - Lab: hemocultivo, ± AO/urocultivo, ± PL. Otros estudios (Hemo, CRP, Rx abd, RxT) pueden estar indicados en función de la presentación clínica.
- **Tx:** ampicilina y aminoglucósidos empíricos (inicio precoz); ampliar en caso de enf grave según el antibiograma local; los Abx empíricos para el inicio tardío varían según la institución; modificar/suspender los Abx según los datos del cultivo.

Meningitis

(*NeoReviews*. 2015;16(9):e535–e543)

- Riesgo de mortalidad: 3%-13%; riesgo de secuelas del neurodesarrollo: 20%-50%.
- Mismos patógenos, factores de riesgo y presentación clínica que en el caso anterior, con adición de fontanela anterior abultada, convulsiones y posible coma.
- **Dx:** estudios para sepsis + PL (recuento celular, cultivo, tinción de Gram, glucosa, proteínas, ± VHS en LCR).
  - Estudios de LCR en caso de meningitis bacteriana: ↓ glucosa, normal o ↑ proteínas, ↑ Leuco.
  - Eco de cráneo para evaluar HIV, tamaño del ventrículo e inflamación; ± TC o RM después para evaluar necesidad de un Tx prolongado e identificar áreas de encefalomalacia.
- **Tx:** ampicilina y gentamicina empíricas (dosis meningítica) es el régimen clásico.
  - Estudios recientes sugieren sustituir la gentamicina por cefotaxima para cubrir las bacterias Gram(−) resistentes a la ampicilina, dada la escasa penetración de la gentamicina en el LCR.
  - Puede añadirse vancomicina en caso de infección por Gram(+) no sensibles a la penicilina.
  - Duración: 21 días o 14 días después de la obtención de cultivos estériles del LCR.
    - Se usan ciclos más largos para meningitis por gramnegativos o complicada (trombosis del seno venoso, absceso, empiema subdural, ventriculitis).
  - Todos los lactantes con meningitis documentada deben hacerse pruebas auditivas y visuales.
  - Medir perímetro cefálico diariamente.

Virus de la hepatitis B

(*Red Book*. 30th ed. 2015; *NeoReviews*. 2023;24(1):24–30)

- La exposición neonatal suele producirse por líquido amniótico, sangre materna o secreciones vaginales.
- Tratamiento:
  - **Madre con HBsAg positivo:** tratar al lactante con IG para VHB i.m. y vacuna anti-VHB en las 12 h siguientes al nacimiento.
    - Requerirá pruebas/vacunación adicionales como paciente ambulatorio.
  - **Estado HBsAg desconocido:** vacunar en las 12 h siguientes al nacimiento. Si el peso es < 2000 g, dar IG para VHB. Estudio a la madre lo antes posible. Si es (+), administrar IG para VHB a lactantes ≥ 2000 g a más tardar a los 7 días de vida.
- **HBsAg negativo:** administrar vacuna al nacer si ≥ 2000 g o al mes si < 2000 g.
  - La hepatitis B crónica materna no es una contraindicación para la lactancia materna.

Infección congénita TORCHES

(*NeoReviews*. 2010;11(8):e436–e446; *NeoReviews*. 2021;22(9):e606–e613; *NeoReviews* 2021;22(9):e585–e599)

Toxoplasma

- El 70% al 90% de los pacientes son asintomáticos al nacer, pero hasta el 80% desarrollan discapacidades visuales o de aprendizaje.
- Modo de infección: seudoquistes u oocitos presentes en las heces de gatos o en carne poco cocida.

- **Manifestaciones clínicas:** coriorretinitis, calcificaciones intracraneales, hidrocefalia, microcefalia, convulsiones, HEM, LAD, sordera.
- **Dx:** pruebas serológicas.
- **Tx:** combinación de pirimetamina-sulfadiazina y ácido folínico durante 1 año.

Rubéola
- **Manifestaciones clínicas:** RCIU, radiolucencias de huesos largos, cataratas, defectos cardíacos (CAP, hipoplasia de la arteria pulmonar), HEM, trombocitopenia, púrpura.
- **Dx:** serología IgM específica de la rubéola en sangre de cordón umbilical y PCR.
- **Tx:** cuidados de apoyo.

Citomegalovirus (CMV) (herpesvirus)
- Infección viral congénita más frecuente en los EE.UU. (~40 000 al año).
- Causa más frecuente de pérdida auditiva neurosensitiva no genética en los niños.
- Modo de infección: infección materna primaria o reactivación del virus.
- **Manifestaciones clínicas:** HEM, erupción en «panqué de arándanos» (hematopoyesis extramedular dérmica), petequias/trombocitopenia, RCIU, PEG, microcefalia, calcificaciones periventriculares, coriorretinitis, transaminitis, hiperbilirrubinemia directa.
- **Dx:** PCR para CMV en orina/saliva/sangre (la orina es la más sens/espec) en un plazo de 3 sem de vida.
- **Tx de lactantes sintomáticos:** 6 sem de ganciclovir i.v. o 6 meses de valganciclovir v.o. → mejora la audición y el desarrollo neurológico a largo plazo. Controlar recuento de neutrófilos, plaq, transaminasas y función renal durante todo el Tx.

Virus del herpes simple (VHS)
- Modo de infección: infección materna primaria (mayor riesgo) o reactivación.
- **Manifestaciones clínicas:** piel, ojos, boca (POB) y diseminada presente a ~1-2 sem; SNC a las ~2-3 sem.
  - Enfermedad localizada: vesículas en POB. Si no se trata, > 70% progresará.
  - Enf diseminada: mala alimentación, fiebre, letargia, apnea, convulsiones, dificultad respiratoria, hepatomegalia, ictericia, CID. Tasas de mortalidad: ~50-70% a pesar del Tx.
  - Enf del SNC: convulsiones, letargia, temblores, inestabilidad térmica, fontanela abultada.
- **Dx:** cultivos virales de boca, nasofaringe, conjuntivas, recto, vesículas cutáneas, orina, heces, sangre y LCR.
- **Tx:** aciclovir i.v. × 14 días si es local, ampliar a 21 días si está diseminado.

Sífilis (causa: *Treponema pallidum*)
- Puede causar muerte fetal, mortinatalidad, muerte perinatal, hidropesía fetal, bajo peso al nacer, parto prematuro.
- **Manifestaciones clínicas:**
  - Presentaciones precoces en < 2 años de vida: hepatomegalia +/− esplenomegalia, hematopoyesis extramedular, aspecto apolillado y serrado de las metáfisis, «ronquidos» (rinitis), erupción maculopapular en palmas y plantas, erupción ampollosa (pénfigo sifilítico), condiloma lata, anemia hemolítica, neumonía, coriorretinitis/iritis/cataratas/glaucoma, fontanelas abultadas, meningitis, convulsiones, disf hipofisaria con hipoglucemia y diabetes insípida.
  - Presentaciones tardías en > 2 años: queratitis intersticial/uveítis/ceguera, hidrocefalia, convulsiones, Δ intelectual, atrofia nervio óptico, sordera, parálisis, arqueamiento anterior de tibias (en sable), protuberancia frontal, engrosamiento esternoclavicular, inflamación simétrica e indolora de rodillas, incisivos centrales pequeños, muy espaciados y con muescas (dientes de Hutchinson), cúspides adicionales en molares inferiores (molares de mora), nariz en silla de montar, perforación del paladar duro, cicatrices peribucales (queilitis).
- **Dx:** cribado para sífilis 1-2× durante el embarazo con pruebas VDRL y RPR (no treponémicas), seguidas de prueba confirmatoria de aglutinación de partículas de *T. pallidum*, inmunoanálisis enzimático para *T. pallidum*, análisis de quimioluminiscencia para *T. pallidum* o absorción fluorescente de anticuerpos treponémicos (pruebas treponémicas). Puede invertirse para detectar mejor la sífilis latente o terciaria.
  - Después del nacimiento, en el lactante, si la madre no tuvo Tx (penicilina > 4 sem antes del parto) o este fue inadecuado, realizar la misma prueba no treponémica que fue positiva para ellos junto con los títulos de sífilis. Si los títulos en el lactante son 4 veces mayores a los de la madre, tiene sífilis congénita.
- **Tx:** penicilina G cristalina 50 000 U/kg i.v., cada 12 h (≤ 1 sem), luego cada 8 h para lactantes > 1 sem, durante 10 días (preferido) **o** penicilina G procaína, 50 000 U/kg i.m., como dosis única diaria durante 10 días. Seguimiento con pruebas no treponémicas cada 2 a 3 sem hasta que sean negativas junto con una PL cada 6 sem si hubiera dudas de neurosífilis.

Enfermedad hemolítica del recién nacido

(*Pediatrics*. 2022;150 (3):e2022058859; *StatPearls* [Internet] [actualizado 28 de agosto del 2022]. StatPearls Publishing; 2023; *Pediatrics* 1985;75(2):417–441; *Arch Dis Child*. 2007;92(2):F83–F88)

- ↑ producción de bilirrubina por hemólisis (destrucción de eritrocitos).

Hiperbilirrubinemia indirecta (HI) (no conjugada)

- Bilirrubina directa normal, bilirrubina indirecta elevada → ↑ bilirrubina sérica total (BST).
- Una vez que los niveles elevados de bili no conjugada alcanzan un determinado umbral ($>$ 25 mg/dL o inferior en poblaciones con permeabilidad ↑ de la barrera hematoencefálica), la bili puede sortear la barrera hematoencefálica (al ser liposoluble) y depositarse en el cerebro (kernícterus), causando encefalopatía/neurotoxicidad irreversible por bilirrubina.
- FRi: EG $<$ 40 sem, ictericia dentro de las 24 h, sepsis, acidemia, inestabilidad clínica, enf hemolítica (p. ej., insuf de G6PD), lactancia materna exclusiva con ingesta subóptima, cefalohematoma, hematomas grandes, DM materna, padres/hermanos que requieren fototerapia/transfusión, síndrome de Down (trisomía 21).
- **Cribado:** grupo sanguíneo materno/neonatal y compatibilidad, prueba de antiglobulina directa (PAGD, Coombs).
- **Tipos:**
  - **Ictericia fisiológica del recién nacido:** 2.° a mayor recambio de eritrocitos fetales (90 vs. 120 días), inmadurez hepática (↓ conjugación biliar) y ↑ circulación enterohepática de bili.
  - **Ictericia por lactancia** («por ingesta subóptima»): incidencia ~13%, picos a los 3 a 5 días de vida; causa ↑ reabsorción intestinal de bili; a menudo pérdida de peso excesiva. Evaluar hidratación y % por debajo del peso al nacer, optimizar la alimentación (cada 1-3 h [$\geq$ 8 ×/día, buena prensión, buena deglución, satisfecho después de comer, derrame mínimo]).
  - **Ictericia de la leche materna** (síndrome): incidencia del ~10% al 30%, después de 2 a 3 sem; causa poco clara (posible enzima de la leche) y se considera Dx de exclusión con expectativa de resolución para la ~12 sem.
    - **Anemia hemolítica isoinmunitaria** (respuesta inmunitaria a antígeno no propio de la misma especie).
    - La IgG materna atraviesa la placenta → hemólisis *in utero*. Puede causar eritroblastosis o hidropesía fetal.
    - Incompatibilidad por Rhesus (Rh) D: madre Rh(−) (previamente expuesta al Ag Rh(D) en un embarazo anterior) y feto Rh(+). Estudio para anti-Rh(D). Tx con RhoGAM, RhIG para ↓ hemólisis mediante el bloqueo de los receptores Fc de las células reticuloendoteliales.
    - Incompatibilidad por ABO: más común si madre tiene grupo sanguíneo O y neonato B o A.
    - Otras incompatibilidades de antígenos menores.
  - **Insuficiencias enzimáticas de eritrocitos:** def de G6PD (DG6PD) o de piruvato-cinasa.
    - La DG6PD es más frecuente en caso de ascendencia genética de África subsahariana, Oriente Medio, Mediterráneo, península Arábiga y sudeste asiático.
  - **Hemoglobinopatías:** no suelen presentarse en el período neonatal. Los lactantes con hemoglobina H (deleción de 3 genes de globina α) pueden desarrollar anemia hemolítica.
  - **Infección:** ↑ bilirrubina 2.° a hemólisis y deterioro de la conjugación con ↓ excreción.
  - ↑ **Eritrocitos:** colecciones extravasculares de sangre (p. ej., hematomas, cefalohematomas, *caput succedaneum*, HIC), policitemia, DM materna (eritropoyetina [Epo] elevada).
  - **Trastornos de la depuración de la bilirrubina:** Crigler-Najjar, Gilbert, Rotor, Dubin-Johnson.
  - **Trastornos metabólicos/endocrinos:** galactosemia (HI en 1.ª sem), hipotiroidismo (actividad enzimática UGT deficiente → ictericia hasta en el 10% de los recién nacidos afectados).
  - Obstrucción GI (estenosis pilórica, atresia duodenal, páncreas anular). Tx: consultar cirugía pediátrica.
- **Factores de riesgo de neurotoxicidad** (reduce el umbral de Tx): EG $<$ 38 sem, albúmina $<$ 3.0 g/dL, enf hemolítica (isoinmunitaria, DG6PD), sepsis, inestabilidad clínica significativa en las últimas 24 h.

- La estimación visual de las concentraciones de bili puede ser incongruente fuera de los extremos. Se recomienda evaluar en todos los recién nacidos la BST o BTc (bili transcutánea) a las 24 a 48 h. La BTc suele estar dentro de un rango de 3 para una BST < 15 mg/dL.
- **Dx:** grupo sanguíneo y Rh(D) de la madre y del niño, recuento de reticulocitos, PAGD, bilirrubina fraccionada.
- **Tx**, si ≥ 35 sem de gestación:
  - **Fototerapia** (fotoTx): fotoisomerización y fotooxidación de la bilirrubina para ↑ excreción.

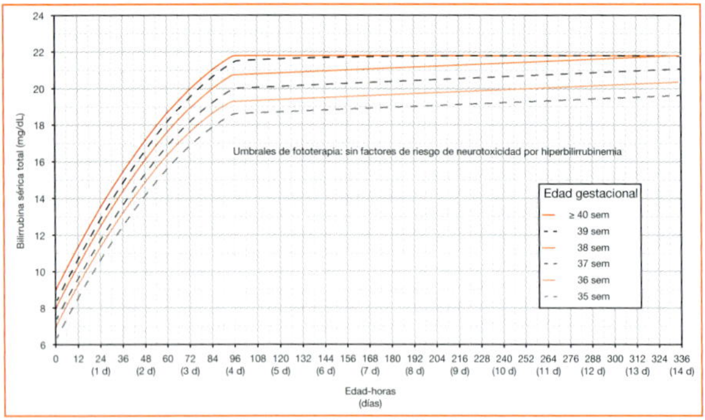

Reproducida con autorización de Kemper AR, Newman TB, Slaughter JL, et al. Clinical practice guideline revision: management of hyperbilirubinemia in the newborn infant 35 or more weeks of gestation. *Pediatrics*. 2022;150(3):e2022058859.

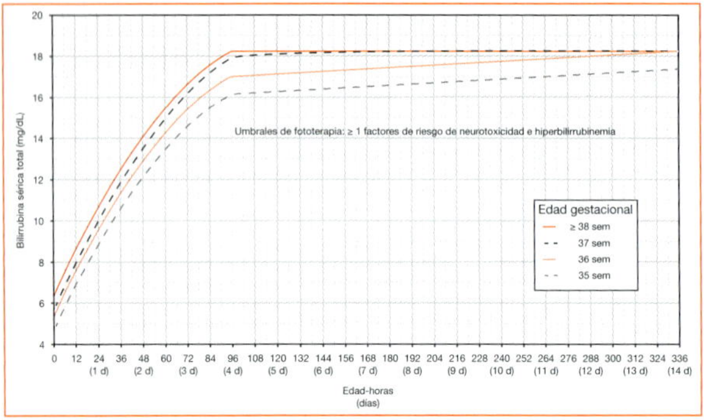

Reproducida con autorización de Kemper AR, Newman TB, Slaughter JL, et al. Clinical practice guideline revision: management of hyperbilirubinemia in the newborn infant 35 or more weeks of gestation. *Pediatrics*. 2022;150(3):e2022058859.

  - Riesgo: pequeño ↑ de epilepsia infantil posterior (los beneficios superan el riesgo).
  - Use el sitio www.bilitool.org para determinar el «nivel de luz» (NL) o nivel al que debe iniciarse la fotoTx.
- Concentraciones de bilirrubina sérica total para lactantes < 35 sem de gestación:

Edad gestacional	Inicio de la fototerapia	Exanguinotransfusión
< 28 0/7	5-6	11-14
28 0/7-29 6/7	6-8	12-14
30 0/7-31 6/7	8-10	13-16
32 0/7-33 6/7	10-15	15-18
34 0/7-34 6/7	12-14	17-19

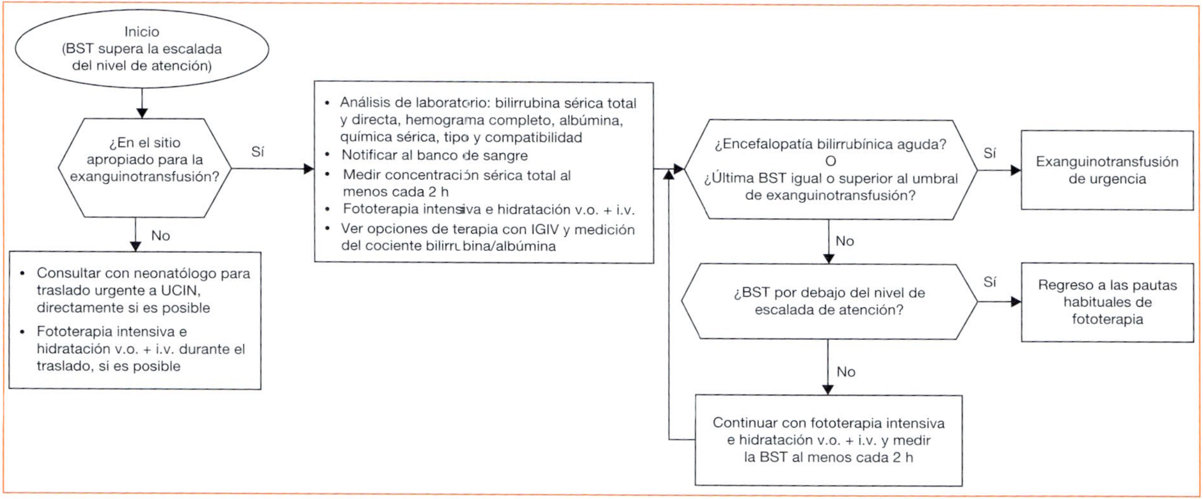

Reproducida con autorización de Kemper AR, Newman TB, Slaugher JL, et al. Clinical practice guideline revision: management of hyperbilirubinemia in the newborn infant 35 or more weeks of gestation. *Pediatrics.* 2022;150(3):e2022058859.

- Se puede interrumpir la fotoTx una vez que la BST sea 2 veces menor al límite inferior inicial, pero se puede prolongar en función de los factores de riesgo.
- Hiperbilirrubinemia de rebote: BST en límite inferior a las 72 a 96 h de detener la fotoTx.
- **Escalada de cuidados:** usada para evitar exanguinotransfusión (debido a los riesgos adicionales de morbimortalidad) para los lactantes dentro de los 2 mg/dL por debajo del umbral de exanguinotransfusión. Traslado a la UCIN, hidratación v.o. + i.v. del neonato, lab, fotoTx intensiva y considerar administración de IGIV, 0.5-1 g/kg en 2 h.
- **Exanguinotransfusión:**
  - Indicaciones: cumplir los umbrales de exanguinotransfusión, presentar signos de encefalopatía biliar (p. ej., hipertonía, arqueamiento, retrocolis, opistótonos, llanto agudo o apnea recurrente).

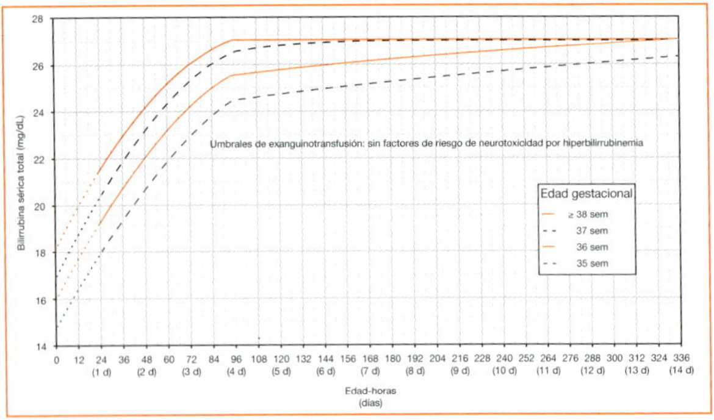

Reproducida con autorización de Kemper AR, Newman TB, Slaughter JL, et al. Clinical practice guideline revision: management of hyperbilirubinemia in the newborn infant 35 or more weeks of gestation. *Pediatrics*. 2022;150(3):e2022058859.

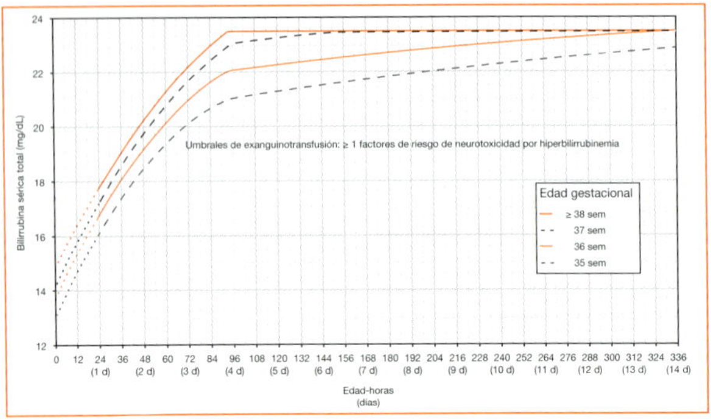

Reproducida con autorización de Kemper AR, Newman TB, Slaughter JL, et al. Clinical practice guideline revision: management of hyperbilirubinemia in the newborn infant 35 or more weeks of gestation. *Pediatrics*. 2022;150(3):e2022058859.

  - Proceso: exanguinotransfusión de doble volumen usando eritrocitos sedimentados + PFC (el aumento de albúmina del PFC facilita la unión de la bilirrubina).
  - Complicaciones: inestabilidad hemodinámica, trombosis, embolia gaseosa, arritmias, anomalías electrolíticas, sobrecarga de líquidos, anemia, trombocitopenia y coagulopatía, ECN, enf de injerto contra huésped.

HIPERBILIRRUBINEMIA DIRECTA (CONJUGADA)

- La bilirrubina directa (biliD) > 1 mg/dL es anómala.
- Incidencia: 1 de cada 2500 lactantes; mucho menos frecuente que la hiperbilirrubina indirecta.
- **Manifestaciones clínicas:** ictericia prolongada (> 2 sem si se alimenta con leche artificial, > 3-4 sem si se alimenta con leche materna), heces pálidas (alcohólicas), orina oscura.

- Posibles causas:
  - Atresia biliar: ~1 de cada 14000, causa más frecuente de colestasis y necesidad de trasplante hepático en lactantes.
  - Genética: síndrome de Alagille, colestasis intrahepática progresiva familiar (CIPF).
  - Errores congénitos del metabolismo: galactosemia, tirosinemia (para más información, *véase* «Genética y metabolismo», pág 10-4).
  - Hepatitis neonatal idiopática: Dx de exclusión, Tx sintomático.
  - Infecciones bacterianas o congénitas: IU, TORCHES, hepatitis, bacteriemia por gramnegativos, sepsis.
  - Colestasis por APT (~40%-60% de los lactantes con APT prolongada): reversible si se interrumpe la APT a tiempo.
    - La alimentación enteral puede ser protectora: mejoría de la colestasis en 1 a 3 meses.
    - El uso de lípidos de aceite de pescado (en lugar de soya [soja]) puede revertir la colestasis y el daño hepático.
  - Enfermedad hemolítica isoinmunitaria.
- Tx: dirigido a la causa subyacente. Consultar con pediatría.
  - Suplementos de vitaminas ADEK, ursodiol, fenobarbital (↑ síntesis de ácidos biliares, ↑ flujo biliar, inductor de enzimas hepáticas), colestiramina.

NEUROLOGÍA

HEMORRAGIA INTRAVENTRICULAR (HIV)

(*NeoReviews*. 2011;12(2):e94–e101; *Neonatology*. 2008;93(2):138–144)

- Hemorragia en ventrículos cerebrales a partir de vasos sanguíneos de matriz germinal subependimaria.
  - ↑ friabilidad en los prematuros que no pueden regular adecuadamente el flujo sanguíneo cerebral.
- En los recién nacidos de término, la mayoría de las HIV se observan en el plexo coroideo o el tálamo.
- Puede ser unilateral o bilateral; la HIV bilateral puede ser simétrica o asimétrica.
- Trastorno típico de la prematurez, más frecuente en recién nacidos con BPN y MBPN.
  - El ~25% de los neonatos con PN de 500-1500 g tendrán HIV.
  - Hasta el 45% de los neonatos con PN < 1000 g presentarán una HIV.

Clasificaciones de la HIV

Grado	Hallazgos en la ecografía
I (Leve)	Hemorragia limitada a la matriz germinal
II (Moderada)	Hemorragia que ocupa ≤ 50% de los ventrículos laterales sin evidencia de dilatación
III (Grave)	Hemorragia que ocupa >50% de los ventrículos laterales o evidencia de dilatación
IV (Grave)	Presencia de infarto o hemorragia en la sustancia blanca periventricular ipsilateral por gran HIV

- **FRi:** prematurez (peor sin corticoides prenatales), preeclampsia, parto de nalgas, disnea, corioamnionitis materna, parto traumático, hipotensión, acidosis, anemia, trombocitopenia, predisposición genética, reanimación extensa, asfixia/evento hipóxico.
- **Manifestaciones clínicas:**
  - Presentación asintomática: hasta un 50%, sin signos/sxs significativos, detectada en un cribado rutinario.
  - Curso saltatorio: se produce en el transcurso de horas o días. Hallazgos inespecíficos: ↓ tono, ↓ movimientos espontáneos, AEM, puede presentar cambios de posición ocular.
  - Deterioro catastrófico: el menos frecuente, de minutos a horas. Hallazgos: coma/estupor, respiración irregular/apnea, descerebración, convulsiones, flacidez, pupilas fijas, hipotensión, fontanela anterior abombada, bradicardia, ↓ Hct, SIADH.
- El 50% de la HIV se observa en las primeras 6 a 12 h, el 75% en la 2.ª y el 90% en la 3.ª.
- **Cribado:** el Dx por imagen preferido es una Eco craneal (EcoCr).
- **Prevención:**
  - Corticoides prenatales y retraso en el pinzamiento del cordón umbilical ↓ incidencia.
- **Tx:** no hay métodos para revertir la HIV.
  - Evitar grandes fluctuaciones de la PA, controlar las secuelas (convulsiones, hidrocefalia, etc.).

ENCEFALOPATÍA HIPÓXICA ISQUÉMICA (EHI)

(*Pediatr Rev*. 2012;33(9):387–397)

- Disfunción neurológica 2.° a lesión cerebral hipóxico-isquémica.
- **Epidemiología:** incidencia ~1.5 por cada 1000 nacidos vivos, causa más frecuente de encefalopatía neonatal.

- **FRi:** RCIU, gemelar monocorial, trombosis placentaria, preeclampsia materna grave, distocia de hombros, cesárea de urgencia, parto vaginal quirúrgico, rotura uterina, desprendimiento de placenta, prolapso de cordón, cordón nucal tenso, rotura prolongada de membranas, meconio espeso, choque materno o muerte.
- **Manifestaciones clínicas:** AEM, puede estar letárgico, obnubilado, irritable o hiperalerta), ↓ mov espontáneos, dificultad respiratoria, ↓ tono ± postura anómala, ausencia de reflejos primitivos, convulsiones, APGAR < 5 a los 5 y 10 min, pH de la arteria umbilical fetal < 7.0 o déficit de base ≥ 12 mmol/L, hallazgos en RM con evento hipóxico-isquémico.
- **Tx: hipotermia terapéutica:** el protocolo puede variar según la institución. En este capítulo se usa el protocolo de ensayo de enfriamiento corporal total de NICHD NRN:
  - Criterios de inclusión:
    - Criterios cardíacos y bioquímicos: EG ≥ 36 sem y gasometría del cordón o neonatal tomada a < 1 h de vida con pH < 7.0 o déficit de base > 16, **o** antecedentes de evento perinatal agudo con APGAR < 5 a 10 min o necesidad de ventilación iniciada al nacer y continuada durante al menos 10 min.
    - Criterios neurológicos: la presencia de encefalopatía mod/grave, definida como convulsiones **o** ≥ 1 signos en 3 de 6 categorías califica al lactante para enfriamiento.

Categoría	Normal-leve	Moderada	Grave
1. Estado de consciencia	Normal/hiperalerta	Letárgico	Estupor/coma
2. Actividad espontánea	Normal/aumentada	Disminuida	Sin actividad
3. Postura	Flexión completa	Flexión distal/extensión del miembro	Descerebración
4. Tono	Normal/aumentado	Hipotonía	Flácido
5. Reflejos primitivos **Chupa** **Moro**	Normal Normal	Débiles Incompletos	Ausentes Ausentes
6. Autonómica **Pupilas** **Frecuencia cardíaca** **Respiración**	Normal Normal Normal	Constreñido Bradicardia Respiración periódica	Desviación/no reactivo Frecuencia cardíaca inestable Apnea

  - Criterios de exclusión: EG < 36 sem, imposibilidad para iniciar el enfriamiento en las 6 h siguientes al nacimiento, anomalías cromosómicas o congénitas importantes, peso al nacer < 1800 g, recién nacidos *in extremis*.
  - Procedimiento: enfriamiento de todo el cuerpo a 33.5 °C durante 72 h, luego recalentamiento durante 6 h. Efectos colaterales: bradicardia y coagulopatía, puede exacerbar la HTP.

Convulsiones neonatales

(*Pediatr Rev*. 2012;33(9):387–397; *NeoReviews*. 2017;18(1):e52–e59)

- **Incidencia:** 0.15% al 1.5% de todos los neonatos.
- **Etiología:** infección, malformaciones estructurales, anomalías metabólicas, abstinencia de fármacos, hipotiroidismo congénito, HIC, EHI, asfixia perinatal, otro trastorno genético o neurológico; alto riesgo en prematuros o BPN.
- **Presentación:** actividad tónica, clónica o mioclónica. Convulsiones tónico-clónicas no generalizadas en neonatos por mielinización incompleta; pueden ser asintomáticas o asociarse a posturas extensoras de todo el cuerpo.
- **Dx:** *EEG para confirmar y evaluar la causa subyacente:*
  - Lab: HC, electrólitos séricos, Mg, fosfato, Glu, PL, hemocultivo.
    - Amoníaco, aminoácidos séricos/urinarios y gasometría si se sospecha un trastorno metabólico.
- Imágenes: EcoCr, ± RM.
- **Tratamiento:**
  - Tx anticonvulsivos: fenobarbital (1.ª línea), fenitoína, lorazepam.
  - Considerar la intubación para proteger la vía aérea.
  - Corregir anomalías metabólicas, tratar cualquier afección subyacente identificada.

FUNDAMENTOS DE LOS CUIDADOS EN LA UCI

Este capítulo cubre la gestión y los cuidados en la UCI relativos a las vías respiratorias, la respiración, la circulación, el choque, la sedación y la analgesia de los ptes críticos.

INSUFICIENCIA RESPIRATORIA

- Insuficiencia respiratoria aguda: alteración repentina del intercambio gaseoso pulmonar → incapacidad para satisfacer la demanda de *suministro de O_2* o *eliminación de CO_2*.
- Causas potenciales por sitio:

Vías superiores	Vías inferiores	Alveolares	Insuficiencia mecánica extrapulmonar
Anafilaxia	Asma	SDRA	Deformidad de la pared torácica
Laringitis aguda (crup)	Bronquiolitis	Neumonía	Enfermedad del SNC
Epiglotis	Broncomalacia	Edema pulmonar	Masa mediastínica
Cuerpo extraño	Fibrosis quística	Embolia pulmonar	Enfermedad muscular
Laringomalacia			Enfermedad del SNP
Absceso retrofaríngeo			

- *Suministro de oxígeno*: depende de un intercambio eficaz por la interfase alveolocapilar.

$$\text{Gradiente } A\text{-}a = \left[FiO_2 \times \left(P_{atm}(760) - P_{H_2O}(47) \right) - \left(\frac{PaCO_2}{0.8} \right) \right] - PaO_2$$

Gradiente *A-a* normal = (edad en años + 10)/4

O

Gradiente *A*-a normal = 2.5 + FiO_2 × (edad en años)

- *Eliminación de dióxido de carbono*: depende de la ventilación alveolar por minuto (V_a), ya que el intercambio de CO_2 es más eficaz que el de O_2. V_a es determinada tanto por la ventilación por minuto (V_E) como por la relación entre espacio muerto (V_M) y volumen corriente (V_C).

Ventilación minuto	Ventilación alveolar
$V_E = FR \times V_C$	$V_a = V_E \times \left(1 - \frac{V_M}{V_C} \right)$

- Evaluación del intercambio gaseoso:
  - Exploración: signos vitales (FR y pulsioximetría), trabajo respiratorio, movimiento del aire, ruidos respiratorios y estado mental.
  - Lab: la gasometría arterial es el método de referencia; sin embargo, la gasometría capilar o venosa son útiles si no se está preocupado por la oxigenación.
  - Imagen: considerar la RxT.
  - Monitorización no invasiva:
    - Pulsioximetría: mide el % de saturación de oxígeno de la hemoglobina.
      - *Fuentes de error*: perfusión deficiente, artefacto de movimiento, esmalte de uñas, pigmentos en la sangre (carboxihemoglobinemia o metahemoglobinemia), pigmentación de la piel.
    - Capnografía: medición del CO_2 exhalado directamente del pte.
      - *Fuentes de error:* espacio muerto que hace que el gas exhalado se mezcle con el administrado por el ventilador, dando lugar a un valor falsamente ↓ al encontrado en el gas arterial.
- Interpretación de la gasometría:
  - GSA normales: 7.35-7.45 (pH)/35-45 (PCO_2)/80-100 (PO_2)/22-26 (HCO_3).
    - Determinar si hay acidosis (pH < 7.35) o alcalosis (pH > 7.45).
    - Determinar si es respiratoria (ΔPCO_2 primaria) o metabólica (ΔHCO_3 primaria).

	Respiratoria	Metabólica
Acidosis	↓ pH, ↑ PCO_2	↓ pH, ↓ PCO_2
Alcalosis	↑ pH, ↓ PCO_2	↑ pH, ↑ PCO_2

    - Determinar si hay compensación o si hay trastorno mixto ácido-base.

	Acidosis	Alcalosis
Metabólica	Fórmula de Winter $PaCO_2$ esperada = 1.5 * HCO_2 + 8 +/− 2	$\Delta PaCO_2 = 0.7 * \Delta HCO_3$
Respiratoria	Aguda: ↑ $\Delta HCO_3 = 0.1 * \Delta PaCO_2$ +/− 0.3 Aguda: ↓ pH = 0.008 * $\Delta PaCO_2$ Crónica: ↑ $\Delta HCO_3 = 0.35 * \Delta PaCO_2$ Crónica: ↓ pH = 0.003 * $\Delta PaCO_2$	Aguda: ↓ $\Delta HCO_3 = 0.2 * \Delta PaCO_2$ Aguda: ↑ ΔpH = 0.008 * $\Delta PaCO_2$ Crónica: ↓ ΔHCO_3 = 0.5 * $\Delta PaCO_2$ Crónica: ↑ ΔpH = 0.003 * $\Delta PaCO_2$

- Si no se compensa adecuadamente según una de las ecuaciones mencionadas, considerar un trastorno ácido-base 2.° superpuesto.

Insuficiencia respiratoria hipoxémica: $PaO_2 < 60$ mmHg (tipo más frecuente)

- Aumento del gradiente *A-a* (indica proceso pulmonar).

Desajuste V/Q	Verdadero cortocircuito D → I (No corregido con O_2)	↓ capacidad de difusión

• ↑V/Q (seudocortocircuito)
  • TEP
• ↓V/Q (espacio muerto fisiológico)
  • Neumonía, bronquiolitis
  • Asma
  • EPOC
  • Atelectasia
  • Edema pulmonar
	• Cardíaca (CIV, CAP)
	• MAV grandes (vena de Galeno, pulmonar)
		• Enfermedad pulmonar intersticial
		• Enfermedad alveolar
		• HTP
		• Idiopática

- Gradiente *A-a* normal (indica que no hay proceso pulmonar).
  - Hipoventilación (en general con hipercapnia, *véanse* los detalles más adelante).
  - Gran altitud/FiO_2 baja.
- Tx: suplemento de O_2 (*véase* «Dispositivos de administración de oxígeno»); si no mejora, considerar ventilación con presión positiva (VPP) y cortocircuito como causa (requiere Tx del cortocircuito).

Definición de disfunción y fracaso

Definición por grado de la disfunción respiratoria	Asistencia respiratoria	Disfunción definida por hipoxemia	Disfunción definida por el apoyo
Disfunción no grave con ventilación no invasiva (VNI)	CNAF ≥1.5 L/kg por minuto O CNAF ≥ 30 L/min, VNI, reciclador o máscara Venturi	$PaO_2/FiO_2 \leq 300$ $SpO_2/FiO_2 \leq 264$ (80% ≤ SpO_2 ≤ 97%)	Apoyo no invasivo para la insuficiencia ventilatoria/hipercarbia aguda
Disfunción no grave con ventilación invasiva	Ventilación invasiva	IO* ≥ 4 < 16 ISO ≥ 5 < 12.3 (80% ≤ SpO_2 ≤ 97%)	Ventilación invasiva por insuficiencia ventilatoria/ hipercarbia aguda
Disfunción grave con ventilación invasiva	Ventilación invasiva	IO* ≥ 16 ISO ≥ 12.3 (80% ≤ SpO_2 ≤ 97%)	OMEC para cualquier tipo de insuficiencia respiratoria

Datos de *Pediatrics*. 2022;149(suppl 1):S48–S52.
*IO hace referencia al índice de oxigenación descrito en «Síndrome de dificultad respiratoria aguda (SDRA)».

Insuficiencia respiratoria hipercápnica: $PaCO_2 > 50$ mmHg (en general con pH < 7.35)

- Sxs: leves → cefaleas, confusión; mod a graves → letargia, coma.
- Causas:

«No respira» (SNC)	«No puede respirar» (causa mecánica: pared torácica, músculos, vías respiratorias superiores; neuromuscular)	«No puede respirar lo suficiente» (intercambio anómalo de gases)
• Apnea central del sueño • Infección del SNC • Fármacos • Hipotiroidismo • Alcalosis metabólica • ACV	• Pared torácica (tórax inestable, cifoescoliosis) • Muscular (distrofia muscular, miopatías) • Neuromuscular (Guillain-Barré, miastenia grave) • Obstrucción (broncomalacia, epiglotitis, cuerpo extraño, apnea del sueño)	• ↑ producción de CO_2 (fiebre, sepsis, sobrealimentación, acidosis metabólica, ejercicio) • ↑ espacio muerto (TEP, enf vascular) • Respiración corta y superficial (↑ relación V_M y V_C)

- Tratamiento:
  - «ABC»: asegurar vía aérea adecuada (cuerpo extraño u obstrucción), O_2 complementario y apoyo circulatorio según la necesidad.
  - Evaluar la causa e iniciar el Tx adecuado; si existe preocupación por hipoventilación relacionada con opiáceos, probar con naloxona.
  - Colocación: decúbito, rollo en los hombros, empuje de mandíbula e inclinación de la cabeza (posición de olfateo).
  - Iniciar VPP no invasiva (VPPNI) si no hay contraindicaciones; en caso contrario, intubar e iniciar ventilación mecánica.
  - Contraindicaciones de la VPPNI: inestabilidad hemodinámica, incapacidad para proteger las vías respiratorias (↓ estado mental), incapacidad para cumplir la VPPNI.

ADMINISTRACIÓN DE OXÍGENO Y ASISTENCIA VENTILATORIA

DISPOSITIVOS DE ADMINISTRACIÓN DE OXÍGENO

Dispositivo	Flujo (L)	Rango de FiO_2
Oxígeno adicional	10	Hasta el 30%
Tienda de oxígeno	10-15	Hasta el 80%
Cánula nasal (CN)	0.25-6	↑ un 4%/L, hasta un máximo del 44%
Mascarilla simple	6-10	5 L = 50%, ↑ 10%/L adicional hasta un máximo del 60%
Sin reciclador	10-15	↑ 10%/L hasta 95%
Cánula nasal de alto flujo (CNAF)	10-50	Hasta el 100% de FiO_2

Respir Care. 2021;66(7):1214–1223.

- Los dispositivos de O_2 de bajo flujo (CN) son preferibles a las tiendas de O_2 para la administración de O_2 constante.
- La CNAF es segura y más eficaz que la de bajo flujo para el Tx de lactantes con bronquiolitis de moderada a grave.
- Los objetivos de Sat O_2 para lactantes y niños con bronquiolitis deben ser del 90% al 97%.

VENTILACIÓN CON PRESIÓN POSITIVA NO INVASIVA

- Indicaciones: hipoxemia que no responde al oxígeno complementario, hipercapnia que no requiere intubación, signos de aumento del trabajo respiratorio.
  - Puede ser útil en bronquiolitis, estado asmático (puede evitar la intubación), neumonía, edema pulmonar, síndrome torácico agudo.
- Métodos de administración: cánulas nasales (lactantes, niños con enf leve) o mascarilla facial.

Tipos de VPPNI

- **Presión positiva continua en las vías respiratorias (CPAP):** proporciona presión constante durante todo el ciclo respiratorio, actúa fisiológicamente como presión positiva al final de la espiración (PEEP).
  - Uso: hipoxemia y obstrucción dinámica de las vías respiratorias superiores (AOS).

- Configuraciones iniciales: puede iniciarse PEEP a 5 mmHg, ajustando hasta 8 a 10 mmHg según esté indicado en caso de hipoxemia/obstrucción.
- **PAP binivel (BiPAP):** proporciona presiones inspiratorias (IPAP) y espiratorias (EPAP) durante todo el ciclo respiratorio.
  - Usos: aumento del trabajo respiratorio, hipercapnia.
    - Comparada con la CPAP, la BiPAP puede ↓ el trabajo respiratorio y ↑ la ventilación por minuto (V_E).
  - Configuraciones iniciales: inicio ~10/5 con Δ5 y puede ajustarse hasta 20/10 con Δ10 (se escribe como IPAP/EPAP o PEEP con Δ*P*).
    - También se puede establecer una frecuencia de reserva en caso de preocupación por la apnea o la hipopnea.
    - Nota, la Δ*P* (IPAP − EPAP o PEEP) ayuda con el trabajo respiratorio al ↑ V_E.
    - Ajuste de la BiPAP:
      - Hipoxia: puede ↑ PEEP pero mantener Δ*P* (↑ IPAP en igual cantidad).
      - Hipercapnia o trabajo respiratorio: puede ↑ IPAP sin ↑ PEEP → ↑ Δ*P*.
- Tanto con CPAP como con BiPAP, se puede ajustar la FiO_2 del 21% al 100%, según la necesidad.

VENTILACIÓN MECÁNICA

(*Intensive Care Unit Manual*. 2nd ed. 2014:14–30)

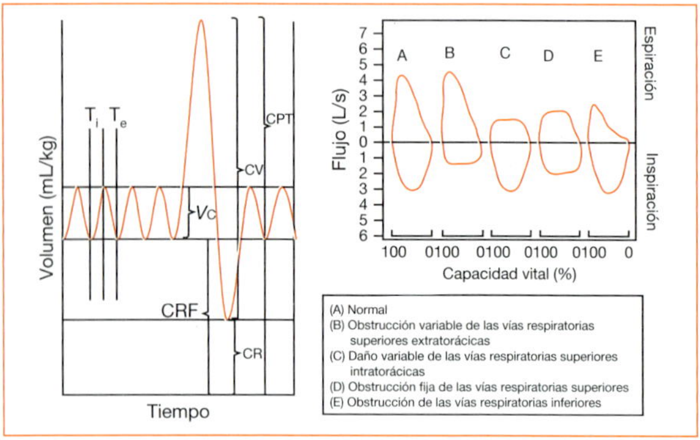

Revisión de la fisiología

- Volumen normal: curva de tiempo + circuitos de flujo-volumen.
- Configuraciones variables/ajustables:
  - Configuraciones para la oxigenación:
    - FiO_2: fracción inspirada de O_2; aumentar según la necesidad para alcanzar la normoxemia.
    - PEEP: puede aumentar si el pte requiere una FiO_2 ↑; una PEEP > puede ayudar a mantener el reclutamiento alveolar y aumentar la presión media de las vías respiratorias.
  - Configuraciones para la ventilación (la ventilación por minuto es $V_E = FR \times V_C$):
    - FR: frecuencia respiratoria; comenzar con frecuencia cercana a la normal para la edad, pero ajustar según la necesidad para mantener el CO_2 en un rango aceptable.
    - V_T: volumen corriente: volumen de aire que el ventilador administrará con cada respiración totalmente asistida; en general se fija en ~5-8 mL/kg, pero depende de la patología que se esté tratando.
  - Relación I:E: relación entre inspiración y espiración: para un pte promedio, es de ~1:2, pero puede ser necesario ajustarla en situaciones clínicas específicas según el tiempo inspiratorio (tiempo i).
- Presiones máximas y de meseta:
  - $P_{máx}$: presión máxima en el ciclo inspiratorio = resistencia del circuito + pte.
  - P_{mes}: presión durante la inspiración = distensibilidad de los pulmones del pte.

Modos básicos de ventilación (*Respir Care.* 2014;59(11):1747)

- Un *modo de ventilación mecánica* es un patrón predeterminado de interacciones pte-ventilador. Se construye usando tres componentes básicos:
- *Variables de control de la respiración del ventilador*: el ventilador asiste la respiración usando el control de la presión o el control del volumen según la ecuación de movimiento del sistema respiratorio (distensibilidad pulmonar = Δvolumen/Δpresión).
- Control de la presión (CP): presión inspiratoria predeterminada en función del tiempo.
- Control del volumen (CV): volumen inspiratorio predeterminado en función del tiempo.
- *Secuencias respiratorias*:
  - Ventilación obligatoria continua (VOC): el pte ha perdido el control sobre el ritmo de su respiración. Las respiraciones espontáneas **no son** posibles entre respiraciones obligatorias.
  - Ventilación obligatoria intermitente (VOI): el pte ha perdido el control sobre el ritmo de su respiración. Sin embargo, las respiraciones espontáneas **sí son** posibles entre las respiraciones obligatorias.
  - Ventilación espontánea continua (VEC): el pte conserva el control sobre el ritmo de su respiración.
- *Esquema de objetivos*: objetivo predeterminado de flujo del ventilador.
  - Ejemplos: flujo inspiratorio máximo y V_T; presión inspiratoria y tiempo de ascenso (objetivo de consigna); presión, volumen y flujo (objetivo dual); y constante de proporcionalidad entre la presión inspiratoria y el esfuerzo del pte (objetivo servo).

Ventilación de alta frecuencia (VAF)

- Modo de ventilación que usa frecuencias elevadas con volúmenes corriente bajos: el objetivo es proporcionar una ventilación adecuada manteniendo una presión media más alta en las vías respiratorias para maximizar la oxigenación.
- Indicaciones: hipoxia que no responde a la ventilación convencional (SDRA).
- Ventilación de alta frecuencia oscilatoria (VAFO):
  - Mecanismo: flujo oscilatorio a 5 a 15 Hz (300-900 respiraciones/min) mediante bomba de pistón o diafragma con V_C de 1 a 3 mL/kg.
  - Configuraciones variables e iniciales:
    - Presión media de la vía aérea (empezar a 4-6 mmHg encima de la presión media de la vía aérea de ventilación convencional; el objetivo es tener los pulmones expandidos hasta T9).
    - Amplitud (ajustada a través de la potencia): inicio a 25 a 35, ajustar al movimiento respiratorio del pte (a menudo denominado «meneo» o «sacudida»).
    - Frecuencia (Hz): neonatos ~8-10; niños ~6-8; adultos ~5-6.
      - ↓ de 0.5 a 1 Hz a ↑ ventilación tras optimizar la amplitud y la FiO_2.
  - NOTA: Tanto la inspiración como la espiración están activas con la VAFO.
- Ventilación por chorro de alta frecuencia (VCAF o HFJV por su sigla en inglés):
  - Mecanismo: administra gases inspiratorios a través del inyector de chorro a 240 a 600 ciclos/min con V_C de 3 a 5 mL/kg.
  - Variables: presión de conducción (presión media de las vías respiratorias), frecuencia, PEEP y FiO_2.
  - NOTA: Se basa en la espiración pasiva.

Resolución de problemas en un paciente ventilado

- Disincronía del ventilador: suele deberse a sedación inadecuada, apoyo inadecuado del ventilador al pte, umbral de activación demasiado ↑ (dificultad para iniciar la respiración, en especial en lactantes); también puede deberse a la auto-PEEP (*véase* apartado siguiente).
- Hipoxia/desaturación repentina:
  - Diferencial: DONES: Desplazamiento u obstrucción del TET, Obstrucción (en cualquier punto del circuito), Neumotórax, Equipo (fallo o desconexión del ventilador), Respiraciones apiladas (auto-PEEP).
  - Gestión: desconectar al pte del ventilador, usar bolsa manual y auscultar el tórax para evaluar si hay desplazamiento del TET o neumotórax; aspirar el TET para asegurar que no está obstruido; hacer que el terapeuta respiratorio compruebe el ventilador para asegurar que funciona correctamente y que no se ha desconectado nada.
- Auto-PEEP/apilamiento respiratorio/atrapamiento de gas/PEEP intrínseca (iPEEP):
  - Causa: tiempo espiratorio no adecuado → apilamiento de respiraciones.
    - A menudo se observa en ptes con broncoespasmo (asma o EPOC), TET doblado o si la FR está demasiado alta.
  - Consecuencias: ↑ riesgo de neumotórax y barotraumatismo, ↓ GC e hipotensión, disincronía ventilatoria, ↑ trabajo respiratorio.
  - Evaluación: algunos ventiladores pueden medir la iPEEP, o se puede observar la curva de flujo en el ventilador para detectar una espiración incompleta.
  - Tx: desconectar el ventilador temporalmente (permitir la exhalación completa); también puede comprimir el pecho para asegurar la exhalación completa. Al volver a conectar al ventilador, debe ↓ FR, ↓VC, ↓ relación I:E, ↑ sedación; considerar el cambio de modo.

Destete de la ventilación mecánica (*Pediatr Crit Care Med.* 2009;10(1):1)

- Pruebas de preparación para extubación (PPE): deben realizarse diariamente si no hay contraindicaciones.
  - Contraindicaciones para PPE: falta de esfuerzo respiratorio espontáneo, AEM, hipercapnia o acidosis; $FiO_2 > 50\%$ o PEEP > 7, que requiera cualquier tipo de apoyo cardiovascular.
  - Métodos:
    - Pruebas de soporte de presión (PSP): cambiar el modo del ventilador a presión de soporte con un nivel bajo (5-10 mmHg por encima de la PEEP, en teoría solo la PS suficiente para ayudar a superar la resistencia del TET).
    - Ensayos con tubo en «T»: los ptes se desconectan del ventilador y se conectan a oxígeno complementario (sin soporte de presión); infrecuente en pediatría.
    - En un ECA que comparó el tubo en «T» frente a las PSP, no hubo diferencias en la tasa de extubación, la tasa de reintubación si se superaba la prueba o la tasa de fracaso de las PPE (*Intensive Care Med.* 2001;27(10):1649).
  - El ensayo se interrumpe por alguno de los siguientes síntomas: taquipnea significativa, ↑ significativa del trabajo respiratorio, diaforesis o ansiedad, taquicardia significativa, AEM o hipoxia que requiera ↑ FiO_2.
  - Evaluación de la preparación para la extubación:
    - Capaz de completar las PPE (idealmente, hasta 2 h).
    - El índice de respiración superficial rápida (IRSB) = FR/(V_C/peso); IRSB < 8 respiraciones/mL/kg tiene sens del 74% de éxito en la extubación (*Respir Crit Care.* 1999;160(5):1562).
    - Prueba de filtración: filtración de aire cuando se desinfla el manguito de un TET. Si no se presenta ninguna, considerar dosis de corticoides para posible edema de vías respiratorias antes de la extubación.
    - Fuerza inspiratoria negativa (FIN): si es capaz de generar al menos −30 cmH_2O.
      - Puede valer la pena comprobarlo en casos en que exista preocupación por debilidad neuromuscular o desacondicionamiento significativo.

Síndrome de dificultad respiratoria agudo (SDRA) pediátrico

(*Pediatric Critical Care.* 5th ed. 2017:627–635; *Pediatr Crit Care Med.* 2015;16(5):428–439)

- Insuficiencia respiratoria de inicio rápido con edema pulmonar difuso no cardiógeno con cortocircuito intrapulmonar significativo y ↑ del espacio muerto fisiológico.
- Causas/desencadenantes: infecciones pulmonares, inhalaciones, contusiones pulmonares, sepsis, traumatismos, transfusión de sangre (DPART), quemaduras graves, pancreatitis.
- Definición/criterios diagnósticos:
  - Insuficiencia respiratoria nueva en los 7 días siguientes a la agresión no explicada por IC o sobrecarga hídrica.
  - Nuevo infiltrado en la RxT (no es necesario que sea bilateral, como en el SDRA del adulto).
  - Necesidad de oxígeno: IO si está conectado a un ventilador, P/F si está conectado a un VPPNI, ISO en caso contrario.

  Relación PF = PaO_2/FiO_2. Índice de oxígeno (IO) = (FiO_2 × PAM × 100)/PaO_2.

VPPNI	**Ventilación mecánica**			
Relación P/F < 300	**Normal**	**SDRA leve**	**SDRA moderado**	**SDRA grave**
	OI < 4	4 < OI < 8	8 < OI < 16	OI >16

- Tx: intubación, ventilación «protectora del pulmón», hipercapnia permisiva.
  - Objetivos: reducir al mínimo el daño pulmonar inducido por ventilador; euvolemia y proporcionar nutrición.
  - Gestión del ventilador: V_C bajo (5-8 mL/kg), hipercapnia e hipoxemia permisivas.
    - Limitar P_{mes} a < 28 (mediante ↓ V_C y ↓ PEEP).
    - PEEP: ajustar en función de la oxigenación; en general se necesitan entre 8 y 15 cmH_2O.
  - Hipercapnia permisiva (↑ CO_2 bien siempre que pH > 7.15); hipoxemia permisiva (objetivo de $PaO_2 > 55$).
  - NO inhalado (iNO): ↑ oxigenación, sin cambios en la mortalidad.
  - Decúbito prono: ↑ reclutamiento y ↓ espacio muerto fisiológico; ↓ mortalidad.
  - Otras intervenciones (corticoides, surfactante): sin cambios en la mortalidad.
  - Si falla con el ventilador estándar, puede usarse el modo de rescate (VAFO o VCAF [*Crit Care Med.* 1994;22(10):1530]) y OMEC, según la necesidad.
- Pronóstico: el IO en el momento de la intubación predice la mortalidad (*Am J Respir Crit Care.* 2005;172(2):206).
  - Factores que ↑ mortalidad: ↑ IO al inicio, trasplante de MO reciente.

Exacerbación del asma

- *Véase* p. 2-2 del capítulo «Servicio de urgencias».

ADMINISTRACIÓN DE OXÍGENO/FISIOLOGÍA

(*Pediatric Critical Care*. 5th ed. 2017:417–429; *Pediatr Rev*. 2005;26:451)

- Choque: estado agudo y complejo de disfunción circulatoria → aporte inadecuado de O_2 a tejidos para satisfacer demandas metabólicas.

  AO_2 (administración de oxígeno) = GC (gasto cardíaco) × CaO_2 (capacidad de transporte de oxígeno).

  $$GC = FC \times VS; CaO_2 = (Hgb \times 1.34 \times SaO_2) + (0.003 \times PaO_2)$$

  $$VO_2 \text{ (demanda de oxígeno)} = (GC \times CaO_2) - (GC \times CvO_2)$$

- Evaluación inicial:
  - Lab: HC, QS, lactato (marcador de mala perfusión de órganos diana; la tendencia resulta más útil que un valor único), GSA (evalúa la oxigenación y el estado ácido-base), SpO_2 venosa mixta.
  - Exploración: signos vitales (en especial taquicardia); estado mental, esfuerzo resp, orina (concentración, producción), venas periféricas (colapsadas frente a distendidas), extremidades (calientes frente a frías), PA, piel y relleno capilar (aunque son marcadores deficientes).
    - NOTA: Los primeros signos de choque compensado pueden ser muy sutiles (taquicardia, taquipnea, relleno capilar lento, AEM leve).
- Tratamiento inicial (independiente de la causa final):
  - Comenzar con bolo de 20 mL/kg de RL o SSN (la mayoría de los ptes estarán relativamente hipovolémicos): prudencia hasta descartar un choque cardiógeno u obstructivo.
    - Considerar bolo de 10 mL/kg en niños con antecedentes cardíacos que causen dificultad para gestionar grandes cantidades de líquido (IC, hemicardio izq hipoplásico, etc.).
  - Tratamiento posterior en función del tipo de choque.
- Criterios de valoración terapéuticos: restablecer FC y PA adecuadas para la edad, relleno capilar < 2 s, producción de orina adecuada, restablecimiento de perfusión de los órganos diana (analítica, estado mental y producción de orina).

TIPOS DE CHOQUE

Tipo	GC	RVS	Volumen intravascular
Hipovolémico	↓	↑	↓↓↓
Cardiógeno	↓	↑	↔ o ↑
–Sistólico	↓↓	↑↑↑	↑↑
–Diastólico	↔	↑↑	↑
Obstructivo	↓	↑	↔ o ↓
Séptico (temprano)	↑↑↑	↓↓↓	↓
Séptico (tardío)	↓↓	↓↓	↑ o ↔
Distributivo	↑ o ↓	↓↓↓	↓

Hipovolémico/hemorrágico: ↓ precarga debida a pérdidas internas o externas

- **Causa más frecuente de choque en todo el mundo:** signos de choque tras una pérdida de volumen del ~25%.
- Causas: pérdidas digestivas (las más frecuentes), hemorragias, pérdidas plasmáticas (quemaduras, síndrome nefrótico), pérdidas renales (DM, DI).
- Tx: reposición de volumen (con sangre si es hemorrágico), reducir al mínimo las pérdidas en curso (controlar la hemorragia).
  - Tx de la hemorragia resistente: depende de la causa; si se produce en el contexto de un traumatismo, requerirá Tx quirúrgico.

Choque cardiógeno: fallo de bomba cardíaca 2.° a disfunción miocárdica

- **Fácil de pasar por alto. Puede simular otros tipos de choque.**
- Causas: CC (lesiones dependientes del conducto, ventrículo único), miocardiopatías (adquiridas o congénitas), isquemia (ALCAPA, IAM), arritmias, miocarditis, drogas (cocaína).
- Estudios: péptido natriurético cerebral, RxT (buscar edema pulmonar y cardiomegalia), Eco (evaluar anatomía y función cardíaca), ECG.
- Tratamiento:
  - Optimizar la precarga (líquidos si hay infracarga, diuréticos si hay sobrecarga).
  - Optimizar la función de bomba: presores (↑ inotropía).
  - Reducción de la poscarga: milrinona, nitroprusiato, iNO.
  - Si fracasa Tx médico → OMEC o dispositivo de asistencia ventricular.
  - Si es neonato (< 4 sem): considerar PGE por posible lesión dependiente del conducto.

Choque obstructivo: ↓ GC debido a obstrucción directa del infundíbulo derecho o izquierdo del corazón

- Causas: neumotórax a tensión, taponamiento, TEP, masas mediastínicas anteriores, coartación crítica de aorta, tumor cardíaco.
- Tx: etiológico (pericardiocentesis, descompresión con aguja, cirugía); el Tx médico es solo un puente.

Choque distributivo: anomalías del tono vasomotor → pérdida de capacitancia venosa y arterial

- Neurógeno: pérdida del tono simpático por lesión de la médula espinal o el tronco encefálico.
  - Tx: similar al del choque séptico pero sin Abx.
- Anafiláctico (*véase* p. 2-3 del cap. «Servicio de urgencias»).
- Fármacos.

Sepsis y choque séptico: único, tienen elementos de choque hipovolémico, distributivo y cardiógeno

- **Presentación clínica: VARIABLE:** el 60% presenta choque frío (↑ FC, ↓ pulsos, retraso en el llenado capilar, etc.); solo el 20% presenta choque caliente clásico (adulto) (↑ FC, ↑ pulso, hiperpnea, relleno capilar rápido).
- Causa: infección (bacteriana, micótica o viral); los ptes inmunodeprimidos corren mayor riesgo.
- SRIS frente a sepsis:
  - Síndrome de respuesta inflamatoria sistémica (SRIS): respuesta clínica a la agresión (¡no necesariamente una infección!): se define como > 2 de los siguientes: temperatura > 38.5 °C o < 36 °C, Leucos ↑ o ↓ para la edad, FC > 1 DE por encima de lo normal, FR > 3 DE por encima de lo normal.
  - Sepsis = SRIS + fuente de infección; sepsis grave = sepsis con signos de lesión de órganos diana.
  - Choque séptico = sepsis con signos de choque.
- Tratamiento:
  - Reanimación inicial: bolos de líquido (RL o Plasmalyte® preferible a SSN [*Pediatrics.* 2017;182: 304]) 20 mL/kg hasta 3 ocasiones hasta ver mejoría o sobrecarga de líquidos (estertores, crepitantes, hepatomegalia).
  - **Iniciar Abx de amplio espectro dentro de la hora de reconocer el choque séptico (3 h de daño orgánico asociado a sepsis sin choque); obtener hemocultivos antes de los Abx cuando esto no cree un retraso sustancial en la atención.**
    - El tiempo salva vidas. Establecer acceso y administrar líquidos (dentro de los 15 min de sospechar la sepsis) y Abx (dentro de los 60 min) para ↓ mortalidad.
  - Si el choque es resistente → iniciar inotrópicos/presores y establecer acceso i.v. central.
    - Objetivo de PAM: entre percentiles 5 y 50.
    - Presor de 1.ª línea: epinefrina o norepinefrina.
      - NOTA: Un ECA en el 2015 mostró ↓ mortalidad con el uso de epinefrina sobre dopamina como 1.er presor (*Crit Care Med.* 2015;43(11):2292).
      - No es necesario mantener la alimentación enteral solo porque el pte esté tomando presores (es preferible la alimentación gástrica a la alimentación pospilórica).
  - Dosis de estrés de hidrocortisona 2 mg/kg (para presunta insuf suprarrenal relativa).
    - Considerar dosis de estrés de corticoides más tempranas en los ptes con uso crónico de corticoides o si el choque es resistente a líquidos y presores.
    - La insulina en goteo puede estar indicada en ptes con hiperglucemia por estrés > 180.
- Si no está ya intubado, la intubación puede ↓ la demanda miocárdica (aunque también ↓ la precarga) y puede ser beneficiosa en caso de choque resistente a líquidos y presores independientemente de la presencia o ausencia de compromiso respiratorio.
- Si no hay mejoría, descartar otras causas del choque; considerar la OMEC (*véase* p. 17-13).

PRESORES

Medicamento	Receptores	Efectos	Intervalo de dosificación
Epinefrina	α1, β1, β2	↑ FC, ↑ inotropía, vasoconstricción potente	0.05-3.0 µg/kg/min
Norepinefrina	α1, β1	↑ FC, ↑ inotropía, vasoconstricción potente	0.05-1.5 µg/kg/min
Dopamina	α1, β1, β2, D1	↑ inotropía, vasoconstricción periférica (a dosis altas)	3-20 µg/kg/min
Fenilefrina	α1 puro	Vasoconstricción potente	0.5-2.0 µg/kg/min
Vasopresina	V1, V2	Vasoconstricción	5-20 miliunidades/kg/min

- Objetivos:
  - Garantizar la seguridad del pte y limitar las molestias y la ansiedad.
  - Maximizar el potencial de amnesia.
  - Reducir al mínimo la sobresedación o el delírium.
  - Devolver al pte a un estado seguro para alta después de que ya no requiera estas intervenciones.
- Mejor práctica: empezar con dosis más bajas y elegir un fármaco con alto índice terapéutico para una cirugía determinada y aumentar la dosis según la necesidad para conseguir efecto deseado.
- Las directrices *PICU Environment and Early Mobility* (PANDEM) ayudan para hacer un uso juicioso y basado en la evidencia de la sedación y el control del dolor en lactantes y niños en estado crítico atendidos en la UCIP.

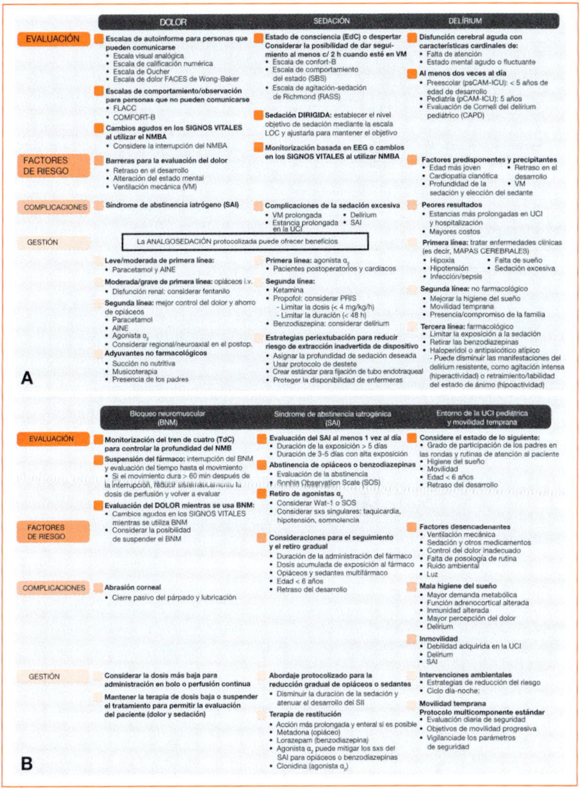

Reproducida con autorización de Smith HAG, Besunder JB, Betters PN, et al. 2022 Society of Critical Care Medicine Clinical Practice Guidelines on prevention and management of pain, agitation, neuromuscular blockade, and delirium in critically Ill pediatric patients with consideration of the ICU environment and early mobility. *Pediatr Crit Care Med.* 2022;23(2):e74–e110.

Analgésicos

- Opiáceos: actúan principalmente en el receptor μ → analgesia, depresión respiratoria, constricción pupilar y euforia.
  - Los niños con AOS pueden alcanzar la analgesia con solo 1/3 a ½ de la dosis habitual para otros niños debido a alteraciones del receptor μ (*Pediatr Crit Care Med.* 2022;23(2):e74–e110).

Fármaco	Dosificación en bolo	Dosificación inicial continua	RAM (reacción adversa)
Morfina	0.05-0.1 mg/kg cada 0.5-2h	0.05-0.1 mg/kg/h Ajustar por 1 μg/kg/h	Depresión respiratoria, liberación de histamina
Fentanilo	0.5-1 μg/kg cada 0.5-2h	0.5-5 μg/kg/h Ajustar por 1 μg/kg/h	Rigidez de la pared torácica
Hidromorfona	0.01-0.02 mg/kg cada 0.5-2h	0.005 mg/kg/h Ajustar por 0.005 mg/kg/h	

Sedantes

- Benzodiazepinas: aumentan el receptor GABA-A → sedación, ansiólisis, euforia, ↓ tono muscular, propiedades anticonvulsivas.

Fármaco	Dosificación en bolo	Dosificación inicial continua	RAM (reacción adversa)
Midazolam	0.05-0.1 mg/kg cada 1-2 h	0.05-0.4 mg/kg/h	Depresión respiratoria
Lorazepam	0.05-0.1 mg/kg cada 2-4 h	EVITAR (debido a la suspensión de propilenglicol)	Depresión respiratoria
Propofol	0.2 mg/kg cada 10 min	10-200 μg/kg/min	Hipotensión, hipertrigliceridemia, síndrome de infusión de propofol

- Propofol: ↑ afinidad de unión de GABA → efectos hipnóticos y sedantes.
  - Síndrome de infusión de propofol: acidosis metabólica grave, lactato elevado, lipemia, hepatomegalia e insuficiencia multiorgánica tras infusión prolongada de propofol en niños (*BMJ*. 1992;305(6854):613–616).

Otros fármacos

- Ketamina: antagonista de NMDA; sedante de acción rápida con propiedades analgésicas.
  - Delírium por urgencias en hasta el 2% de los ptes; sueños extraños en hasta el 10% (*Am J Emerg Med*. 2002;20:463–468).
- Dexmedetomidina: agonista α_2 selectivo → sedante suave + propiedades analgésicas.
  - Ofrece sedación despertable sin depresión respiratoria; excelente terapia complementaria o en solitario antes de la extubación (puede reducir el tiempo de ventilación) (*Pediatr Crit Care Med*. 2016;17(12):1131).
  - El efecto colateral más frecuente es la bradicardia.

Fármaco	Dosificación en bolo	Dosificación inicial continua
Ketamina	0.5-1 mg/kg	0.5-5 mg/kg/h
Dexmedetomidina	(Polémica)	0.1-0.5 μg/kg/h; hasta 2 μg/kg/h

Bloqueo neuromuscular paralizante/no despolarizante

Fármaco	Dosificación en bolo (mg/kg)	Dosificación continua (μg/kg/min)
Cisatracurio	0.1	0.4-4
Rocuronio	1	7-12
Vecuronio	0.08-0.1	0-8-2.5

Acceso vascular en la UCIP

(*Pediatric Critical Care*. 5th ed. 2017:158–180)

- Catéteres venosos centrales (CVC):
  - Indicaciones: meds vasoactivos, toma frecuente de muestras de sangre, APT, monitorización de la PVC, perfusiones múltiples, acceso fiable/larga duración, diálisis, aféresis.
  - Localización: femoral, yugular interna (YI), subclavia (menos frecuente).
  - Complicaciones: infección del torrente circulatorio asociada a vías centrales (ITCAVC), neumotórax (YI o subclavia), canulación arterial, hemorragia, trombosis.
- Catéter central de introducción periférica (CCIP):
  - Indicaciones: similares a los CVC, pero no pueden usarse para diálisis o aféresis. Suelen servir en ptes c/necesidad subaguda (de sem a meses) de acceso vascular en el ámbito ambulatorio.
  - Localización: venas basílica, braquiocefálica, cefálica o cubital media del brazo.
  - Complicaciones: oclusión, ITCAVC, trombosis (más frecuente en niños mayores; con el tiempo, el CCIP se mantiene colocado).
- Acceso intraóseo (i.o.): método rápido, se usa cuando no se puede obtener rápidamente un acceso i.v. o central.
  - Contraindicaciones: hueso fracturado o perforado, infección suprayacente, enf ósea (osteogénesis imperfecta, osteoporosis).
  - Sitios de colocación: **tibia proximal**, fémur distal, tibia distal, cresta ilíaca.

- Solo una solución **a corto plazo**: vigilar extravasación, retirar una vez obtenido otro acceso.
- Vías arteriales:
  - Indicaciones: vigilancia ácido-base frecuente, monitorización hemodinámica, necesidad de seguimiento de la presión de perfusión cerebral en ptes con TCE.
  - Sitios: arteria radial (1° prueba de Allen), tibial posterior, pedia dorsal, femoral, axilar.
  - Mantenimiento: a menudo heparinizada, en general 1 a 2 unidades/mL en SSN a 1-3 mL/h (aunque no hay evidencia de cambio del riesgo de coagulación).
  - Solución de problemas:
    - Forma de onda amortiguada: considerar acodamiento de la vía, espasmo vascular (puede probar papaverina; ↓ tasa de fracaso y ↑ vida útil del catéter) (*Crit Care Med.* 1993;21(6):825), posicionamiento o trombo.
    - Complicaciones: hasta el 10% de los ptes: infección/inflamación (62%), mecánica (14.1%), embolia/trombosis (7.5%), hemorragia, hematoma, isquemia distal (poco frecuente) (*Pediatr Crit Care Med.* 2008;9(4):367).
- En el sitio web del *NEJM* hay videos excelentes sobre la colocación de los tres tipos de vías.

Profilaxis en la UCIP

- Profilaxis de las úlceras por decúbito:
  - Razonamiento: ptes críticos tienen mayor riesgo de hemorragia digestiva (hasta 10%).
  - Indicaciones: SDRA, coagulopatías.
  - Choque séptico y altas dosis de corticoides se consideraban indicación, pero están apareciendo datos que sugieren que no lo son (*Pediatrics* 2022;149(4):e2021054527) + supervivientes de sepsis.
  - Tx: bloqueador, es decir, famotidina (evidencia sólida en adultos, poco clara en pediatría).
- Profilaxis de la TEV:
  - Las recomendaciones actuales sugieren profilaxis química en «poblaciones de alto riesgo, en especial adolescentes que estarán inmovilizados durante > 72 h».
  - Factores de riesgo de TEV: presencia de CVC (causa más frecuente de TEV en pediatría, pero no es indicación independiente para profilaxis), estrógenos exógenos (anticonceptivos orales, Tx de reemplazo hormonal), traumatismo reciente de miembros inferiores, obesidad, cirugía mayor (en especial ortopédica), quemaduras, antecedentes de síndrome nefrótico, trastornos inflamatorios (EII, LES), TEV previa.
  - Tx: fomentar deambulación precoz, retiro de vías, profilaxis mecánica en grupos de riesgo moderado o grupos de ↑ riesgo que no pueden recibir profilaxis química.
- Profilaxis de las IU asociadas a catéter (IUAC).
  - Retirar las sondas de Foley lo antes posible.

ALTERACIONES NEUROLÓGICAS

Cese de la actividad neurológica: «muerte cerebral»

(*Philadelphia Guide: Inpatient Pediatrics*. 2nd ed. 2016; *Ann Neurol*. 2012;71(4):573–585)

- Muerte cerebral: pérdida irreversible de función cortical y tronco encefálico, incluido estímulo respiratorio.
- Determinación de la muerte cerebral en los niños:
  - Ausencia de función neurológica asociada a Dx conocido que conduzca a coma irreversible (TCE, daño cerebral anóxico, trastorno metabólico conocido) al menos 24 h después de reanimación cardiopulmonar y daño cerebral agudo grave.
  - Eliminar las causas reversibles y corregir factores que puedan interferir con exploración neurológica. Concentración de fármacos, EEG, estudios de imagen según la necesidad, normotermia, normotensión, sedación iatrógena y bloqueo neuromuscular.
  - Requisitos específicos por edad para declarar muerte encefálica y deben revisarse antes de realizar la prueba.
  - Componentes cerebrales de las pruebas de muerte cerebral:
    - No responde a estímulos dolorosos profundos.
    - Pupilas centralmente fijas o totalmente dilatadas que no responden a la luz.
    - Ausencia de reflejos de córnea, tos, nauseoso y oculovestibular (ausencia de reflejo de búsqueda y de succión en lactantes).
  - Pruebas de apnea: en pediatría, se trata de 2 pruebas separadas por al menos 12 h (o más en función de la edad del pte). Se preoxigena al pte y luego se le retira el ventilador y se deja que aparezca hipercapnia. Se debe controlar el CO_2 de forma seriada.
    - Un resultado confirmatorio es la ausencia de esfuerzo respiratorio espontáneo a pesar de $PaCO_2$ final > 60 mmHg y > 20 mmHg por encima del valor basal.

- Si quedan dudas o no se han podido completar partes de la exploración (prueba de apnea), se usan otros estudios auxiliares (EEG, flujo sanguíneo cerebral con radionúclidos).
- Estado epiléptico.
- *Véase* la p. 2-6 en el capítulo sobre el servicio de urgencias.

Aumento de la presión intracraneal (PIC)

(*Philadelphia Guide: Inpatient Pediatrics*. 2nd ed. 2016:270)

- PIC normal por edad:
  - Neonatos: < 2 cmH_2O; < 12 meses: 1.5-6 cmH_2O; niños: 3-7 cmH_2O; adolescentes: < 15 cmH_2O; adultos: < 20 cmH_2O.
- Dx diferencial: daño masivo, meningitis, seudotumor cerebral, hidrocefalia, mal funcionamiento de la derivación VP, HIC, traumatismo, convulsiones, trastorno metabólico (edema cerebral).
- Sxs clínicos: AEM (puede evolucionar a coma), cefaleas (sobre todo matutinas y posicionales), irritabilidad, N/V, diplopía.
- Dx: tríada de Cushing (HTA, bradicardia, respiración irregular; infrecuente), fontanela abultada o perímetro cefálico ↑, papiledema (rara vez en lactantes), anomalías neurológicas focales.
- Estudios:
  - Imagen: TC de cráneo (puede ser normal incluso con PIC ↑) o Eco en lactantes con fontanela abierta; serie de derivación VP en los ptes con la derivación.
  - Lab: QS, osmolalidad sérica, amoníaco (en caso de edema cerebral difuso).
  - Procedimientos: PL en caso de TC sin hallazgos para medir la presión de apertura.
- Tratamiento de la PIC ↑:
  - Fundamentos: ABC, controlar las convulsiones; mantener la presión de perfusión cerebral (PPC = PAM − PIC; objetivo > 50 mmHg), normotermia intensiva, normoglucemia, profilaxis o control de las convulsiones.
  - ↓ del volumen sanguíneo cerebral: elevar la cabecera, hiperventilar hasta $PaCO_2$ de 35 a 40 mmHg (en caso de hernia, se puede bajar a 25-30 durante períodos breves), sedación vasoconstrictora cerebral (tiopental, pentobarbital).
  - ↓ del volumen cerebral + LCR:
    - Solución salina al 3%: bolo o goteo, ajuste hasta objetivo sérico de 150-160.
    - Manitol 0.25 a 1 mg/kg i.v. (efectivo en 10 min, dura ~8 h); vigilar SV, electrólitos, osmolalidad sérica (objetivo 300-320).
    - Acetazolamida 30 mg/kg al día i.v./v.o. en 4 a 6 dosis: ↓ producción de LCR (pero puede causar ↑ transitorio en la PIC).
    - Dexametasona 1 a 2 mg/kg (máx. 10 mg): en casos de edema vasógeno.
- Consulta con neurocirugía: para posible derivación o descompresión quirúrgica o colocación de un monitor de PIC.

URGENCIAS ENDOCRINAS

Cetoacidosis diabética (CAD)

- *Véase* p. 5-14 en el cap. «Endocrino».

Síndrome de secreción inadecuada de ADH (SIADH)

(*Pediatr Rev*. 2018;39(1):27–37)

- ADH inadecuadamente elevada → ↑ volumen i.v. y ↓ osmolalidad sérica.
- Causas:
  - Trastornos agudos: anestesia general, náuseas, dolor, estrés.
  - SNC: meningitis, encefalitis, tumor o infección cerebral (FMMR), **traumatismo craneoencefálico**, cirugía, encefalopatía hipóxica/isquémica, PIC ↑ (hidrocefalia), leucemia del SNC, trombosis del seno cavernoso, SGB, ACV, hematoma subdural.
  - Infecciones: VIH/sida, TB, VHZ, VSR, aspergilosis, botulismo infantil.
  - Pulmonar: asma, bronquiolitis, neumonía, FQ, empiema o absceso, necesidad de VPP.
  - Neoplasias: carcinoma de células de avena, carcinoide bronquial, linfomas, sarcoma de Ewing, tumores pancreáticos, tumores de vejiga, tumores ureterales.
  - Fármacos: carbamazepina, lamotrigina, clorpropamida, vinblastina, vincristina, ciclofosfamida, ISRS, ATC, AINE, opiáceos, ciprofloxacino, amiodarona, MDMA (éxtasis), líquidos i.v. hipotónicos.
  - Hereditario: mutación de ganancia de función en V2R.
- Clínica → anorexia, N/V, cefaleas, debilidad, irritabilidad; si es grave, convulsiones y coma.

- Estudios: QS, osmolalidad sérica, U_{Na} y U_{osm} (al mismo tiempo que la osmolalidad sérica), ADH, TSH, cortisol.
- Dx: Na < 135 (en general, < 130), euvolémico en exploración, osmolalidad sérica baja, ↑ Na urinario (> 40 mEq/L) y ↑ osmolalidad urinaria (> 100; generalmente > 300).
- Tratamiento:
  - Hipo-Na sintomática (síntomas neurológicos, en especial convulsiones y coma) → solución salina al 3% 2 cm^3/kg hasta 100 cm^3 cada vez (objetivo de aumento de Na de 10 mEq/24 h si es aguda, 6-8 mEq/h si es crónica).
  - Hipo-Na crónica/asintomática → restricción de líquidos a 1 L/m^2 al día (objetivo: corregir en 0.5 mEq/h) +/− fármacos adicionales como furosemida, urea y tolvaptán.

Diabetes insípida (DI)

- *Véase* la p. 5-12 en el cap. «Endocrino» para más detalles.

Pérdida de sal cerebral (PSC)

- No está claro si la PSC es una entidad clínica distinta, puede ser una variante del SIADH.
- Causas: clásicamente asociada a hemorragias subaracnoideas.
- Criterios Dx: similar a SIADH, **excepto** que se produce en contexto de ↓ del volumen extracelular.
- Tx: similar a DI.

OMEC/AVEC

(*Pediatric Critical Care*. 5th ed. 2017;302–324)

- Indicaciones: choque que no responde, IC descompensada a pesar de Tx, insuficiencia respiratoria refractaria; **debe ser reversible o candidato a Tx definitivo**.
- Tipos de oxigenación por membrana extracorpórea (OMEC o ECMO por su sigla en inglés):
  - Venoarterial (V-A): proporciona apoyo cardíaco y pulmonar.
    - Puntos de acceso: YI derecha y carótida derecha, arterias y venas femorales, AD y aorta ascendente.
  - Venovenoso (V-V): proporciona asistencia pulmonar sin asistencia cardíaca; actúa como «tercer pulmón», dependiente del GC nativo.
    - Acceso: catéter único con doble luz en AD vía YI, o dos catéteres venosos (YI, femoral).
- Circuito básico de OMEC + componentes:

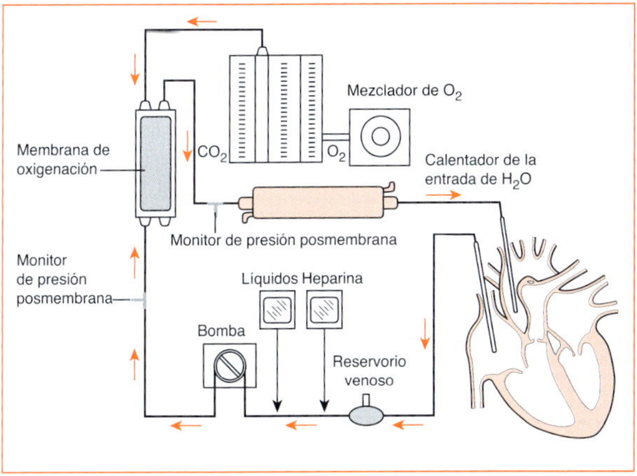

(Reproducida con autorización de *Nurse's 5-Minute Clinical Consult: Treatments*. Lippincott Williams & Wilkins, a Wolters Kluwer Business; 2007).

  - Bomba: determina el flujo a través del circuito y el grado de apoyo cardíaco (si VA).
  - Oxigenador de membrana: oxigena la sangre; también elimina el CO_2.
- Variables ajustables en OMEC + configuraciones iniciales.
  - Flujo (MRP → L/min): empezar con 50 mL/kg/min, ajustar hasta el objetivo en función de la edad.
    - Lactantes hasta 160 mL/kg/min; niños ~90-110 mL/kg/min; adultos hasta 70-90 mL/kg/min.
  - FiO_2: ajustar para conseguir una saturación arterial > 90%.
  - Barrido (L/min): determina depuración de CO_2, se ajusta para alcanzar los objetivos de CO_2.
- Tratamiento habitual:
  - Lab regulares: objetivos como a continuación; transfusión según la necesidad para alcanzar los objetivos.
    - Anemia, secuestro de plaq y coagulación son frecuentes en la OMEC.
    - Hb > 10, plaq > 100 000.
    - INR < 1.5-2 (si > 1.5-2 o hemorragia grave, administrar PFC 10 mL/kg).
    - Fibrinógeno > 100-150 (transfusión de crioprecipitados según la necesidad).
  - Anticoagulación: la OMEC usa HNF continua para prevenir una trombosis: bolo inicial de 100 U/kg, luego goteo para tiempo de coagulación activada (TCA) objetivo de 180 a 220 (en general ~25-50 U/kg/h) (*Directrices de anticoagulación de la ELSO,* 2014).
    - Se puede considerar usar las concentraciones de anti-Xa (puede correlacionar mejor), pero toma más tiempo. Objetivo: 0.3-0.7.
    - Otros: TTPa, tromboelastografía: pueden usarse en los casos en los que los valores de TCA o anti-Xa no se correlacionen.
  - Mantener el equilibrio de líquidos (objetivo neto nivelado a menos que esté sobrecargado).
  - Reducir al mínimo el barotraumatismo por el ventilador (PEEP y PIP bajas, frecuencias bajas).
  - Asegurar la sedación adecuada, considerar los paralizantes si es necesario.
  - En los lactantes, realizar Eco de cráneo periódicas para detectar HIC (lo ideal es 1 antes de la canulación).
  - EcoCG regular.
- Destete de OMEC VA:
  - Disminuir el flujo en incrementos fijos cada 1-2 h hasta el objetivo de ~10% de GC; si permanece fisiológicamente estable, se puede hacer la prueba de pinzamiento.
- Destete de OMEC VV:
  - Disminuir el gas de barrido a través del oxigenador para evaluar la función pulmonar nativa.
- Resolución de problemas de la OMEC:
  - Pérdida aguda de la presión diferencial.
    - Taponamiento.
    - Volumen i.v. insuficiente o caudal de bomba demasiado elevado para talla del pte.
    - Aturdimiento cardíaco (primeras 72 h).
    - Mal funcionamiento de la vía arterial.
  - Durante una **urgencia**, recordar que el foco de atención es el paciente, no la bomba. Desconectar al *pte* de la bomba que funciona mal, aumentar la ventilación para optimizar el intercambio de gases, iniciar los protocolos PALS y dejar que el perfusionista gestione la bomba.

Introducción

- Al evaluar las afecciones cutáneas, debe realizarse una exploración cutánea corporal total (ECCT).
- Las fotografías clínicas son útiles para documentación, derivación a dermatología y seguimiento.

Capas de la piel

- De afuera hacia adentro:
- **Epidermis** (estrato córneo [EC] → estrato lúcido → estrato granuloso → estrato espinoso → estrato basal) → **Dermis** → **Hipodermis/tejido subcutáneo**.

Descripción de las lesiones

(*Hurwitz Clinical Pediatric Dermatology*. 6th ed. 2022:1–10)

Lesiones primarias		
Lesión	**Tamaño**	**Descripción y ejemplos**
Plana, no palpable		
Mácula:	< 1 cm	P. ej., nevo melanocítico adquirido de la unión
Parche:	> 1 cm	P. ej., vitiligo, melanocitosis dérmica
Elevada, palpable		
Pápula:	< 1 cm	Encima de superficie cutánea, p. ej., verruga, molusco
Placa:	> 1 cm	Ancha, p. ej., psoriasis, eccema
Nódulo:	1-2 cm	Bajo la superficie de la piel, p. ej., eritema nudoso
Tumor:	> 2 cm	Profundo, cutáneo/subcutáneo, p. ej., hemangioma
Roncha:	Varía	Edema dérmico transitorio, p. ej., urticaria
Vesiculopustular		
Vesícula:	< 1 cm	Contiene líquido, p. ej., virus del herpes
Ampolla:	> 1 cm	Contiene líquido, p. ej., penfigoide ampolloso
Pústula:	< 1 cm	Contiene exudado purulento, p. ej., foliculitis
Absceso:	> 1 cm	Más profundo, con pared que contiene material purulento
Otras		
Comedón:	Pequeño	Cerrado/abierto (folículo pilosebáceo), p. ej., acné
En madriguera:	Pequeño	Tunelización lineal (estrato córneo), p. ej., escabiasis
Telangiectasia:	Varía	Dilatación de vasos sanguíneos superficiales (+/− blanqueables), p. ej., angioma en araña
Hemorragia intradérmica		No blanqueable, palpable o no palpable
Petequia:	≤ 4 mm	P. ej., disfunción plaquetaria, trombocitopenia
Púrpura:	5-9 mm	P. ej., vasculitis por IgA (palpable)
Equimosis:	≥ 10 mm	P. ej., insuficiencia de Vit K, uso de corticoides

Lesiones secundarias	
Aguda	
Costra:	Restos secos de suero, sangre, pus o exudado, p. ej., impétigo
Escama:	Descamación compacta del estrato córneo, p. ej., eccema, ictiosis
Fisura:	Lineal, piel muy seca, inflamación crónica, pérdida de elasticidad, a menudo dolorosa, p. ej., queilitis angular, dermatitis palmoplantar
Subaguda	
Erosión:	Pérdida superficial de piel, sin compromiso cutáneo, p. ej., herpes
Excoriación:	Pérdida superficial de piel por abrasión, sana sin dejar cicatriz, p. ej., dermatitis atópica
Úlcera:	Necrosis de la epidermis y la dermis, cicatrización, p. ej., pioderma gangrenoso
Tardía	
Atrofia:	Epidermis fina y translúcida, ↑ arrugas, depresión de la piel con pérdida de marcas cutáneas, p. ej., corticoides prolongados
Liquenificación:	Epidermis engrosada, ↑ marcas en la piel, p. ej., dermatitis crónica
Cicatriz:	Piel fibrótica permanente tras daños en la dermis, p. ej., queloide

Términos para describir la configuración, disposición o distribución de lesiones	
Acral	Compromiso de manos, pies, cara, p. ej., Gianotti-Crosti
Anular	Anillada (aclaramiento central), p. ej., tiña corporal
Agrupación	Ocurren en grupos, p. ej., infección por herpes
Arciforme	Arqueada, p. ej., eritema multiforme
Confluente	Lesiones que se fusionan, p. ej., urticaria, exantemas infantiles
De flexión	Compromiso de las superficies flexoras del cuerpo, p. ej., eccema en sitios de flexión
Dermatómica	Lesiones que afectan un área inervada por uno o varios ganglios dorsales
Discoide	Lesión elevada en forma de disco, p. ej., LES discoide
En diana	Lesiones concéntricas en forma de diana o tiro al blanco, p. ej., eritema multiforme
En gota	En forma de gota, p. ej., psoriasis en gota
Espiralada	En forma de espiral, p. ej., eritema anular centrífugo
Fenómeno de Koebner	Respuesta isomorfa, lesiones en el sitio de una lesión previa, p. ej., psoriasis, liquen nítido, sarcoidosis
Lineal	Dermatitis por urushiol, nevo epidérmico, incontinencia pigmentaria
Moniliforme	Lesiones en banda, en forma de collar, p. ej., moniletritis (pelo)
Multiforme	Numerosas/varias formas de lesión, p. ej., eritema multiforme
Numular	En forma de moneda, p. ej., dermatitis numular
Queratosis	Engrosamiento epidérmico, p. ej., formación de callos, dermatitis crónica
Reticular	Patrón en forma de red, p. ej., *cutis marmorata*, telangiectasia congénita
Serpiginosa	En forma de serpiente, p. ej., larva migratoria cutánea
Umbilicada	Lesiones con depresión central, p. ej., molusco contagioso
Universal	Generalizada que afecta toda la piel, p. ej., alopecia universal
Zosteriforme	Lesiones dispuestas linealmente a lo largo de un ganglio dorsal, p. ej., herpes zóster

AFECCIONES CUTÁNEAS EN LOS NEONATOS

(*Neonatal and Infant Dermatology*. 3rd ed. 2015:14–23, 65–76, 443–455; *Atlas of Pediatric Physical Diagnosis*)

- **Pretérmino:** EC inmaduro cuando es < 28 sem; edad gestacional estimada: deshidratación/equilibrio hidroelectrolítico, ↑ penetración de tópicos, susceptibilidad a infecciones, lesiones mecánicas, ↓ termorregulación, lesiones por luz, cicatrices de prematurez, hemangiomas infantiles. Maduración acelerada de la piel.
- **De término:** a las 3 sem el EC está completamente queratinizado hasta alcanzar su estructura y función adultas.
- **Cuidados generales del recién nacido:** esperar descamación a las 24 a 36 h de vida y hasta las 3 sem; esperar que el muñón umbilical se caiga a las 1 o 2 sem de vida. La circuncisión puede requerir emolientes y a menudo presenta tejido de granulación amarillo; debería curarse en 7 a 10 días (buscar bridas).

TRASTORNOS FISIOLÓGICOS Y BENIGNOS DE LA PIEL DEL RECIÉN NACIDO

Acné neonatal: pápulas/pústulas eritematosas +/− comedones 2.° a estimulación hormonal de las glándulas sebáceas
Nódulos de Bohn: pequeñas pápulas blancas nacaradas en el borde de las encías
Síndrome del bebé bronceado: coloración marrón grisácea de la piel 2.° a fototerapia para hiperbilirrubinemia y alteraciones de la función hepática
Melanocitosis dérmica congénita: máculas y manchas azul-grisáceas profundas en la parte baja de la espalda, nalgas
***Cutis marmorata*:** manchas azuladas reticuladas (moteado), que desaparecen con recalentamiento
Perlas de Epstein: pequeñas pápulas blancas nacaradas en el paladar duro
Eritema (tóxico) neonatal: eritema difuso con pequeñas pápulas y pústulas, que no afecta palmas de las manos ni plantas de los pies; tinción de Wright → eosinófilos

Cambio de color en arlequín: enrojecimiento inferior y palidez superior cuando el recién nacido está recostado de lado 2.° a inmadurez de los centros hipotalámicos

Milia: pequeñas pápulas blancas nacaradas de 1 a 2 mm en todo en la cara

Miliaria: vesículas/pápulas diminutas claras o eritematosas 2.° a retención de sudor

Nevo simple: mancha rosa-rojiza en la glabela o nuca, parte inferior de la espalda

Hiperplasia de las glándulas sebáceas: múltiples pápulas diminutas del color de la piel a amarillento en nariz, mejillas y labios

Melanosis pustulosa neonatal transitoria: vesiculopústulas difusas → se rompen fácilmente → máculas hiperpigmentadas con fino collar de escamas +/− palmas/plantas; tinción de Wright → neutrófilos

Trastornos neonatales de la grasa subcutánea

Se recomienda consulta con dermatología y biopsia para confirmar el Dx.

Necrosis de la grasa subcutánea	Esclerema neonatal
Lactantes de término	Prematuros
Nódulos indurados subcutáneos únicos/múltiples bien circunscritos (mejillas, brazos, muslos, espalda, nalgas)	Difuso, de rápida propagación, piel de cerosa a dura como piedra, respeta palmas/plantas
Sano	Enf grave: p. ej., sepsis, deshidratación, dificultad respiratoria
Concentraciones de calcio en el momento del diagnóstico; seguimiento durante varios meses a partir de la resolución de las lesiones cutáneas	En general requiere ingreso en la UCIN
Resolución espontánea (sem-meses)	Tx inmediato de la enf subyacente
Pronóstico excelente	Pronóstico malo (↑ mortalidad)

ACNÉ E HIDRADENITIS SUPURATIVA

(*Hurwitz Clinical Pediatric Dermatology*. 6th ed. 2022:205–226; *Atlas of Pediatric Physical Diagnosis*)

Acné común

- Afección cutánea más frecuente en los EE.UU.: ↑ morbilidad psicosocial, mayor riesgo de cicatrices.
- Según la edad de aparición: neonatal (< 4 sem), infantil (1-12 meses), infancia media (1-6 años), prepuberal (7-11 años), puberal ≥ 12 años.
- Con comedones: comedones abiertos (espinillas) y cerrados (puntos blancos) → inflamatorios/mixtos: pápulas eritematosas, pústulas → nodular: quistes, nódulos, cicatrices en cara, hombros, espalda, pecho.
- Derivar a dermatología si es nodular, con comedones/inflamatorio moderado-grave, no responde al Tx convencional, acné de la niñez (+ estudio endocrinológico).
- Tx: retinoides tópicos (principal), peróxido de benzoílo, +/− doxiciclina v.o. (inflamatoria), +/− anticonceptivos orales/espironolactona (mujeres con problemas hormonales), cremas hidratantes sin aceite/protector solar, isotretinoína (inflamatorio mod-grave, nodular).

Algoritmo terapéutico simplificado basado en los estadios del acné

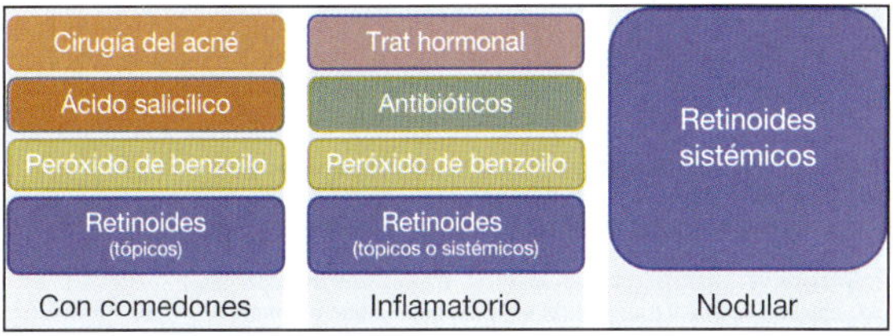

Hidradenitis supurativa

- Trastorno supurativo crónico más frecuente después de la pubertad y en ptes con obesidad +/− predisposición genética.
- ↑ cicatrización, ↑ dolor → impacto significativo en bienestar psicosocial (↓ CdV).
- Abscesos purulentos dolorosos +/− rotura, seno, cicatrices en áreas axilares, inguinales, anogenitales e inframamarias.
- Derivar a dermatología en fases tempranas de la enf en un intento de ↓ cicatrización grave.
- Tx: educación, fomento de estilo de vida y peso saludables, cuidados de heridas (jabones antibacterianos/limpiadores), Abx tópicos/sistémicos, cirugía, retinoides, productos biológicos, Tx con láser.

TRASTORNOS ECCEMATOSOS

(*Atopic Dermatitis and Eczematous Disorders*. 2014)

Dermatitis atópica

- Curso común, crónico y recidivante con prurito, lesiones eccematosas con morfología y distribución específicas para cada edad, además de xerosis.
- Comienza durante la infancia en la mayoría de los ptes; el 50% de los niños son diagnosticados al año y el 85% a los 5 años.
- Asociada a antecedentes personales o familiares de atopia (rinitis alérgica, asma, alergia alimentaria), IgE (−).
- Fisiopatología subyacente compleja reflejada en la heterogeneidad de las lesiones cutáneas dentro del mismo pte y entre ptes; puede afectar todas las superficies cutáneas (en general no afecta palmas de las manos, plantas de los pies ni área del pañal).
- Aguda: pápulas/vesículas eritematosas, placas mal definidas +/− exudado.
- Subaguda: manchas y placas eritematosas con engrosamiento y descamación moderados.
- Crónica: pápulas escamosas del color de la piel a eritematosas a hiperpigmentadas y placas más gruesas +/− liquenificación.
- +/− excoriaciones, erosiones, costras.
  - Consulta con dermatología +/− alergia.
  - Tx: cuidados de la piel seca (baño/ducha caliente rápida diaria o cada 2 días, jabones suaves, emolientes diarios), corticoides tópicos (base del Tx), +/− inhibidores tópicos con calcineurina, antihistamínicos orales (hidroxizina +/− antihistamínicos no sedantes), terapia de envoltura húmeda, baño con lejía diluida, corte de uñas, Abx/antivirales (sobreinfecciones).
  - Mod-grave: a corto plazo, considerar corticoides sistémicos/inmunomoduladores; a largo plazo, considerar biológicos (p. ej., dupilumab).
- Pronóstico: ↓ CdV (sueño, tiempo de juego, actividades, rendimiento escolar) si el Tx es subóptimo; el diferencial es extenso; si el pte no mejora o empeora, considerar otras causas.

Dermatitis seborreica

- Placas eritematosas con escamas grasosas amarillentas localizadas en áreas con ↑ concentración de glándulas sebáceas (cuero cabelludo [costra láctea en lactantes, caspa en adolescentes], cara, pliegues retroauriculares); también en axilas, área del pañal.
- Tx: aceite mineral para la formación de costras en cuero cabelludo seguido de exfoliación suave, +/− corticoides tópicos y antimicóticos, champús antiseborreicos (caspa).

Dermatitis numular

- Placas en forma de moneda que suelen aparecer en las superficies extensoras, a menudo muy pruriginosas.
- Tx: corticoides tópicos, +/− Abx.

Dermatitis de contacto

- Puede ser irritativa o alérgica, por reacción de hipersensibilidad de tipo IV.
- La anamnesis es muy importante para averiguar el agente causal.
- Típicamente, área expuesta al irritante/alérgeno con lesiones eccematosas pruriginosas +/− vesículas, ampollas.
- Dermatitis de contacto irritante: causa frecuente de dermatitis del pañal.
- Tx: eliminar desencadenante (en general metales o alérgenos de la familia del urushiol), compresas frías durante las primeras 72 h, corticoides tópicos o sistémicos, antihistamínicos.

Reacción por identificación

- También conocida como *autosensibilización/autoeccematización*; se considera que es una respuesta a afecciones inflamatorias de la piel, p. ej., tiña, dermatitis de contacto, molusco contagioso.
- Pequeñas pápulas pruriginosas difusas distribuidas simétricamente +/− vesículas, placas escamosas.
- Tratar causa subyacente +/− corticoides tópicos.

Liquen simple crónico

- Placas pruriginosas liquenificadas gruesas, localizadas y circunscritas, por rascado excesivo.
- Tx: romper el ciclo picazón-rascado; optimizar terapia para la enf subyacente, educación del pte, corticoides tópicos potentes.

TRASTORNOS PAPULOESCAMOSOS Y AFINES

(*Hurwitz Clinical Pediatric Dermatology*. 6th ed. 2022:82–107; *Atlas of Pediatric Physical Diagnosis*)

Psoriasis

- Trast inmunitario crónico frecuente con factores de riesgo epigenéticos; AFam de psoriasis.
- Las enf asociadas incluyen artritis, EII y síndrome metabólico, entre otras.
- Placas eritematosas gruesas bien delimitadas con escama plateada gruesa, típicamente en superficies extensoras, cuero cabelludo, área retroauricular, área umbilical, hendidura glútea, áreas del pañal, palmas y plantas, +/− distrofia ungueal, prurito.
  - **Psoriasis en gotas:** pápulas escamosas en forma de gota, pueden observarse tras una faringitis estreptocócica.
- Tx: emolientes, champú de alquitrán para el cuero cabelludo, corticoides tópicos +/− análogos de la vitamina D, inmunomoduladores sistémicos, biológicos.

Pitiriasis rosada

- Exantema agudo y autolimitado.
- La «placa heráldica» a menudo es el primer signo, seguido de exantema generalizado caracterizado por pápulas color rosa salmón y placas ovaladas con escamas finas internas (eje a lo largo de las líneas de hendidura de la piel → patrón de «árbol de Navidad»), +/− prurito.
- Tx: pueden probarse emolientes o corticoides tópicos para el prurito, que suele desaparecer por sí solo en unos 3 meses.
- Patrón típico, «si te da una vez, no se vuelve a dar».

Liquen plano

- Poco frecuente en niños, puede ser aislado o verse en el contexto de una EICH.
- Predilección por parte inferior de las piernas, áreas de flexión, parte inferior de la espalda y genitales.
- Las **P** del liquen **P**lano: rosado-**P**úrpura, **P**ápulas/**P**lacas, **P**oligonales, **P**lanas, **P**ruriginosas, **P**ene (área genital).
- Examinar mucosa bucal y genital, pelo y uñas.
- Tx: corticoides tópicos +/− antihistamínicos.

TRASTORNOS VASCULÍTICOS CUTÁNEOS

Vasculitis por IgA/púrpura de Schönlein-Henoch

(*Hurwitz Clinical Pediatric Dermatology*. 6th ed. 2022:572–587)

- Más frecuente en niños, en general < 10 años, otoño/invierno.
- Vasculitis leucocitoclástica c/depósito de IgA, púrpura palpable **sin** trombocitopenia/coagulopatía.
- La mayoría presenta pródromos de sxs de IRA, posible papel epigenético.
- Piel: la erupción cutánea aguda suele ser el signo de presentación. Inicialmente, fase urticarial con rápida evolución a lesiones purpúricas con distribución simétrica, principalmente miembros inferiores, nalgas, +/− otras áreas. Se presenta en cultivos, +/− edema en áreas declive (periorbitario, escroto [el Dx diferencial incluye torsión testicular], extremidades distales).
- Artritis/artralgia: 2.ª manifestación más frecuente (no deformante, transitoria).

- Dolor abd: cólico difuso, +/− N/V.
- Complicaciones graves: hemorragia digestiva, intususcepción, perforación por isquemia.
- Riñones: hematuria, proteinuria, ¡se correlacionan con el pronóstico!
- +/− manifestaciones urinarias, neurológicas, respiratorias, oculares.
- Consultar con dermatología, reumatología, nefrología, gastroenterología y otras especialidades.
- Biopsia innecesaria en niños pero ayuda a confirmar el Dx en caso de duda, +/− HC con dif, estudios de coag (para descartar otras causas), función renal.
- Tx: depende de extensión de compromiso orgánico y los sxs; si el pte presenta dolor abd/articular intenso, considerar corticoides; hospitalizar si disminuye la ingesta oral; para dolor leve-mod, considerar paracetamol, AINE (si no hay gastroenteritis o glomerulonefritis).
- Pronóstico excelente (en general).

INFECCIONES CUTÁNEAS

(*Hurwitz Clinical Pediatric Dermatology*. 6th ed. 2022:391–496; *Atlas of Pediatric Physical Diagnosis*)

VIRALES

Eritema infeccioso (quinta enfermedad)
- Causada por parvovirus B19: fase inicial de viremia con sxs respiratorios → erupción cutánea + artralgias ~3 sem de enf (ptes no contagiosos en esta fase).
- Eritema facial «en mejilla abofeteada» y eritema reticulado en extremidades/tronco.
- Infrecuente, pápulas pruriginosas con distribución «en guantes y calcetines» → autorresolución.
- Riesgo de supresión persistente de la MO en inmunodeprimidos.

Roséola del lactante/exantema súbito (sexta enfermedad)
- Causada por el virus del herpes humano (VHH) 6 o 7, frecuente en niños < 3 años.
- Fiebre alta → resuelve con aparición de erupción maculopapular eritematosa y blanqueable en el tronco → se extiende a extremidades, cuello y cara → se resuelve solo en 1 a 3 días.
- +/− pápulas eritematosas en paladar blando y úvula (manchas de Nagayama).

Sarampión
- Causado por virus *Paramyxoviridae*, muy contagioso (gotitas respiratorias).
- Tos, coriza, conjuntivitis.
- Las lesiones son pápulas eritematosas-purpúras → confluencia +/− descamación o máculas cobrizas (extensión cefalocaudal).
- Manchas de Koplik: pápulas punteadas grises o eritematosas en la mucosa bucal.
- Tx: +/− ribavirina a inmunocomprometidos, mantener en aislamiento respiratorio 4 días desde el inicio de la erupción; queratoconjuntivitis + insuficiencia de Vit A → ceguera, la Vit A es recomendable.
- La vacunación (2 veces) es la clave de la prevención.

Rubéola
- Causada por virus *Togaviridae*.
- Máculas/pápulas rosadas → confluencia (diseminación cefalocaudal).
- Casos graves: descamación escamosa + LAD (suboccipital, cervical, retroauricular).
- Mantener en aislamiento de contacto 7 días desde el inicio de la erupción.
- La vacunación es más importante para prevenir el síndrome de rubéola congénita.

Varicela (varicela y herpes zóster)
- Virus varicela zóster muy contagioso.
- Máculas/pápulas rojas → se convierten rápidamente en vesículas («gota de rocío sobre pétalos de rosa»); las lesiones concomitantes en varios estadios son patognomónicas (comienzan en el centro, se extienden en dirección acral).
- Mantener aislamiento de contactos durante 5 días después del inicio de la erupción o hasta que todas las lesiones tengan costra.
- Las lesiones se curan con hipopigmentación y cicatrices.
- La vacuna es importante.

Citomegalovirus (CMV)
- CMV congénito: hidropesía, RCIU, microcefalia + ventriculomegalia y calcificaciones periventriculares, +/− ictericia, petequia/púrpura, «erupción en panqué de arándanos» (también con rubéola congénita y toxoplasmosis entre otras).
- Tx: ganciclovir i.v. en caso de enf sintomática del SNC.

Coxsackie (exantema viral de manos, pies y boca [EMPB] y herpangina)
- EMPB: vesículas benignas en palmas, plantas, cara, mucosa bucal y nalgas.
- Herpangina: lesiones bucales (amígdalas/úvula) +/− fiebre.
- Tx: cuidados de apoyo.

Manifestaciones cutáneas de la COVID

- Causada por el coronavirus SARS-CoV-2.
- Erupción exantemática, perniosis/COVID (máculas eritematosas-violáceas/púrpuras en áreas acrales) +/− edema, vasculitis, urticaria, erupciones vesiculares.
- Síndrome inflamatorio multisistémico infantil (SIM-I): erupción eritematosa polimorfa, eritema/inflamación acral, mucositis bucal, conjuntivitis y ↑ marcadores inflamatorios, +/− sxs GI, sxs SNC, LAD.

Bacterianas

Fiebre maculosa de las Montañas Rocosas (rickettsia transmitida por garrapatas)

- Carolina del Norte, Tennessee, Misuri, Arkansas, Oklahoma. Primavera/verano.
- Erupción petequial de 3 a 5 días que comienza en muñecas/tobillos, palmas de las manos y plantas de los pies, con relativamente poca afectación en la cara.
- Fiebre, cefaleas, malestar, mialgias.
- Tx: doxiciclina (estándar) o cloranfenicol (ptes embarazadas).

Enfermedad de Lyme (espiroqueta *Borrelia* transmitida por la garrapata *Ixodes*)

- Costa noreste, Atlántico medio, norte y centro de los EE.UU.
- Enf temprana: eritema migratorio localizado, artritis; enf tardía: bloqueo cardíaco, encefalitis, parálisis de Bell.
- Tx: doxiciclina, amoxicilina.

Impétigo (*Strep* o *Staph*)

- Pápulas/pústulas eritematosas, lesiones «en costra de miel» en cara, manos o cuello, +/− ampollas flácidas, diseminadas por autoinoculación.
- Tx: Abx tópico u oral, aislamiento de contactos.

Escarlatina (toxinas eritrogénicas por *Strep* betahemolíticos del grupo A)

- «Lengua de fresa», «erupción en papel de lija», +/− descamación, palidez circumbucal.
- Fiebre, eritema o exudado faringoamigdolaríngeo, máculas petequiales en el paladar.
- Tx: penicilina V, amoxicilina o ampicilina (previenen riesgo de fiebre reumática y cardiopatía).

Síndrome de la piel escaldada por estafilococos (liberación de exotoxinas [epidermolíticas A y B])

- Inicio en áreas periorificiales y pliegues, descamación extensa, **sin** compromiso de mucosas.
- Eritrodermia difusa y dolorosa, ampollas, conjuntivitis.
- Tx: sintomático, Abx i.v. (nafcilina, oxacilina, vancomicina, clindamicina).

Síndrome del choque tóxico (enterotoxina por *Strep* o *Staph*)

- Factores de riesgo: posparto, uso de tampones, intervenciones quirúrgicas, taponamiento nasal.
- Eritrodermia macular difusa: mayor en los pliegues cutáneos, descamación masiva.
- Inestabilidad hemodinámica, síndrome seudogripal, mialgias.
- Tx: sintomático, desbridamiento precoz de la fuente, estabilización hemodinámica, Abx, IGIV.

Micóticas

Cándidas

- **Candidiasis cutánea congénita:** máculas eritematosas generalizadas, pápulas, pústulas en las superficies extensoras, pliegues cutáneos con preservación del área del pañal, +/− pústulas en palmas y plantas, cambio de coloración amarilla de las uñas.
- **Candidiasis sistémica:** lactantes con MBPN entre 2 y 6 sem +/− compromiso cutáneo.
- **Candidiasis bucal:** puede verse en la cavidad bucal del recién nacido.
- **Dermatitis del pañal:** diferente de la dermatitis irritativa por las lesiones satélite y la falta de respuesta a las cremas de barrera.
- Tx: antimicóticos: tópicos para erupción cutánea limitada, sistémicos para candidiasis sistémica.

Tiñas

- Causadas por dermatofitos (excepto la tiña versicolor y la tiña negra).
- Placas escamosas anulares circunscritas +/− borde vesicular/pustuloso que pueden unirse para formar lesiones policíclicas.
- Tx: antimicóticos tópicos excepto tiña de la cabeza/de las uñas, tiña del cuerpo/versicolor extensas que requieren antimicóticos v.o.

Parasitarias

Escabiasis (sarna)

- Ácaro *Sarcoptes scabiei*, ↑ con mala higiene, contacto infectado, casa hacinada.
- Lesiones pruriginosas arqueadas o lineales (2.° a madrigueras del ácaro) que suelen afectar cara y cuello (no siempre es el caso en los lactantes).
- Prurito más intenso por la noche.
- Tx: lavado de artículos infectados (ciclo caliente o limpieza en seco), permetrina (no recomendada para < 2 meses o embarazadas), crema de ivermectina para lesiones con costra.
- Las lesiones son pruriginosas durante semanas después del Tx.

PIEL EN LAS ENFERMEDADES REUMÁTICAS

(*Hurwitz Clinical Pediatric Dermatology*. 6th ed. 2022:588–622)
Fotosensibilidad en ambas entidades, de ahí la importancia de una protección UV estricta.

Lupus eritematoso sistémico (LES)

- La morfología de las lesiones varía en función del subtipo de lupus cutáneo. Formas principales:
  - Discoide: placas eritematosas discoides escamosas, +/− cicatrices atróficas/despigmentación.
  - Erupción malar («en mariposa»): placas eritematosas que no afectan los pliegues nasolabiales.
  - Úlceras bucales: localizadas en la mucosa nasal o bucal, el paladar o la lengua.
  - Alopecia: debilitamiento o fragilidad difusa del cabello.
  - Erupción fotodistribuida.
  - Lupus neonatal: fotodistribuido, eritema facial con acentuación periorbitaria, lesiones anulares o discoides +/− telangiectasias.

Dermatomiositis juvenil (DMJ)

- Parches eritematosos-violáceos telangiectásicos en superficies extensoras, nariz, mejillas, párpados (erupción en heliotropo), tórax (signo de la «V»), espalda (signo del chal), muslos laterales (signo de las pistoleras).
- Máculas/pápulas violáceas sobre los nudillos (signo de Gottron/pápulas).
- Cutículas de las uñas engrosadas, rugosas e irregulares (signo de Samitz).
- +/− prurito, lesiones eccematosas.

ERUPCIONES POR FÁRMACOS

(*Hurwitz Clinical Pediatric Dermatology*. 6th ed. 2022:541–571; *Atlas of Pediatric Physical Diagnosis*)

Síndrome de Stevens-Johnson y necrólisis epidérmica tóxica

- Desprendimiento epidérmico: < 10% → SSJ; 10%-30% → sobreposición de SSJ/NET; > 30%→ NET.

Constitucionales	Fiebre, deshidratación, sepsis, desequilibrio electrolítico, desregulación de la temperatura
Mucocutáneos	A menudo comienza en cara/tronco superior, lesiones en diana, máculas dispersas o confluentes de color rojo oscuro +/− ampollas → desprendimiento epidérmico rápido con áreas **denudadas** + compromiso **palmoplantar** Signo de Nikolsky positivo (descamación de la piel con presión ligera) Mucosa: estomatitis + costras hemorrágicas. Erosiones bucales/genitales; pueden interferir con micción y defecación y causar estenosis. Conjuntivitis purulenta con fotofobia
Viscerales	HEM, LAD, +/− neumonitis, miocarditis, nefritis
Laboratorio	↑VSG, ↑ Leuco, ↑ eosinófilos, anemia, ↑ PFH, proteinuria, hematuria

- Los niños presentan con mayor frecuencia SSJ 2.° a infecciones (*Mycoplasma*, herpes).
  - Inducido por fármacos: los sxs suelen aparecer de 7 a 21 días tras la exposición al fármaco.
  - Determinados tipos de HLA asociados al riesgo de SSJ/NET.
  - Antiepilépticos aromáticos (no pueden sustituirse entre sí, reactividad cruzada).
  - Los fármacos con semivida más larga se asocian a mayor incidencia de SSJ-NET.
  - Los ptes con defectos en la desintoxicación mediada por epóxido-hidrolasa, acetiladores lentos y ptes infectados por VIH tienen riesgo de desarrollar SSJ-NET.
- Se ha demostrado que la puntuación **SCORTEN** (utilizada para adultos) predice de forma fiable la evolución pediátrica (mortalidad, hospitalización, complicaciones). Un SCORTEN más alto se asocia a morbimortalidad. Es importante evaluarlo en el momento del ingreso.

Escala SCORTEN		
Factor de riesgo	**0**	**1**
Edad	< 40 años	≥ 40 años
Neoplasia maligna asociada	Ausente	Presente
Frecuencia cardíaca (lpm)	< 120	≥ 120
BUN sérico (mg/dL)	< 28	> 28
Compromiso cutáneo	< 10%	≥ 10%
Bicarbonato sérico (mEq/L)	> 20	< 20
Glucosa sérica (mg/dL)	< 252	> 252

- Tx: principalmente sintomático. Interrupción del desencadenante potencial, ingreso en unidad de quemados, alimentación enteral o parenteral, reposición de líquidos, evitar la infección 2.° y cuidados adecuados de la herida ante cambios en piel y mucosa, +/− corticoides tópicos a corto plazo o uso de membrana amniótica en la superficie ocular si está implicada.
  - +/− corticoides sistémicos, IGIV, plasmaféresis, inhibidores del TNF y varios medicamentos quimioterápicos; sin embargo, son controvertidos.
- También es importante abordar la importante carga psicológica del SSJ/NET.

Reacción farmacológica con eosinofilia y síntomas sistémicos (RFESS)

- También llamado **síndrome de hipersensibilidad a medicamentos** (SHM).
- Ocurre 1-6 sem postexposición a medicamento desencadenante (*véase* tabla de erupciones por fármacos cutáneos).
- Erupción exantemática difusa con diseminación cefalocaudal, que a menudo comienza como edema facial (periorbitario) +/− fiebre, conjuntivitis, compromiso de órganos internos (hígado, LAD, dolor articular, entre otros). Sin compromiso de las mucosas.
- Estudios: HC, PFH, Cr, AO, PFT → linfocitosis atípica y eosinofilia precozmente. PFH (frecuente), tiroiditis de aparición tardía (2-3 meses tras el inicio de los síntomas).
- Tx: suspender el fármaco causal; corticoides tópicos y antihistamínicos para el prurito. Corticoides sistémicos (1-2 mg/kg al día) durante 2-3 sem con disminución gradual en casos graves con compromiso visceral como hepatitis, miocarditis, neumonitis intersticial.

Resumen de erupciones por fármacos

Erupción	Activadores seleccionados	Lesiones cutáneas
Angioedema	Inhibidores de la ECA, AAS, AINE	Edema subcutáneo, dérmico y de mucosas
Acneiformes	Litio, yoduros, isoniazida, fenitoína, corticoides	Pápulas y pústulas monomórficas inflamadas
Lupus inducido por fármacos	Hidralazina, isoniazida, minociclina, penicilamina, procainamida	Urticaria, vasculitis, +/− compromiso mucoso
Exantema	Antiepilépticos, cefalosporinas, penicilinas, sulfamidas	Erupción maculopapular eritematosa difusa
Erupción medicamentosa fija	Paracetamol, barbitúricos, ibuprofeno, lamotrigina, loratadina, macrólidos, metronidazol, yoduro potásico, seudoefedrina, quinina, tetraciclinas	Placas eritematosas hiperpigmentadas bien delimitadas
Síndrome de hipersensibilidad a los medicamentos (o DRESS)	Abacavir, alopurinol, anticonvulsivos (aromáticos), AAS, azitromicina, dapsona, minociclina, nevirapina, sulfamidas, vancomicina	Edema, maculopapular eritematoso, +/− vesículas y ampollas
Liquenoide	Alopurinol, carbamazepina, dapsona, diuréticos, griseofulvina, hidroxicloroquina, hidroxiurea, imatinib, ketoconazol, AINE, penicilamina, fenitoína, radiocontraste, espironolactona, sulfasalazina, tetraciclinas	Pápulas y placas discretas y planas de color rojo púrpura, +/− compromiso de mucosas
Seudoporfiria	Inhibidores de COX-2, furosemida, AINE, tetraciclinas	Ampollas fotosensibles y úlceras de piel
Pustulosa	Betalactámicos, clindamicina, macrólidos, terbinafina	Pústulas y pápulas universales

(*continúa*)

Reacción similar a la enfermedad del suero	Bupropión, cefalosporinas, ciprofloxacino, fluoxetina, griseofulvina, itraconazol, macrólidos, minociclina, rifampicina, rituximab, sulfamidas	Urticaria, eritema multiforme
SSJ/NET	Paracetamol, alopurinol, antiepilépticos, dapsona, AINE, sulfamidas, penicilinas	Lesiones en diana, ampollas, necrosis epidérmica/desprendimiento, compromiso mucoso
Urticaria	AAS, cefalosporinas, AINE, penicilinas, tetraciclinas, radiocontraste, sulfamidas	Ronchas pruriginosas + edema
Vasculitis	Cefalosporinas, AINE, penicilinas, sulfamidas	Urticaria, pápulas purpúricas, ampollas hemorrágicas, úlceras, necrosis

TUMORES Y SÍNDROMES TUMORALES

(*Hurwitz Clinical Pediatric Dermatology*. 6th ed. 2022:227–267)

Nevos melanocíticos y melanomas

- El nevo melanocítico también es conocido como «lunar».
- Neoplasia más frecuente en humanos, sea congénita o adquirida.
- La vigilancia mediante exploraciones periódicas y fotografías seriadas es fundamental.
- La ECCT debe incluir cuero cabelludo, orejas, mucosas, área genital, uñas y superficies palmoplantares.
- Se recomienda **protección solar** para todos los ptes y fototipos:
  - Protectores solares minerales preferibles a protectores solares químicos (FPS ≥ 30) (aplicar 20-30 min antes de la exposición al sol, reaplicar cada 2 h; reaplicar el protector solar con mayor frecuencia si se suda o se nada).
  - Sombrero de ala ancha, gafas para sol con protección UV, ropa con protección UV.
  - Buscar sombra y evitar exposición al sol entre las 10 AM y las 4 PM.

Nevo melanocítico adquirido (NMA)

- Aparecen después de la infancia, ↑ en tamaño y número durante la niñez, pico ~35 años.
- Factores predisponentes: fototipos de piel más claros, etnia, AFam de síndromes tumorales melanocíticos, exposición a rayos UV.
- Pueden ser precursores directos del melanoma pero, lo que es más importante, los NMA son marcadores de riesgo de melanoma maligno (MM) (incluido el MM *de novo*, no necesariamente dentro del nevo).
- Puede observarse en cualquier parte de la piel (incluido el cuero cabelludo y las uñas) y las mucosas.
- El NMA varía en tamaño, color, forma, morfología y grosor.
- Varias presentaciones en diferentes ptes o incluso en el mismo pte.
- Un mismo pte puede tener varias morfologías de nevos adquiridos en un mismo momento, pero también un mismo nevo puede cambiar con el tiempo siguiendo la historia natural de maduración de los nevos melanocíticos.
- Evolución natural típica: de la unión (máculas/parches marrones planos) → compuestos (pápulas marrones elevadas +/− superficie papilomatosa) → intradérmicos que se observan con mayor frecuencia en adultos (pápulas/nódulos blandos en forma de cúpula del color de la piel).
- Tx: además de ECCT seriada y observación, se puede considerar la resección quirúrgica en algunos ptes (p. ej., nevos atípicos, irritación recurrente, etc.).
- Derivar a dermatología: ptes con numerosas lesiones a edad temprana, antecedentes personales/familiares de cáncer de piel, piel muy clara, lesiones cambiantes.

Nevo melanocítico congénito (NMC)

- El ~1% de los recién nacidos, suele estar al nacer, o aparece en < 1 año.
- Varían en tamaño, color y aspecto: pueden presentarse como máculas/parches rosados o marrón claro-oscuro, pápulas/placas, algunas pueden tener variación de pigmento o grosor, +/− hipertricosis (vello suprayacente).
- NMC grandes/gigantes: riesgo de lesiones satélite (NMC pequeños diseminados), MM, melanosis neurocutánea (MNC) y desfiguración estética.
- Derivar a dermatología para Dx y seguimiento.
- Si hay riesgo de NMC o sxs neurológicos: RM, evaluar con dermatología.
- Tx: observación aceptable, resección quirúrgica convencional o por etapas.

Nevo de Spitz

- Tipo especial de nevo melanocítico que se observa sobre todo en los ptes pediátricos.

- Típicamente, lesión solitaria: pápula en forma de cúpula de superficie lisa de color marrón rojizo o pápula negra de color marrón tostado oscuro.
- Derivar a dermatología.
- Tx: controvertido, algunos recomiendan la espera vigilante; otros sugieren la resección precoz.

Melanoma maligno

- Cáncer de piel infrecuente pero «el más mortal», poco frecuente en los niños, pero los informes muestran ↑ incidencia.
- Factores predisponentes: fototipo de piel más claro, exposición a UV, antecedentes personales de melanoma, quemaduras solares ampollosas, inmunosupresión, NMC o NM atípico, AFam de melanoma, síndrome de melanoma atípico familiar de múltiples lunares, xerodermia pigmentosa.
- Derivar cualquier NM sospechoso, cambiante o atípico a dermatología (*véase* regla ABCDE).
- Tx: resección, +/− quimioT/inmunoT según estadio e histopatología.

ABCDE del melanoma

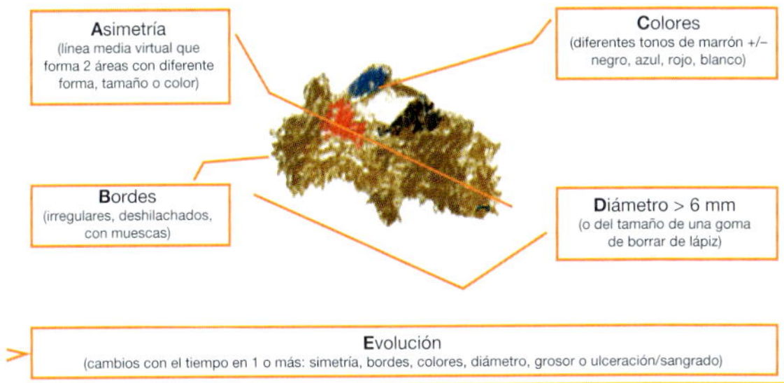

Otros nevos pediátricos de aparición frecuente

Nevo epidérmico

- Crecimiento benigno de estructuras epidérmicas, congénito.
- Pápulas/placas verrugosas unilaterales o bilaterales, del color de la piel a marrón oscuro/hiperpigmentadas; suelen seguir una configuración lineal (líneas de Blaschko).
- Grandes/extensos: ↑ el riesgo de síndrome del nevo epidérmico (SNC, ocular, musculoesquelético).
- Tx: la observación expectante es aceptable, +/− crioterapia, dermoabrasión, láser, resección, retinoides tópicos o 5-FU tópico.

Nevo sebáceo

- Lesiones congénitas frecuentes, sobre todo en la cara y el cuero cabelludo.
- Placa sin vello, del color de la piel a amarillo anaranjado o marrón tostado (patrón ovalado o lineal).
- Pubertad: ↑ verrugoso y graso.
- +/− neoplasias secundarias (más frecuentemente benignas, menos frecuentemente malignas).
- Tx: observación, resección si hay neoplasias sospechosas, o por problemas de desfiguración.

Mastocitosis cutánea

- Con mayor frecuencia en la infancia: ↑ mastocitos en la dermis.
- Mastocitosis sistémica y riesgo de neoplasias hemáticas infrecuentes en los niños.
- Tres formas:
  - **Mastocitoma:**
    - Benigno, frecuente en los niños.
    - Pápulas/placas solitarias/múltiples de color de la piel a amarillo-anaranjado-marrón +/− aspecto de piel de naranja.
    - Tiende a involucionar espontáneamente con los años.
  - **Urticaria pigmentosa:**
    - Múltiples pápulas bien definidas de color rojo-rosado a marrón tostado y placas y máculas finas +/− compromiso mucoso +/− ampollas.
  - **Mastocitosis cutánea difusa:**
    - Menos frecuente en comparación con otros tipos.
    - El aspecto de la piel varía de normal a placas eritematosas difusas de color amarillo-anaranjado a rojo-marrón +/− aspecto de piel de naranja, ampollas.
    - Mastocitosis sobre todo con sxs sistémicos: eritema, picazón, sxs GI (cólicos abd, náuseas, vómitos, diarrea), dolor óseo, +/− HEM y rara vez dificultad respiratoria y anafilaxia.

- Signo de Darier: eritema y edema localizados tras caricias/frotamiento.
- Cuando las lesiones se resuelven no suelen dejar cicatrices.
- Derivar a dermatología, alergia (si hay lesiones múltiples).
- Aunque no siempre es necesaria, la biopsia puede ayudar a confirmar el Dx.
- Tx: evitar desencadenantes de la desgranulación de mastocitos; observar en caso asintomático.
- Si es sintomático: antihistamínicos (empezar con antagonistas H_1 no sedantes, +/− antihistamínicos H_1 sedantes o antagonista del receptor H_2 para casos más graves/resistentes); sxs GI: considerar cromoglicato sódico oral, mastocitoma solitario local: +/− corticoides tópicos o cirugía.
- Considerar el uso de EpiPen® para ptes con mastocitosis difusa o antecedentes de hipotensión recurrente o anafilaxia.
- Pronóstico favorable en la mayoría de los casos.

GENODERMATOSIS

(*Hurwitz Clinical Pediatric Dermatology*. 6th ed. 2022:42–81, 83–107, 287–325, 644–661)

Todos los ptes requieren seguimiento estrecho con dermatología y genética +/− otros especialistas.

Neurofibromatosis. NF1: AD o mutación espontánea, cromosoma 17, ≥ **2 de los siguientes**: 6 manchas café con leche (bordes lisos, ≥ 0.5 cm antes de la pubertad, ≥ 1.5 cm después de la pubertad), áreas axilares/inguinales con pecas, neurofibroma plexiforme o ≥ 2 neurofibromas dérmicos, ≥ 2 nódulos de Lisch, glioma del nervio óptico, displasia del ala tibial o esfenoidal, familiar de primer grado afectado. **NF2:** AD o mutación espontánea, cromosoma 22, schwannoma vestibular bilateral visto por RM o pariente de 1.er grado con NF2 **y** schwannoma vestibular unilateral o 2 de los siguientes: meningioma, glioma, schwannoma, catarata subcapsular posterior juvenil. **Tx:** resección quirúrgica/láser para neurofibromas. Seguimiento con neuro, oftalmo, ortopedia, ORL.
Esclerosis tuberosa. AD, (*TSC1*, *TSC2*). **Características principales:** manchas hipopigmentadas ≥ 5 mm, nevo del tejido conjuntivo (parche en piel de zapa), > 3 angiofibromas o placa cefálica fibrosa, fibromas ungueales, hamartomas retinianos múltiples, rabdomioma cardíaco, nódulos subependimarios, astrocitoma subependimario de células gigantes, displasias corticales, angiomiolipoma, linfangioleiomiomatosis (pulmones). **Características menores:** lesiones en confeti, mancha acrómica retiniana, quistes renales múltiples, hamartomas no renales, fibromas intrabucales, fosetas del esmalte dental. **Dx definitivo** si hay mutación patógena de *TSC1*/*TSC2* o 2 rasgos mayores o 1 mayor + 2 menores. Estudios: RM de cerebro y abd, pruebas de desarrollo neurológico, ECG, EcoCG, TC de tórax si hay síntomas pulmonares. Tx: inhibidor tópico de mTOR para angiofibromas faciales, protección solar, control de convulsiones. El pronóstico depende de la gravedad de la afectación neurológica. Seguimiento con neurología, oftalmo, nefro, cardiología, etc.
Sx de McCune Albright. (*GNAS*) ≥ 1 manchas/parches café con leche con bordes irregulares, displasia fibrosa poliostótica → fracturas patológicas y asimetría (imagen: lesiones líticas con bordes festoneados), poliendocrinopatía: ↑ producción hormonal (pubertad precoz, adenoma hipofisario, exceso de GH, bocio hipertiroideo, hiperplasia suprarrenal). Seguimiento con derma, endocrino, genética, ortopedia.
Incontinencia pigmentaria. Enf ligada al X, (*NEMO*) en mujeres (letal en hombres), lesiones cutáneas siguen las líneas de Blaschko; 4 fases (pueden solaparse): inflamatoria/vesiculoampollosa-verrugosa-hiperpigmentación-hipopigmentación/atrofia, alopecia, distrofia ungueal, anomalías dentales y oculares, convulsiones, +/− eosinofilia. Seguimiento con oftalmo, odonto, neuro.
Albinismo oculocutáneo. Síntesis defectuosa de melanina → pigmentación disminuida de piel, ojos, pelo. Heterogeneidad fenotípica/genotípica, sindrómica/no sindrómica. Derivar precozmente a derma, oftalmo y genética para confirmar el Dx y descartar posibles síndromes asociados. ¡Estricta protección UV!
Ictiosis. Grupo de trastornos de la cornificación de la piel, heterogeneidad fenotípica/genotípica, gravedad leve-intensa, heredada/adquirida, genes mutados que codifican proteínas implicadas en el metabolismo de proteínas/lípidos, diferenciación defectuosa de queratinocitos, barrera epidérmica anómala, formación de escamas como de pez, descamación, eritema, prurito, hipohidrosis/intolerancia al calor, infecciones, complicaciones oculares, auditivas y nutricionales. Tx sintomático: emolientes, queratolíticos, baño diario, evitar sobrecalentamiento, +/− retinoides tópicos/sistémicos. Mala calidad de vida. Segumiento con oftalmo, ORL, infecto (*Nat Rev Dis Primers*. 2023;9(1):2).
Sx de Ehlers-Danlos. Grupo de trast hereditarios del colágeno, AD/AR. Tipo clásico: **criterios principales**: hiperextensibilidad cutánea, cicatrices atróficas, aumento de la movilidad articular; **criterios secundarios**: piel blanda y pastosa, contusiones fáciles, fragilidad cutánea, seudotumores, esferoides subcutáneos, pliegues epicánticos, hernia, dolor/esguinces/luxación/subluxación articular, pariente de 1.er grado afectado. Tx sintomático, Eco basal, ortopedia, fisioterapia, cardiología, oftalmo.

Síndrome de Marfan. AD, *(FBN1)*, hábito **m**arfanoide (alto, extremidades largas), estrías, ↓ grasa subcutánea, elastosis perforante serpiginosa, hipermovilidad articular, pie plano, tórax en embudo/excavado, aracnodactilia, cifoescoliosis, paladar alto, ectopia del cristalino, **m**iopía, dilatación aórtica, prolapso de válvula **m**itral. El pronóstico depende de la gravedad de las anomalías cardiovasculares. Seguimiento con cardio, oftalmo, ortopedia.
Sx de Wiskott-Aldrich. Recesivo ligado a X, (*SWA*), mayoría en hombres, erupción atópica-dermatitis, ↓ recuento/función plaq (petequias, equimosis, epistaxis, hematoquecia, hematemesis, melena, hematuria), infecciones recurrentes (bacterias encapsuladas), +/− HEM, LAD, enf autoinmunitaria (EAI), ↓ plaq, ↑ Eos, ↓ IgM, ↑ IgA/ IgE/IgG, TMO = Tx de elección, Abx, transfusiones, corticoides tópicos. Seguimiento con hemato/onco.
Enf granulomatosa crónica. Trastorno con fenotipo similar pero diversidad genotípica, ↓ función del complejo NADPH-oxidasa → ↓ capacidad para eliminar bacterias intracelulares (catalasa [+])/ hongos → infecciones recurrentes graves (cutáneas y pulmonares), estomatitis aftosa, dermatitis periorificial, absceso perianal, foliculitis, LAD, linfadenitis (*Serratia marcescens*), diarrea crónica, RdC, profilaxis con TMP-SMX/itraconazol, terapia con células madre, Abx, seguimiento infecto.
Síndrome de hiperinmunoglobulinemia E. AD (*STAT3*) o síndrome de Job, AR (*DOCK8, PGM3*), erupción similar a la dermatitis atópica, erupción papulopustulosa pruriginosa/foliculitis eosinofílica en la cara (neonatos), candidiasis cutánea recurrente/*Staph aureus* (lactancia), infecciones pulmonares recurrentes, alergias, facies característica que aparece alrededor de la pubertad: piel gruesa y pastosa, frente prominente, nariz ancha, ojos hundidos, cicatrices hundidas, *ostia* foliculares prominentes; *STAT3*: anomalías óseas y dentales, neumatoceles; *DOCK8*: infecciones virales graves, anomalías del SNC, neoplasia maligna a edad temprana, EAI. IgE > 2000 UI/mL (adolescentes/adultos), ↑ eosinófilos. Tx: corticoides tópicos, Abx, profilaxis con TMP-SMX, dupilumab (prometedor); también seguimiento con infecto, alergia.
Trastorno de inmunodeficiencia combinada grave (TICG). Grupo de trastornos de inmunodeficiencia con fenotipo similar, diversidad genotípica, dermatitis generalizada atópica/seborreica, erupción maculopapular, eritrodermia + alopecia (síndrome de Omenn), úlceras mucosas, infecciones recurrentes, ausencia de amígdalas/senos, GL palpables, HEM, EAI. Tx: TCMH en la infancia, reemplazo enzimático (insuf de adenosina-deaminasa/TICG), ↑ tasa de mortalidad, Dx precoz crucial → Tx precoz, evitar vacunas vivas; también seguimiento con infecto.
Angioedema hereditario/edema angioneurótico hereditario inhibidor de C1. Mutación *SERPING1* → ↓ cantidad/función de C1-INH → ↑ escisión de C4 por C1 → ↓ C4, ↑ bradicininas → ↑ vasodilatación/permeabilidad → ataques súbitos de edema s.c. circunscrito (puede migrar), que ceden en 24 a 72 h y que causan dolor abd cólico intenso recurrente, N/V/diarrea; los ataques se recrudecen en la adolescencia y la 5.ª década. Desencadenantes: estrés emocional/físico, traumatismos (cirugía/procedimiento dental), fluctuaciones hormonales, infecciones, temperaturas extremas, alimentos ricos en ceratina, ↓ C4 o ↓ C1-INH. Tx: prevención y evitar los desencadenantes son claves, administración de C1-INH, epinefrina, alergias, seguimiento.

URTICARIA

(*Pediatr Rev*. 2020;41(6):283)

- Erupción de aparición frecuente intensamente pruriginosa: aguda < 6 sem (forma más común en niños 2.° a enf, virus), crónica ≥ 6 sem (espontánea, idiopática), dermatografismo (urticaria inducible).
- Activación de mastocitos dérmicos mediada por IgE → desgranulación + liberación de histamina, serotonina, proteasas, TNF-α.
- Aparición brusca (en las 2 h siguientes a la exposición), ronchas eritematosas edematosas transitorias, tamaño/forma variable, **una sola** lesión que se suele resolver en < 24 h (vasculitis urticariana: lesión única > 24 h, quemazón, hematomas, cambios de coloración, sin manchas → derma/biopsia).
- **Aguda:** descartar anafilaxia (respiratoria, GI, neurológica, inestabilidad hemodinámica).
- **Crónica:** estudiar si hay lesiones o curso atípicos, sxs sistémicos (la urticaria o las erupciones similares a esta pueden ser una manifestación de enf autoinmunitarias y autoinflamatorias).
- Tx: evitar desencadenante (si se encuentra), antihistamínicos no sedantes de acción prolongada de 2.ª generación (primera línea para formas aguda/crónica), puede ↑ a 4× dosis estándar para urticaria crónica. Si no responde → +/− antihistamínicos sedantes, Derma/ Alergia, omalizumab (anticuerpo monoclonal dirigido contra IgE), urticaria crónica autolimitada (50% en remisión en 1 año). Afecta la calidad de vida. Típicamente la EpiPen **no** es necesaria excepto para las urticarias inducidas por frío que pueden evolucionar a anafilaxia.

ANOMALÍAS VASCULARES EN LA INFANCIA

(*Vascular Anomalies in Childhood.* vascular-anomalies.com)

Grupo heterogéneo de malformaciones y tumores de los vasos. Más presentes durante la infancia. Aisladas o sindrómicas, esporádicas o familiares; la mayoría son cutáneas o con manifestaciones cutáneas. Derivar precozmente a dermatología para un Dx y estudio rápidos. Se necesita un equipo multidisciplinario para la gestión de las formas poco comunes o complejas.

Algoritmo basado en la clasificación ISSVA 2018 (ISSVA 2018)

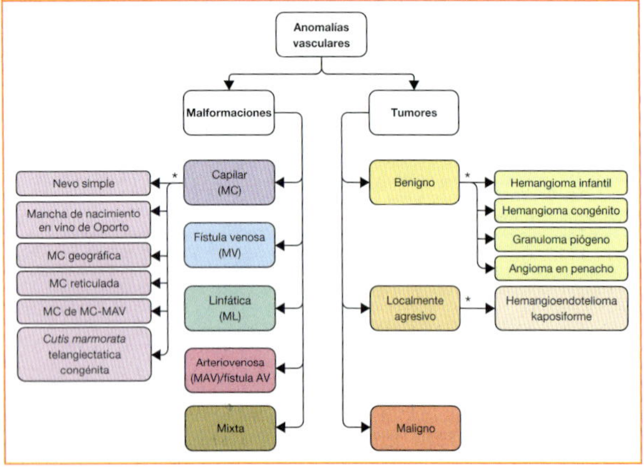

Algoritmo basado en la clasificación ISSVA 2018 (ISSVA 2018). Creado con Miro.

Nevo simple (mancha salmón, beso de ángel, picadura de cigüeña)
- Es la **malformación** capilar más frecuente y suele desaparecer en la 1.ª infancia.
- Marca de nacimiento «fisiológica», glabela, nuca, parte inferior de la espalda.

Hemangioma infantil (HI)
- **Tumor** benigno más frecuente en los niños (~4-5%).
- Mayor incidencia en mujeres blancas, prematuros, BPN, gestación múltiple, madre con preeclampsia o sometida a muestreo de vellosidades coriónicas.
- Fases de crecimiento: en general, no presente al nacer, proliferación (2 sem-18 meses), meseta (dura ~1-4 meses), involución (6-18 meses), ~90% de regresión a los 4 a 5 años.
- Lesiones precursoras: hematoma, mancha rosada o telangiectásica.
- **Superficial**: placa roja; **profundo**: nódulo azulado +/− telangiectasia, o **mixto**.
- Tratar a ptes de riesgo: facial, periorificial, mamas, ulcerado, desfigurante, grande.
- Por lo general, no es necesario realizar pruebas, excepto si se sospechan síndromes asociados.
- Tx: método estándar: bloqueadores β +/− corticoides sistémicos, láser.

Granuloma piógeno (GP)
- **Tumor** mal denominado (no infeccioso), muy frecuente, adquirido, niños/adultos.
- Probablemente 2.° a traumatismo cutáneo leve, en general en cara, dedos y manos.
- Pápula roja brillante de crecimiento rápido, tiende a sangrar.
- Tx: resección, láser, electrocoagulación.

Fenómeno de Kasabach-Meritt (FKM)
- Asociado a formas raras de **tumores** vasculares, en especial angioma en penacho (AP) y hemangioendotelioma kaposiforme.
- Cambio rápido del tamaño del tumor, color (púrpura oscuro) +/− petequias periféricas.
- Coagulopatía por consumo: ↓ plaq, anemia, ↓ fibrinógeno, dímero D elevado.
- Consulta urgente con derma y hemato/onco para confirmar Dx e iniciar Tx (representa una de las urgencias dermatológicas).

HISTIOCITOSIS

(*Hurwitz Clinical Pediatric Dermatology*. 6th ed. 2022:268–286; *Cureus*. 2019;11(3):e4315)

Xantogranuloma juvenil (XGJ)

- Benigno, frecuente en niños.
- Pápulas/nódulos asintomáticos bien definidos de color amarillo-anaranjado (*xanthos* = amarillo en griego) o eritematosos-marrones a menudo en cabeza y cuello.
- Derma +/− oftalmo (en < 2 años/múltiples lesiones [el XGJ extracutáneo más frecuente se ubica en el iris]).
- Regresión espontánea en pocos años, +/− resección quirúrgica.
- Neurofibromatosis + XGJ = ↑ riesgo de leucemia mielógena crónica juvenil (LMCJ).

Histiocitosis de células de Langerhans (HCL)

- Infrecuente, niños >>> adultos.
- Proliferación idiopática de CL anómalas (células dendríticas derivadas de MO, histiocitos que se encuentran principalmente en la piel, S100+, CD1a+).
- Son clave anamnesis, revisión por aparatos y exploración física minuciosos.
- HC con dif, QS, CRP/VSG, función hepática y renal, estudios de coagulación, osmolalidad urinaria, RxT, PET/TC de cuerpo entero incluidas extremidades distales (ptes ≥ 2 años), estudio esquelético completo (**no** hay directrices recientes, pero estudios recientes sugieren que podría no ser necesario), +/− biopsia de MO, PFP, RM de SNC/GI, pruebas endocrinas, +/− otras pruebas basadas en la evaluación clínica, pruebas genéticas (+/− mutación de *BRAF*).
- Consultar a derma para la evaluación de la enf y la biopsia cutánea (antes de iniciar Tx), así como a onco, ortopedia y otros especialistas.

Aparatos y sistemas	Signos y síntomas más frecuentes
Óseo	Órgano afectado **con mayor frecuencia**, dolor/hinchazón localizados, cráneo, huesos largos/planos, fracturas, dientes sueltos (lesiones líticas en sacabocados)
Piel	A menudo es la **primera** presentación, con erupción eccematosa, pápulas/placas/nódulos eritematosos-marrones, erosiones/úlceras, petequias (características), erupción vesiculopustulosa (recién nacidos), pliegues cutáneos, cuero cabelludo, palmas de las manos, plantas de los pies +/− cambios en mucosas y uñas Considerar si se se observa eccema o dermatitis del pañal resistente al tratamiento
Linfático	LAD, pancitopenia, HEM, agrandamiento del timo
Mucosas	Gingivitis, eritema, erosiones, hemorragias
Pulmones	Disnea, tos no productiva, dolor torácico, hemoptisis
SNC	Hiperreflexia, disfunción de NC, signos y sxs neurodegenerativos y psiquiátricos, convulsiones, ataxia (cerebelo)
Endocrino	Hipotálamo-hipófisis (DI/insuficiencia de arginina-vasopresina [la más frecuente], insuficiencia de GH), tiroides (hipotiroidismo)
Digestivo	Malabsorción, vómitos, diarrea, anorexia
Riñones	Infrecuente. Hidronefrosis, insuficiencia renal
Corazón	Infrecuente. Miopatía infiltrativa, ruidos cardíacos anómalos
Constitucionales	Fiebre, sudores nocturnos, cansancio

Tx: depende del grado de afectación de los órganos.

- Compromiso cutáneo u óseo aislado, puede resolver espontáneamente.
- Asintomática → la observación expectante es adecuada.
- Sxs → piel: corticoides tópicos, mostazas nitrogenadas; huesos: curetaje, resección, corticoides intralesionales.
- Afectación extensa/multiorgánica: quimioT/radioT, inhibidores de *BRAF*/MEK.
- El reconocimiento **precoz** es crucial; puede poner en peligro la vida, seguimiento con derma y onco.
- Pronóstico: hueso (buen pronóstico); médula ósea, hígado, bazo (mal pronóstico).

TRASTORNOS AMPOLLOSOS EN NIÑOS

(*Hurwitz Clinical Pediatric Dermatology*. 6th ed. 2022:369–390)

Dermatosis ampollosa por IgA lineal (enfermedad ampollosa crónica de la infancia)

- Ampollas tensas, claras/hemorrágicas, de configuración anular con signo característico del «collar de perlas» +/− prurito.
- Derivar a derma, oftalmo (si hay compromiso ocular), biopsia cutánea confirmatoria.
- Fármaco de elección: dapsona, buen pronóstico; la nefropatía por IgA es una complicación infrecuente.

Epidermólisis ampollosa

- Heterogénea, infrecuente, hereditaria (las formas adquiridas son poco frecuentes en los niños), clasificada según el nivel de resección cutánea y manifestaciones clínicas.
- La edad de aparición oscila entre la vida neonatal y los primeros años de la edad adulta.
- Piel frágil, lesiones ampollosas de desarrollo espontáneo, o postraumatismo leve por fricción.
- Derivación precoz a derma, genética, otros especialistas según corresponda.
- Gravedad y pronóstico variables, ↓ CdV, enf asociadas potencialmente mortales, p. ej., carcinoma escamocelular, sepsis, distrofia muscular, atresia pilórica.
- Tx: sintomático, educación del pte/familia y grupos de apoyo son clave, evitar traumatismos, analgésicos, cuidado de heridas +/− gel Vyjuvek® para heridas (aprobado por la FDA en el 2023), +/− Abx, apoyo nutricional/psicológico; la terapia génica/celular es prometedora.

Dermatitis herpetiforme

- Crónica, infrecuente en niños, la mayoría con enf celíaca, pero < 20% de los ptes con enf celíaca tienen antecedentes.
- Pápulas/vesículas pruriginosas agrupadas con distribución simétrica en codos, superficies extensoras, rodillas, nalgas, hombros, áreas retroauriculares, cuero cabelludo, parte posterior del cuello +/− excoriaciones 2.as y despigmentación debida a prurito intenso.
- Seguimiento por derma, GI (*véase* «Enfermedad celíaca» en cap. «Gastroenterología»), biopsia cutánea confirmatoria, IgA sérica, IgA de transglutaminasa tisular, anticuerpos antiendomisio.
- Tx: dieta sin gluten (podría ser un reto en niños), erupción: ↑ respuesta a la dapsona.

TRAST DE LA PIGMENTACIÓN

(*Hurwitz Clinical Pediatric Dermatology*. 6th ed. 2022:287–325)

Mosaicismo pigmentario

- Grupo heterogéneo de trastornos, estrías lineales con patrón o verticilos (manchas) de hipo- o hiperpigmentación, de diversos tamaños y diámetros, unilaterales o bilaterales, localizadas o difusas, que siguen líneas de mosaicismo (p. ej., líneas de Blaschko).
- Localizado: es poco probable que presente otras anomalías.
- Generalizado: anomalías del desarrollo, facies dismórfica, manifestaciones extracutáneas.
- Tx: tranquilizar si no hay signos ni sxs extracutáneos; derivar a derma en caso de lesiones extensas u otras manifestaciones.

Vitiligo

- Pérdida adquirida de la pigmentación, con patrón, de localización, tamaño y forma variables.
- A menudo se presenta en < 20 años; prepúberes: asociado a AFam de vitiligo.
- AFam y personales de enf AD y EAI (hipotiroidismo, alopecia areata).
- Poligénico, multifactorial, autoanticuerpos que destruyen los melanocitos.
- Primeras lesiones a menudo en áreas expuestas: manos, cara, cuello.
- Común en pliegues corporales y áreas de traumatismos.
- Máculas/parches despigmentados bien definidos, +/− pelo blanco (es decir, poliosis/leucotricosis).

- Si los ptes/padres están interesados, tratar con:
  - Tópicos: corticoides, inhibidores de la calcineurina, ruxolitinib, análogos de Vit D.
  - Fototerapia: 2.ª modalidad de elección cuando fallan los tópicos. Aunque la repigmentación parcial ↑ con exposición a la luz UV, evitar la exposición al sol si ↑ índice UV; recomendar la protección UV vigilante dado que estas áreas están despigmentadas.
  - Maquillaje (cosméticos), tintes de anilina, fórmulas de bronceado rápido.
- Pronóstico: variable con efecto desfavorable sobre la CdV 2.° a la desfiguración.

CABELLO Y UÑAS

(*Hurwitz Clinical Pediatric Dermatology*. 6th ed. 2022:160–201)

Crecimiento normal del cabello y las uñas

- Crecimiento del cabello (3 fases): anágena (~3 años), catágena (~3 sem), telógena (~3 meses).
- En las personas sanas, > 85% del cabello está en fase anágena y caen entre 50 y 100 cabellos al día.
- Crecimiento de las uñas: manos: 2-4 mm/mes; pies: 1-2 mm/mes.
- Derivar a dermatología: Dx dudoso, alopecia grave/congénita +/− cambios en las uñas, hipohidrosis.

Exceso de vello

Hirsutismo	Hipertricosis
Áreas dependientes de andrógenos	Forma no dependiente de andrógenos
Mayoritariamente mujeres	Hombres y mujeres
Idiopático (+/− otros miembros de la familia con hirsutismo) o anomalías endocrinas/metabólicas asociadas	Adquirida/congénita, localizada/difusa, +/− lesiones/síndromes asociados
Idiopático: sin estudios Dx. Si otras asociaciones: estudios para hiperplasia suprarrenal y SOP	Anamnesis completa (incluida medicación) y exploración física cruciales

Caída del cabello

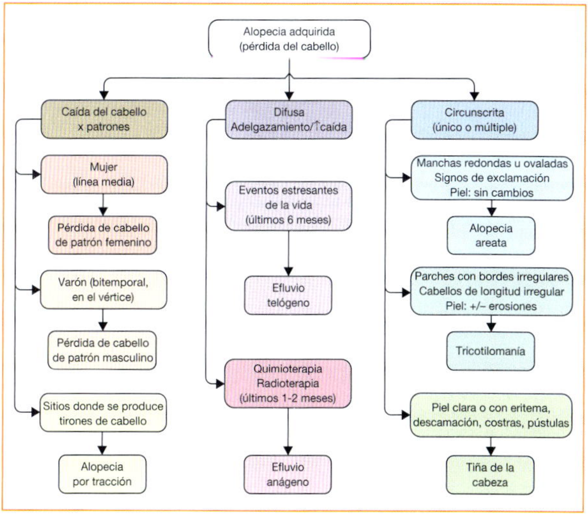

Cambios en las uñas

Coiloniquia	Uñas en forma de cuchara	Normal en recién nacidos y lactantes Deficiencias nutricionales
Picaduras en las uñas	Picaduras puntiformes en la superficie	Dermatitis atópica, psoriasis, alopecia areata
Líneas de Beau	Separación proximal de la uña	Estrés físico/emocional. Onicomadesis (separación completa de la uña proximal), más común post-EMPB
Onicólisis	Separación distal de la uña	Traumatismos, infecciones, irritantes, meds, trastornos inflamatorios de la piel
Onicocriptosis	Uña encarnada	Corte incorrecto de las uñas, calzado inadecuado
Onicomicosis (tiña de la uña)	Infección de las uñas por hongos	Más frecuente en niños con síndrome de Down/inmunodeficiencias, uñas de los pies >> uñas de las manos, +/− miembros de la familia con tiñas del pie/la uña Uñas amarillas, engrosamiento de las uñas, onicólisis
Paroniquia	Inflamación de los pliegues ungueales/piel periungueal	**A**guda: *S. aureus*, inflamación marcada (edema, dolor, eritema, calor), purulenta **C**rónica: *Candida*, eritema leve, pérdida de cutícula, uñas ásperas, no purulentas, después de chuparse el dedo

SELECCIÓN DE FOTOS CLÍNICAS

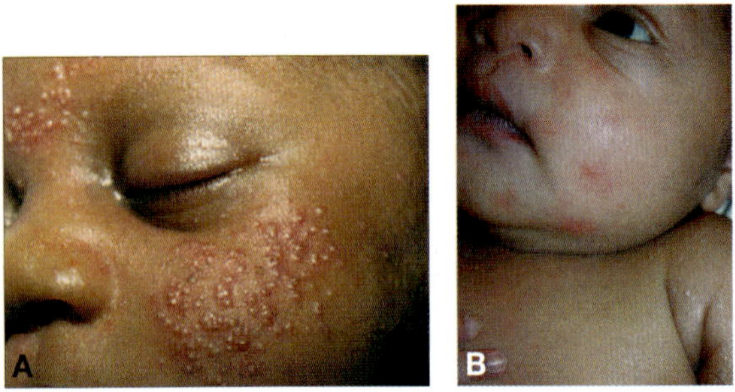

A. Pustulosis cefálica neonatal (acné infantil). Lugo-Somolinos A, McKinley-Grant L, Goldsmith LA, et al. *VisualDx: Essential Dermatology in Pigmented Skin.* Wolters Kluwer; 2012.
B. Eritema neonatal. White A. *The Washington Manual of Pediatrics*. 3rd ed. Lippincott Williams & Wilkins; 2023.

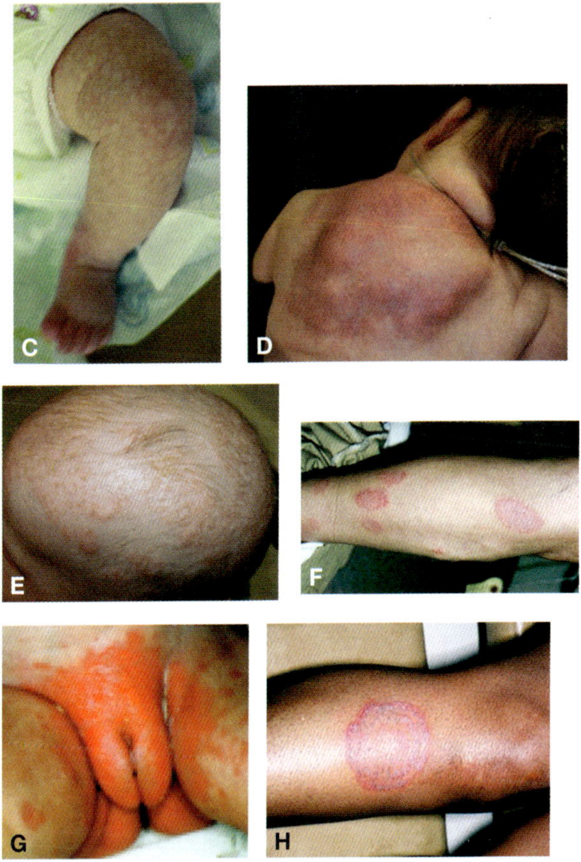

(*continuación*) **C. *Cutis marmorata.*** Salimpour R, Salimpour P, Salimpour P. *Photographic Atlas of Pediatric Disorders and Diagnosis*. Lippincott Williams & Wilkins; 2013. **D. Esclerema neonatal.** Gru A, Wick M. *Pediatric Dermatopathology and Dermatology*. Lippincott Williams & Wilkins; 2018. **E. Dermatitis seborreica.** White A. *The Washington Manual of Pediatrics*. 3rd ed. Lippincott Williams & Wilkins; 2023. **F. Dermatitis numular.** Goodheart HP. *Goodheart's Photoguide of Common Skin Disorders*. 2nd ed. Lippincott Williams & Wilkins; 2003. **G. Dermatitis candidiásica.** Bickley L. *Bates' Guide to Physical Examination and History Taking*. 8th ed. Lippincott Williams & Wilkins; 2002. **H. Tiña del cuerpo.** Goodheart HP. *Goodheart's Photoguide of Common Skin Disorders*. 2nd ed. Lippincott Williams & Wilkins; 2003.

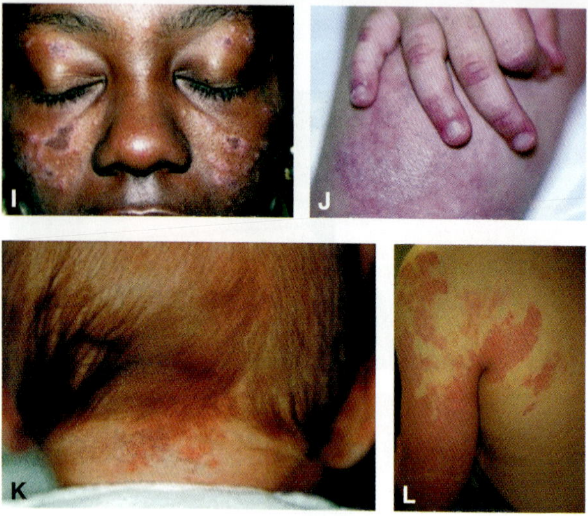

(*continuación*) **I. Lupus eritematoso cutáneo.** Goodheart HP. *Goodheart's Photoguide of Common Skin Disorders*. 2nd ed. Lippincott Williams & Wilkins; 2003. **J. Dermatomiositis juvenil.** Fleisher GR, Ludwig S, Baskin MN. *Atlas of Pediatric Emergency Medicine*. Lippincott Williams & Wilkins; *2004*. **K. Nevo simple.** Prasad P. *Pocket Pediatrics*. 2nd ed. Lippincott Williams & Wilkins; 2013. **L. Marca de nacimiento en vino de Oporto.** Barankin B, Metelitsa AI, Lin AN. *Stedman's Illustrated Dictionary of Dermatology Eponyms*. Lippincott, Williams & Wilkins; 2004.

COMPLEJIDAD MÉDICA

(*Pediatrics*. 2016;138(6): e1–e14)

Reconocer la complejidad médica

- No existe una definición consensuada, pero suele referirse a la presencia de múltiples enf crónicas que afectan > 1 aparato o sistema.
  - A menudo aparecen limitaciones funcionales/discapacidad y gran necesidad/uso de recursos.
  - A menudo se asocia al uso de tecnología médica (*véase* más adelante en el capítulo).

Necesidades sanitarias especiales

- Los niños con complicaciones clínicas representan el 1% de la población pediátrica y suponen un tercio del gasto sanitario infantil total.
- Atención interdisciplinaria: subespecialistas, terapias, servicios comunitarios.

Disparidades en salud y atención médica

(*Health Aff (Millwood)*. 2014;33(12):2190–2198)

Barreras financieras

- Las familias declaran que los gastos sanitarios son elevados.
- A menudo, uno de los progenitores o un familiar deja de trabajar para ocuparse del niño con necesidades de cuidados prácticos.

Barreras en el acceso a la atención sanitaria

- Las familias con niños con enfermedades complejas denuncian altas tasas de necesidades asistenciales insatisfechas.
- Se suma a otras desigualdades sociales y étnicas, ya que los niños con problemas clínicos de menor nivel socioeconómico tienen menos probabilidades de acceder a la atención médica.

SOPORTE TECNOLÓGICO

Pacientes que requieren traqueostomía

(*Tracheostomy: A Multi-Professional Handbook*. 2003: cap. 17)

Indicaciones de la traqueostomía

- Obstrucción de las vías respiratorias superiores (p. ej., congénita, neoplásica, traumática, etc.).
- Riesgo de broncoaspiración que requiera protección traqueal (p. ej., debilidad neuromuscular).
- Secreciones bronquiales retenidas que requieren aspiración y eliminación (p. ej., tos ineficaz o afección pulmonar crónica).
- Insuficiencia respiratoria crónica que requiere ventilación continua.

Tipos de tubos

- Múltiples formas y tamaños disponibles para adaptarse a la anatomía.
- Nomenclatura de tamaños: el número suele corresponder al diámetro interno del tubo.
- Con o sin manguito:
  - Se empieza con un tubo con manguito cuando se emplaza la traqueostomía por primera vez; después se suele cambiar a un tubo sin manguito para la mayoría de los ptes que requieren traqueostomía crónica (menor riesgo de daño traqueal).
  - Indicaciones para mantener el tubo con manguito: alto riesgo de broncoaspiración o si se requiere ventilación con presión positiva.

Complicaciones

- Formación de granulomas (a menudo debido a infección o a tubo mal ajustado).
- Fístula traqueoesofágica (por presión elevada del manguito o presión del tubo contra la pared).
- Estenosis traqueal (debido a infección o daño en anillo traqueal, presión alta en el manguito).
- Infección, tanto local alrededor del estoma como mayor riesgo de infecciones pulmonares.

Cuidados de rutina

- Requiere humidificación debido a que puentea la nariz y la bucofaringe:
  - El intercambiador de calor y humedad (ICH, también conocido como «nariz artificial») es un dispositivo sencillo acoplado al extremo del tubo de traqueostomía que humidifica sin necesidad de recurrir a tubos/sondas adicionales ni electricidad.
- Aspiración y desobstrucción de las vías respiratorias:
  - La frecuencia y la intensidad dependen del pte y de la fisiología subyacente.
  - Si hay secreciones significativas o tos ineficaz, puede tener mayores necesidades incluidos nebulizadores programados o fisioterapia torácica para expectorar.

Comunicación

- Una traqueostomía altera la fisiología y desvía el flujo de aire de la laringe.
- Si se desea mantener comunicación verbal y el pte tolera el manguito desinflado y tiene las vías respiratorias superiores permeables, puede utilizarse una válvula unidireccional fonatoria.

PACIENTES QUE REQUIEREN APOYO ALIMENTARIO

(*Practical Approach to Paediatric Gastroenterology, Hepatology and Nutrition*. 2014: cap. 49)

Indicaciones para la alimentación enteral por sonda

- Deglución insegura o retardada que produce episodios de broncoaspiración o atragantamiento (p. ej., en niños con trastornos del neurodesarrollo o debilidad neuromuscular).
- Insuficiencia intestinal (requiere una administración lenta y continua de alimentos para maximizar la absorción).
- Dificultades de alimentación debidas a enf cardíacas o respiratorias.
- Dismotilidad gastrointestinal superior u obstrucción anatómica que requiera derivación del estómago (necesita administración yeyunal de la alimentación).

Tipos de sondas

- Para necesidades de alimentación a corto plazo, nasogástrica o nasoyeyunal (menos invasiva).
- Si requiere apoyo > 2 meses, colocar gastrostomía o yeyunostomía percutáneas.

Complicaciones de la sonda de gastrostomía

- Infección (el enrojecimiento alrededor de la zona puede deberse a irritación local o a infección; hay que cambiar los apósitos con regularidad y, en caso de celulitis, tratar con antibióticos/antimicóticos tópicos u orales).
- Tejido de granulación (en general, tratado con cauterización con nitrato de plata).
- Filtraciones (evaluar el tamaño/ajuste del tubo).
- Obstrucción del tubo (a menudo debido a medicación espesa o a lavado inadecuado; en general, se puede lavar con agua caliente o enzimas para eliminar la obstrucción).
- El tubo se sale (debe sustituirse rápidamente por un tubo de repuesto u otro catéter para mantener abierto temporalmente el tracto hasta que pueda sustituirse formalmente).

Cuidados de rutina

- Girar/rotar el tubo regularmente y mantener el sitio limpio/seco; evitar productos para la piel.
- Cambiar la sonda de gastrostomía periódicamente.
- Muchas sondas tienen un balón lleno de agua en el lado gástrico que hay que llenar.

DISPOSITIVOS DE AYUDA PARA LA COMUNICACIÓN

(*Pediatrics*. 2008;121(6):1271–1280)

Necesidad de dispositivos de ayuda

- > 20% de los niños con discapacidades en la escuela tienen un trastorno significativo de la comunicación no relacionado con una discapacidad auditiva.
- Los cuidadores cercanos suelen ayudar para determinar los mejores métodos de comunicación.
- Los dispositivos de ayuda pueden favorecer la adquisición del lenguaje y el desarrollo cognitivo.

Tipos de dispositivos

- Los dispositivos de baja tecnología incluyen tableros de comunicación sencillos con fotos o dibujos; pueden facilitar el desarrollo de los niños que no pueden hablar.
- Los dispositivos de tecnología media pueden reproducir mensajes preestablecidos a petición del usuario.
- Los dispositivos de alta tecnología producen vocabulario novedoso y pueden controlarse con la mirada, un mando o el tacto.

TRASTORNOS DEL NEURODESARROLLO

PARÁLISIS CEREBRAL

(*Pediatr Rev*. 2022;43(10):572–581; *Nelson Textbook of Pediatrics*. 21st ed. 2020; cap. 616:3168–3186.e1, *J Back Musculoskeletal Rehabil*. 2016;29(4):613–623)

Antecedentes

- Discapacidad motora infantil más frecuente (2-2.5/1000 nacimientos).
- Trastorno permanente del movimiento y la postura debido a una alteración no progresiva del desarrollo cerebral del feto/bebé.

- Pre/perinatal: infección TORCH, EtOH, tabaco, malformación congénita, enf materna (consumo de drogas, obesidad, ERC), prematurez, lesión anóxica, sepsis.
  - Posnatal: lesión anóxica, meningitis.
- Puede asociarse a epilepsia, trast musculoesqueléticos secundarios (displasia de cadera, escoliosis), alteraciones de la sensibilidad, percepción, cognición, comunicación y comportamiento.
- El 30% no tiene retrasos intelectuales.

Presentación clínica y evaluación
- Se diagnostica clínicamente a los 2 años o antes; el indicador inicial suele ser el retraso motor.
- Imágenes: RM cerebral +/− médula espinal si se sospecha enfermedad de la médula espinal.
- Se pueden considerar estudios genéticos si hay evidencia de trastorno congénito/metabólico.

Clasificaciones
- Descripción topográfica: hemipléjico (miembros sup/inf unilaterales), dipléjico (miembros sup/inf simétricos), tetrapléjico (los 4 miembros afectados).
- Sistema de clasificación de la función motora gruesa (GMFCS).
  - GMFCS I: puede deambular sin ayuda, seguir el ritmo de sus compañeros.
  - GMFCS II: puede caminar en la mayoría de los entornos, escaleras con barandilla, puede necesitar ayuda.
  - GMFCS III: puede caminar con movilidad manual en la mayoría de los entornos interiores, puede recurrir a movilidad con ruedas para las distancias más largas.
  - GMFCS IV: requiere ayuda a la movilidad en mayoría de los entornos, camina distancias cortas.
  - GMFCS V: necesita asistencia completa, incapaz de sostener el tronco, propulsar la silla de ruedas.

Tratamiento
- Abordaje interdisciplinario (neurodesarrollo, neurología, fisioterapia, terapia ocupacional, logopedia, psicología del desarrollo, etc.) para optimizar el funcionamiento y la calidad de vida.
- Tx de la espasticidad con benzodiazepinas, baclofeno, gabapentina, dantroleno.

ESPINA BÍFIDA

(*Essentials of Pediatrics*. 2023: cap. 187:730–732)

Antecedentes y etiología
- Defecto congénito discapacitante permanente más frecuente (18/100 000 nacidos vivos).
- Definido como «cierre defectuoso del tubo neural caudal al final de la 4.ª semana de gestación que causa anomalías de las vértebras lumbares y sacras o de la médula espinal».
- La carencia de ácido fólico es la causa más frecuente (el enriquecimiento de los alimentos ha disminuido mucho la incidencia), pero puede observarse rara vez con afecciones genéticas (Patau, Edwards, Down) o exposición materna a ciertos fármacos durante el embarazo (valproato, carbamazepina).
- En ausencia de anomalías cerebrales, los ptes pueden tener inteligencia normal, pero es más probable que tengan problemas de aprendizaje y epilepsia que la población general.

Diagnóstico
- Asociada a concentración elevada de alfafetoproteína (AFP) en la sangre materna.
- Confirmada mediante Eco prenatal durante el 2.° trimestre + concentraciones elevadas de AFP y acetilcolinesterasa (AChE) en el líquido amniótico mediante amniocentesis.

Tipos
- **Mielomeningocele:** la forma más grave, afecta la médula espinal, puede causar parálisis, pérdida de sensibilidad, incontinencia intestinal/vesical.
- **Meningocele:** exposición de las meninges, pero la médula espinal está intacta.
- **Espina bífida oculta:** piel intacta, pero puede haber defectos óseos subyacente o en el conducto espinal; a menudo se asocia a un hoyuelo o mechón de pelo en la zona afectada.

Tratamiento
- La cirugía es necesaria para los defectos vertebrales abiertos y expuestos. Puede ser fetal o posnatal; si es posnatal, a menudo requiere colocación de derivación VP para la hidrocefalia.
- El Tx posterior depende de las necesidades del individuo; puede incluir fisioterapia/terapia ocupacional, aparatos ortopédicos, sondaje vesical intermitente, etc.

TRASTORNOS DEL ESPECTRO AUTISTA

(*Pediatrics*. 2020;145(1):e20193447)

Antecedentes y diagnóstico
- Trastorno del neurodesarrollo más frecuente (1/59 niños), prevalencia en aumento.
- Marcado por diferencias en dos áreas principales: comunicación/interacción/relaciones sociales y patrones de conducta restrictivos/repetitivos (inflexibilidad, movimientos estereotipados, intereses restringidos).

- El ~25% tendrá regresión del habla, el 30% presenta habla mínima y el ~30% tendrá también discapacidad intelectual.
- Recomendar cribado rutinario a los 18 y 24 meses.
- Barreras para la detección/Dx: disparidades en la atención sanitaria (raza, etnia, nivel socioeconómico), barreras lingüísticas, enf concurrentes y personas con enf más leves.

Tratamiento
- Los objetivos del Tx son individualizados, pero en general se centran en maximizar la independencia funcional y la adquisición de habilidades de adaptación.
  - También se enfocan en el Tx médico de las enf asociadas más frecuentes (trastornos de la alimentación, trastornos del sueño, convulsiones, problemas dentales).

Trisomía 21

(*Pediatrics.* 2022;149(5):e2022057010)

Antecedentes
- Síndrome genético más frecuente; incidencia ~1:800 nacidos vivos.
- **Signos/sxs por aparatos y sistemas:**
  - Neuro: hipotonía, RdC, convulsiones.
  - ORL: pliegues epicánticos, fisuras palpebrales inclinadas hacia arriba, orejas pequeñas, puente nasal plano, hipoplasia del tercio medio facial → drenaje de sonda faringotimpánica alterado (→ otitis/sinusitis/faringitis recurrentes).
  - CV: defectos de las almohadillas endocárdicas, CAV, CIV, CIA, CAP, subclavia aberrante, TdF (CC presente en ~50% de los ptes).
  - MEsq: hiperflexibilidad articular, 5.° dedo corto, pliegue palmar transversal único, displasia pélvica, inestabilidad atlantoaxial (desalineación de la vértebra C1 en el 15% de los casos).
  - GI: atresia duodenal, Hirschsprung, ano imperforado, fístula TE, páncreas anular y otros.
  - Pulmonar: AOS, HTP.
  - Endocrino: hipotiroidismo, infertilidad.

Diagnóstico
- Al nacer: constelación de rasgos y confirmación por cariotipo.
- Prenatal: cribado cuádruple; AFP materna y estriol ↓/β-hCG e inhibina A ↑.
  - La presencia de ADN fetal libre de células en el suero materno es diagnóstica.
  - Eco fetal para translucencia nucal, fémures cortos, anomalías cardíacas, atresia duodenal.

Tratamiento
- *Véanse* las directrices de la AAP sobre la supervisión sanitaria de los ptes con trisomía 21.
- Cribado periódico indicado para enf asociadas frecuentes, como enf cardíacas, hipotiroidismo, celiaquía, leucemia y otras.

Transición de pediatría a adultez

(*Pediatrics.* 2011;128(1):182–200; *J Pediatr.* 2017;188(263–269):e15)

Ventajas de los Programas de estructuras de transición de la asistencia sanitaria (HCT)
- Evolución positiva en los estudios de transición de la atención pediátrica a la atención de adultos en cuanto a resultados sanitarios, experiencia de los consumidores y uso y costo de la atención.

Seis elementos básicos de los cuidados de transición

(*Pediatrics.* 2018;142(5):e20182587)

Política/guía de transición (12-14 años)
- Elaborar una política/guía de cuidados de transición por práctica y poner la información a disposición de profesionales, personal y ptes; incluir detalles sobre privacidad, consentimiento y edad objetivo de la transferencia de cuidados.

Seguimiento y control (14-18 años)
- Establecer criterios y procesos para identificar a los jóvenes en edad de transición.
- Incorporar el seguimiento al expediente médico electrónico en la medida de lo posible.

Preparación para la transición (14-18 años)
- Utilizar la Evaluación de Preparación para la Transición a partir de los 14 a 16 años para valorar las habilidades de autocuidado del pte junto con el pte/cuidador y ofrecer educación sobre las necesidades identificadas.
- Métodos validados para la evaluación de la preparación:
  - GotTransition® y Six Core Elements of Transition® for Youth/AYAs & Parent/Caregivers, TRAQ, STARx, TheTRxANSITIONIndex, evaluaciones específicas por enfermedad.

Planificación de la transición (14-18 años)
- Desarrollar un plan HCT con resumen médico.

Transferencia de cuidados (18-21 años)
- Transferencia a la atención centrada en el adulto y a una consulta para adultos.

Finalización de la transición (18-23 años)
- Confirmar la finalización de la transferencia y recabar la opinión del consumidor.

APOYO A LA TOMA DE DECISIONES Y TUTELA

(*Autistic Self Advocacy Network: The Right to Make Choices; Quality Trust: Understanding Supported Decision Making & Alternatives to Guardianship, Am Fam Physician*. 2018 May 15;97(10):649–656)

Definiciones
- Las personas con discapacidad pueden beneficiarse de la ayuda para tomar sus propias decisiones médicas incluso en la edad adulta.
- **Toma de decisiones con apoyo:** servicios para ayudar a un adulto con discapacidad a tomar decisiones con el apoyo de amigos/familiares/profesionales de confianza.
- **Tutela:** persona independiente designada por ley para tomar decisiones en nombre del individuo; puede ser una tutela plena o limitada.

ÍNDICE ALFABÉTICO DE MATERIAS

Nota: los folios seguidos por una *f* o una *t* indican figura y tabla, respectivamente.

B

E

M

Q

R